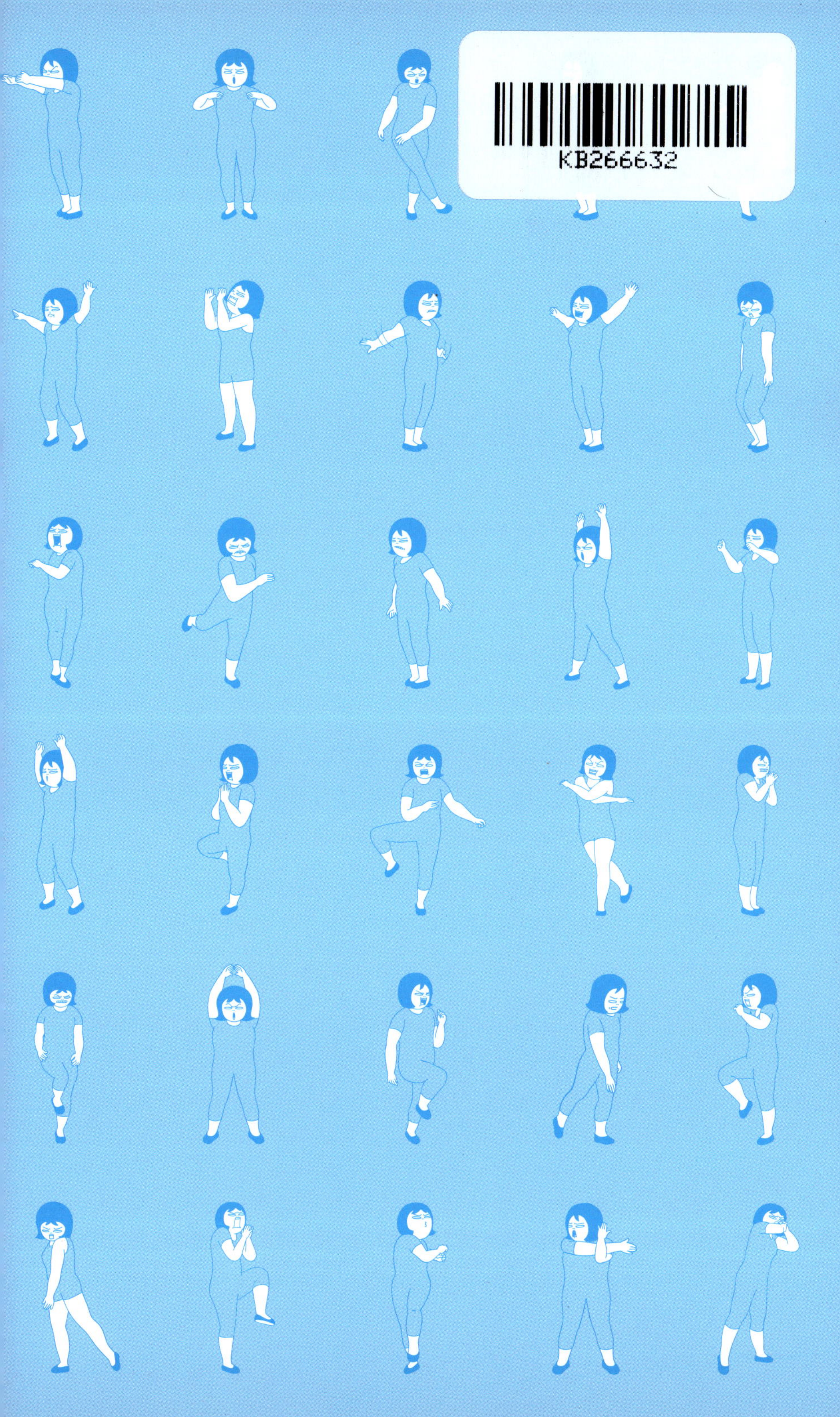

KB266632

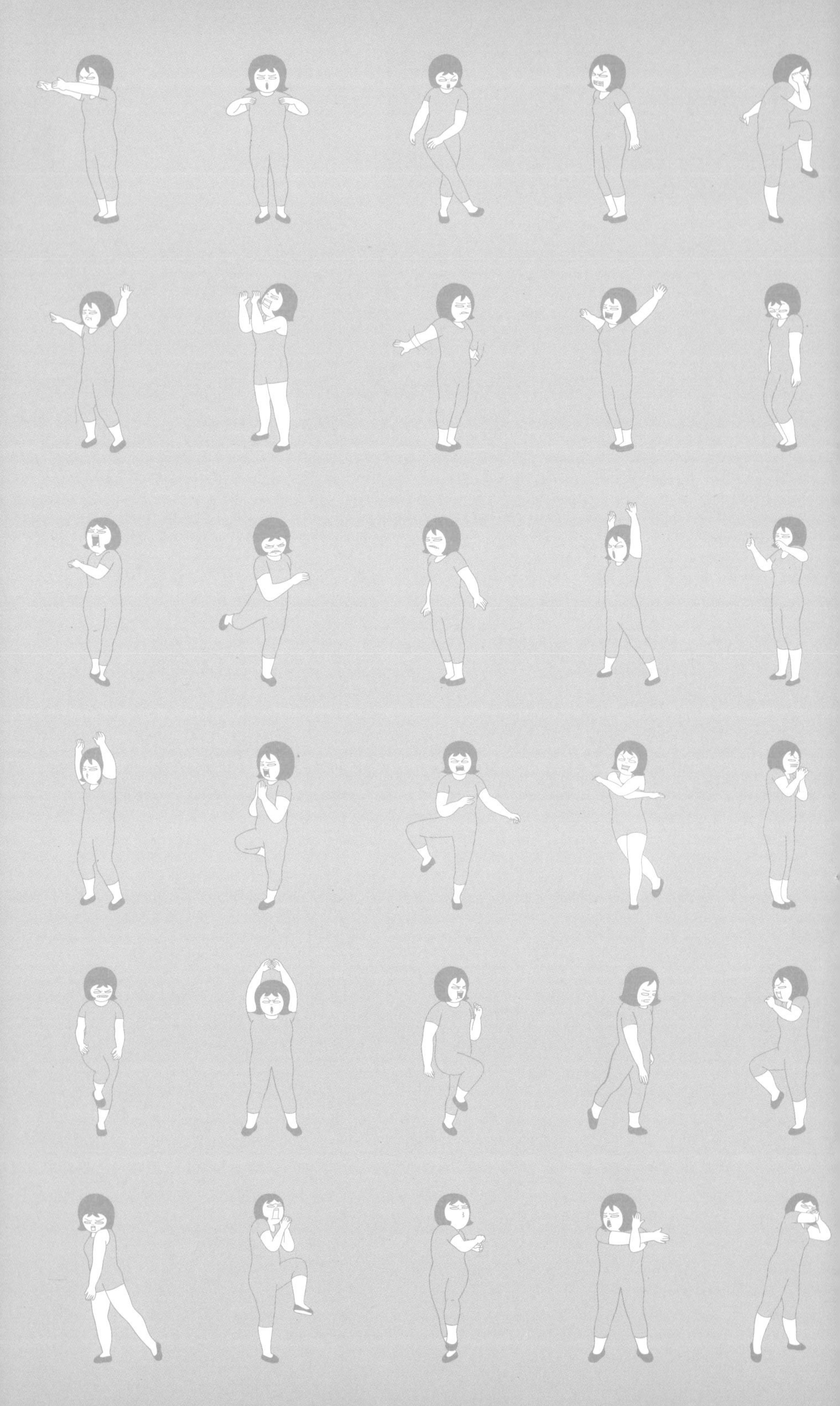

운동이라는 것을 한번 해보자!

운동 이라는 것을 한번 해보자!

이승희, TLX 지음

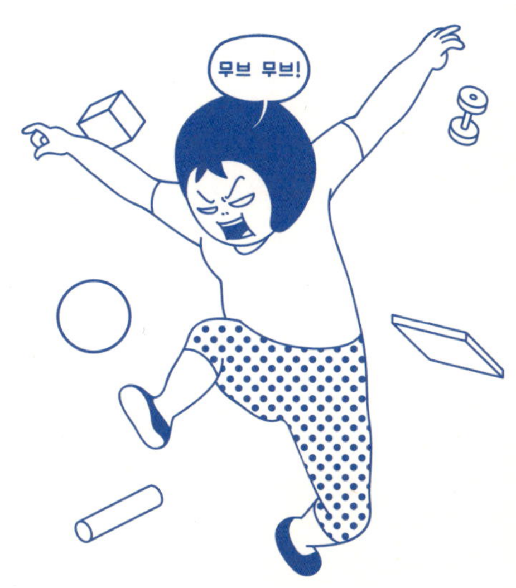

21세기북스

목차

'언제부터 다이어트가 내 인생 최대 목표가 되었을까?'

솔솔 불어오는 봄바람에도 화내고 싶던 내 나이 열여덟 살 때부터였을까? 그해 봄, 고등학교 수학 선생님은 문제를 풀기 위해 칠판 앞으로 걸어 나가는 내 종아리를 가리키며 "코끼리 다리다!"라고 소리쳤다.

그때가 아니면 슬슬 부끄러움이 무엇인지 알아 가던 내 나이 열 살 때부터였을까? 그해 여름, 유난히 삐걱거리던 걸상은 하필 아이스크림을 물고 있던 내가 앉자마자 처참히 부서졌다.

그때도 아니면 입에 닿는 모든 음식에서 단맛을 찾아내던 내 나이 여섯 살 때부터였을까? 그해 겨울, 오마니가 설빔으로 사 준 노란 바지의 버클은 내가 차에 올라타자마자 맥없이 튕겨 나가버렸다.

이렇게 기억의 계단을 조금씩 거슬러 올라가면 결국 오마니가 늘 들려 주던 한 살 때의 나와 마주하게 된다. 수백 번은 들었을 언덕배기 비화. 온 동네를 방실방실 웃으며 굴러다녔다는 오마니 기억 속에 있는 어린 시절의 나!

시간이 흐르고 나이는 달라져도 토실토실한 살집은 늘 유지되고 있으나 그때의 방실방실 피어나던 미소는 부질없이 사려져버린 나. 그때의 그 미소라도 찾고 싶어 나는 매해, 매일, 매시간, 매분 다이어트를 결심한다. 지금 이 순간에도!

오마니는 내게 이런 말을
해주곤 하신다.

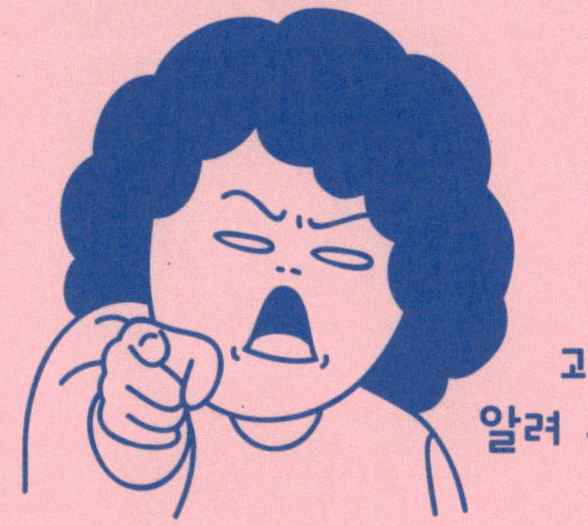

태어날 때부터 토실토실했던 나를

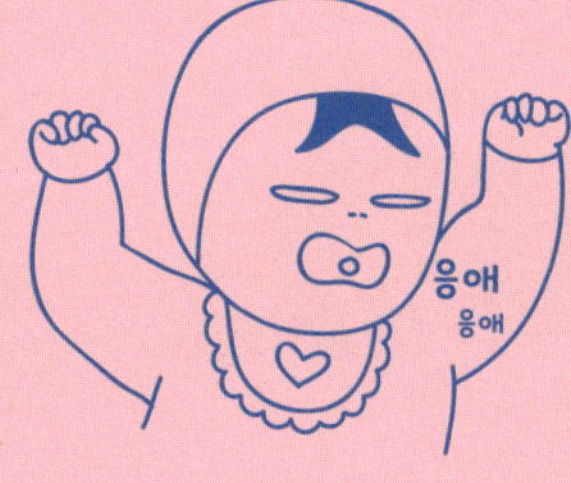

나지막한 언덕배기에
앉혀 놓으면

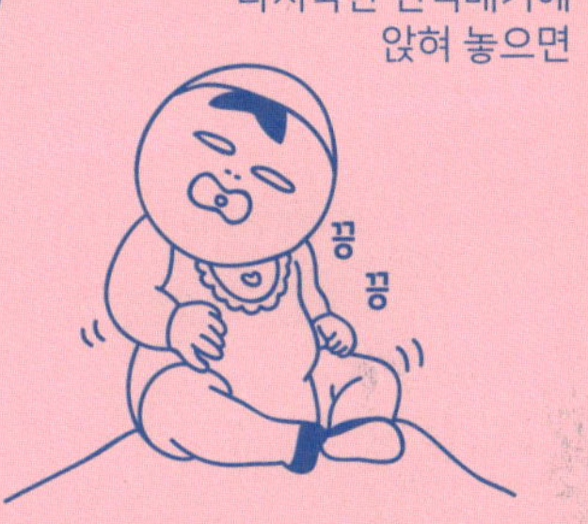

데굴데굴 굴러다녔다고

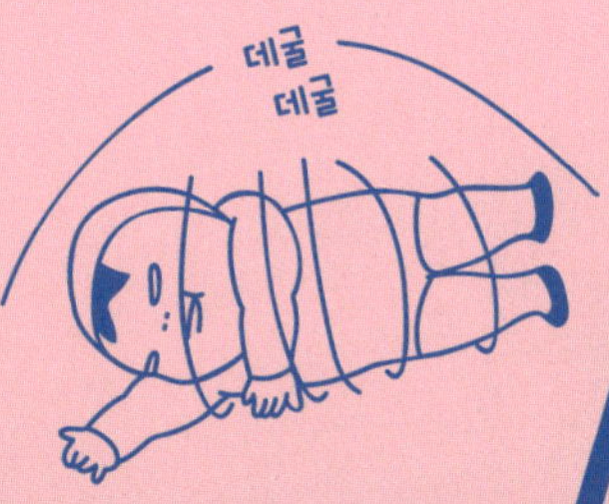

오마니가 너무 놀라 뛰어와 보면

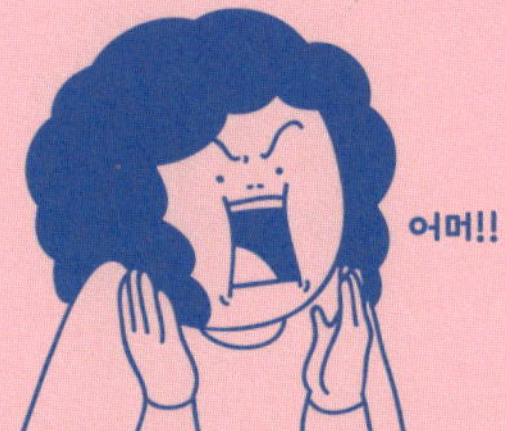

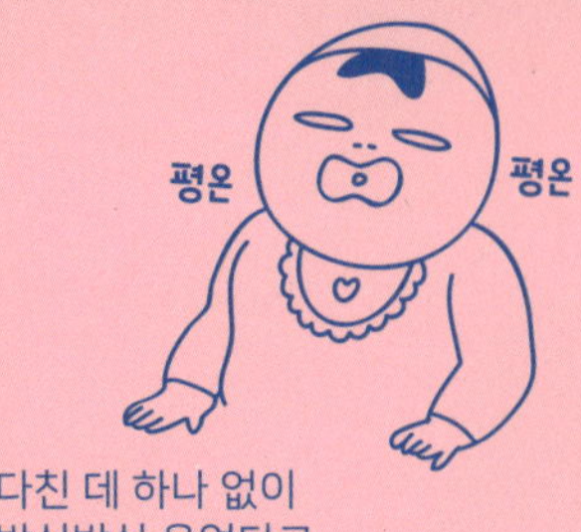

다친 데 하나 없이
방실방실 웃었다고

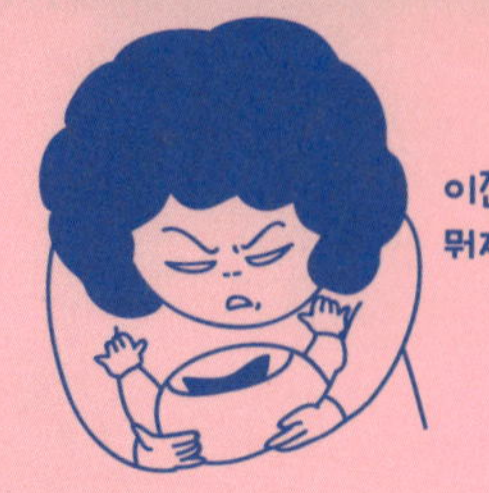

자기 배 아파 낳았으면서도
웃는 나를 보고 신기했다고

오마니는 세월이
한참 지난 지금도

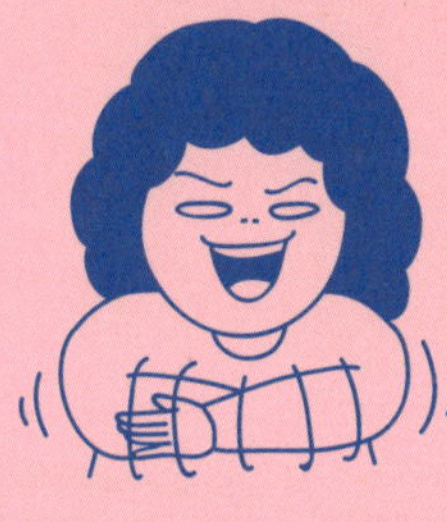

그때의 일을 온 동네 사람들에게
박혁거세 알 까고 나온 얘기하듯

이야기하고 다니신다.

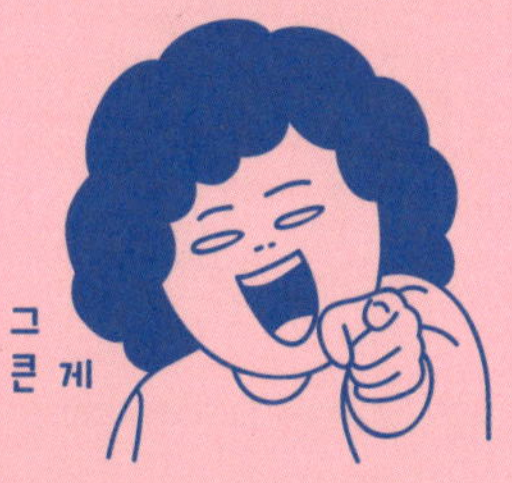

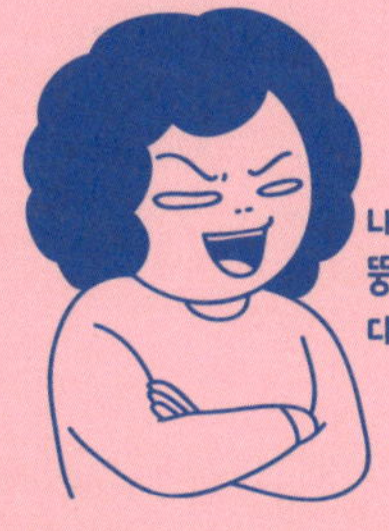

뚱뚱해서 다행일 수 있나?

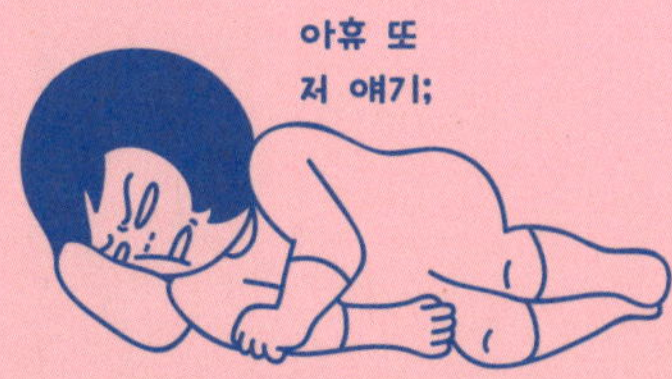

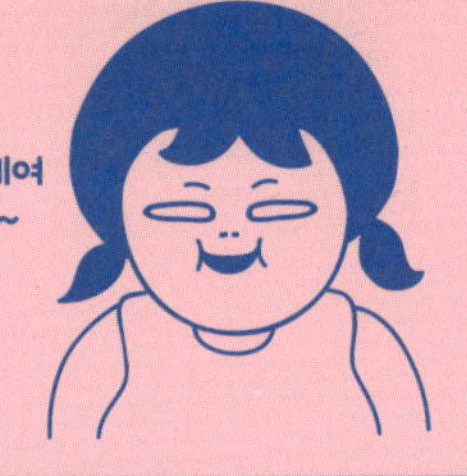

유치원생 때도 뚱뚱
안녕하쎄여 용자예요~

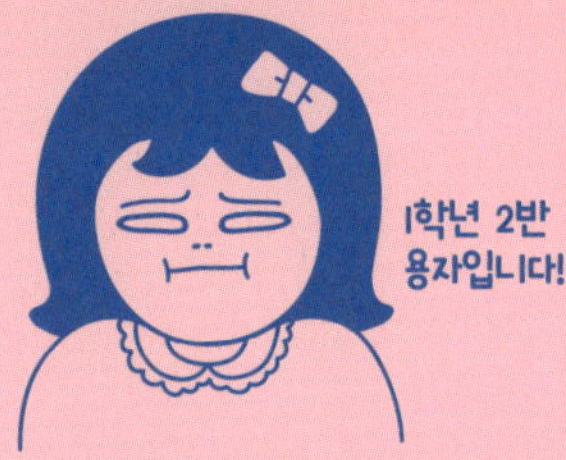

초등학생 때도 뚱뚱
1학년 2반 용자입니다!

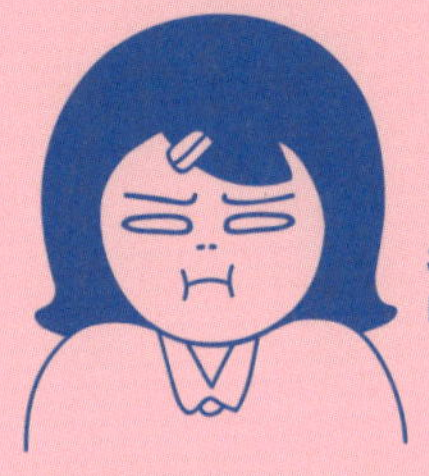

고등학생 때도 뚱뚱
3학년 2반 14번이요.

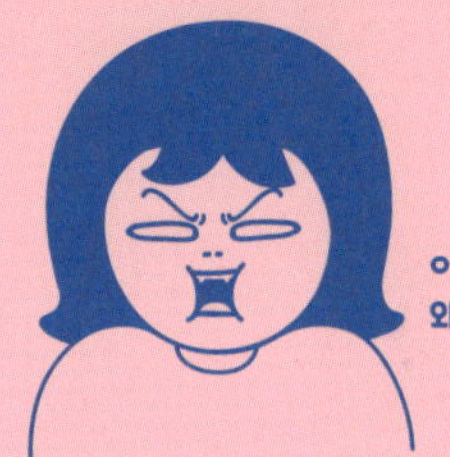

지금 현재도… 뚱뚱
이름은 왜 물어요?

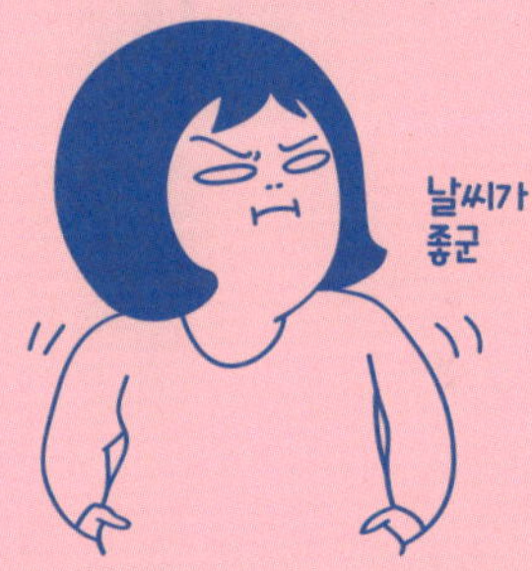

참 변함없는 후덕함
날씨가 종군

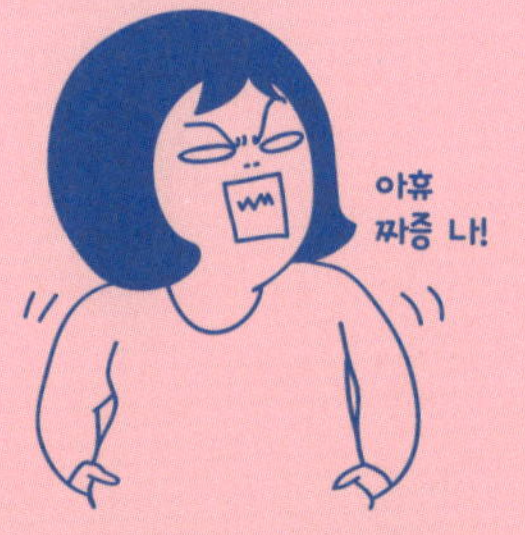

아휴 짜증 나!
단지 잃은 것이 있다면 방실방실 미소

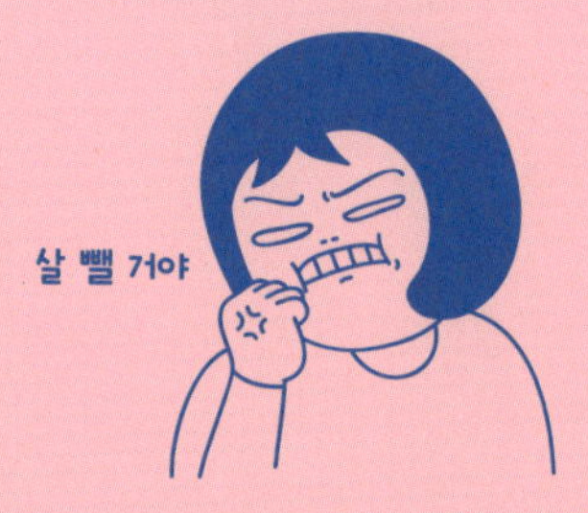

살 뺄 거야
그 미소 다시 찾고 싶다!!

준비 운동

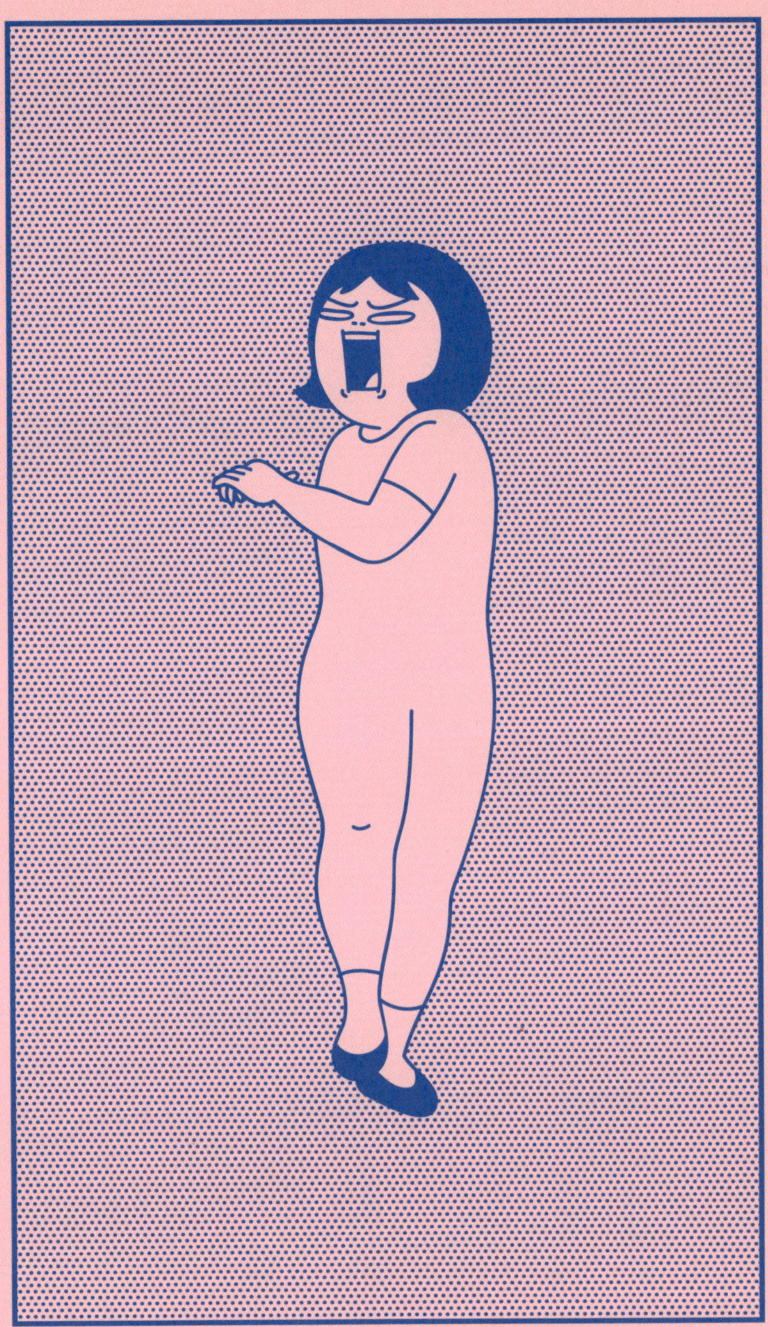

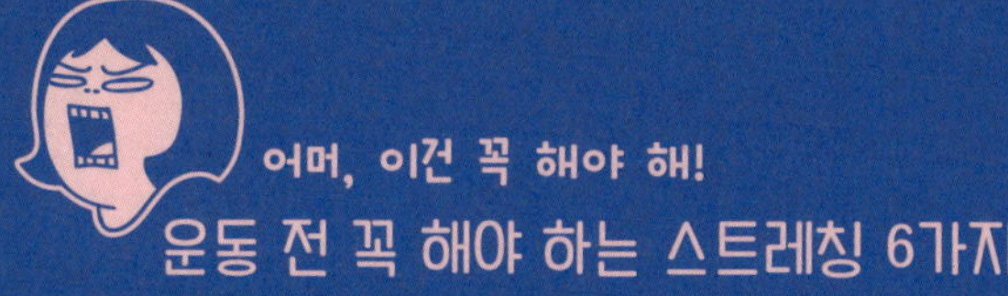

운동 전 꼭 해야 하는 스트레칭 6가지

① 좌우 20회

01 _ 다리를 어깨너비로 벌리고 바르게 선다.

02 _ 두 팔을 머리 위로 최대한 들어 올리고 왼쪽으로 상체를 기울인다.

03 _ 2~3초 유지 후 처음 자세로 돌아와 동작을 반복한다.

04 _ 20회 실시 후 반대쪽도 실시한다.

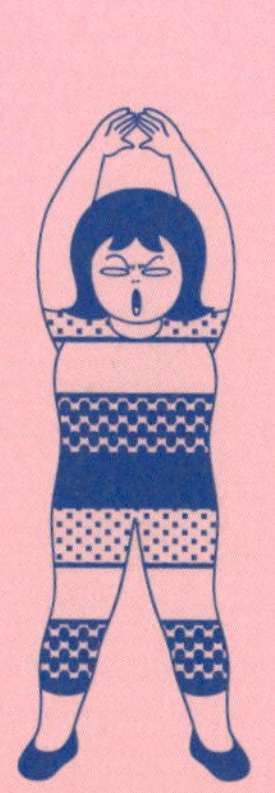

운동할 생각을 하니 가슴이 두근두근

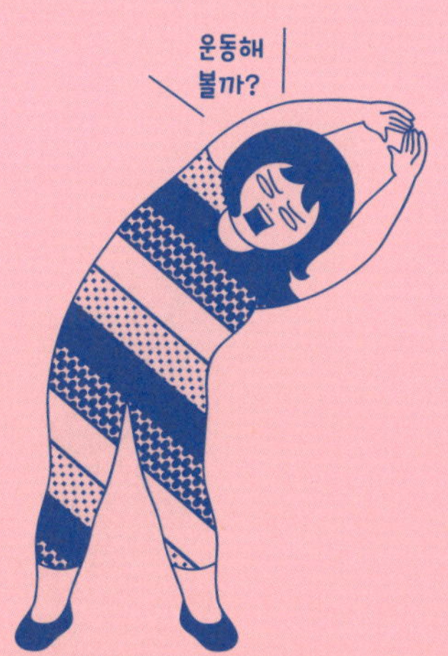

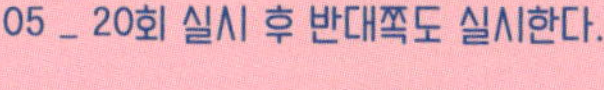

② 좌우 20회

01 _ 다리를 어깨너비로 벌리고 바르게 선다.
02 _ 왼쪽 팔을 오른쪽 어깨에 최대한 붙인다.
03 _ 오른팔로 왼쪽 팔을 지그시 누른다.
04 _ 2~3초 유지 후 처음 자세로 돌아와 동작을 반복한다.
05 _ 20회 실시 후 반대쪽도 실시한다.

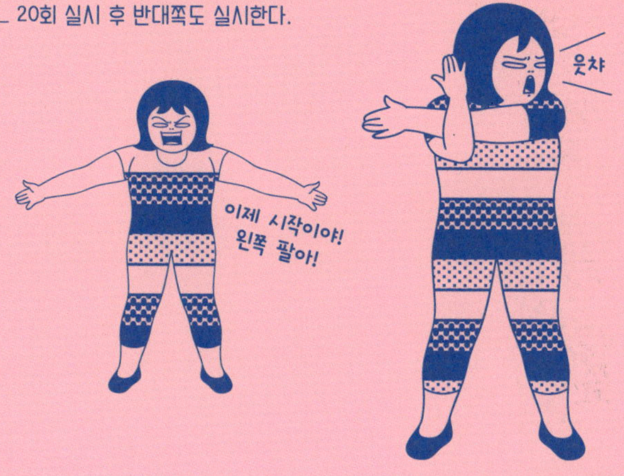

③ 20회

01 _ 발끝을 붙이고 바르게 선다.
02 _ 양팔을 앞으로 쭉 뺀 후 뒤로 돌려 크게 원을 그리면서 처음 자세로 돌아와
      동작을 반복한다.

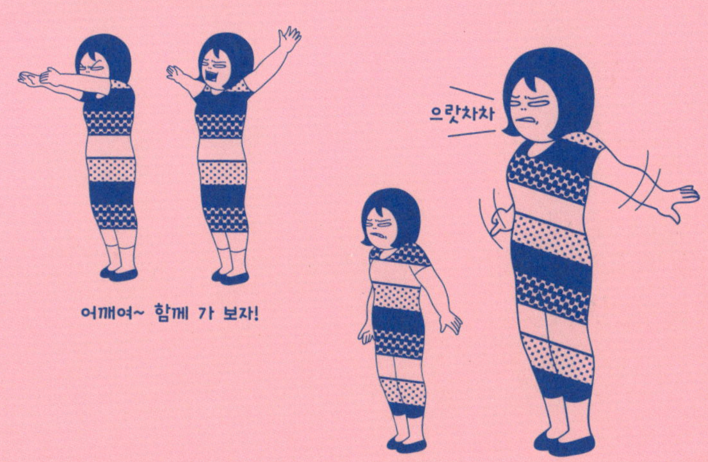

④ 15회

01 _ 다리를 붙이고 바르게 서서 양팔을 옆으로 뻗어 주면서 점프한다.

02 _ 바닥에 두 발이 닿을 때쯤 두 팔을 내린다.

03 _ 다시 양팔을 하늘 위로 들어 올리면서 점프한다.

04 _ 바닥에 두 발이 닿을 때쯤 두 팔을 내린다.

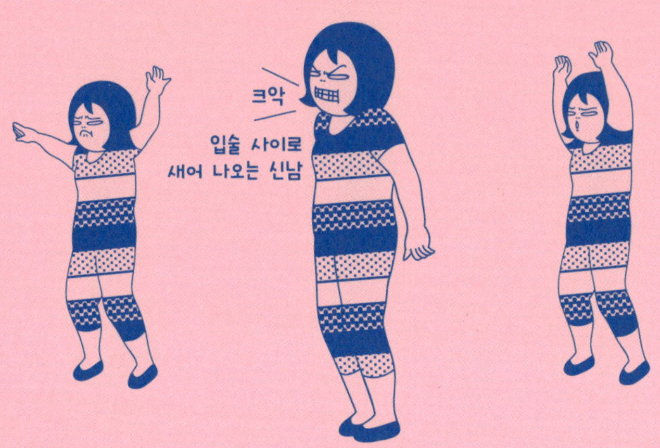

⑤ 15회

01 _ 다리를 넓게 벌리고 두 팔을 하늘 높이 들어 올려 바르게 선다.

02 _ 상체를 앞으로 기울여 두 팔로 바닥을 짚는다.

03 _ 한쪽 팔, 한쪽 팔 앞으로 내디디며 상체를 세 발짝 이동시킨 후 엉덩이를 바닥까지
내려 상체를 세운 상태로 스트레칭한다.

04 _ 10초 유지 후 같은 방식으로 처음 자세로 돌아온다.

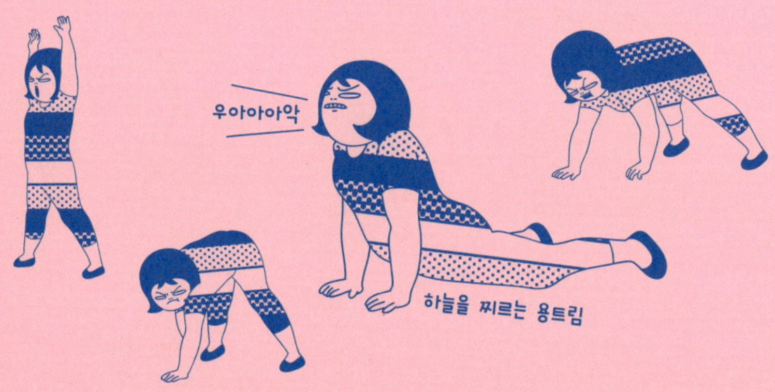

 좌우 20회

01 _ 바르게 서서 두 팔을 어깨높이까지 들어 올린다.
02 _ 왼쪽 다리의 무릎이 직각이 되도록 들어 올린 후 상체를 왼쪽으로 비튼다.
03 _ 처음 자세로 돌아와 오른쪽으로도 실시한다.

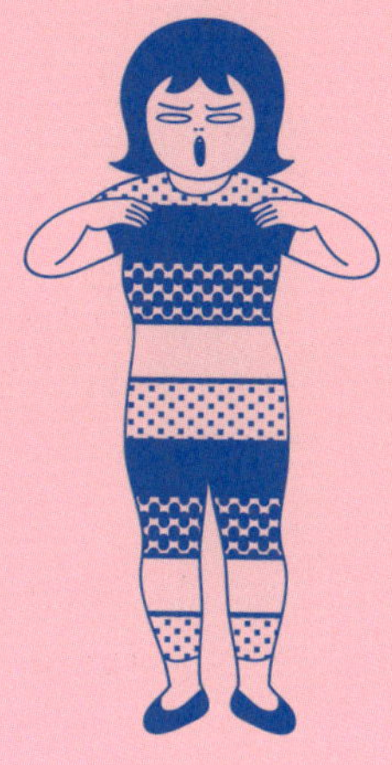

이 맛에 운동하는 거야~!!!!!

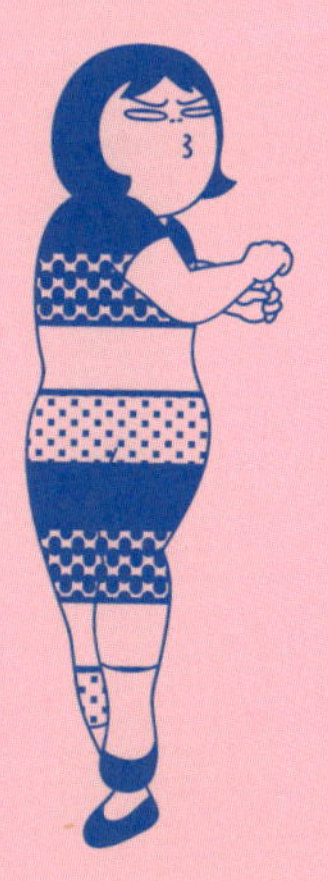

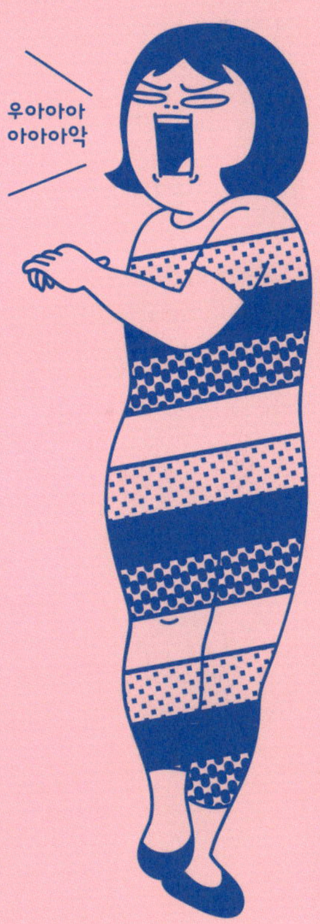

운동 후 꼭 해야 하는 마무리 스트레칭 6가지

① 15초, 3세트

01 _ 허벅지와 종아리가 바닥에 닿도록 한 뒤 똑바로 앉는다.

02 _ 손으로 발바닥을 감쌀 수 있게 상체를 최대한 깊이 숙여 가슴이 허벅지에 닿도록 한다.

03 _ 15초 유지 후 처음 자세로 돌아온다.

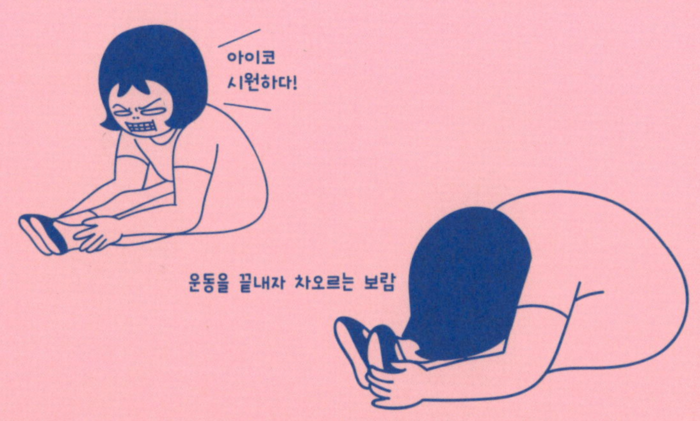

01 _ 왼쪽 다리는 앞으로 쭉 뻗어 허벅지와 종아리가 바닥에 닿게 하고
오른쪽 다리는 뒤로 뻗는다.

02 _ 오른손으로 왼쪽 다리의 무릎을 잡고 상체를 최대한 앞으로 기울여 가슴이 허벅지에
닿도록 한다.

03 _ 15초 유지 후 처음 자세로 돌아와 반대쪽도 실시한다.

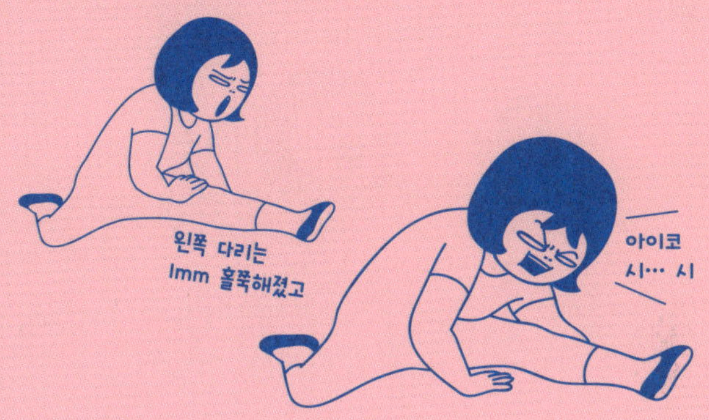

③ 좌우 15초, 3세트

01 _ 왼쪽 다리의 무릎을 구부려 몸 앞에 두고 오른쪽 다리는 뒤로 쭉 뻗는다.

02 _ 상체를 앞으로 최대한 기울여 15초 유지한다.

03 _ 처음 자세로 돌아와 반대쪽도 실시한다.

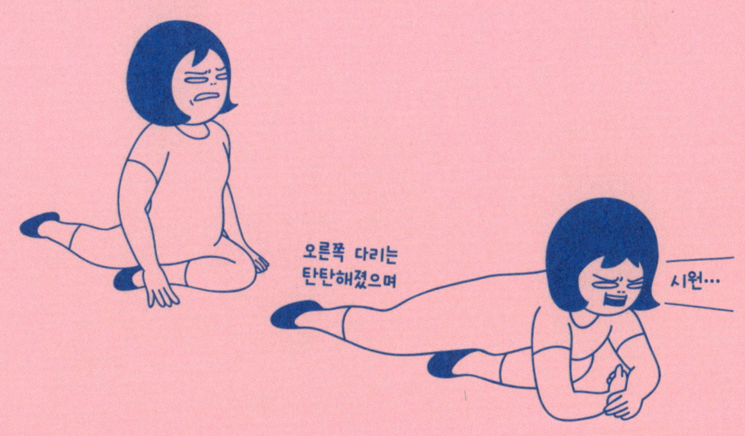

01 _ 두 팔을 쭉 뻗어 바닥을 지지하고 무릎을 구부리고 엉덩이를 들어 엎드린다.
02 _ 등을 동그랗게 구부려 들어 올린 상태로 15초 유지한다.
03 _ 등을 동그랗게 구부려 아래쪽으로 내린 상태로 15초 유지한다.

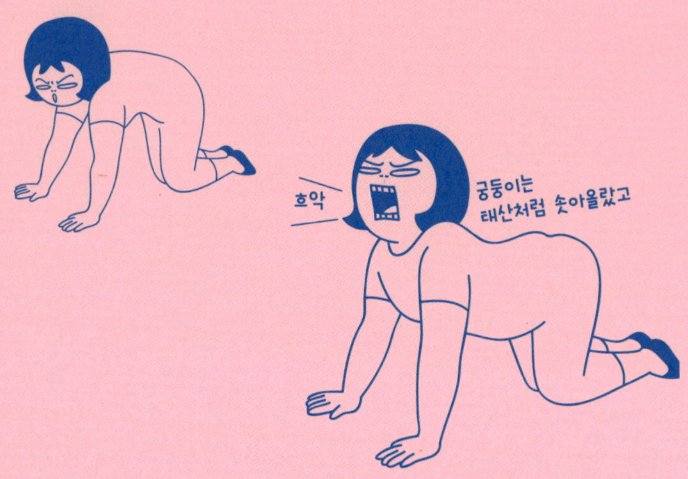

01 _ 왼쪽 다리의 무릎을 구부려 상체 앞으로 두고 오른쪽 다리를 구부려 뒤로 뻗는다.
02 _ 왼쪽 팔을 하늘 위로 쭉 뻗으면서 허리와 어깨를 최대한으로 편다.
03 _ 15초 유지 후 반대쪽도 실시한다.

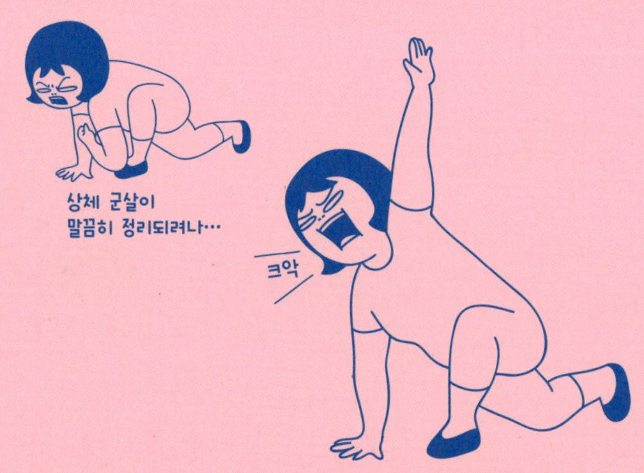

⑥ 좌우 15초, 3세트

01 _ 왼쪽 다리의 무릎을 직각으로 세우고 오른쪽 다리는 뒤로 쭉 뻗는다.
02 _ 상체를 들어 올려 허리를 쭉 펴고 두 팔을 하늘로 향하도록 들어 올린다.
03 _ 15초 유지 후 처음 자세로 돌아와 반대쪽도 실시한다.

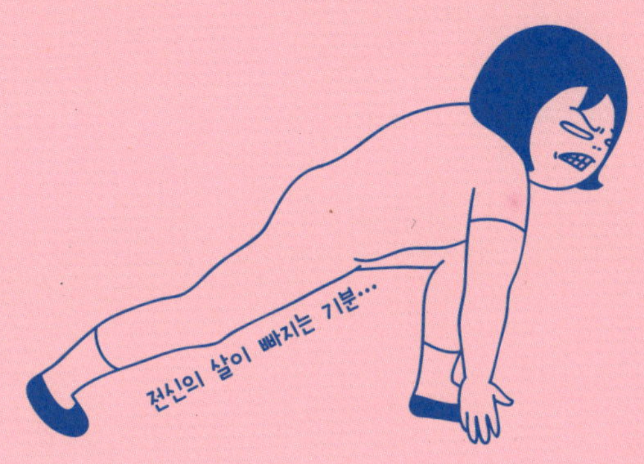

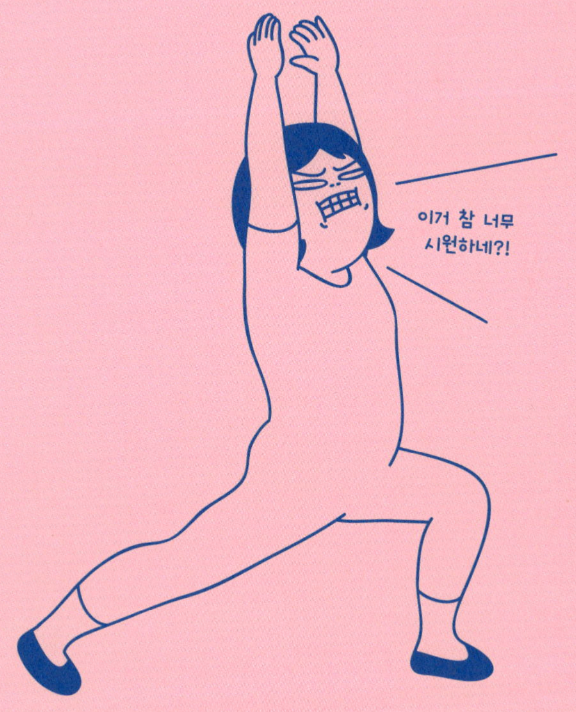

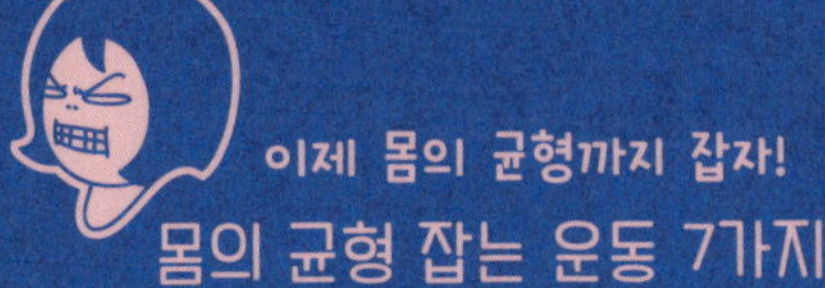

몸의 균형 잡는 운동 7가지

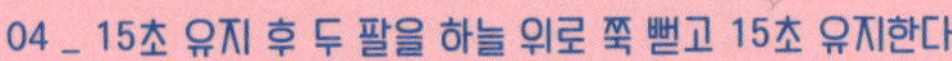

① 좌우 15초

01 _ 두 다리를 붙이고 바르게 선다.

02 _ 오른쪽 다리를 들어 올려 쭉 뻗고 오른손으로 발끝을 잡고 15초 유지한다.

03 _ 처음 자세로 돌아와 오른쪽 다리의 무릎을 구부려 왼쪽 다리의 무릎 옆에 붙인다.

04 _ 15초 유지 후 두 팔을 하늘 위로 쭉 뻗고 15초 유지한다.

05 _ 처음 자세로 돌아와 반대쪽도 차례대로 실시한다.

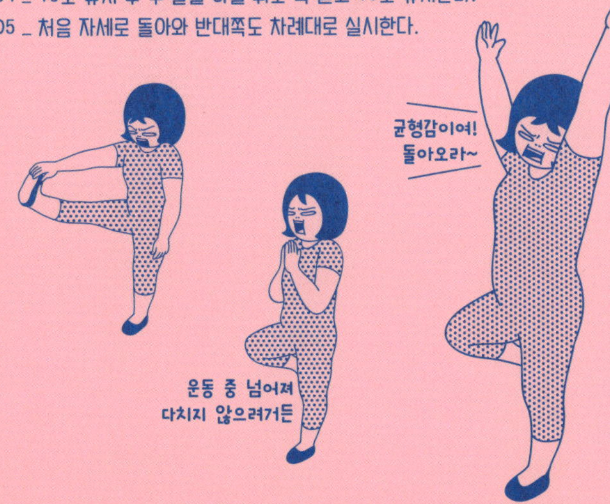

② 좌우 20회

01 _ 두 다리를 붙이고 바르게 선다.
02 _ 오른쪽 다리를 들어 올려 앞뒤로 힘껏 찬다.
03 _ 처음 자세로 돌아와 반대쪽도 실시한다.

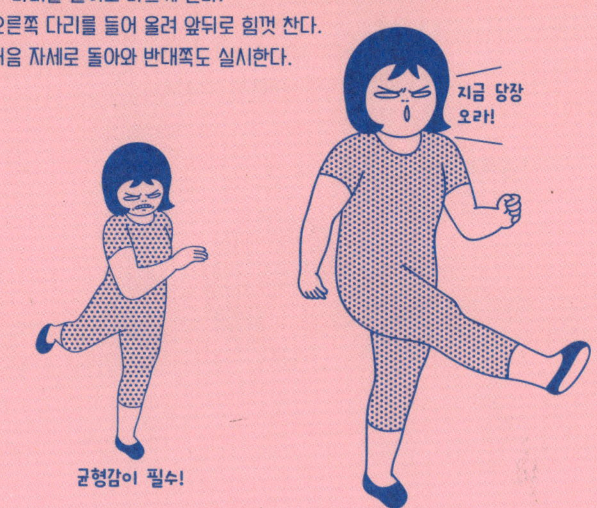

③ 좌우 15초

01 _ 두 다리를 붙이고 바르게 선다.
02 _ 바닥과 수평이 되도록 상체를 앞으로 숙이고 오른쪽 다리는 뒤로 쭉 뻗어 일직선을 만든다.
03 _ 15초 유지 후 처음 자세로 돌아와 반대쪽도 실시한다.

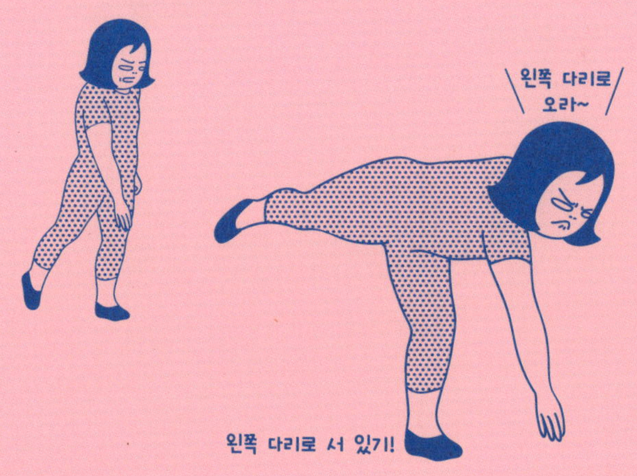

④ 좌우 10회

01 _ 두 다리를 붙이고 바르게 선다.
02 _ 왼쪽 다리의 무릎을 구부려 들어 올린다.
03 _ 오른쪽 다리의 무릎을 구부리면서 상체를 오른쪽 허벅지에 붙이고 왼쪽 다리는 뒤로 뻗는다.
04 _ 10회 실시 후 처음 자세로 돌아와 반대쪽도 실시한다.

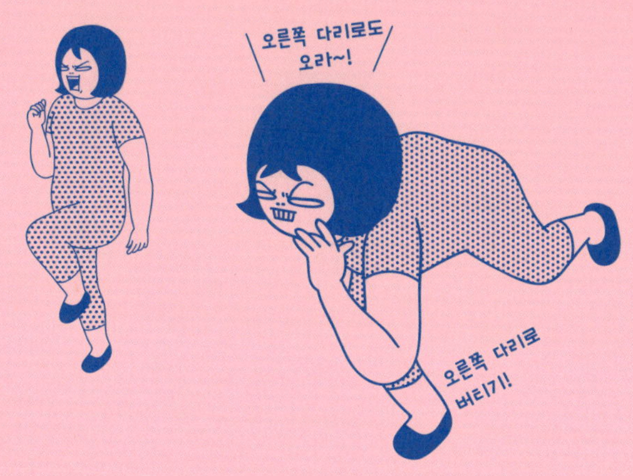

⑤ 좌우 10회

01 _ 두 다리를 붙이고 바르게 선다.
02 _ 왼쪽 다리의 무릎을 구부려 들어 올린 후 왼쪽으로 크게 벌린다.
03 _ 10회 실시 후 처음 자세로 돌아와 반대쪽도 실시한다.

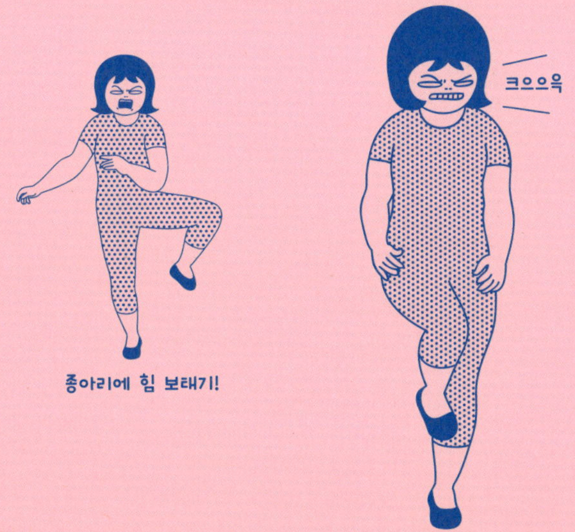

⑥ 좌우 10회

01 _ 두 다리를 붙이고 바르게 선다.

02 _ 왼쪽 다리를 들어 올려 앞으로 힘껏 뻗은 후 왼쪽으로 크게 차듯이 뻗는다.

03 _ 10회 실시 후 처음 자세로 돌아와 반대쪽도 실시한다.

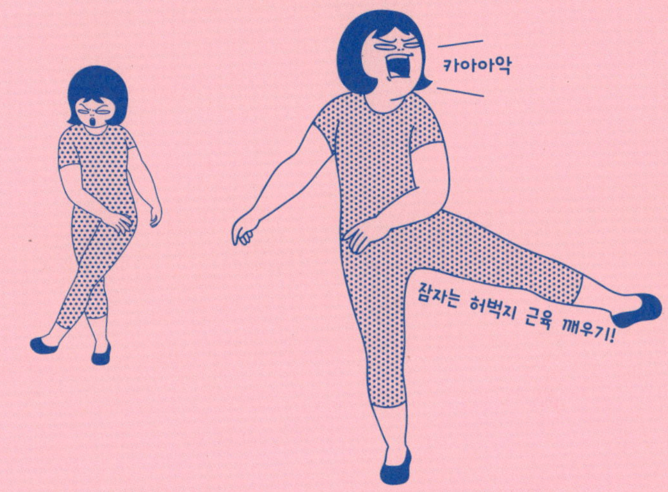

⑦ 좌우 5초, 10회

01 _ 두 팔을 쭉 뻗어 바닥을 지지하고 무릎을 구부리고 엉덩이를 들어 엎드린다.

02 _ 왼쪽 팔과 오른쪽 다리를 바닥과 수평이 되도록 들어 올린다.

03 _ 5초 유지 후 처음 자세로 돌아와 반대쪽도 실시한다.

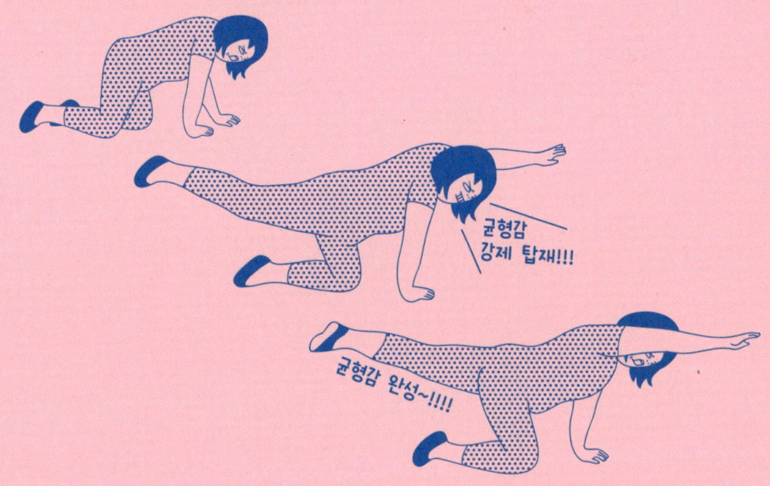

1月

내 집의 헬스장화!
집에서 손쉽게 할 수 있는 운동

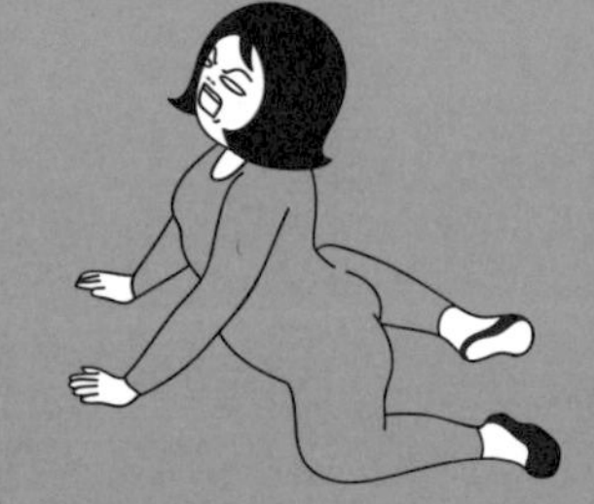

용자의 1월 일기

결심만으로 설렐 때가 있다.

만약 그때 결심을 입 밖으로 내뱉으면 설렘의 100배쯤 되는 심장 바운스가 뒤따라온다. 예를 들어 내 나이 스무 살 때 난생처음으로 한 선배를 마음에 품었다. 초등학생 시절 축구 선수였다는 그 오빠는 구릿빛 피부에 탄탄한 근육질을 자랑하는 매력적인 몸을 가졌다. 한 달 가까이 오빠를 곁눈질로 바라보았고, 밤이면 두뇌를 풀 가동해 그 오빠의 탄탄한 가슴팍에 안기는 장면을 그려 보고 또 그려 봤다. 설레어서 밤잠을 설치던 어느 날, 좋아하는 사람이 있느냐는 친구의 질문에 나도 모르게 그 오빠의 이름 석 자를 또박또박 내뱉고 말았다. 그때부터 그 오빠를 향한 나의 애정은 걷잡을 수 없이 커져만 갔고, 그날 밤 여름 밤바람에 그와의 1일을 실어 보냈다. 물론 나 홀로!

'오늘부터 다이어트 시작이야!'라고 크게 외쳐 보라. 벌써 다이어트 성공 지점의 절반까지 도착한 것 같아 햄버거 하나쯤은 괜찮다고 어깨를 으쓱하게 된다. 그리하여 나는 매년 1월이면 "그깟 살! 내가 빼고 만다"라고 크게 외치고 곧 날씬해질 나를 상상하며 방실방실 미소를 짓는다.

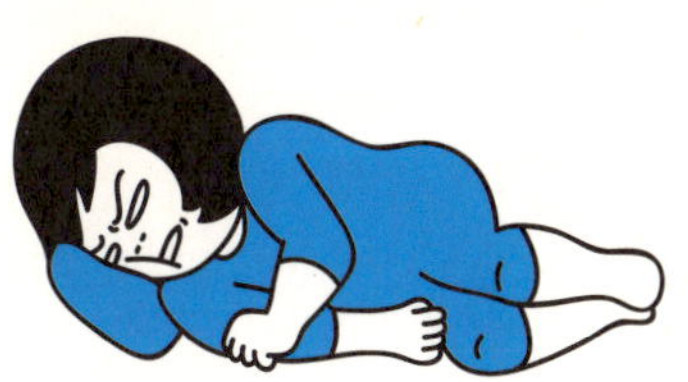
또 한 해가 시작되었다.

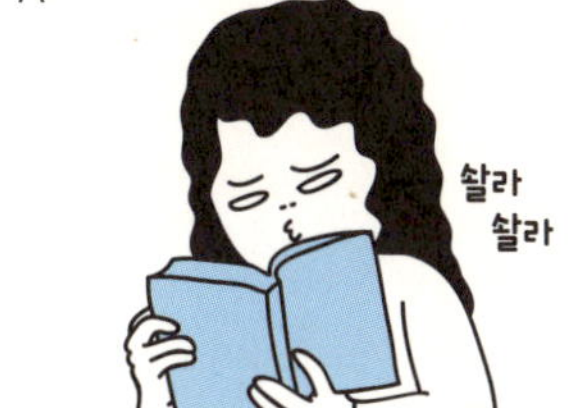
영어 공부를 시작한
친구 A
쏼라
쏼라

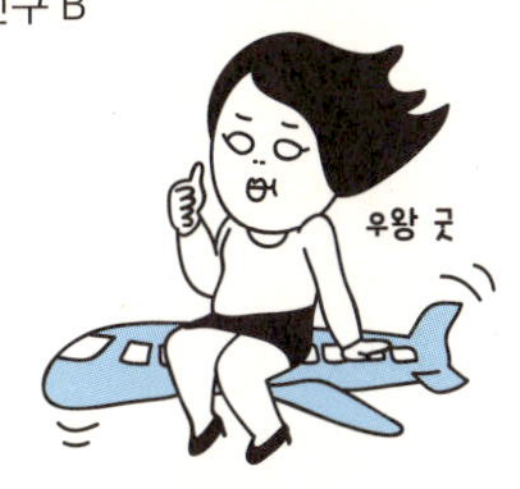
유럽 여행을 가겠다는
친구 B
우왕 굿

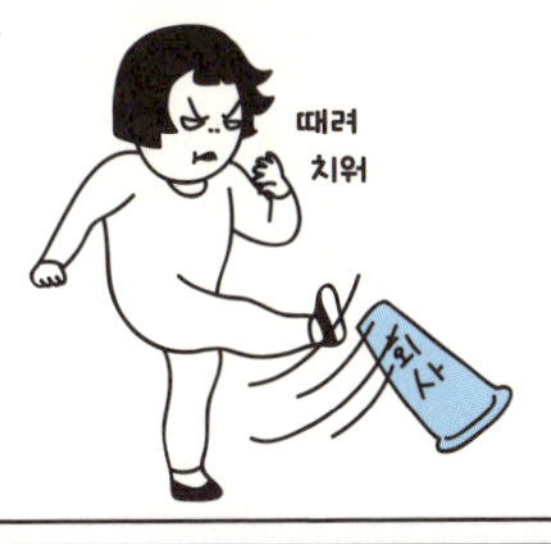
회사를 때려치우겠다는
친구 C
때려
치워
회사

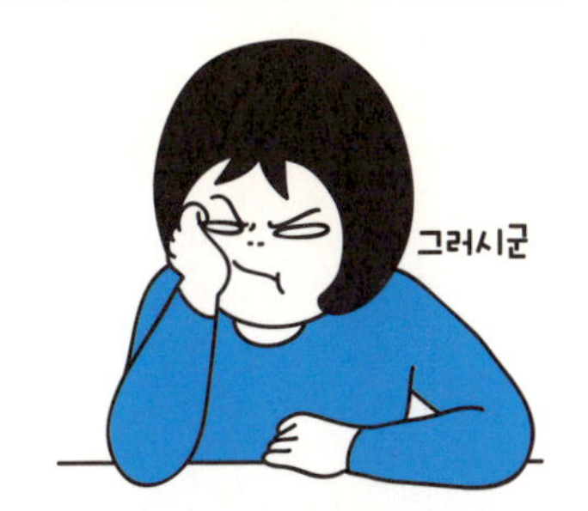
그러시군

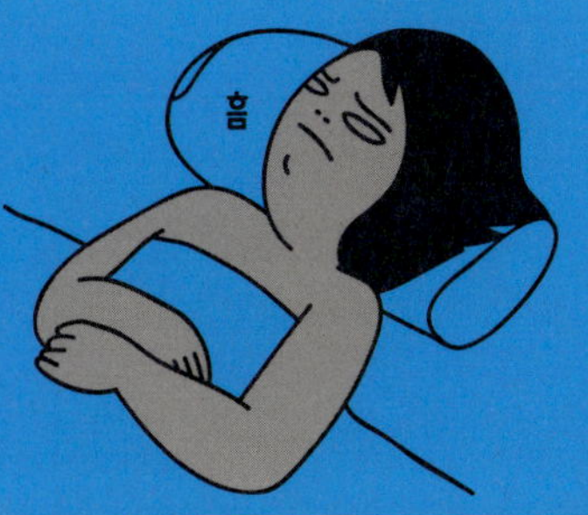
흠
그러던가 말던가…

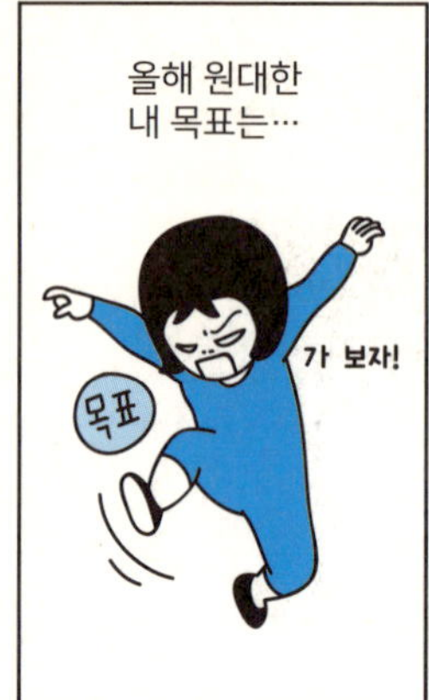

올해 원대한
내 목표는…
목표
가 보자!

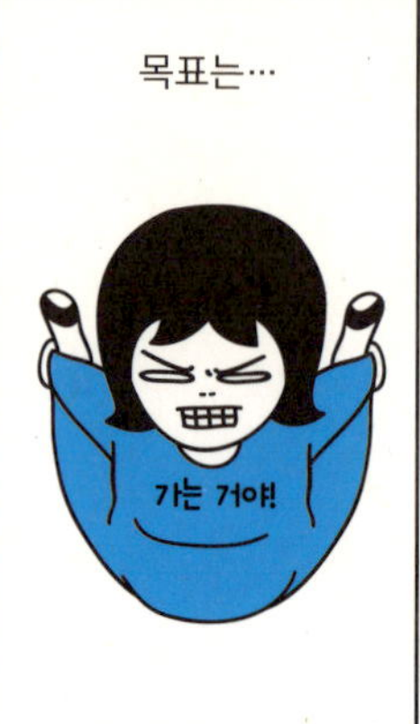

목표는…
가는 거야!

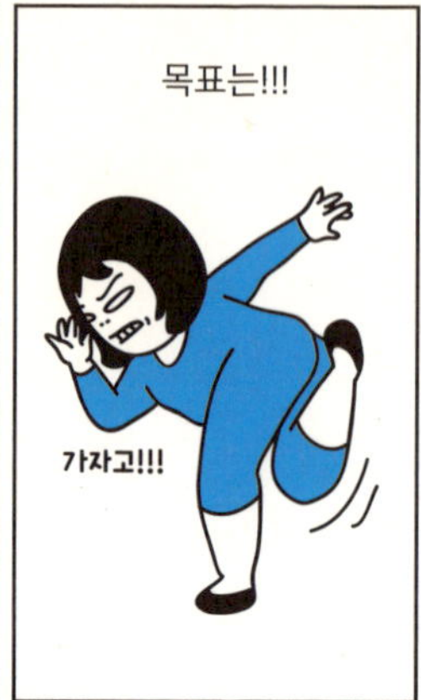

목표는!!!
가자고!!!

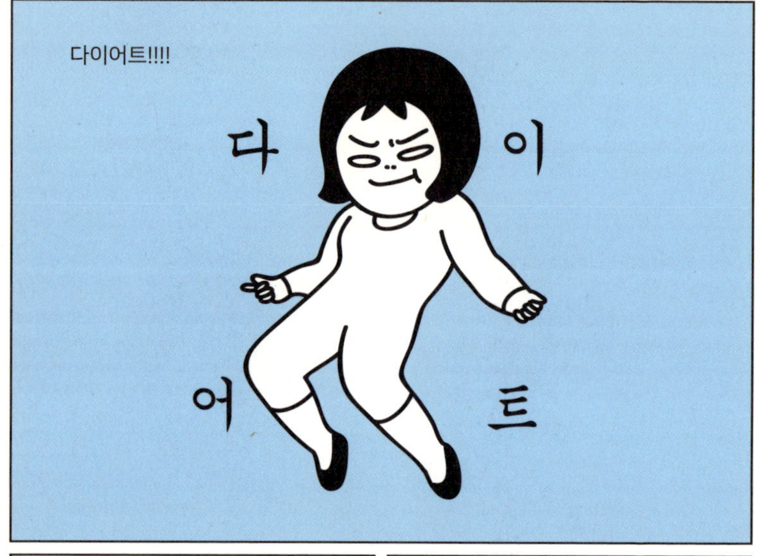

다이어트!!!!
다
이
어
트

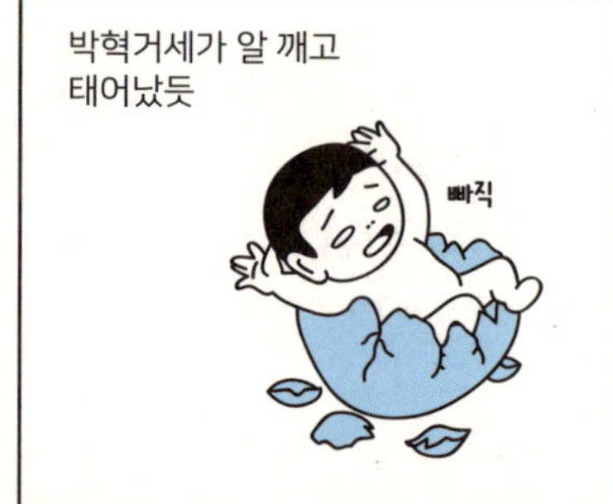

박혁거세가 알 깨고
태어났듯
빠직

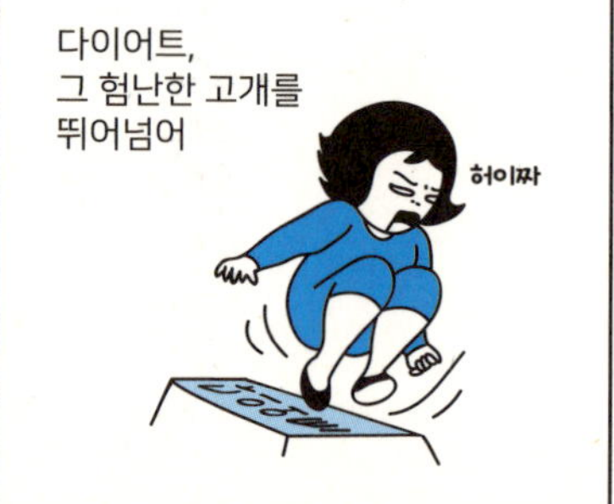

다이어트,
그 험난한 고개를
뛰어넘어
허이짜

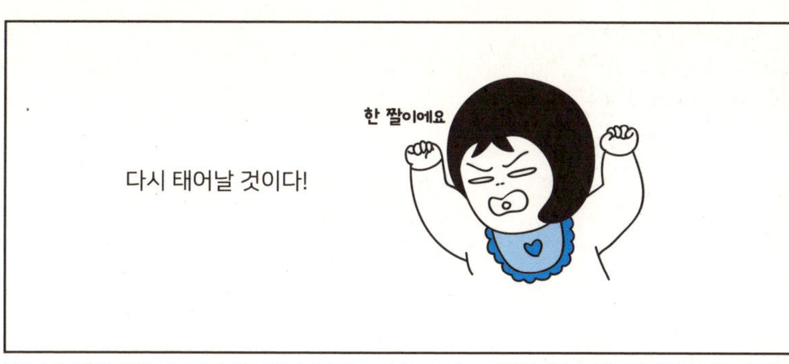

한 짤이에요
다시 태어날 것이다!

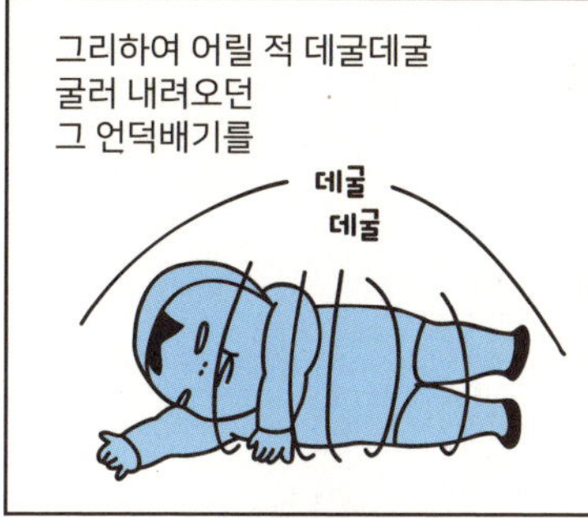

그리하여 어릴 적 데굴데굴
굴러 내려오던
그 언덕배기를
데굴
데굴

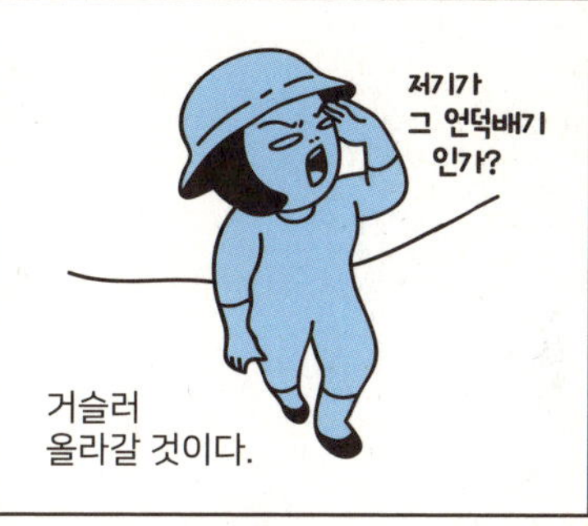

저기가
그 언덕배기
인가?
거슬러
올라갈 것이다.

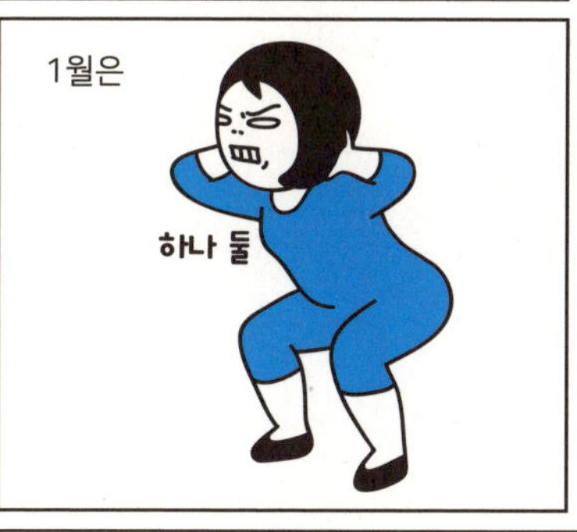

1월은
하나 둘

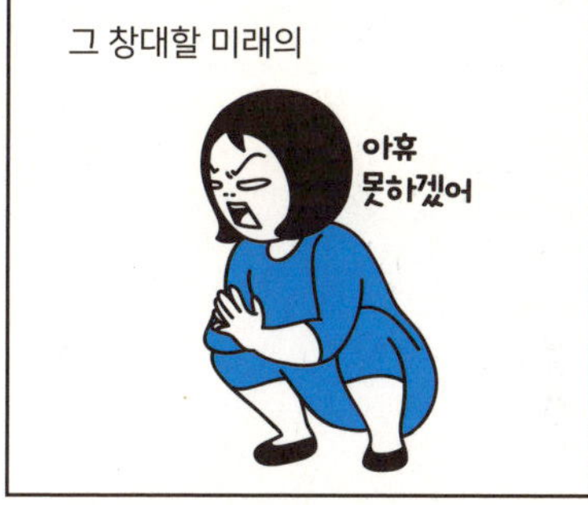

그 창대할 미래의
아휴
못하겠어

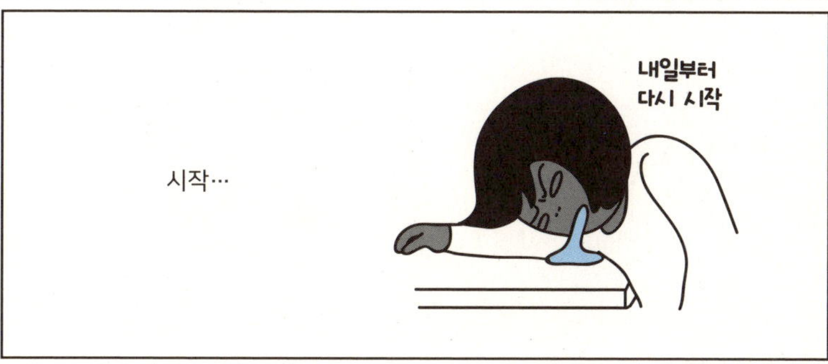

내일부터
다시 시작
시작…

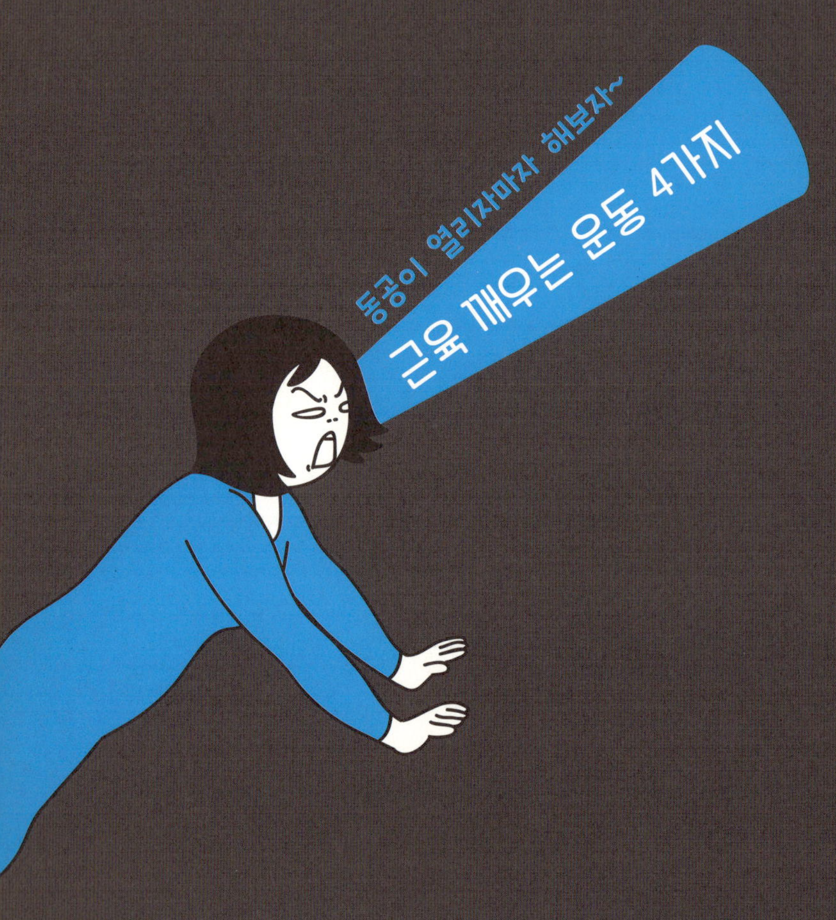
동공이 열리자마자 해보자~
근육 깨우는 운동 4가지

1

10초

01 _ 엎드린 상태에서 두 팔로 바닥을 짚는다.
02 _ 무릎을 굽혀 골반을 연다는 느낌으로 다리를 옆으로 벌린다.
03 _ 두 팔을 쭉 펴면서 상체를 들어 올리고 10초 유지한다.

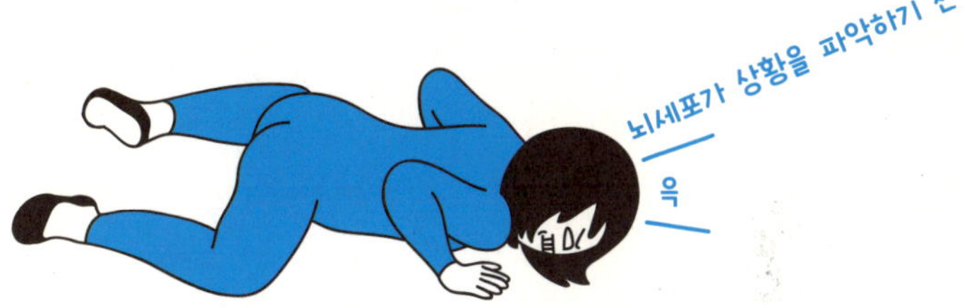

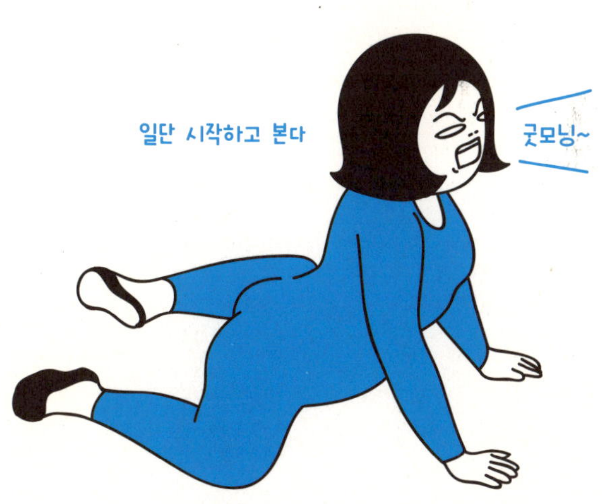

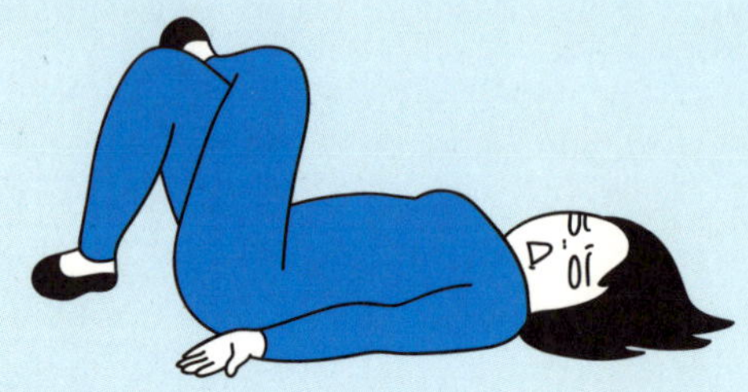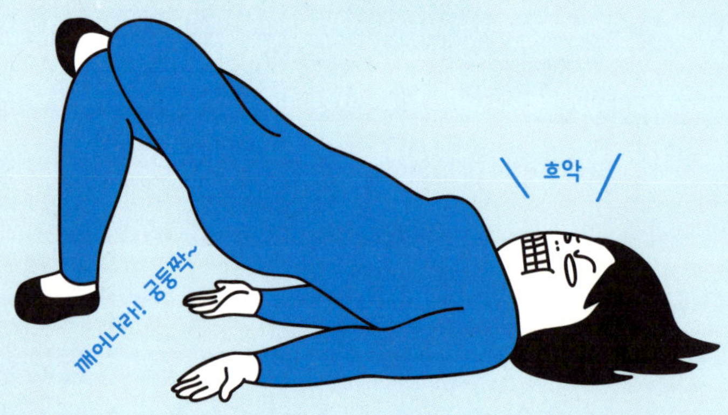

좌우

10초

2

01 _ 무릎을 세우고 바르게 눕는다.
02 _ 왼쪽 다리를 오른쪽 허벅지 위에 올리고 엉덩이를 든 채로 10초 유지한다.
03 _ 처음 자세로 돌아와 반대쪽도 실시한다.

3

10초

01 _ 두 팔로 바닥을 짚고 허리를 쭉 편 상태로 엎드린다.

02 _ 엉덩이를 최대한 위로 들어 올려 상체를 늘려 준다는 느낌으로 10초 버틴다.

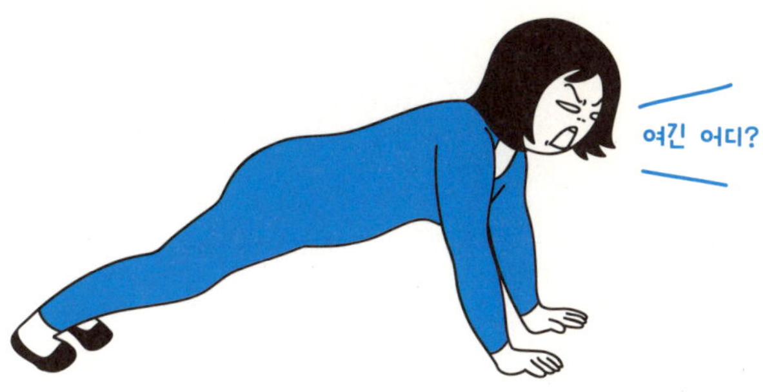

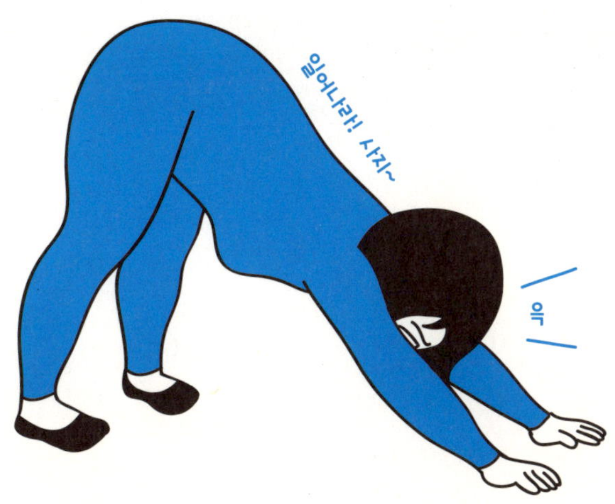

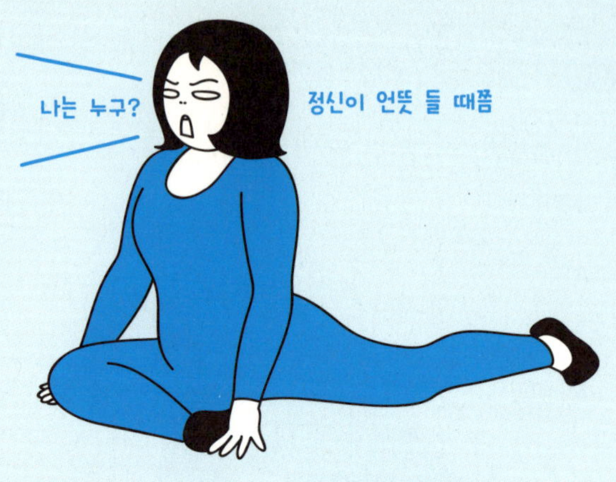

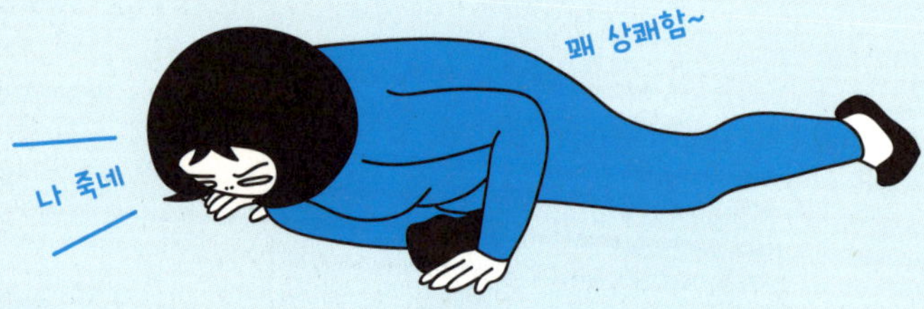

좌우

10초

4

01 _ 오른쪽 다리의 무릎을 구부려 몸 앞에 두고 허리를 세워 바르게 앉는다.

02 _ 왼쪽 다리를 뒤로 쭉 뻗고 상체를 앞으로 깊이 숙여 10초 유지한다.

03 _ 처음 자세로 돌아와 반대쪽도 실시한다.

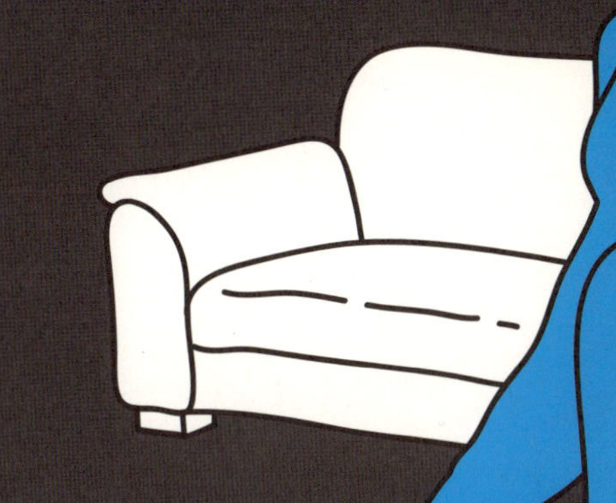

소파! 넌 나의 운동기구야~

소파를 이용한 운동 4가지

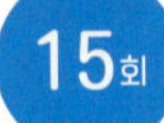

01 _ 소파와 간격을 두고 무릎을 붙인 상태로 앉는다.
02 _ 팔을 뒤로 젖혀 소파를 짚고 엉덩이를 최대한 아래로 내렸다 올리기를 반복한다.

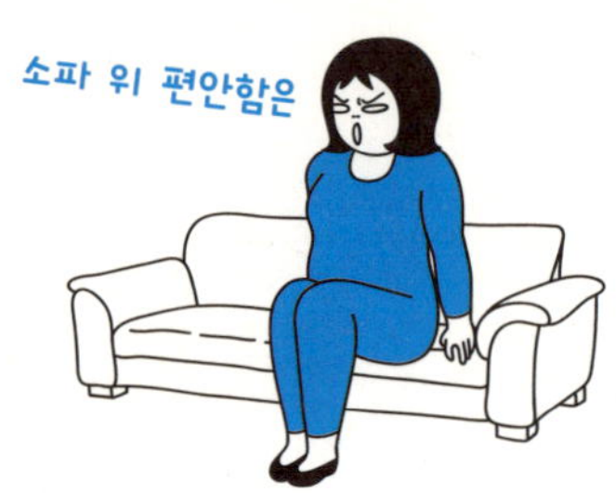

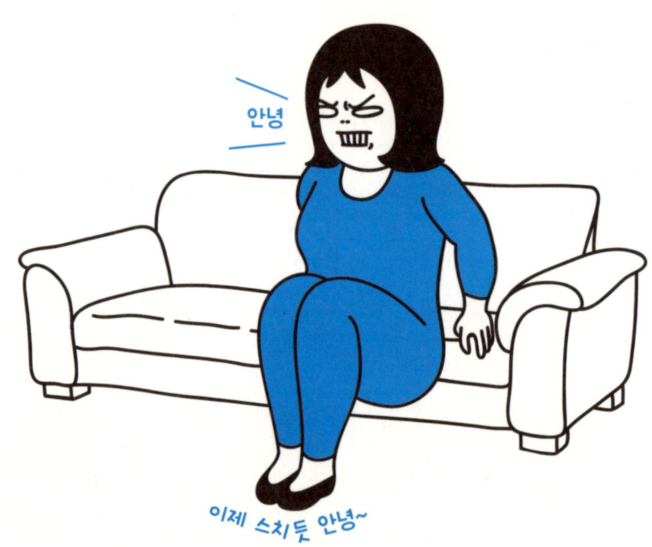

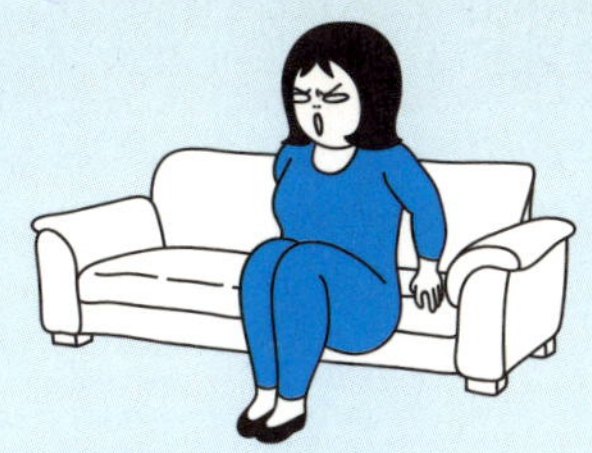

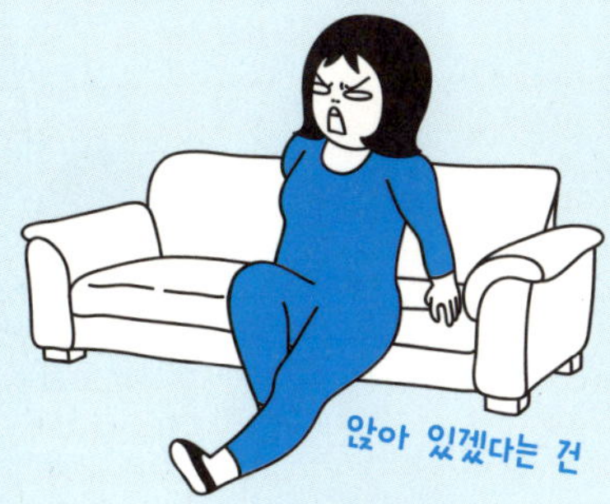

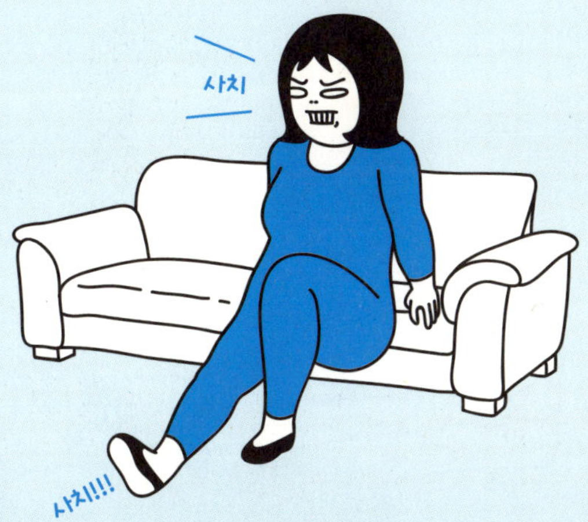

15회

2세트

2

01 _ 소파와 간격을 두고 무릎을 붙인 상태로 앉는다.
02 _ 팔을 뒤로 젖혀 소파를 짚고 왼쪽 다리를 앞으로 쭉 뻗는다.
03 _ 처음 자세로 돌아와 오른쪽 다리를 앞으로 쭉 뻗는다.

3

01 _ 두 팔로 바닥을 짚고 다리는 소파 위에 올린다.

02 _ 엉덩이를 들어 올려 팔부터 다리 끝까지 일직선이 되도록 유지한다.

03 _ 팔을 구부려 직각이 되도록 상체를 내렸다가 올려 준다.

15회

2세트

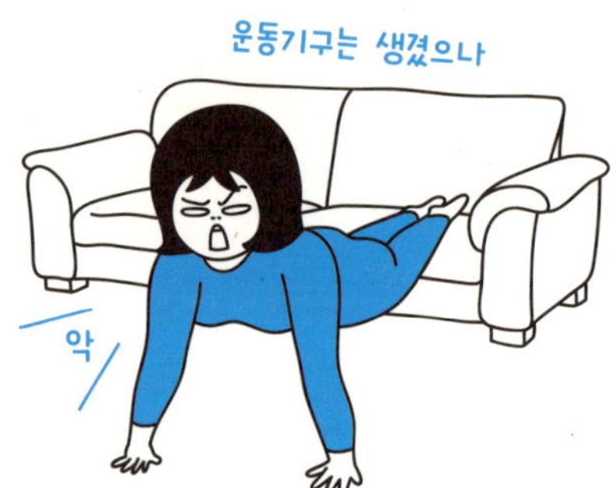

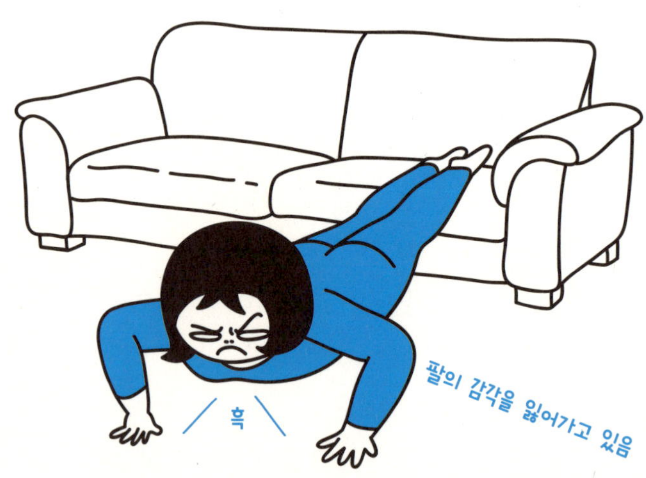

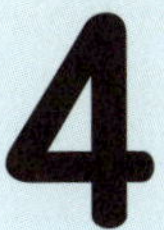

$\dfrac{4}{1}$

15회

2세트

01 _ 두 팔로 바닥을 짚고 다리는 소파 위에 올린다.
02 _ 엉덩이를 들어 올려 허리가 일자가 되도록 유지한다.
03 _ 오른쪽 다리의 무릎을 구부려 가슴까지 당겨 준다.
04 _ 처음 자세로 돌아와 다리를 바꿔 왼쪽 다리도 실시한다.

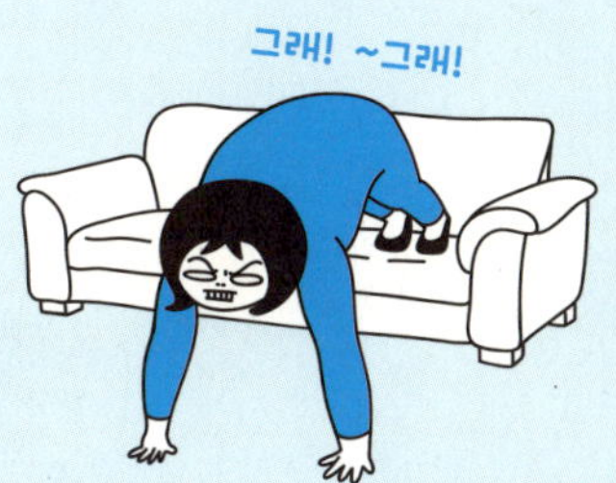

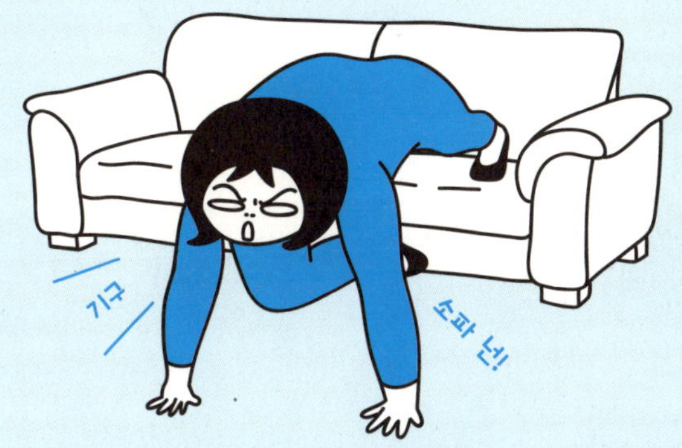

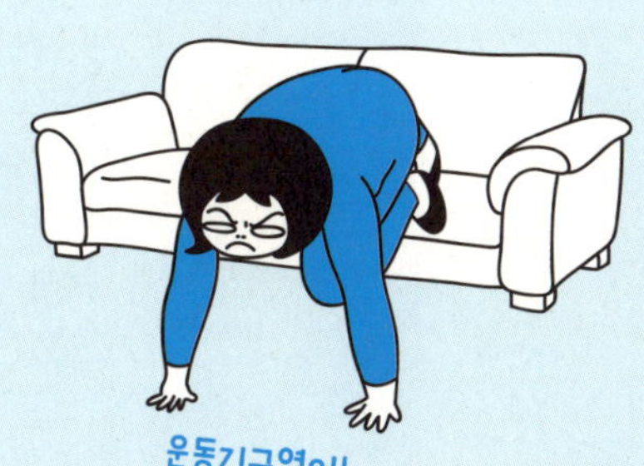

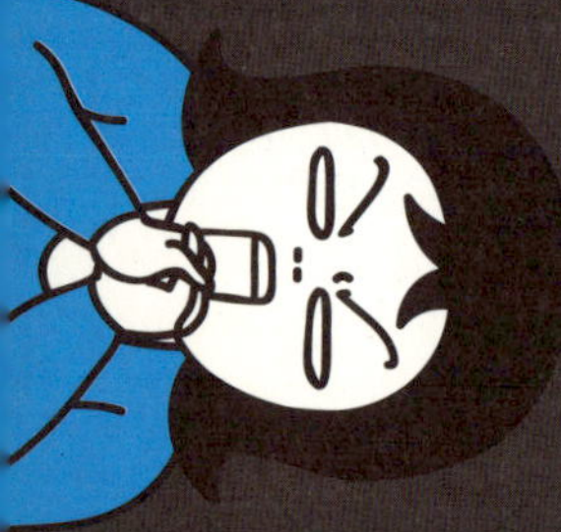

TV 보면서 하는 하체 운동 4가지

1

01 _ 오른쪽 팔꿈치를 바닥에 대고 다리를 모은 상태로 오른쪽으로 눕는다.
02 _ 복부에 힘을 주고 왼쪽 다리를 올렸다가 내린다.
03 _ 자세를 바꿔 반대쪽도 실시한다.

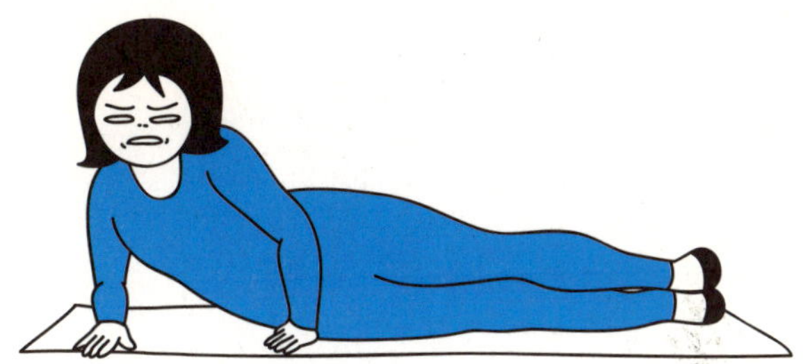

TV 화면을 보기 위해

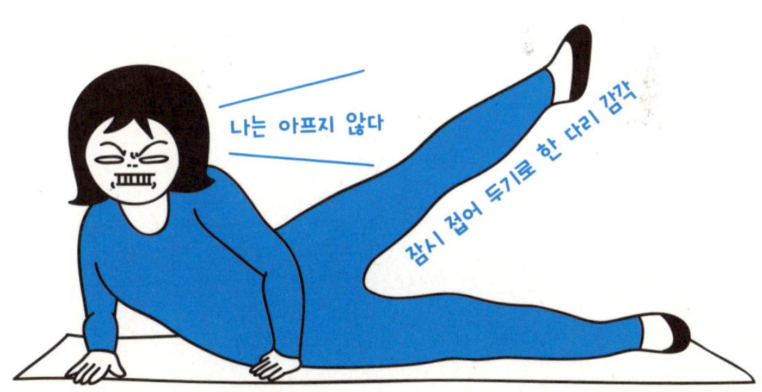

2

15회

3세트

01 _ 다리를 어깨너비보다 넓게 벌리고 발끝이 바깥쪽을 향하도록 한 채 바르게 선다.
02 _ 두 손을 맞잡고 엉덩이를 천천히 내렸다가 올린다.

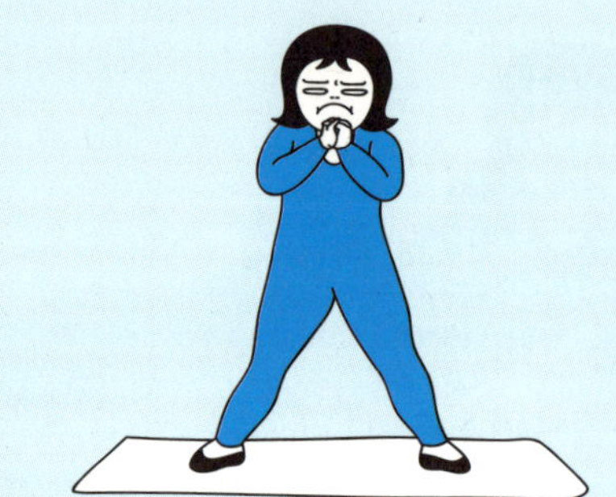

아픔을 잊기 위해 아이돌 노래 악쓰며 따라 불렀더니

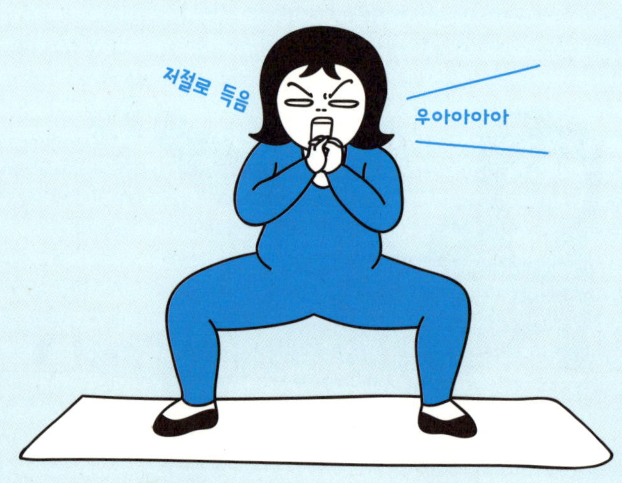

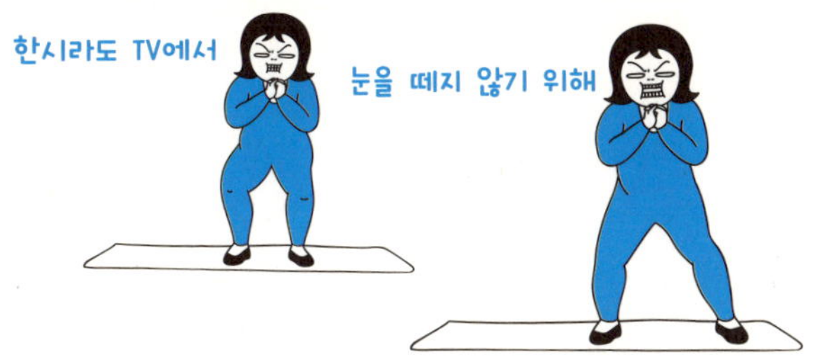

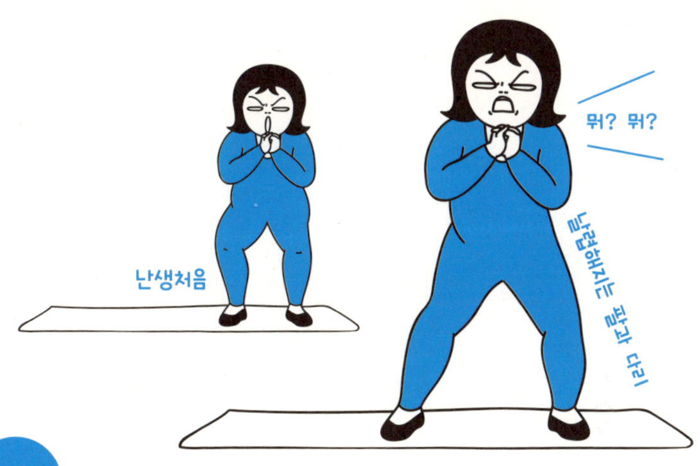

15회

3세트

3

01 _ 다리를 어깨너비만큼 벌리고 두 손을 모으고 바르게 선다.
02 _ 무릎을 살짝 구부린 상태로 왼쪽으로 한 발짝 이동한다.
03 _ 무릎이 직각이 되도록 엉덩이를 내린 후 오른쪽으로 한 발짝 이동한다.

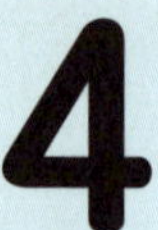

01 _ 무릎을 구부려 바닥에 대고 두 팔로 바닥을 지지한 채로 엎드린다.

02 _ 왼쪽 다리를 들어 허벅지와 바닥이 수평이 되도록 왼쪽으로 들어 올렸다가 내린다.

03 _ 15회 실시 후 반대쪽도 실시한다.

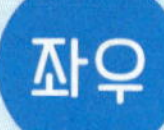

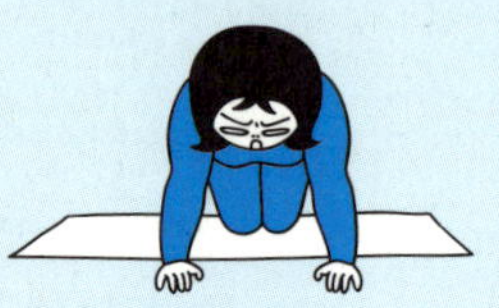

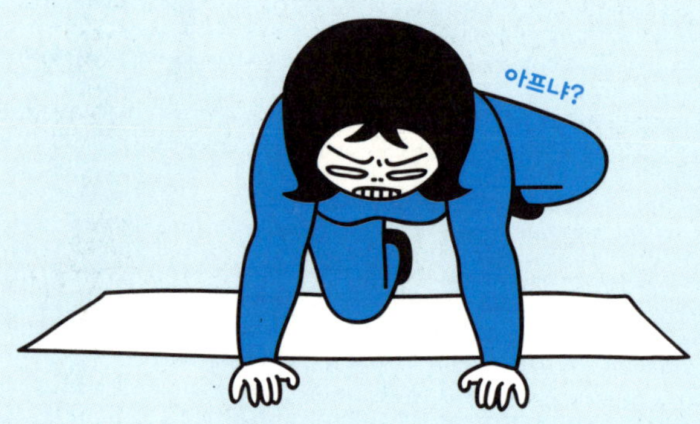

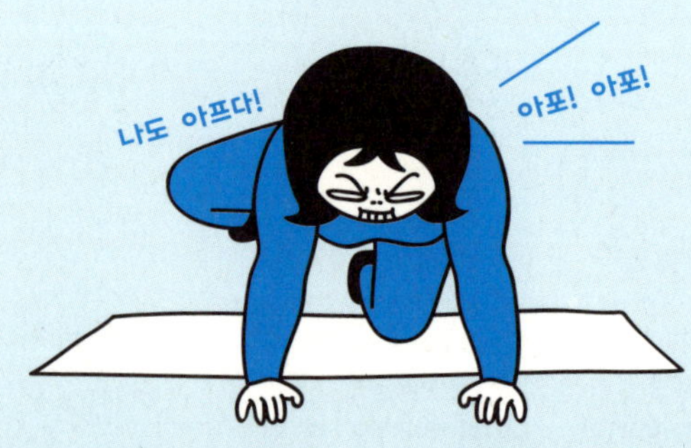

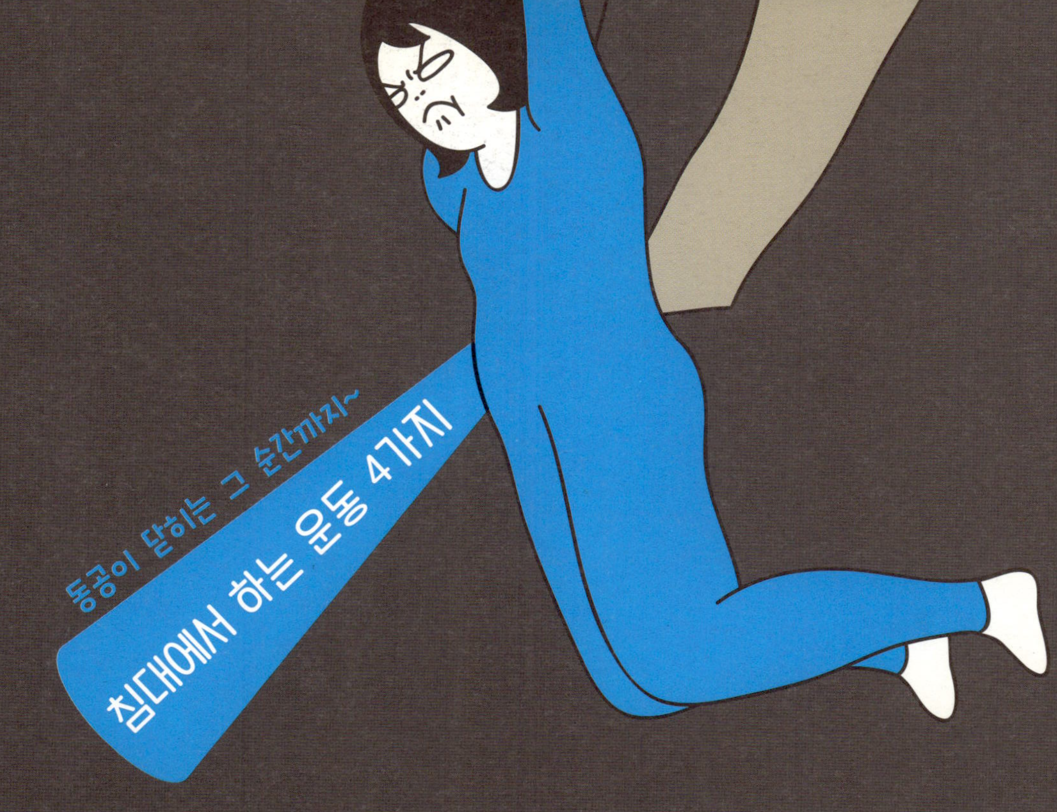

동공이 달하는 그 순간까지~
침대에서 하는 운동 4가지

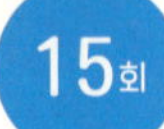

1

01 _ 침대 끝에 앉아 상체를 뒤로 살짝 기울이고 두 손으로 엉덩이 뒤쪽을 짚는다.
02 _ 무릎을 붙이고 다리를 가슴까지 들어 올린다.
03 _ 상체를 뒤로 최대한 기울이며 다리를 앞으로 쭉 뻗었다가 구부리기를 반복한다.

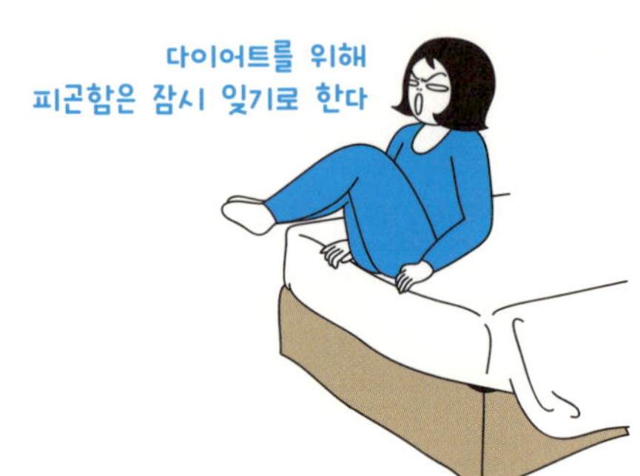

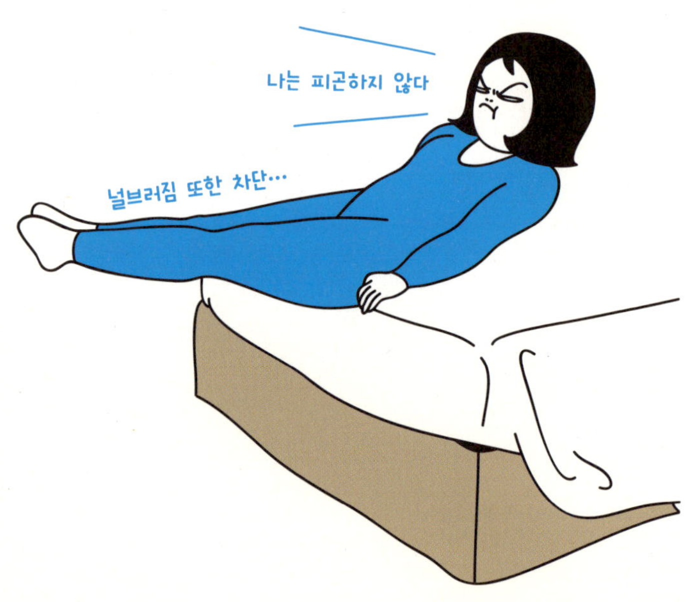

2

01 _ 침대 끝에 무릎을 세우고 앉는다.

02 _ 상체를 뒤로 젖혀 침대 위에 상체를 기대고 두 팔로 머리를 받친다.

03 _ 복부에 힘을 주고 몸통이 바닥과 일직선이 되도록 엉덩이를 최대한 들었다가 내린다.

15회

2세트

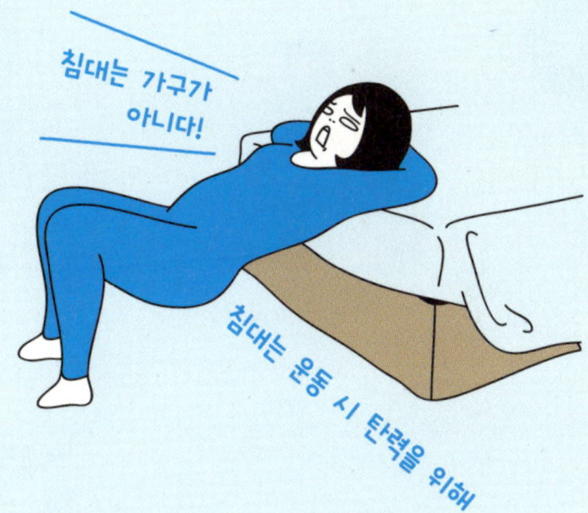

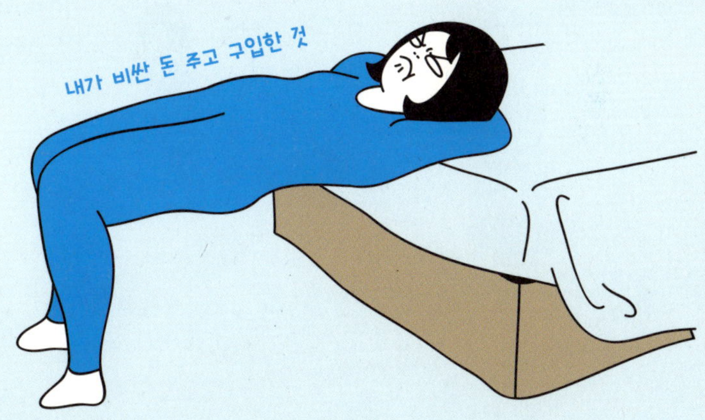

3

01 _ 다리를 어깨너비로 벌리고 침대 위에 선다.

02 _ 엉덩이를 아래로 내려준다는 느낌으로 앉는데, 이때 무릎이 발끝을 넘지 않도록 한다.

03 _ 왼쪽 정강이부터 침대에 닿도록 무릎을 내린다.

04 _ 오른쪽 정강이까지 내려 준 후 다시 왼쪽 무릎부터 세워 준다.

05 _ 오른쪽 무릎을 세워 준 후 동작을 반복한다.

10회

2세트

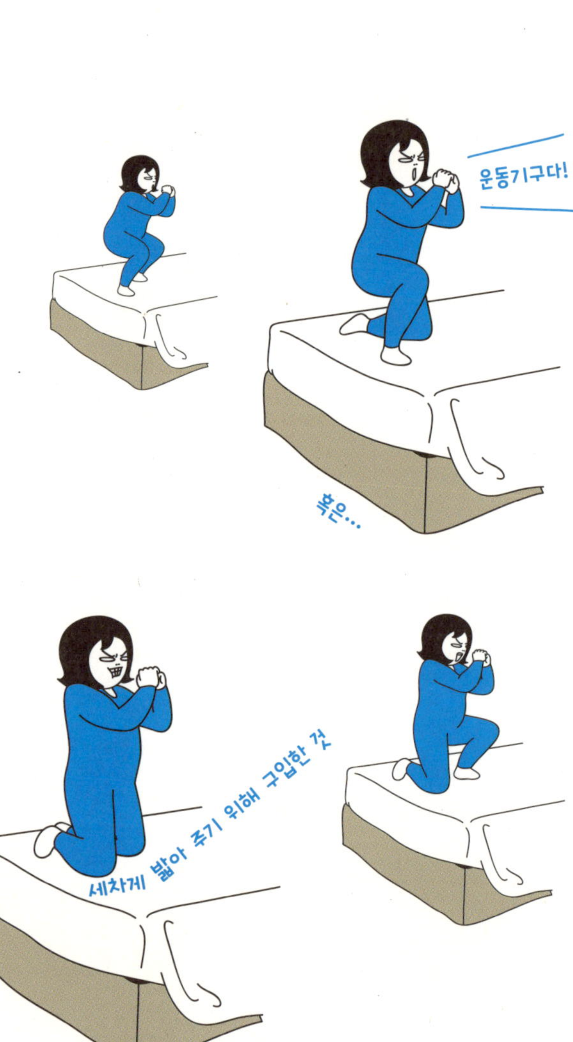

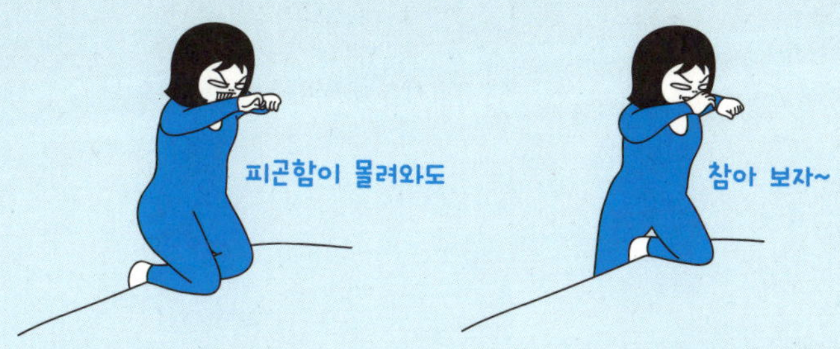

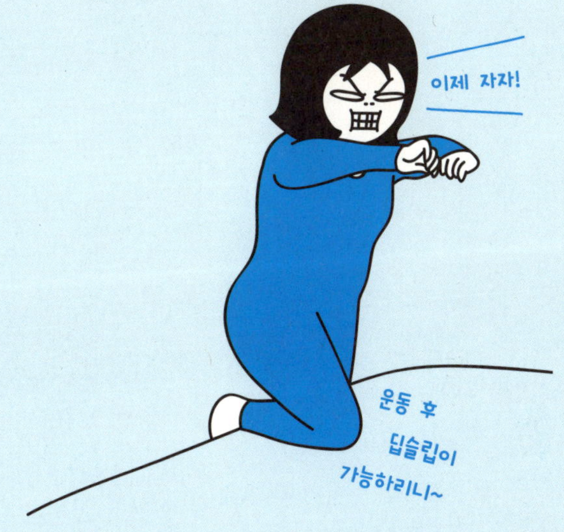

10회

2세트

4

01 _ 무릎을 구부리고 몸통을 세운 상태로 침대 끝에 앉는다.
02 _ 오른쪽 다리를 편 후 바닥으로 내린다.
03 _ 오른쪽 다리를 침대 위로 올린 후 왼쪽 다리를 내렸다가 올린다.

2月

어머니, 저는 설 연휴가 싫어요~
연휴 중 제자리 운동

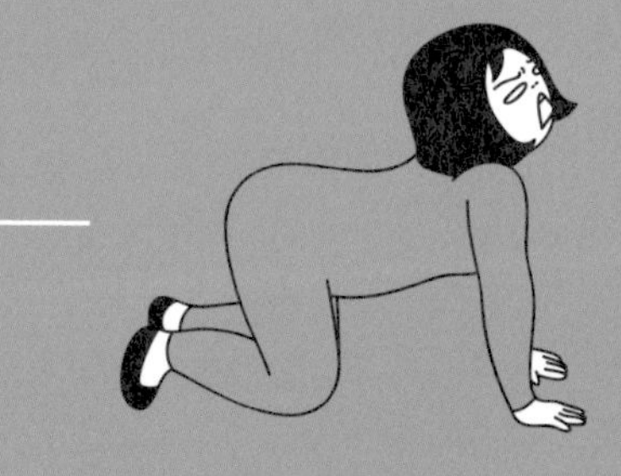

용자의 2월 일기

자극에 집중할수록 세상의 모든 것이 자극적이라고 느껴진다. 연휴 동안에는 걸어서 10분 정도 떨어진 전집의 호박전 냄새를 우리 집 안방에서 맡을 수 있다.

정신 차리고 어푸어푸 급하게 세수한 후 로션을 바르려고 화장대 앞에 앉으니 화장품 뚜껑이 어느새 동그랑땡으로 변해 있다. 3일이면 3일, 4일이면 4일의 연휴 기간 내내 설 음식과 마주하지 않기 위해 몸을 배배 꼬다 보면 나의 세포 하나하나, 숨결 마디마디에 음식이 빼곡 들어찬다.

이때 친척들이 던지는 한 마디는 예민한 내 사고 속도를 부추기는 윤활제가 된다. 고모가 던진 "시집은 언제 가니?"라는 질문에 6개월 전 시집 간 친구 결혼식에서 맛본 갈비찜이 떠오르고, "돈은 잘 버니?"라는 이모의 질문에 일주일 전 동료들과 점심으로 먹었던 돈가스가 떠오른다.

친척들은 오랜만에 만난 내 인생을 그들끼리 주거니 받거니 논하기에 바쁜데 나는 여섯 살 때 맛본 잡채의 간장 맛을 떠올리며 장금이에 빙의한 채 설 연휴를 보낸다.

대충 한 달이 지났다.

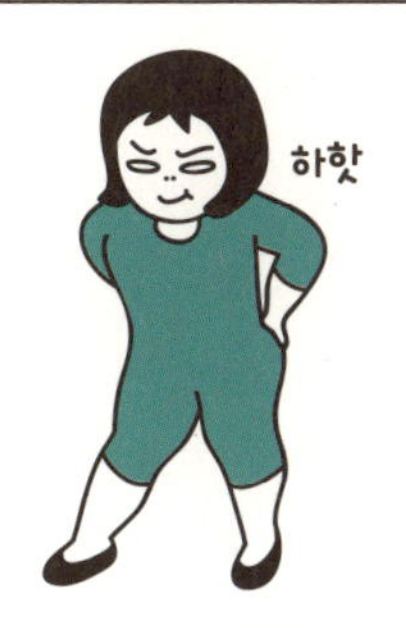

다이어트 고개를
한 발짝 올랐다.

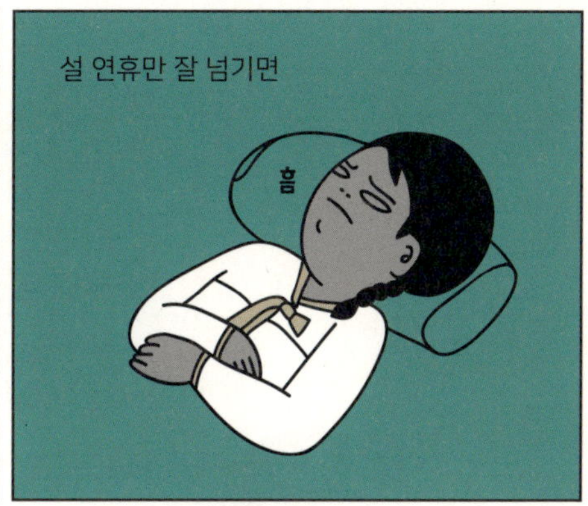

이대로 한 발짝
더 나아갈 것이다.

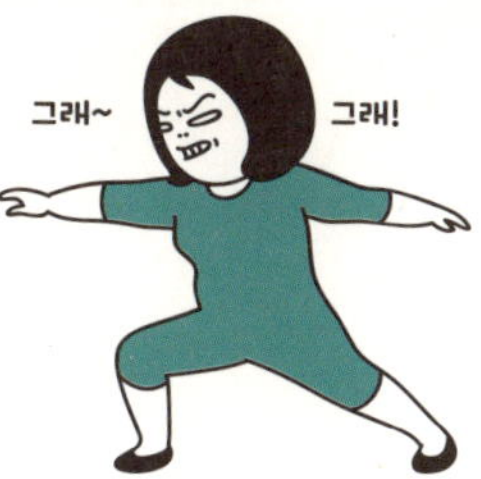

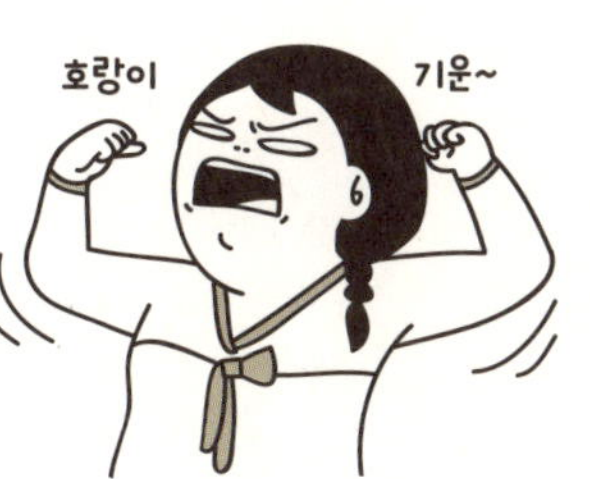

그래! 난

할 수 있다!!!

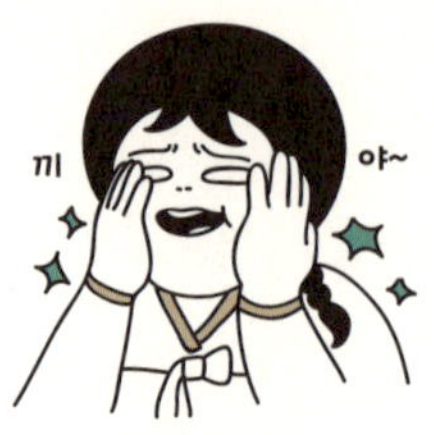

다 잘 될 것 같은 느낌에
소름이 끼칠 지경~

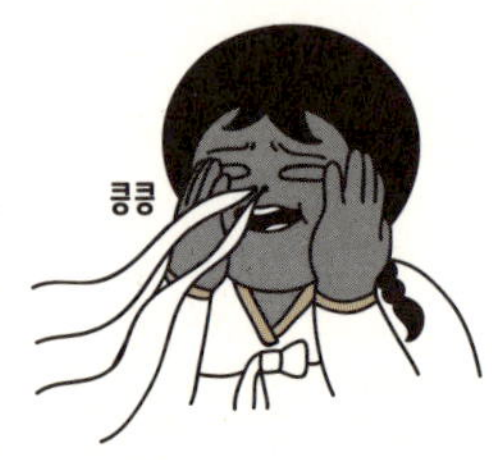

이 소름 끼치게 맛난
냄새는 뭐지?

호박전인가?

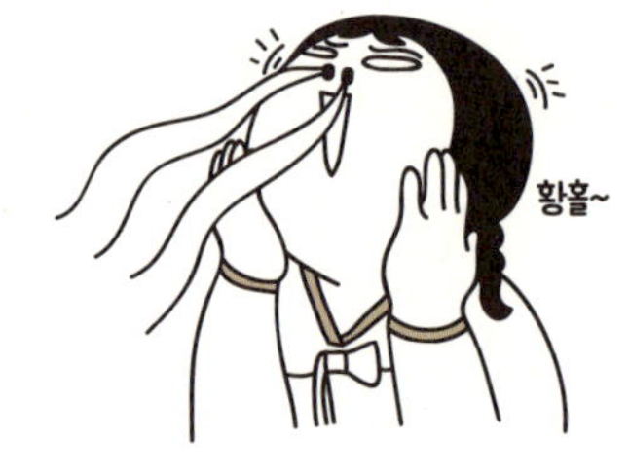

이성을
잃을 뻔했다.

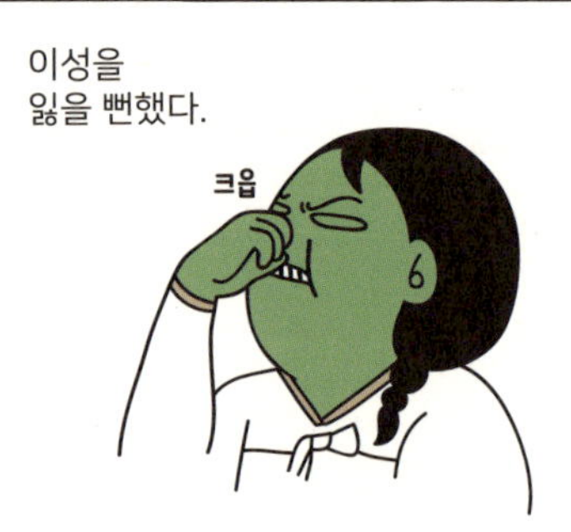

잘 참았다.

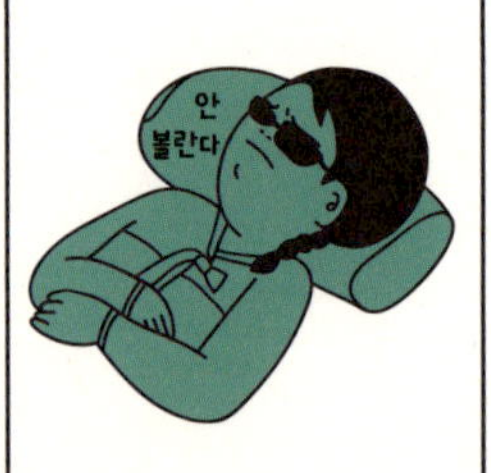

한 달 동안의 노력이
수포로 돌아갈 뻔했다.

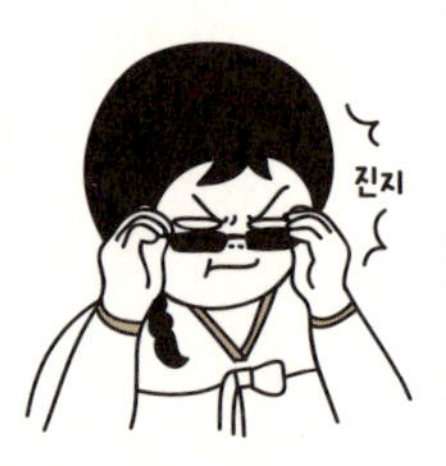

나의 이 놀라운
의지력!!

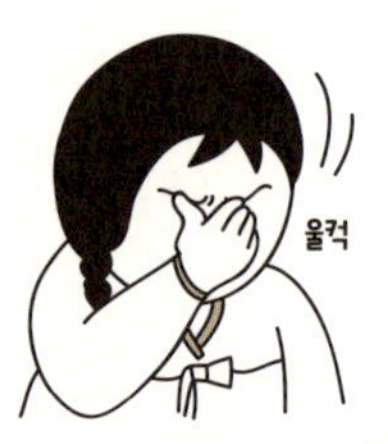

크학
나의 이 칼 같은 자제력
…을 잃었다…
엄마~
호박전
주세요!

…
허겁
지겁

간밤에 악몽을 꿨다.

언덕배기에서 한참을 구르다가
데굴
데굴

엄마 품에 안기는 꿈
이건
뭐지?

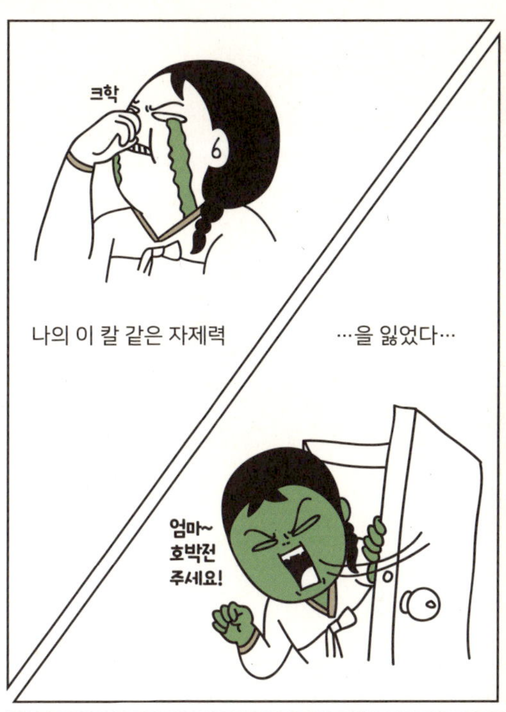

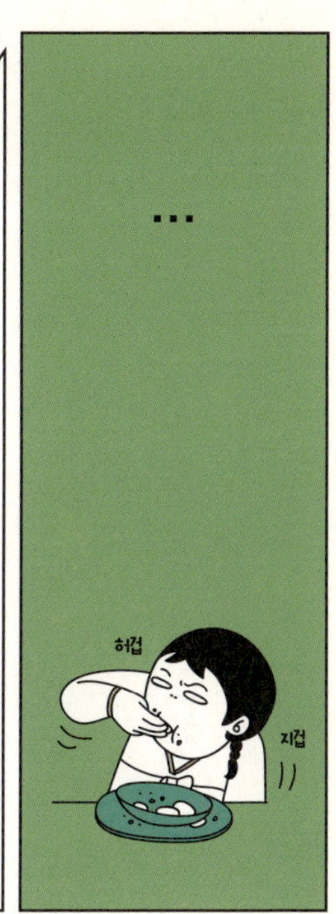

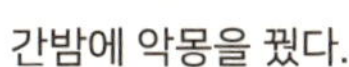

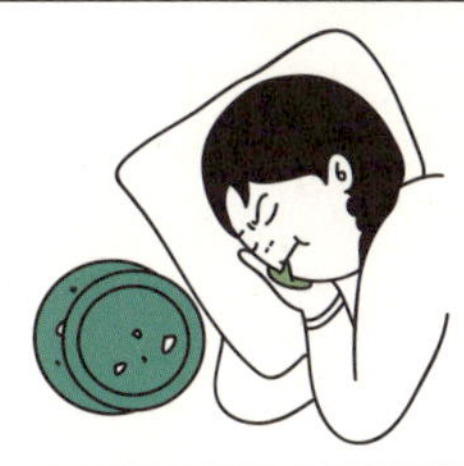

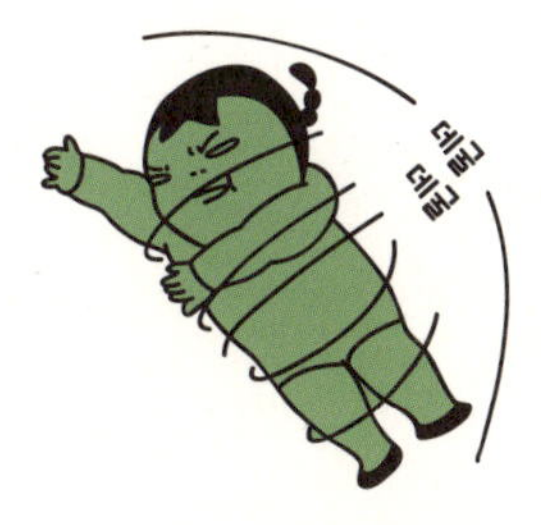

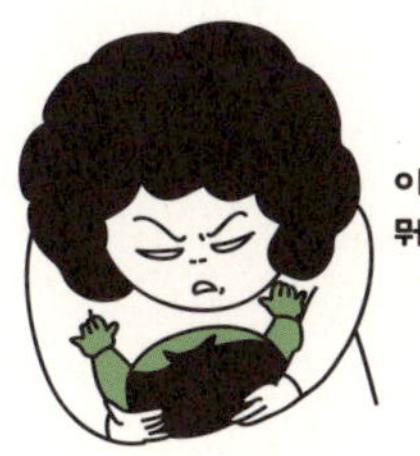

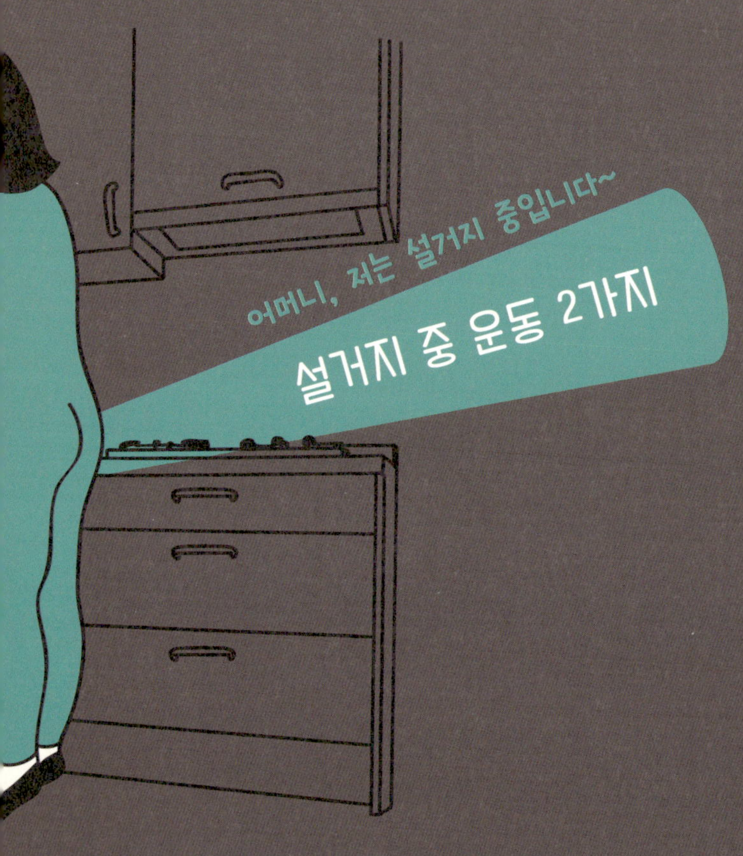
어머니, 저는 설거지 중입니다~
설거지 중 운동 2가지

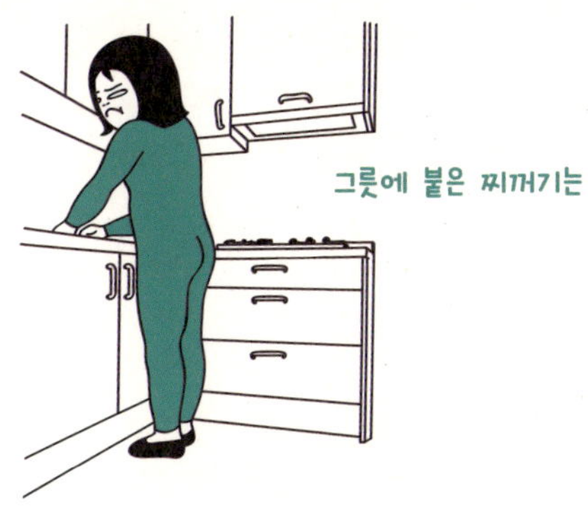

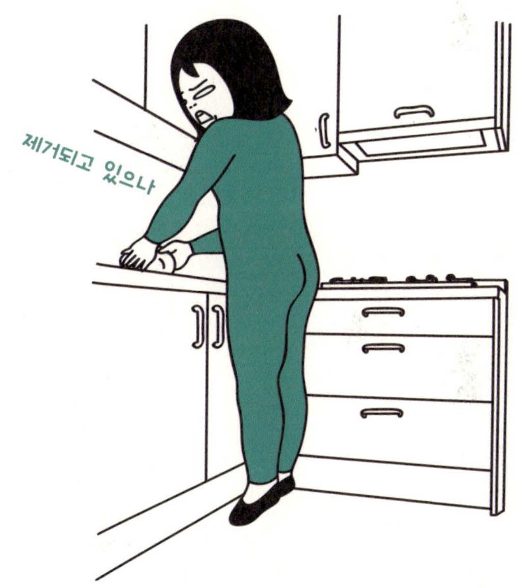

15회

2세트

$\dfrac{}{1}$

01 _ 허벅지와 종아리의 긴장을 느끼며 뒤꿈치를 위로 들어 올렸다가 내린다.

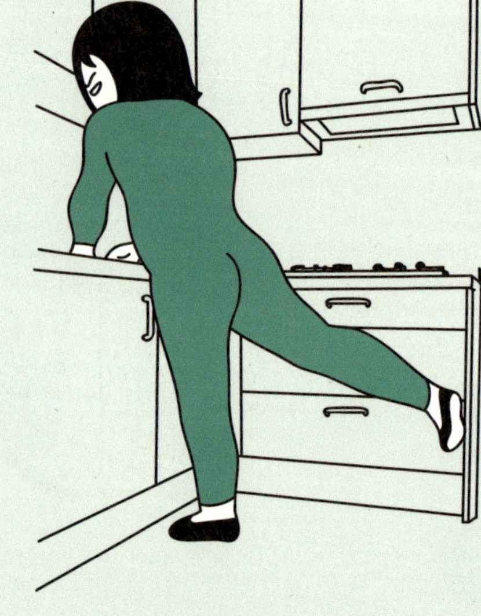

좌우

15회

2세트

2

01 _ 바르게 서서 오른쪽 다리를 뒤로 쭉 뻗는다.
02 _ 다리의 긴장을 느끼며 최대한 위로 올렸다가 내린다.
03 _ 15회 실시 후 반대쪽도 실시한다.

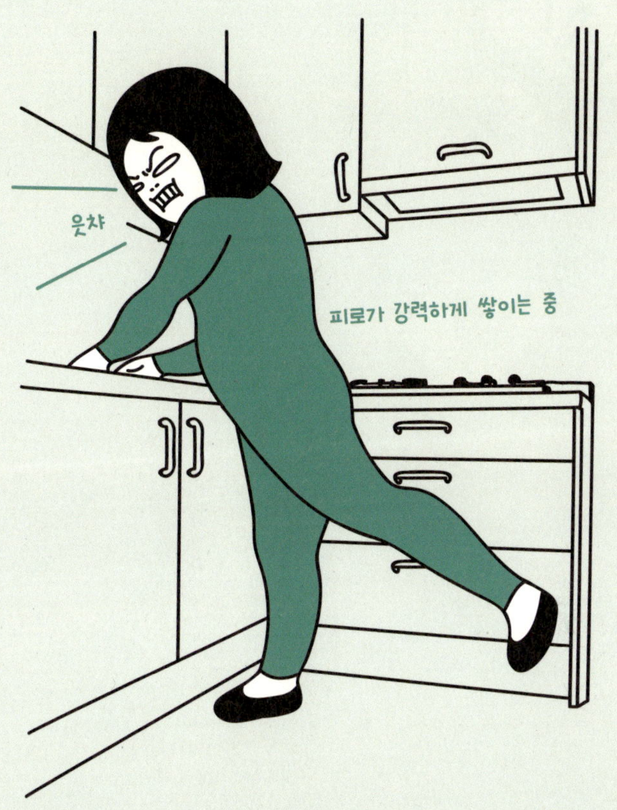

읏챠
피로가 강력하게 쌓이는 중

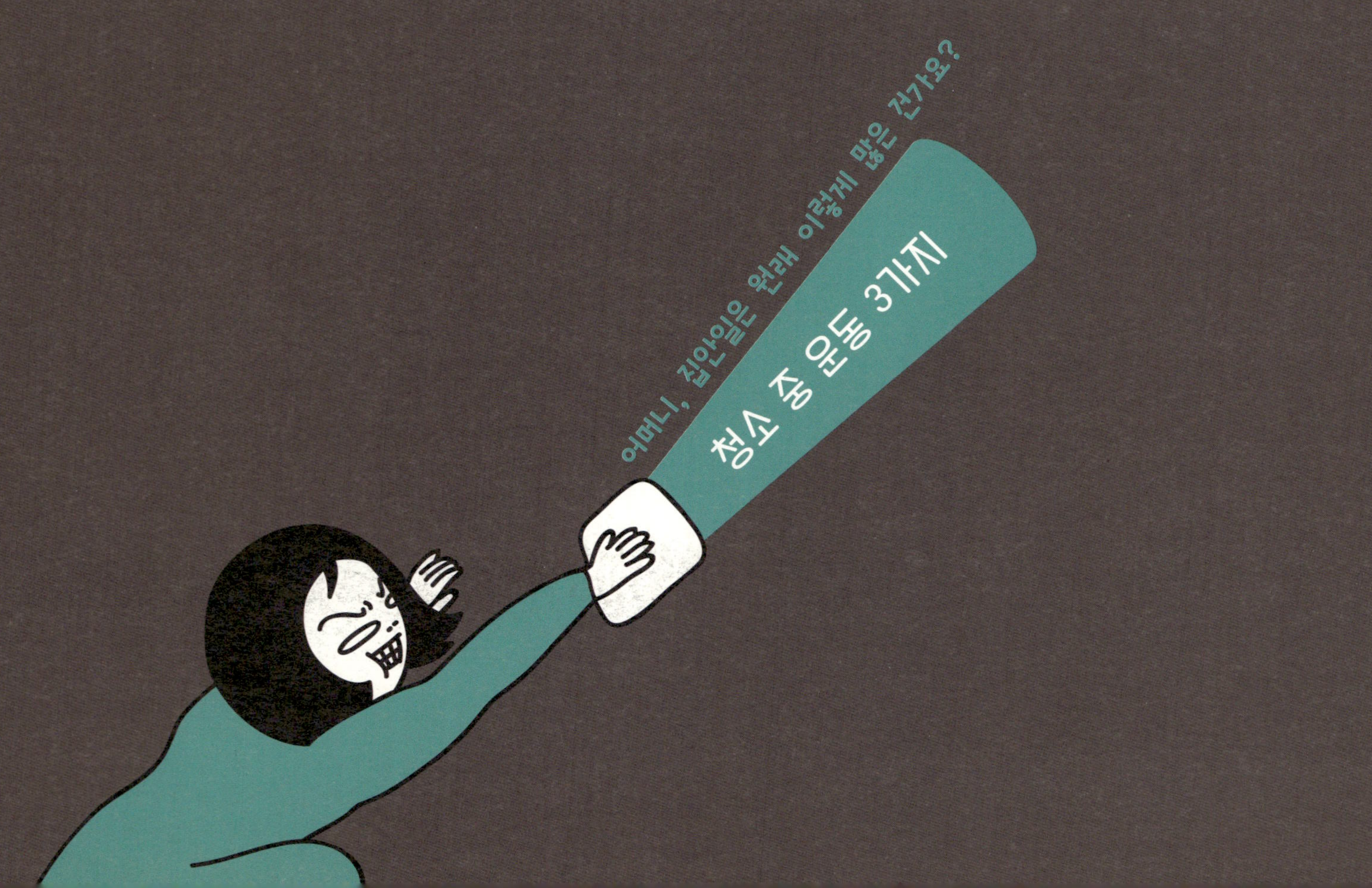
어머니, 집안일은 원래 이렇게 많은 건가요?
청소 책 3가지

1

01 _ 두 팔을 쭉 뻗어 걸레를 잡고 무릎을 구부린 상태로 엎드린다.
02 _ 지면과 몸통이 일직선이 되도록 유지한다.
03 _ 무릎을 고정한 채 상체를 앞으로 민다.

15회

2세트

걸레가 나인지

내가 걸레인지

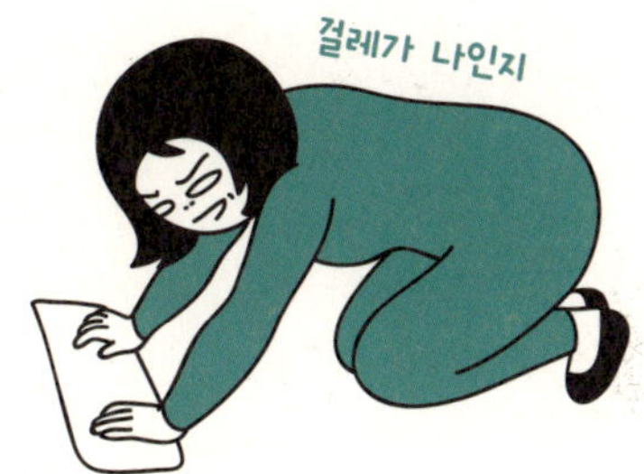

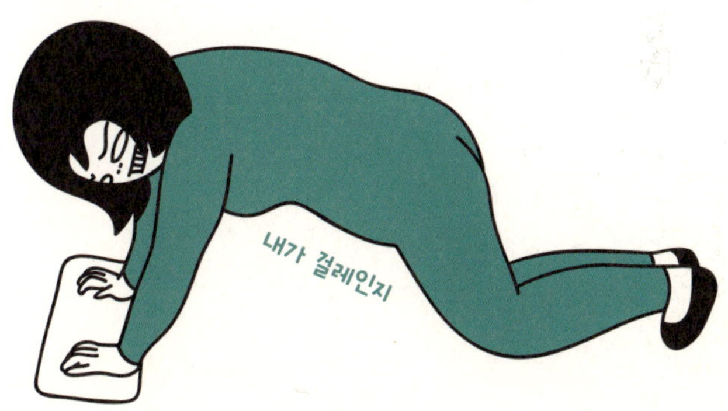

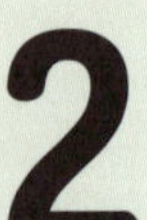

2

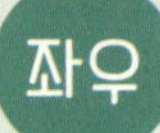

01 _ 왼손으로 걸레를 잡고 무릎을 구부린 상태로 엎드린다.
02 _ 상체를 앞으로 밀면서 오른쪽 다리를 최대한 뒤로 쭉 뻗는다.
03 _ 15회 실시 후 손을 바꿔 오른손으로 걸레를 잡고 왼쪽 다리를 뻗는다.

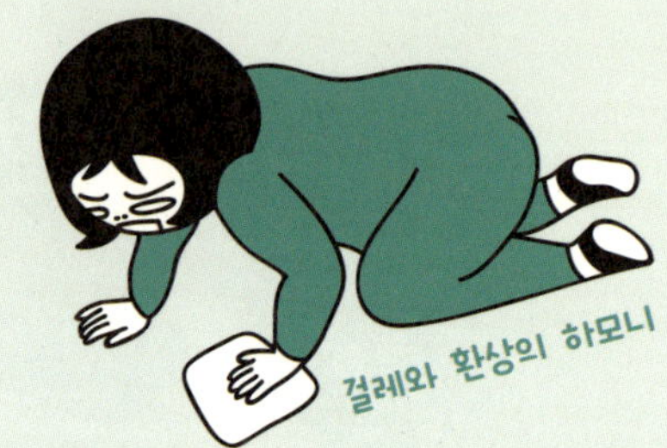

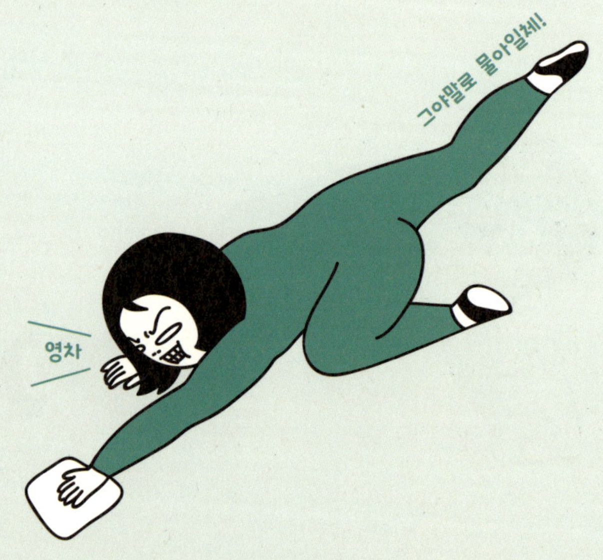

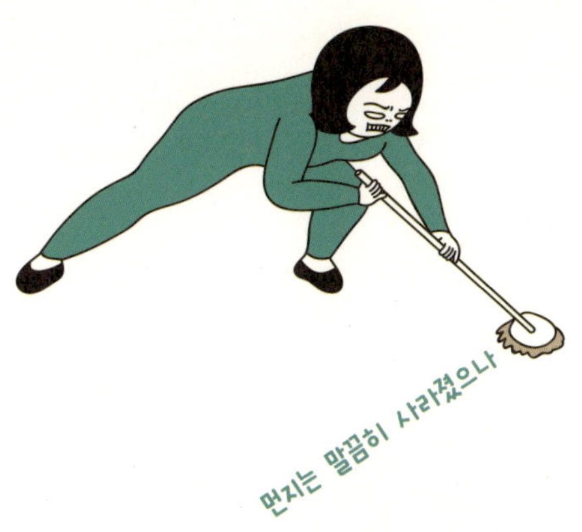

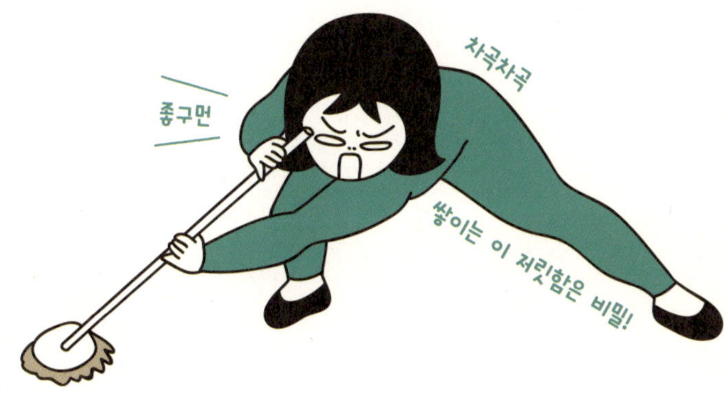

좌우

15회

2세트

3

01 _ 다리를 옆으로 크게 벌리고 밀대를 잡는다.

02 _ 몸통이 지면과 일직선이 되도록 상체를 앞으로 기울인다.

03 _ 그 상태로 상체를 왼쪽으로 이동시키며 왼쪽 무릎이 직각이 되도록 구부리고
오른쪽 다리를 최대한 늘려준다.

04 _ 처음 자세로 돌아와 반대쪽도 실시한다.

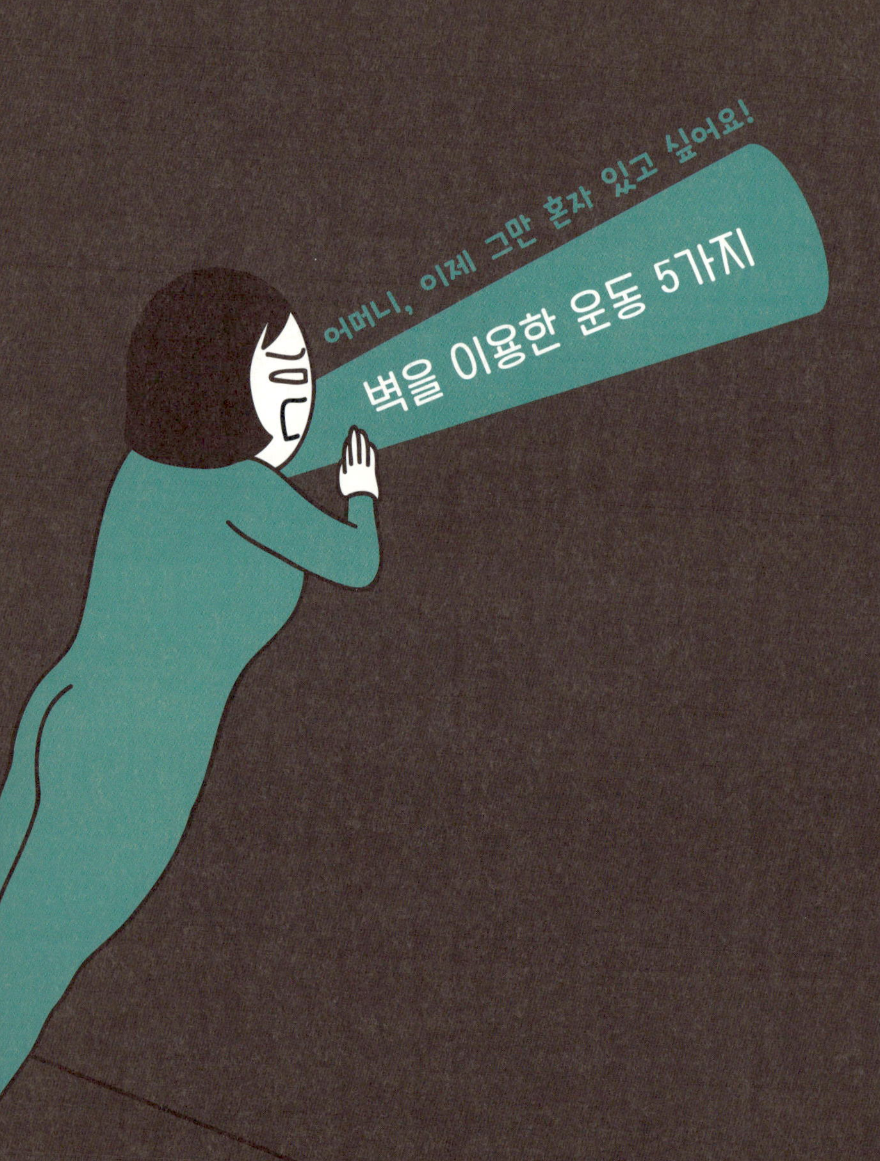
어머니, 이제 그만 혼자 있고 싶어요!
벽을 이용한 운동 5가지

1

01 _ 바르게 서서 팔을 앞으로 쭉 뻗어 벽을 짚는다.
02 _ 팔을 구부려 상체를 벽으로 기울였다 처음 자세로 돌아오기를 반복한다.

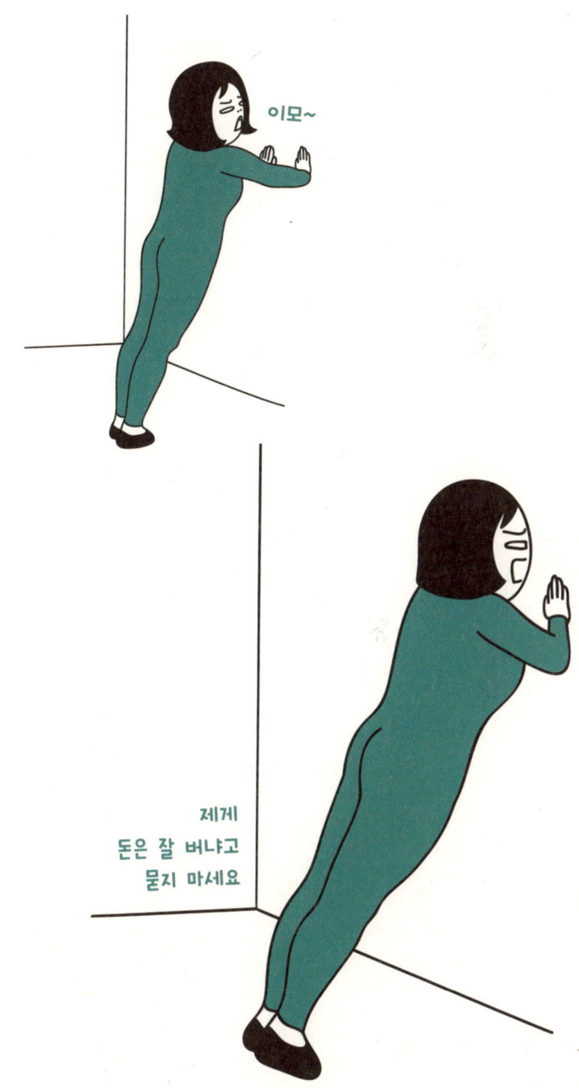

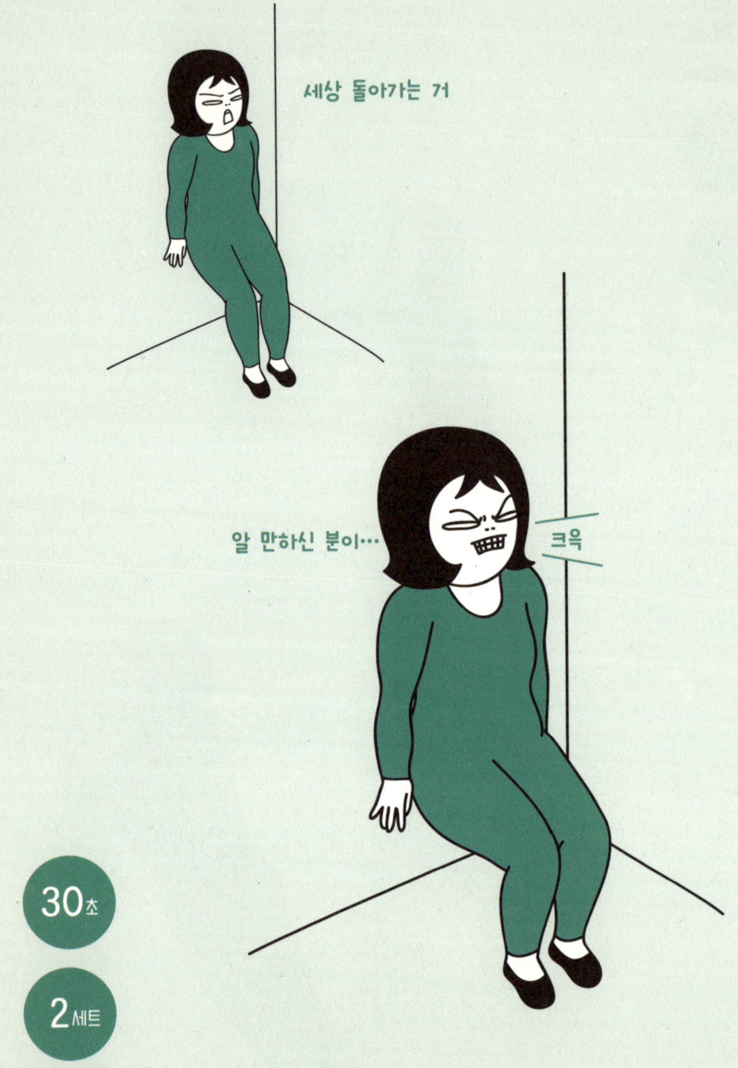

2

01 _ 벽에 몸을 붙이고 바르게 선다.
02 _ 무릎이 발끝을 넘지 않을 정도로 엉덩이를 서서히 내린다.
03 _ 이 상태로 30초 유지한다.

3

15회

2세트

01 _ 무릎을 직각이 되도록 구부리고 발바닥은 벽에 붙인 상태로 눕는다.
02 _ 복부에 힘을 주고 상체를 최대한 들어 올렸다가 내리기를 반복한다.

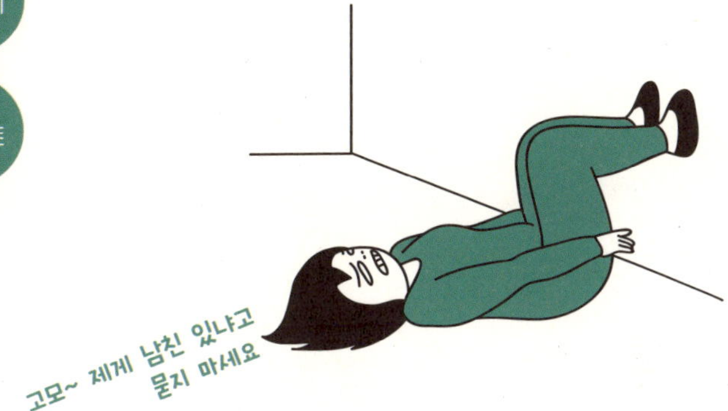

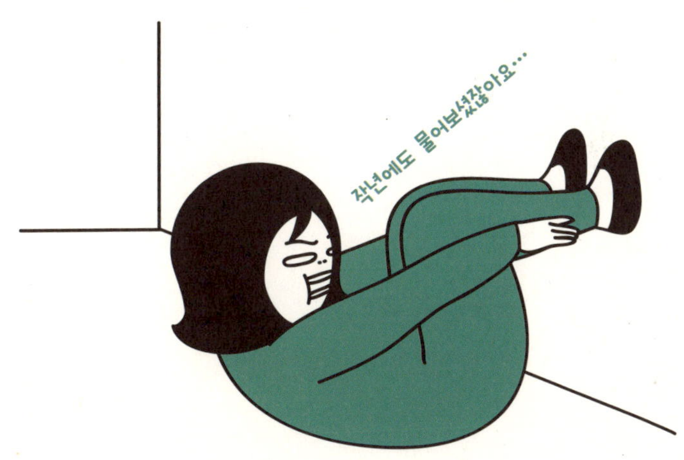

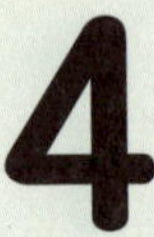

4

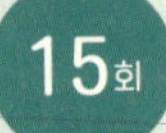

15회

2세트

01 _ 무릎을 직각이 되도록 구부리고 발바닥은 벽에 붙인 상태로 눕는다.
02 _ 엉덩이를 최대한 들어 올렸다가 내리기를 반복한다.

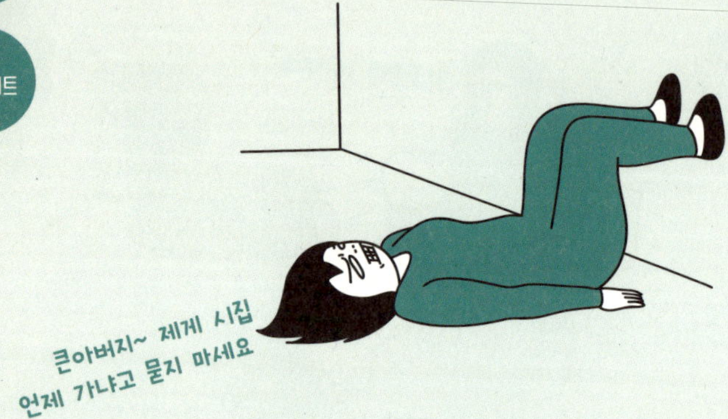

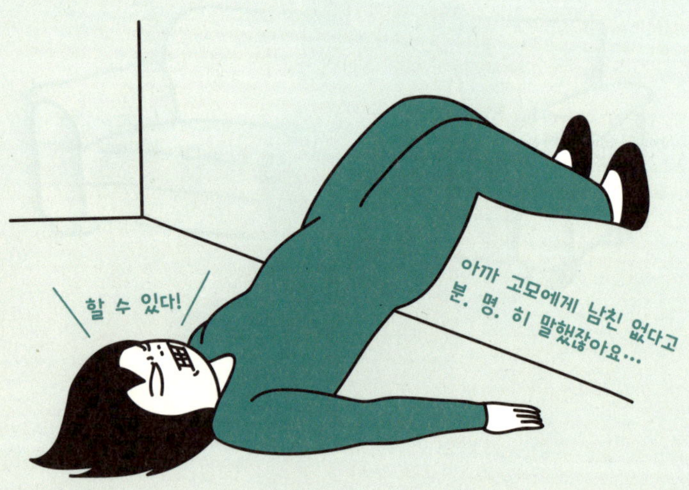

5

01 _ 두 팔을 앞으로 쭉 뻗었을 때 벽에 닿지 않을 정도의 거리를 둔 채로 바르게 선다.

02 _ 몸통을 앞으로 기울여 벽을 짚는다.

03 _ 반동을 이용해 처음 자세로 돌아온 후 그대로 앉는다. 이때 무릎이 발끝을 넘지 않도록 한다.

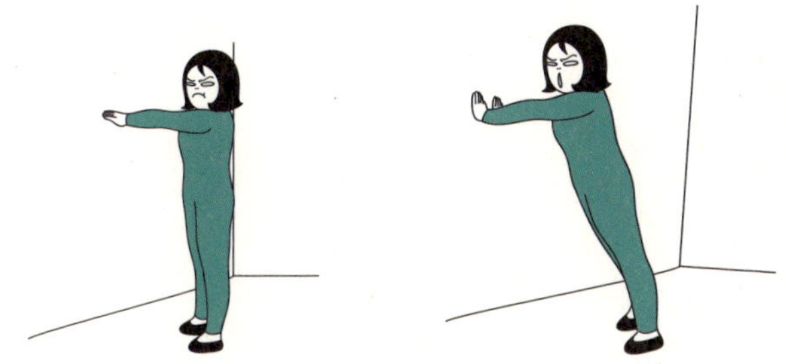

삼촌, 제게 떡대라고 말하지 마세요

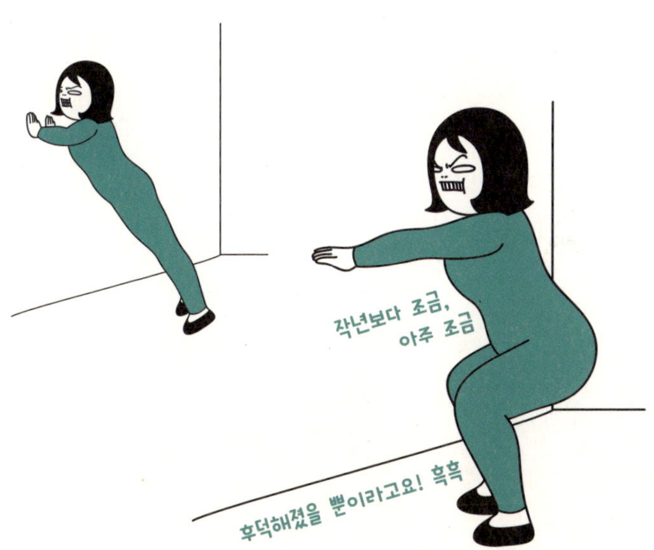

어머니, 이건 참말로 좋네요~
스트레스 풀어 주는 운동 6가지

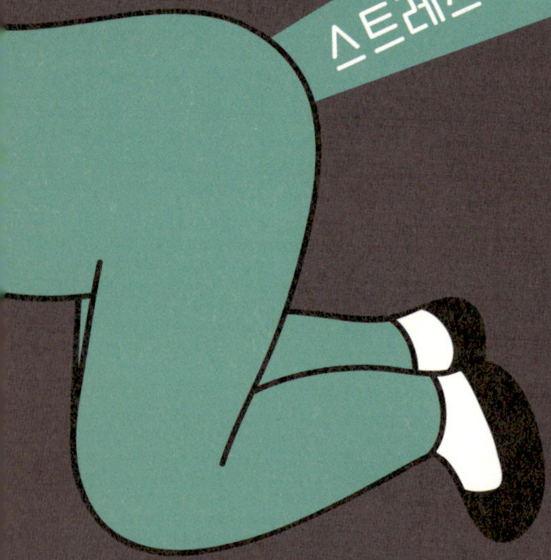

1
1분

01 _ 무릎을 구부려 양 발바닥을 붙인 후 손으로 발을 붙잡고 바르게 앉는다.
02 _ 허벅지 안쪽을 이완시켜 준다는 느낌으로 다리를 위아래로 털어 준다.

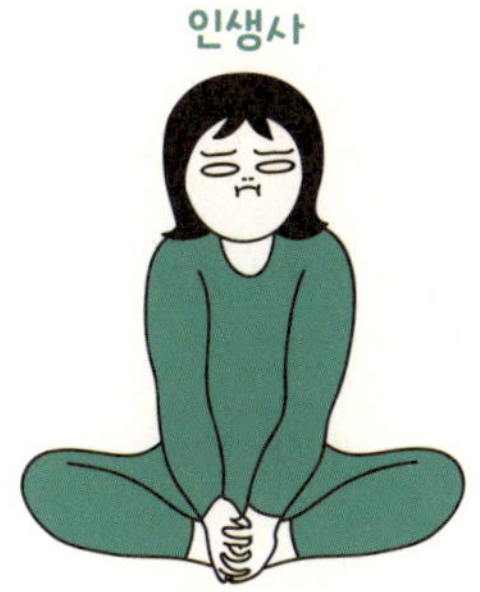

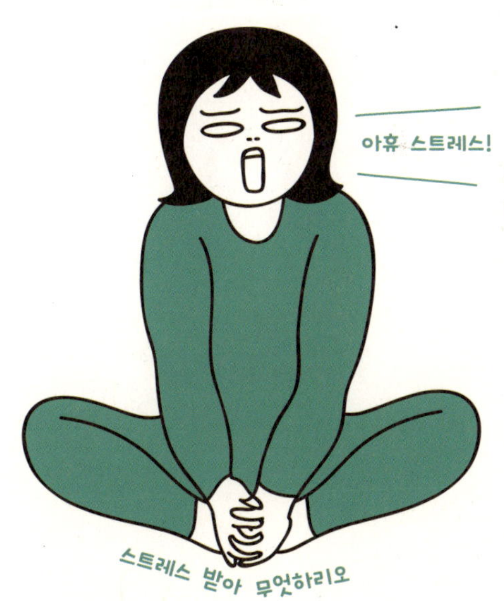

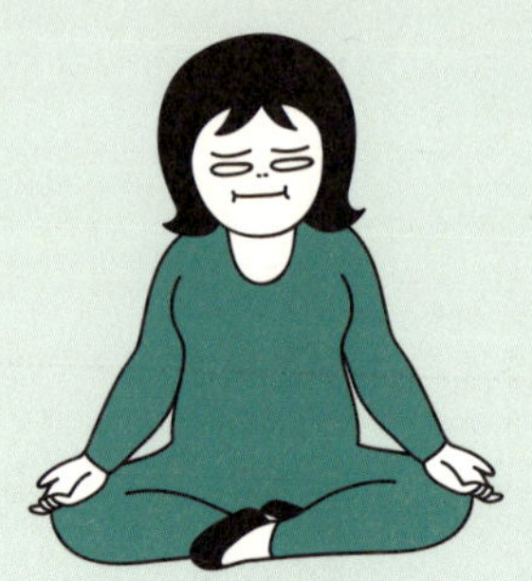

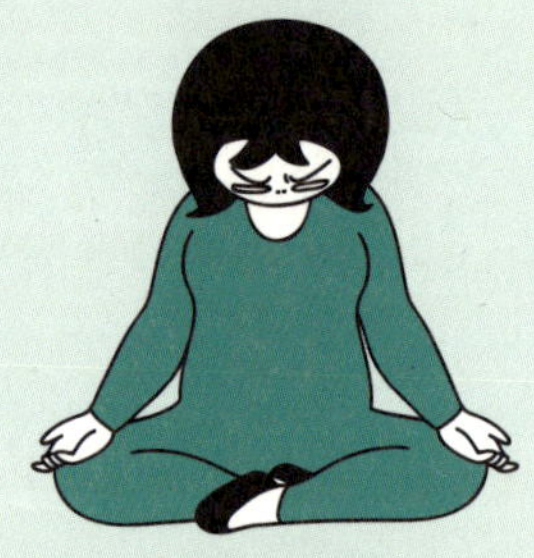

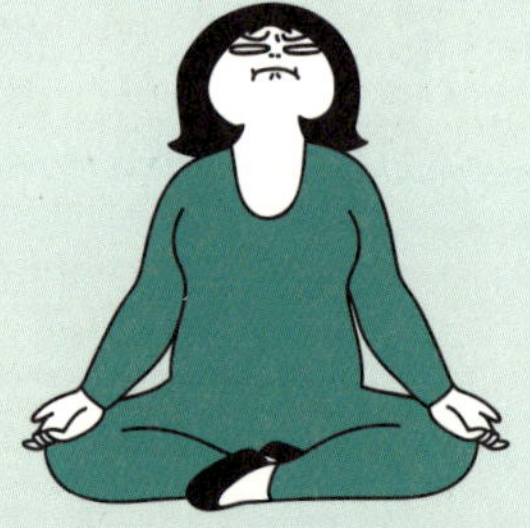

2

01 _ 무릎을 구부려 다리를 교차하여 양반다리로 앉는다.
02 _ 고개를 좌, 우, 위, 아래로 움직인 후 옆을 본 상태에서 위, 아래로 움직인다.

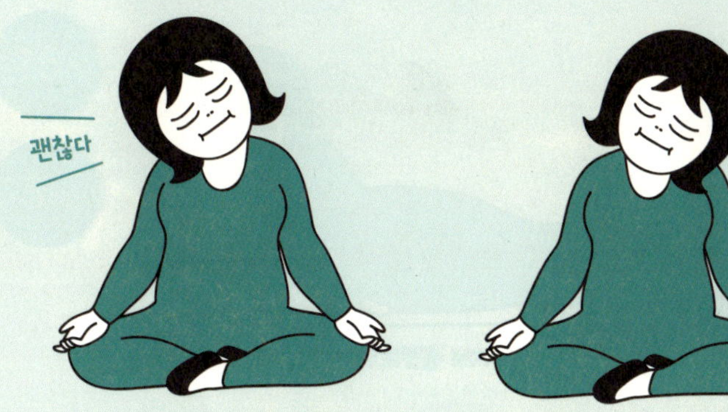

설 연휴도
곧 끝나리니!

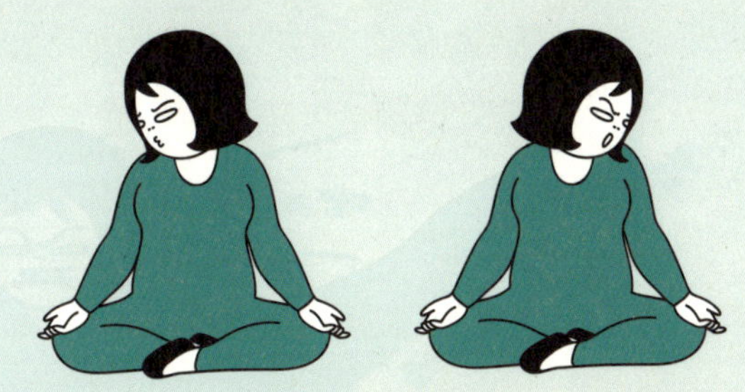

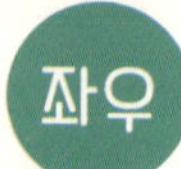

3

01 _ 바르게 누워서 오른쪽 무릎을 구부려 가슴까지 당긴다.
02 _ 동시에 왼쪽 다리를 쭉 펴고 하늘 높이 올렸다가 내리기를 반복한다.
03 _ 20회 실시 후 반대쪽도 실시한다.

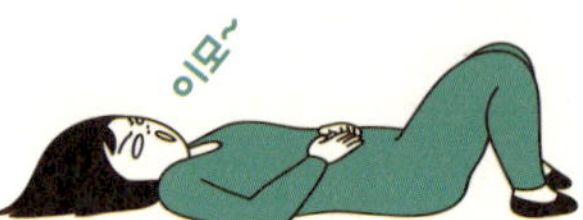

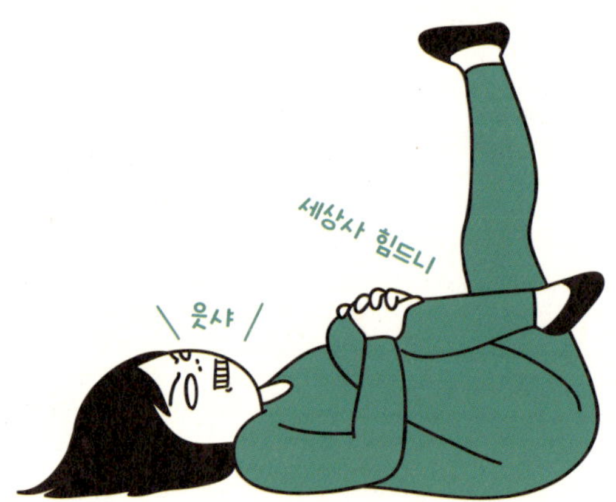

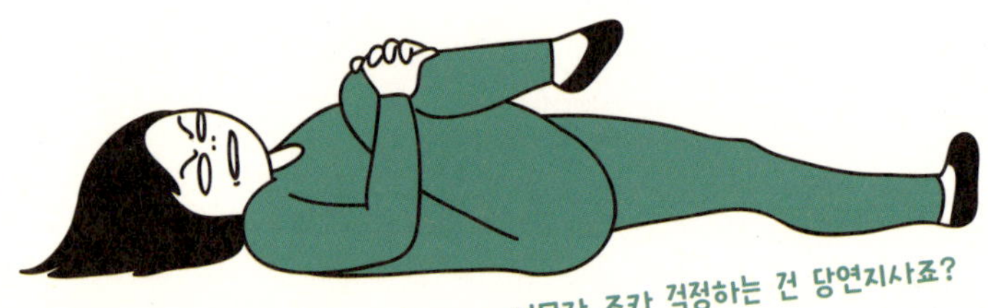

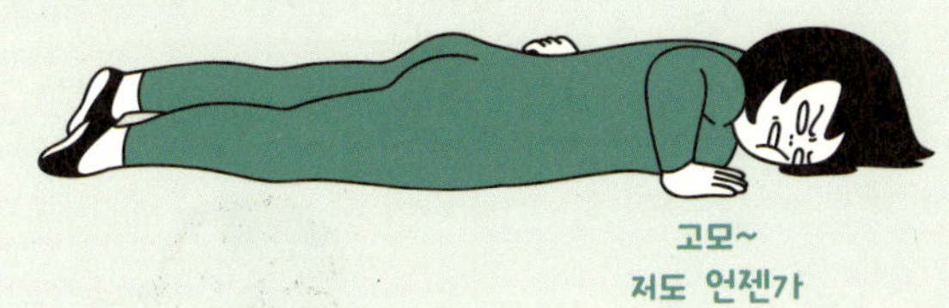

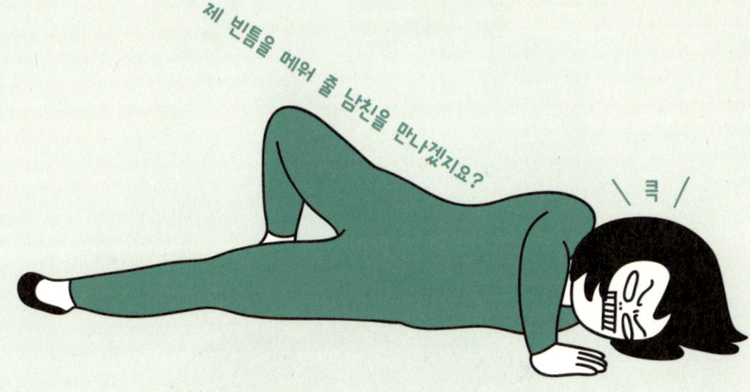

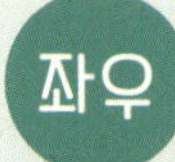

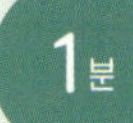

4

01 _ 엎드린 상태에서 왼쪽 팔을 옆으로 벌린다.
02 _ 오른쪽 팔로 바닥을 지지하고 몸통을 왼쪽으로 비튼다.
03 _ 오른쪽 다리를 왼쪽 다리 뒤로 이동시킨 상태로 1분간 유지한다.
04 _ 처음 자세로 돌아와 반대쪽도 실시한다.

5

01 _ 팔로 바닥을 지지하고 무릎을 직각으로 구부린 상태로 엎드린다.

02 _ 척추를 천천히 아래쪽으로 내려 이완시킨 후 위로 들어 올려 10초 유지한다.

20회

10초

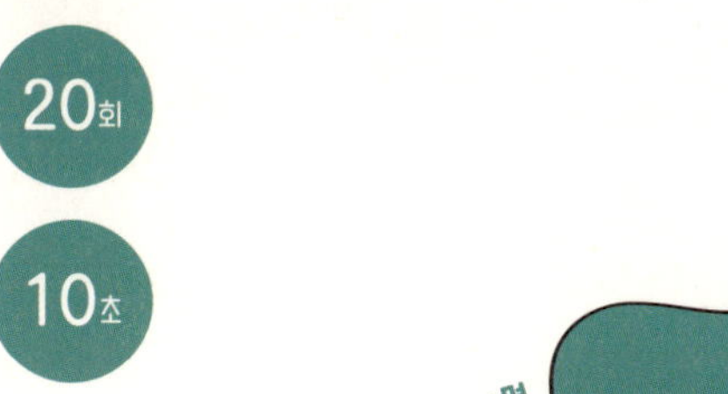

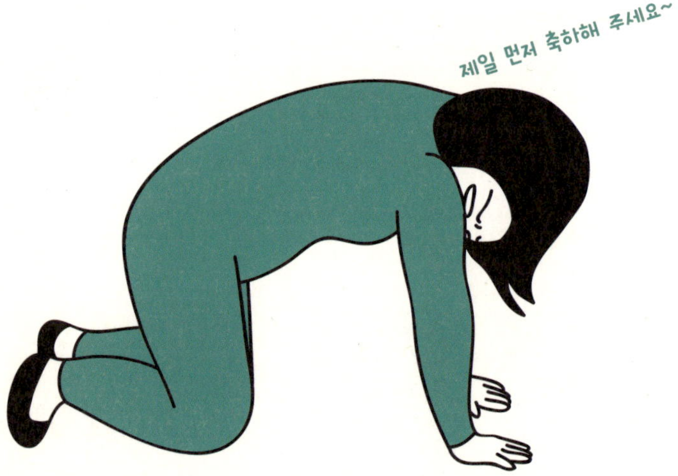

6

1분

01 _ 오른쪽 다리를 한 발짝 앞으로 내밀고 두 팔은 하늘 위로 힘껏 올린다.
02 _ 상체를 뒤로 밀어 주며 등과 다리를 스트레칭한다.

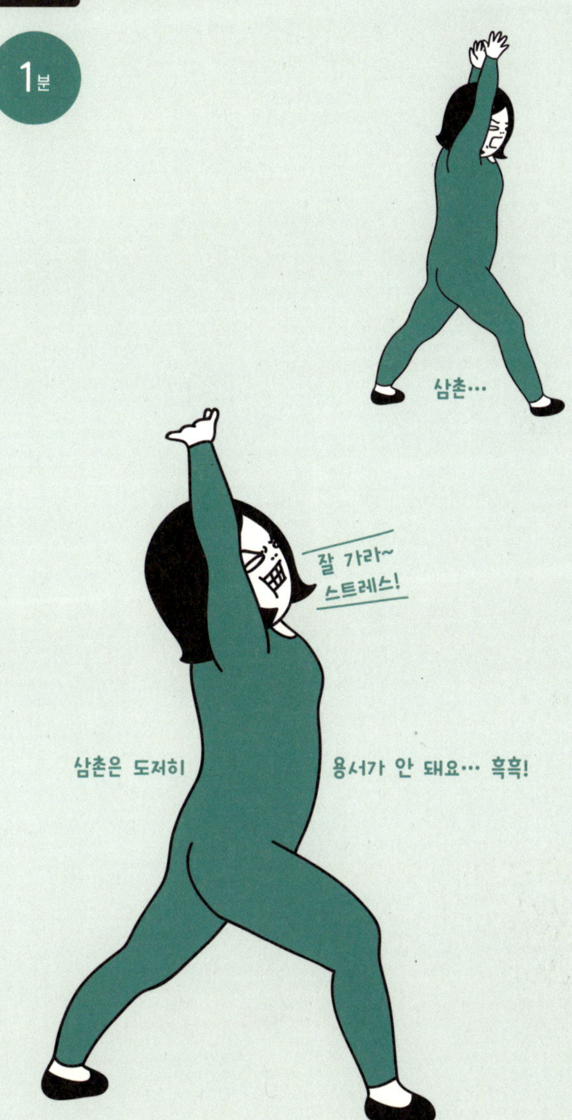

3月

겨우내 죽어 있던
옷맵시를 살리는 운동

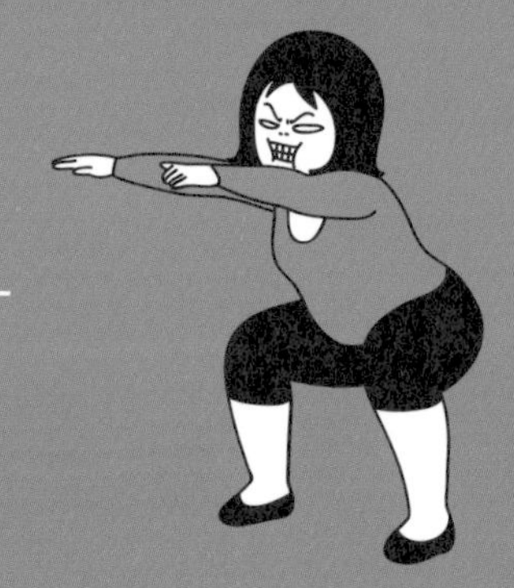

용자의 3월 일기

중학교 시절, 내 앞 번호였던 용미와 나는 1년 내내 자매처럼 붙어 다녔다. 매사에 적극적이던 용미는 줄곧 반에서 10등 안을 맴돌았고, 나는 끈기를 증명하듯 뒤에서 10등을 유지했다. 늘씬한 다리로 월등한 달리기 실력을 뽐내던 용미는 체육 시간마다 걷거나 뛰거나 별 차이 없는 나의 뜀박질을 제치고 빠르게 앞서 나가곤 했다. 담임 선생님은 나에게 용미의 반만 닮으라 하셨고, 친구들은 우리를 부를 때 당연히 나보다 용미 이름을 먼저 불렀다.

나는 용미와 내가 친구로서 평등한 관계라 생각했으나, 영화관에 가면 알아서 용미의 표를 샀고, 떡볶이 집에 가면 마지막 남은 떡은 항상 용미의 몫으로 내어주었다. 좋아하는 가수의 콘서트를 보러 가면 더 좋은 자리를 용미에게 양보하기도 했다. 생각해 보니 말하지는 못했지만 외모에서 성적까지 나보다 뛰어난 용미를 이기고 싶었던 내 마음의 다른 표현이었다. 더불어 고등학생이 되면 용미를 다시 만나지 않아도 된다는 생각이 머리 한쪽에 자리하고 있었던 것 같다.

시간이 흘러 용미와는 서서히 멀어졌으나 고등학교, 대학교 심지어 사회생활을 하는 중에도 제2, 제3의 용미는 귀신처럼 나타나 내 자존심에 왕만한 스크래치를 남겼다. 그중에서도 김 대리…! 그녀는 나에게 대왕 스크래치를 안겨 주었다.

"넌 왜 자꾸 나와 똑같은 옷을 입고 나타나는 거야!"

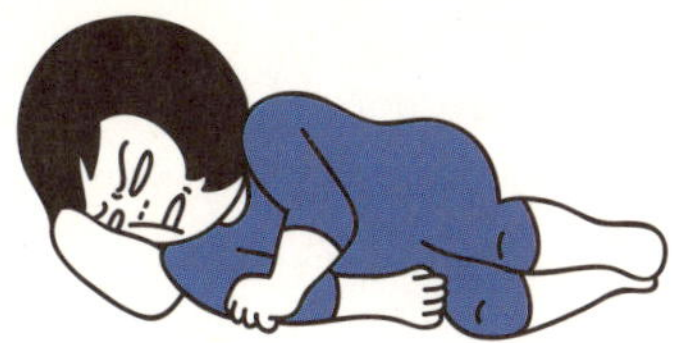

설 연휴가 드디어 끝났다.

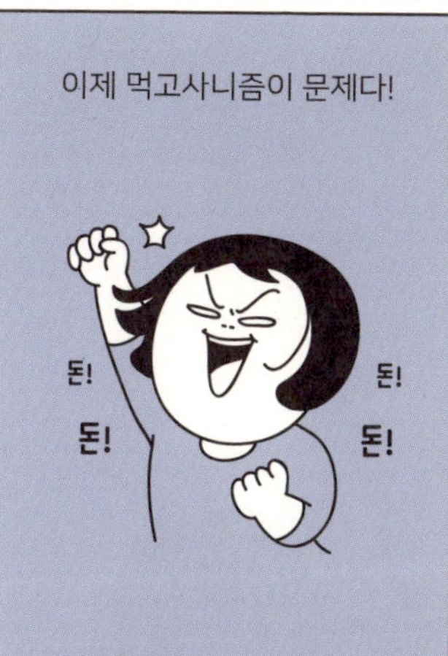

이제 먹고사니즘이 문제다!
돈!
돈!
돈!
돈!

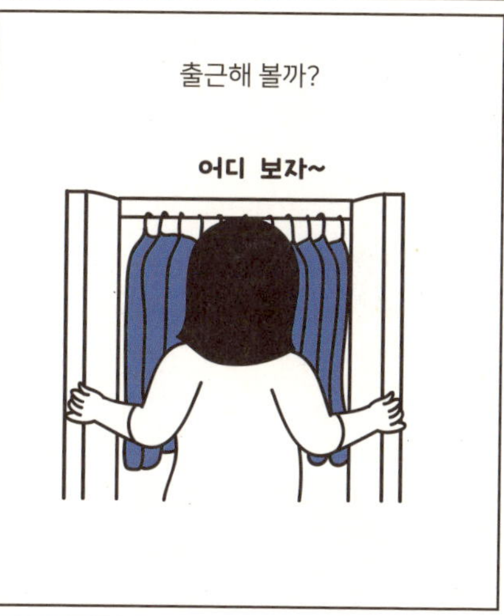

출근해 볼까?
어디 보자~

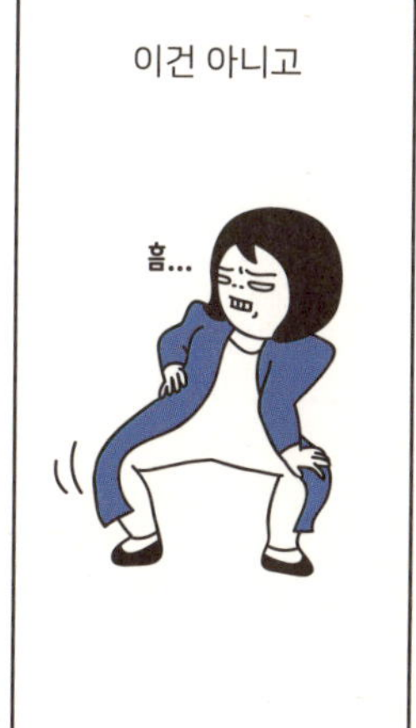

이건 아니고
흠...

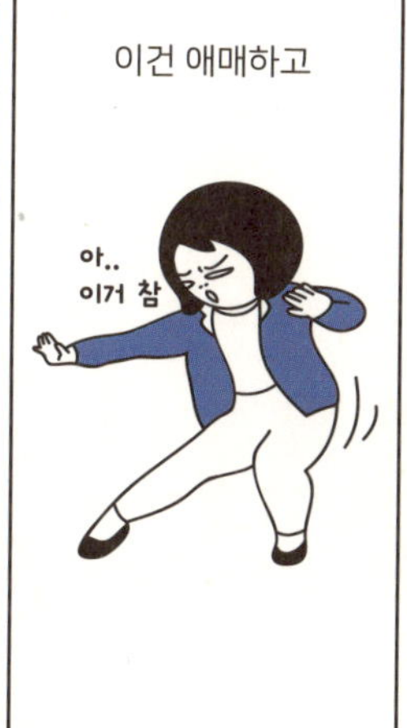

이건 애매하고
아..
이거 참

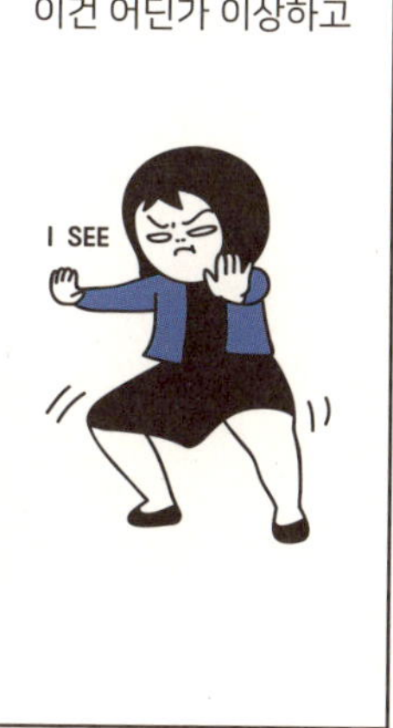

이건 어딘가 이상하고
I SEE

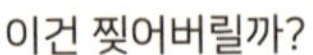
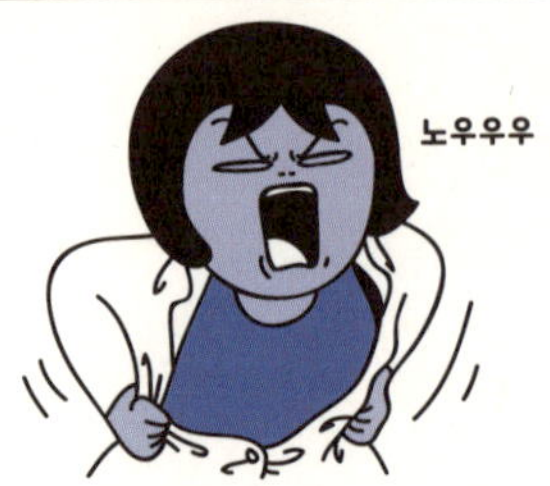

이건 찢어버릴까?
노우우우

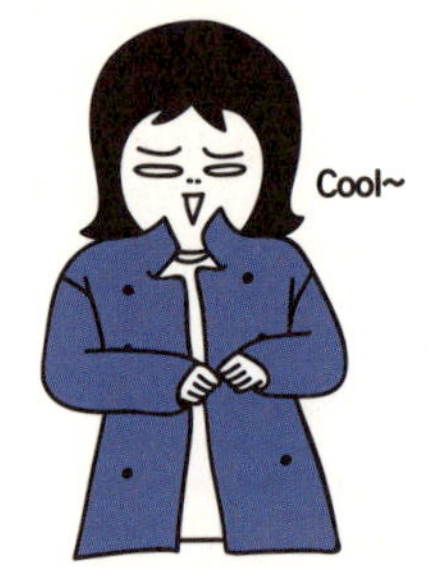

요 정도가 좋겠군!
Cool~

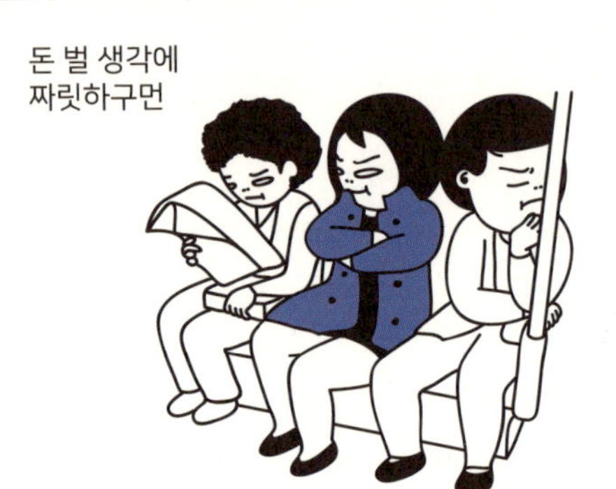

돈 벌 생각에
짜릿하구먼

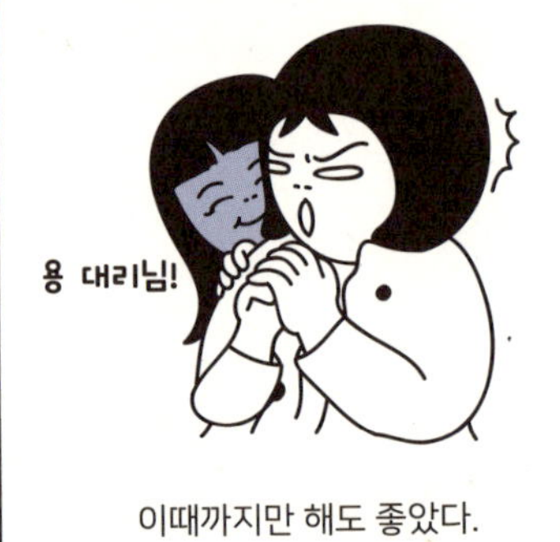

용 대리님!
이때까지만 해도 좋았다.

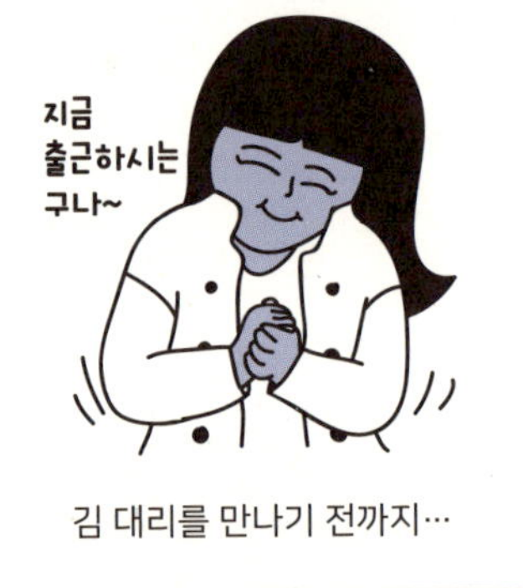

지금
출근하시는
구나~
김 대리를 만나기 전까지…

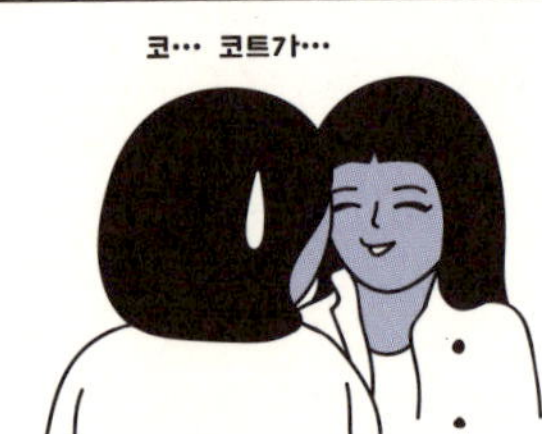

코… 코트가…
똑.같.다!

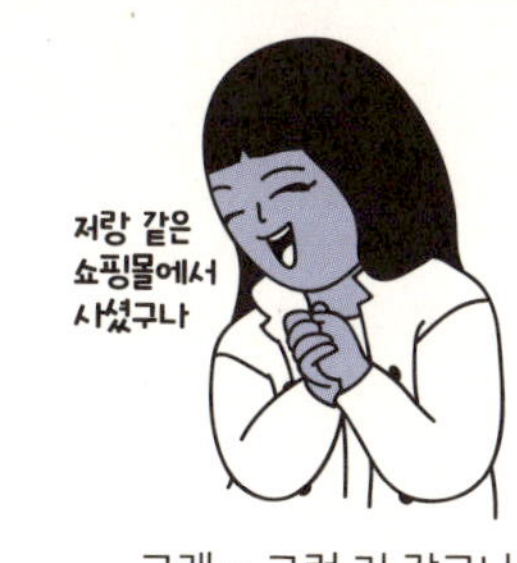

저랑 같은 쇼핑몰에서 사셨구나
그래… 그런 거 같구나

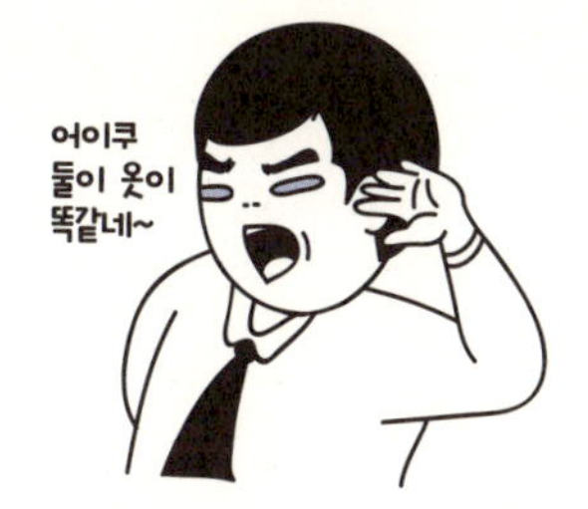

어이쿠 둘이 옷이 똑같네~
쓸데없이 바지런한 박 부장의 인사

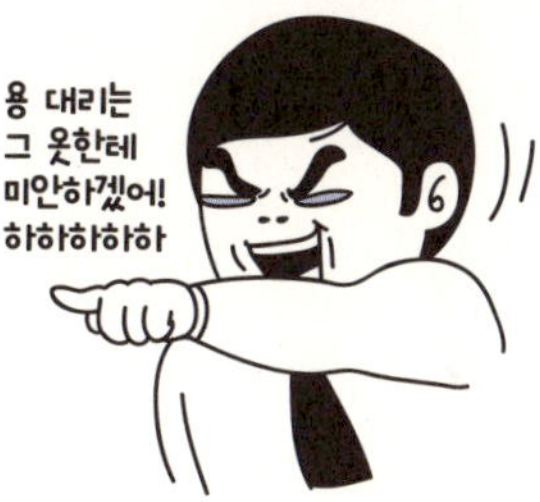

용 대리는 그 옷한테 미안하겠어! 하하하하하
그리고 결정적인 박 부장의 한 마디

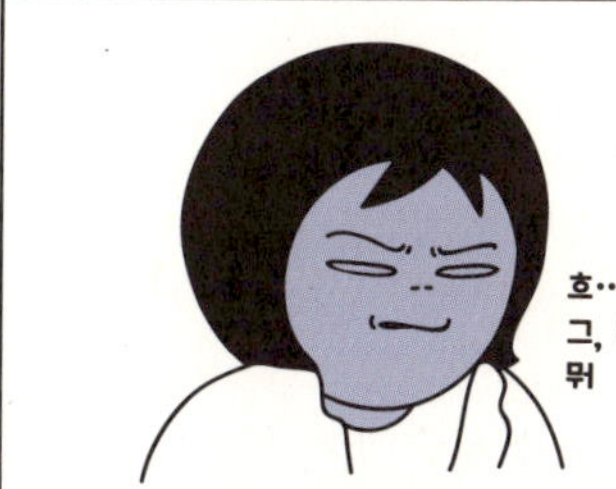

호…호… 그, 그렇죠, 뭐
그래, 그런 거 같구나…

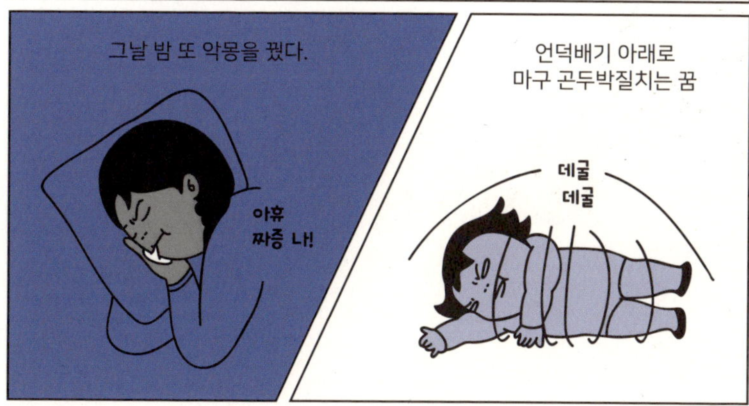

그날 밤 또 악몽을 꿨다.
아휴 짜증 나!
언덕배기 아래로 마구 곤두박질치는 꿈
데굴 데굴

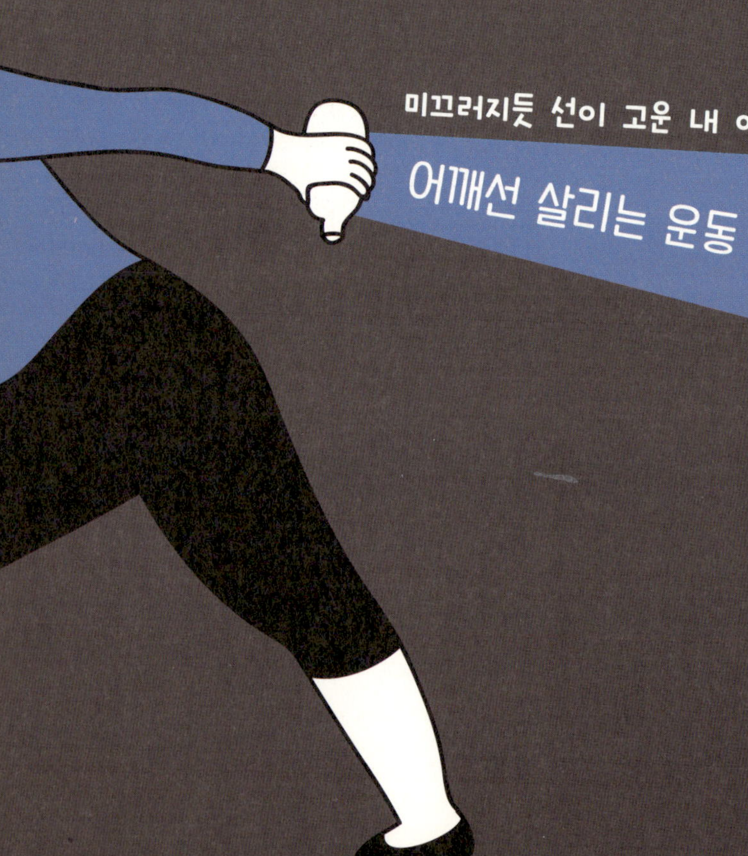
미끄러지듯 선이 고운 내 어깨~
어깨선 살리는 운동 6가지

1

01 _ 다리를 어깨너비만큼 벌리고 상체가 지면과 수평을 이룰 정도로 숙인다.

02 _ 아령이나 생수통을 들고 두 팔을 아래로 쭉 뻗는다.

03 _ 두 팔을 몸통 뒤로 최대한 들어 올려 팔과 지면이 수평이 되도록 한다.

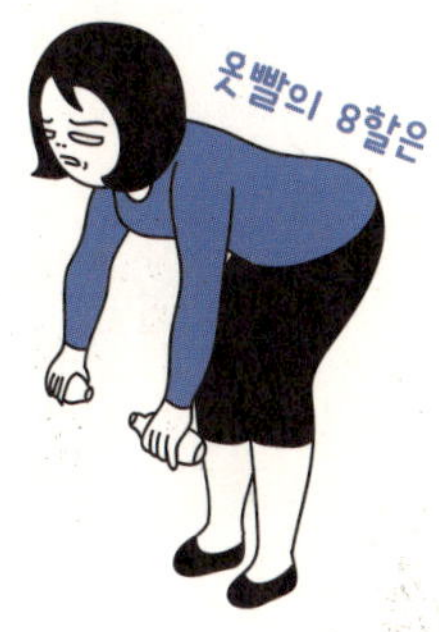

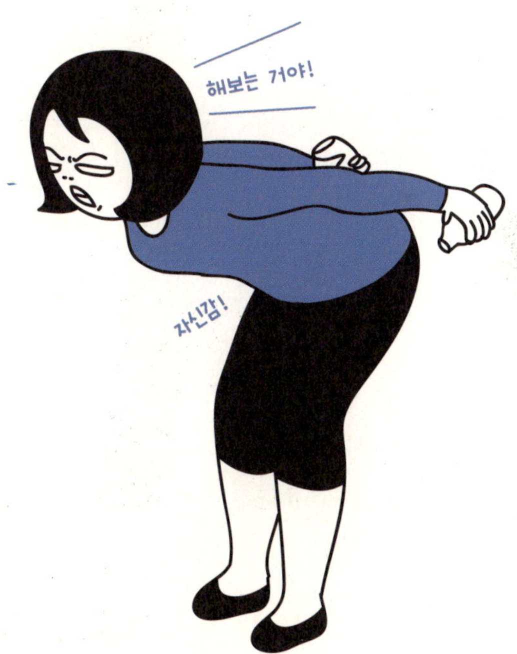

2

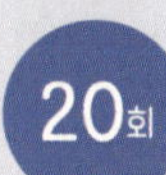

20회

01 _ 다리를 어깨너비만큼 벌리고 아령이나 생수통을 들고 바르게 선다.
02 _ 양팔을 양옆으로 벌려 눈높이까지 들어 올린 후 내린다.

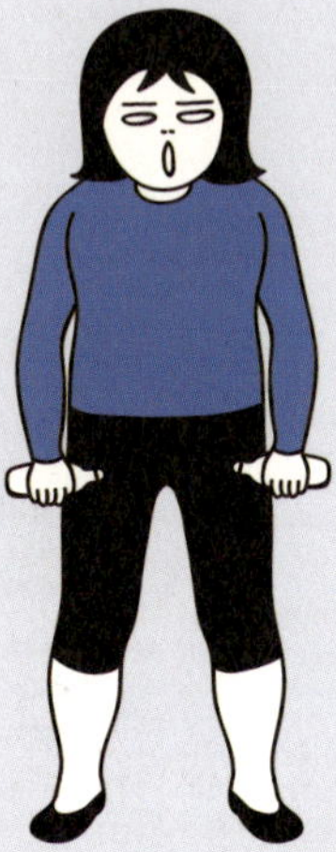

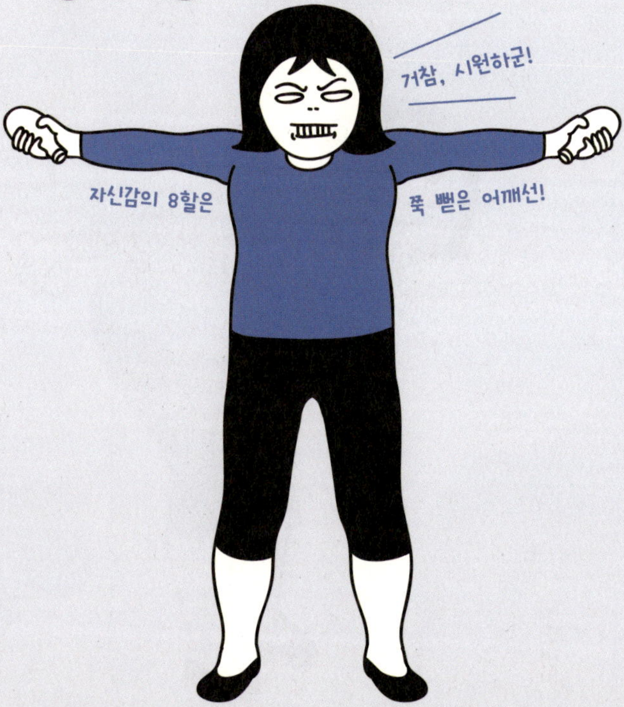

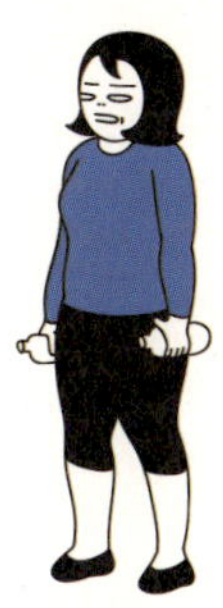

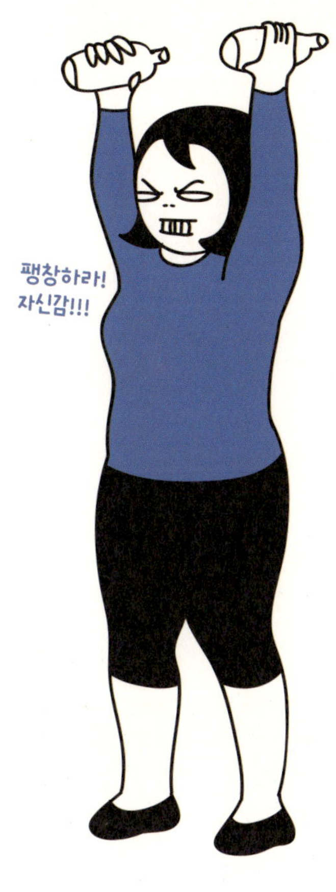

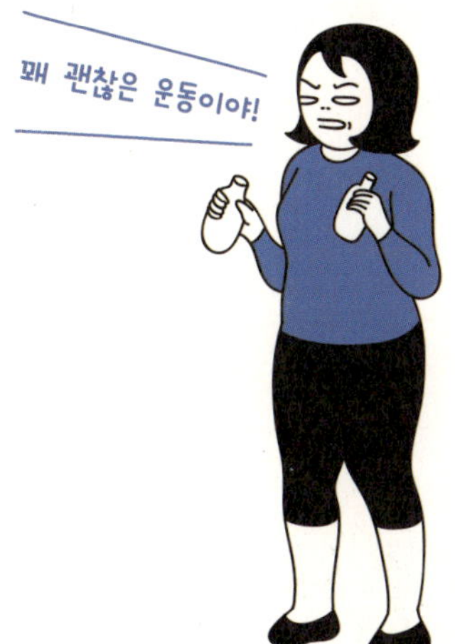

20_회

3

01 _ 다리를 어깨너비만큼 벌리고 아령이나 생수통을 들고 바르게 선다.
02 _ 양팔을 하늘 위로 쭉 뻗어 들어 올렸다가 내린다.

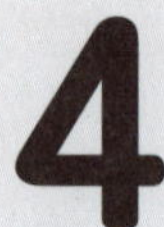

4

01 _ 다리를 어깨너비로 벌리고 선다.
02 _ 상체를 앞으로 구부린 뒤 아령이나 생수통을 들고 두 팔을 아래로 뻗는다.
03 _ 손바닥이 바닥을 향하도록 하고 양팔을 어깨높이까지 들어 올린다.

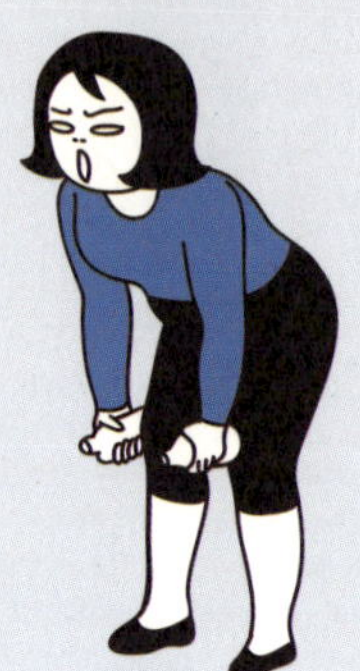

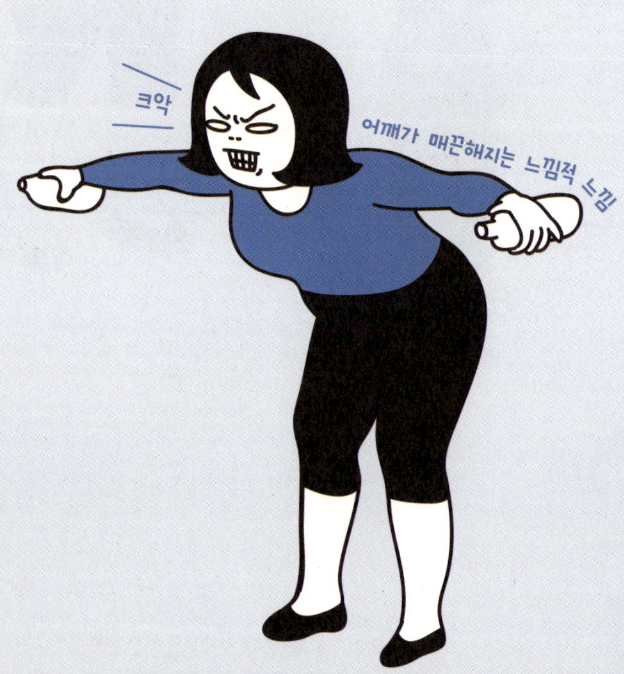

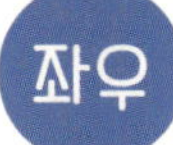

5

01 _ 다리를 앞뒤로 크게 벌리고 오른쪽 다리는 살짝 구부리고 왼쪽 다리는 편다.

02 _ 상체를 앞으로 기울여 오른쪽 팔로 무릎을 짚는다.

03 _ 왼쪽 팔을 몸통 뒤로 최대한 들어 올렸다가 내린다.

04 _ 20회 실시 후 반대쪽도 실시한다.

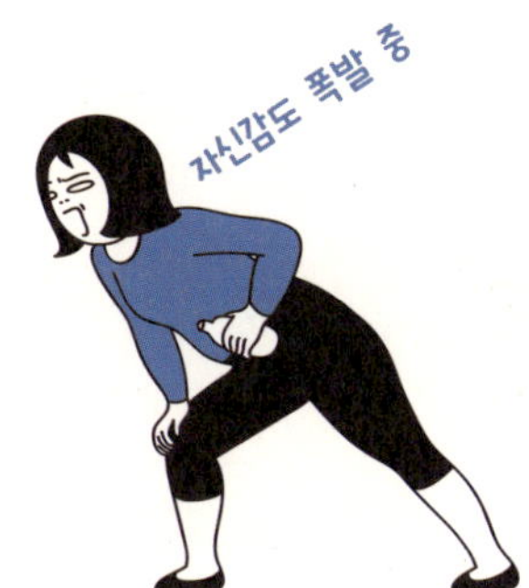

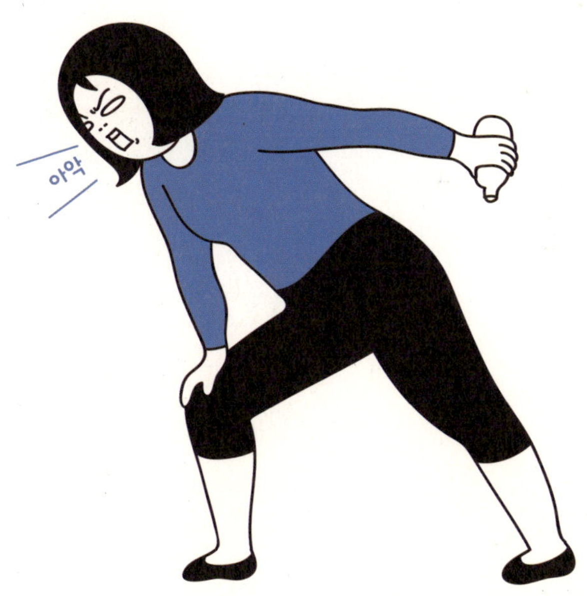

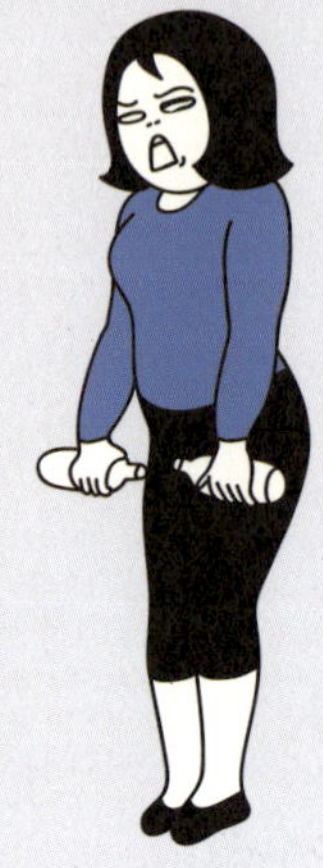

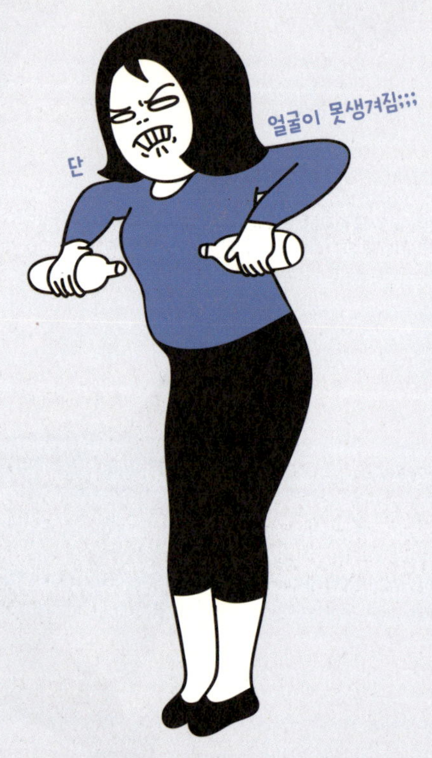

20회

6

01 _ 다리를 붙이고 서서 상체를 앞으로 살짝 기울인다.

02 _ 어깨와 등 근육을 사용하여 팔과 어깨가 직각이 되도록 팔꿈치를 구부려 들어 올린다.

뒤태 살리는 운동 6가지

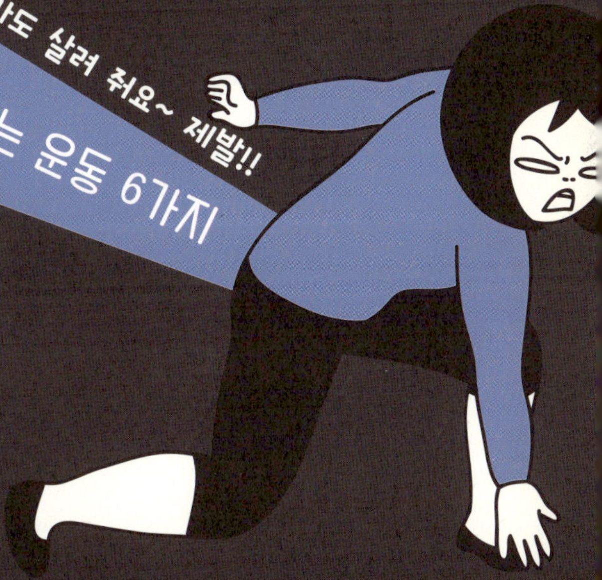

1

01 _ 다리를 넓게 벌리고 두 팔을 다리 사이에 둔다.
02 _ 상체를 앞으로 살짝 기울인 상태에서 오른쪽 팔을 최대한 하늘 높이 올렸다가 내린다.
03 _ 15회 실시 후 왼쪽 팔도 실시한다.

좌우

15회

3세트

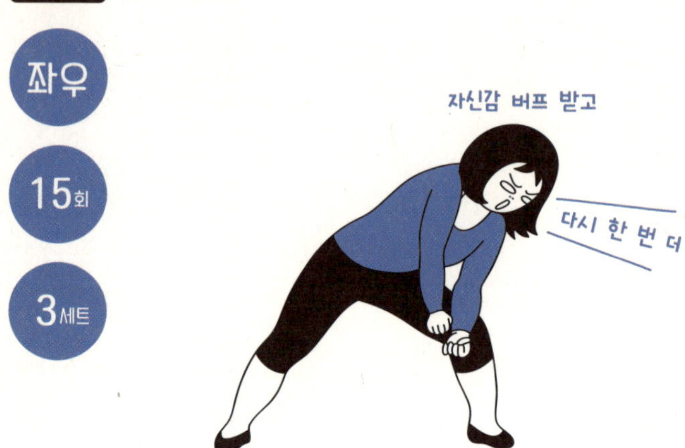

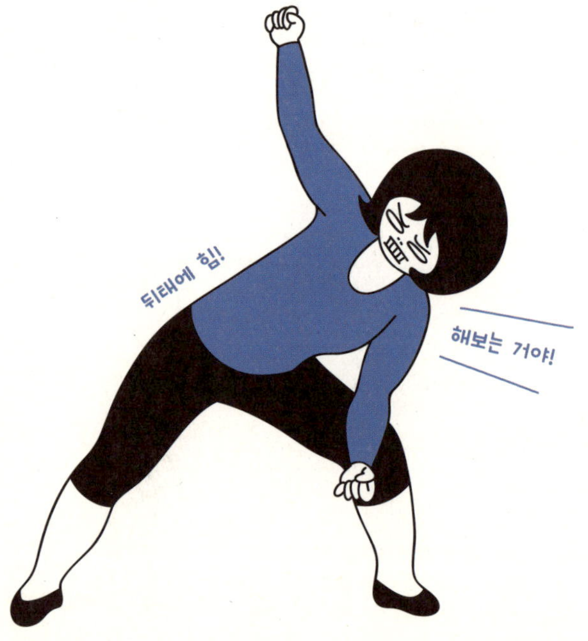

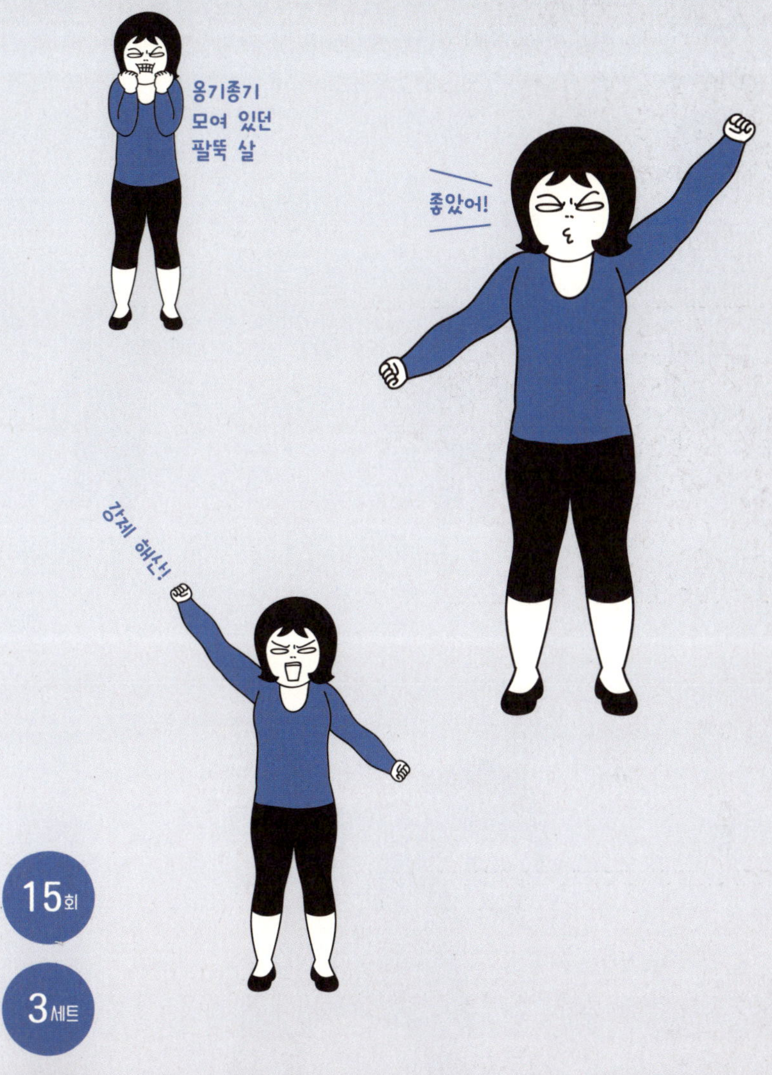

15회

3세트

2

01 _ 다리를 어깨너비로 벌리고 바르게 선다.
02 _ 두 팔을 양옆으로 벌린 후 왼쪽 팔을 위로 올리고, 오른쪽 팔을 아래로 내린다.
03 _ 다시 두 팔을 양옆으로 벌린 후 오른쪽 팔을 위로 올리고, 왼쪽 팔은 아래로 내린다.

3

01 _ 다리를 어깨너비로 벌리고 바르게 선다.
02 _ 몸통을 오른쪽으로 비틀어 상체를 숙이면서 오른쪽 무릎은 직각으로 세우고 왼쪽
　　　무릎은 바닥에 닿도록 앉아 준다. 이때 왼손 끝이 오른쪽 발끝에 닿도록 한다.
03 _ 처음 자세로 돌아와 반대쪽도 실시한다.

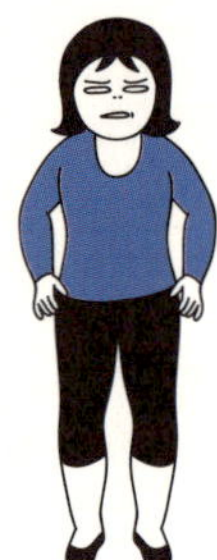
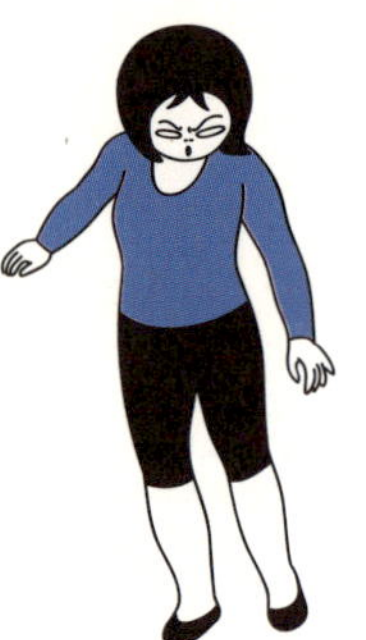

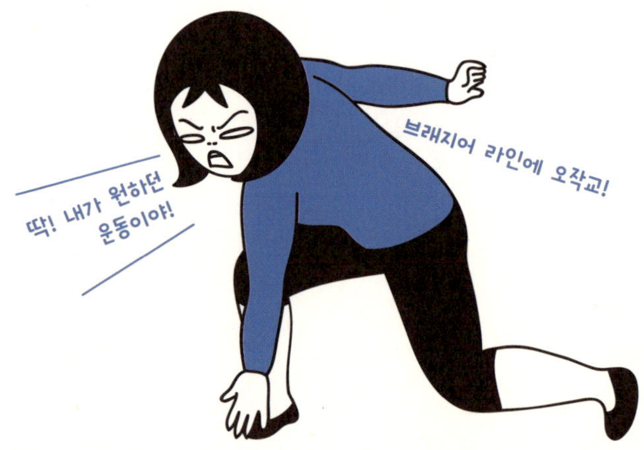

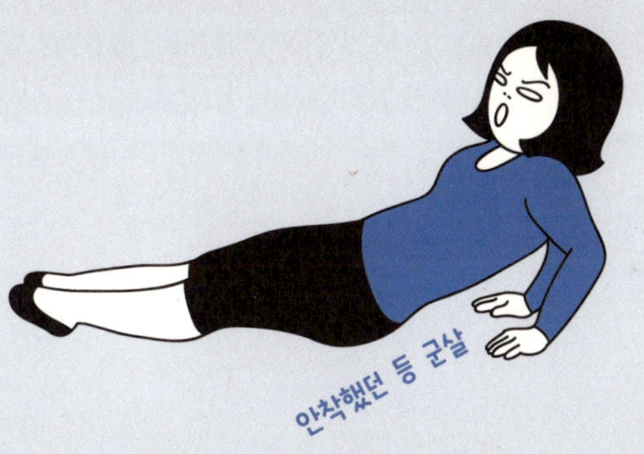

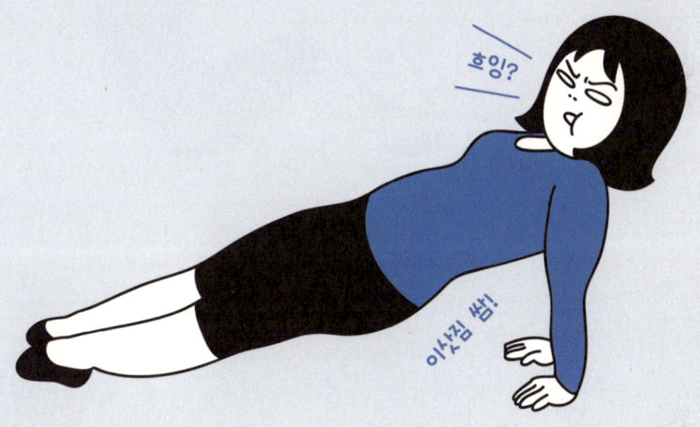

15회

3세트

4

01 _ 다리를 쭉 뻗고 두 팔로 엉덩이 뒤쪽 바닥을 짚은 채 앉는다.

02 _ 두 팔을 뻗어 엉덩이를 들어 올리고 몸통이 직선이 되도록 유지한다.

03 _ 팔꿈치를 구부려 엉덩이와 상체를 내렸다가 올리기를 반복한다.

5

20회

01 _ 무릎이 직각이 되도록 구부린 채 앉는다.

02 _ 두 팔을 앞으로 쭉 뻗고 상체를 살짝 뒤로 기울인다.

03 _ 가슴을 펴 준다는 느낌으로 어깨를 펴고 팔꿈치를 구부려 가슴 쪽으로 당기면서 어깨를 쭉 편다.

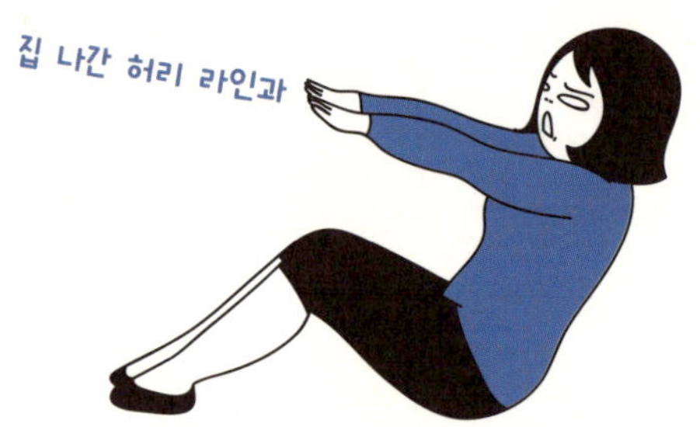

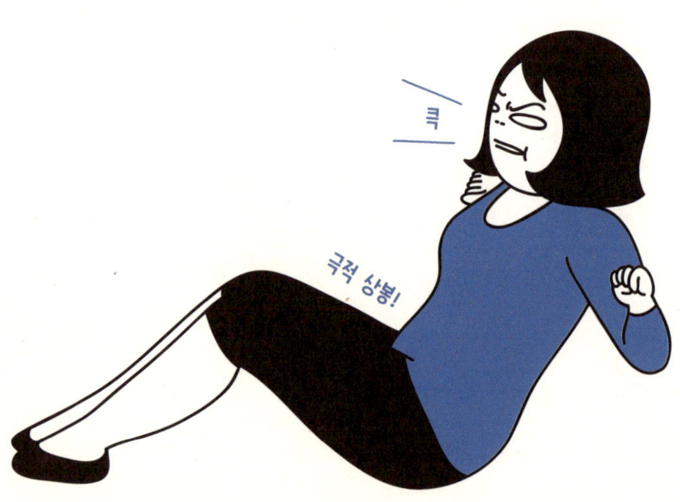

6

01 _ 두 팔을 쭉 뻗어 바닥을 지지한 채 머리부터 발끝까지 일자가 되도록 유지하며 팔굽혀펴기 자세를 취한다.

02 _ 왼쪽 팔을 들어 하늘 높이 들어 올리면서 상체를 왼쪽으로 비튼다.

03 _ 처음 자세로 돌아와 반대쪽도 실시한다.

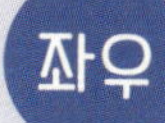

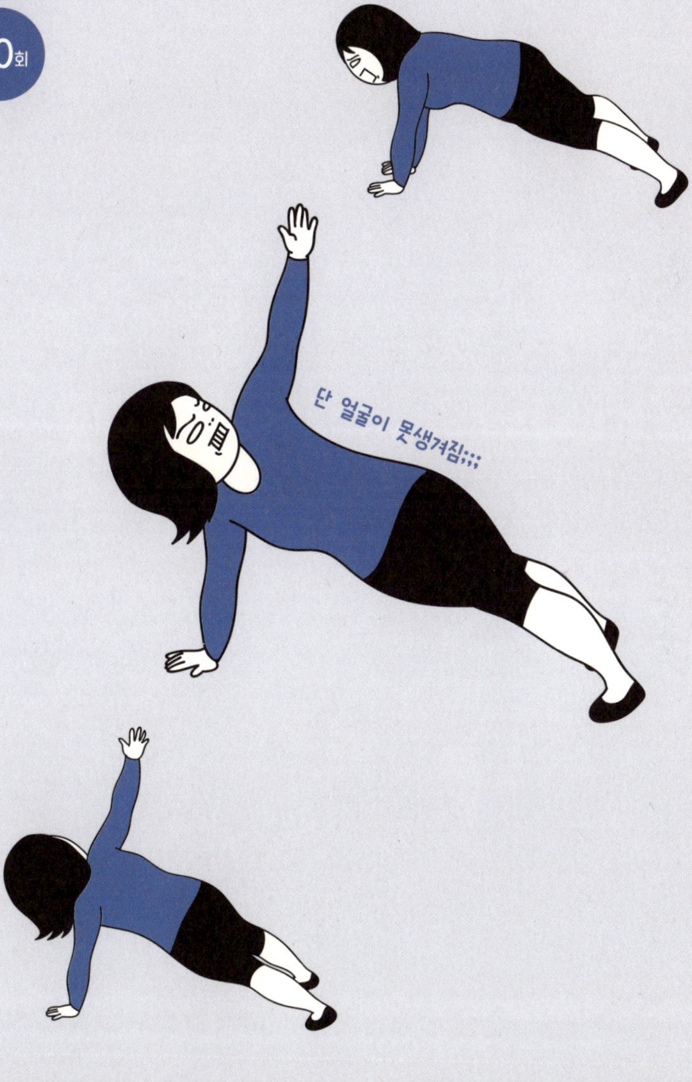

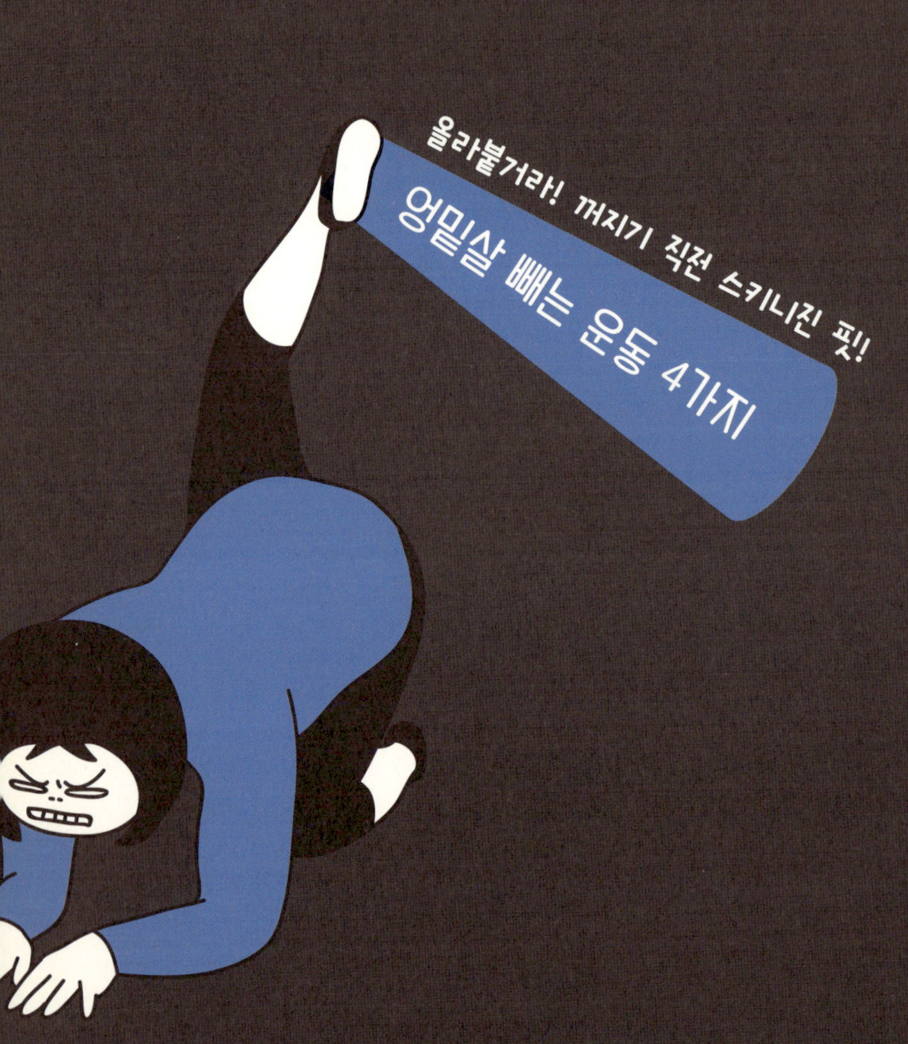
올라붙거라! 꺼지기 직전 스키니진 핏!
엉밑살 빼는 운동 4가지

1

20회

01 _ 다리를 어깨너비만큼 벌리고 두 팔을 앞으로 쭉 뻗는다.
02 _ 무릎이 발끝을 넘지 않도록 주의하면서 엉덩이를 아래로 내리며 앉는 자세를 취한다.
03 _ 일어서면서 까치발을 든다.

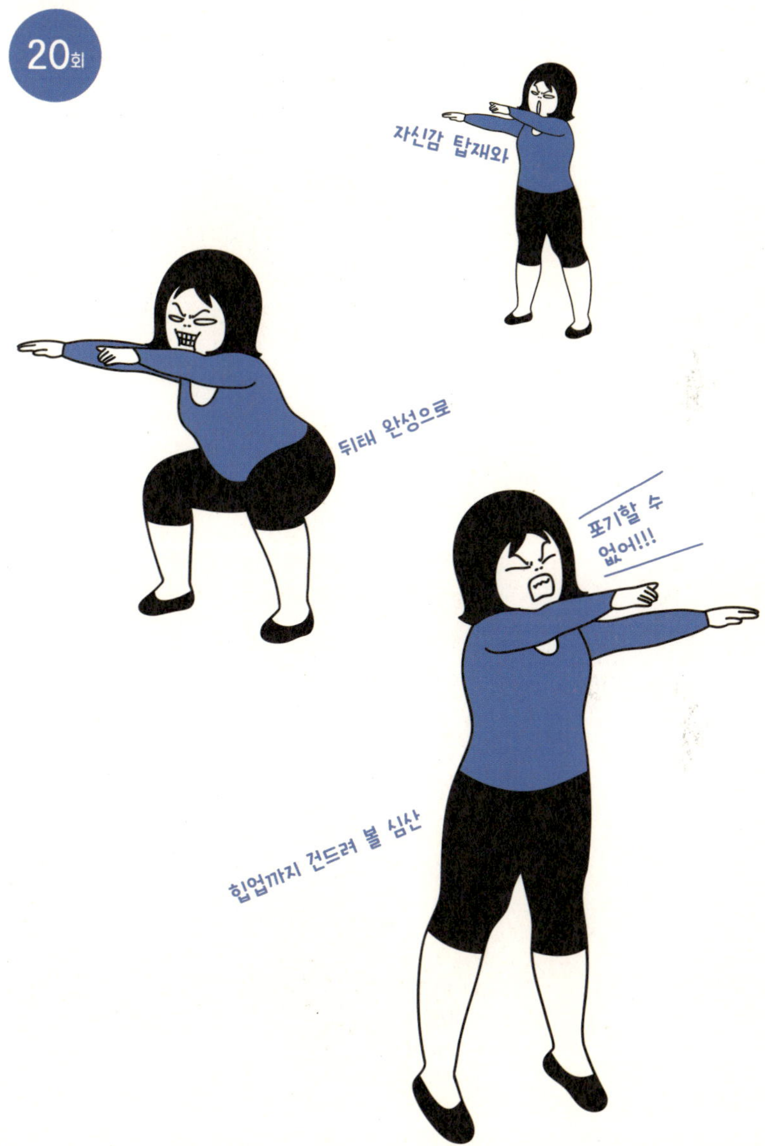

2

01 _ 무릎을 세우고 바르게 눕는다.
02 _ 배에 힘을 주고 엉덩이를 들어 올린다.
03 _ 엉덩이에 힘을 주고 골반을 좌우로 움직인다.

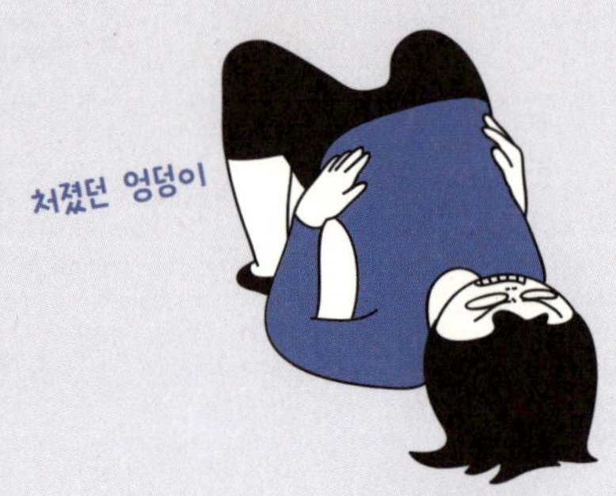

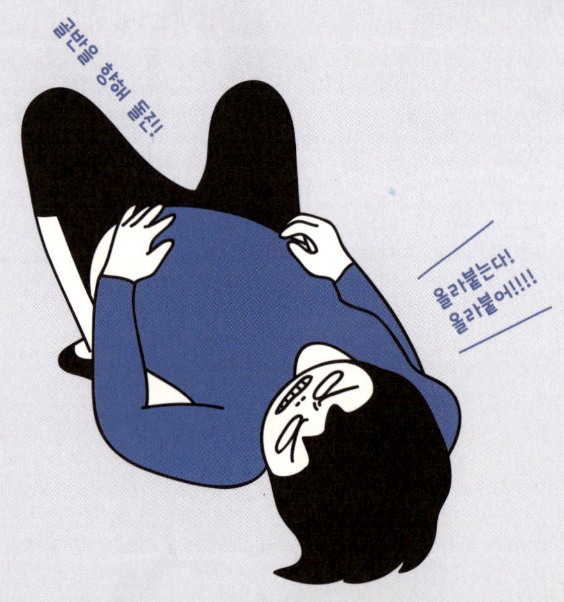

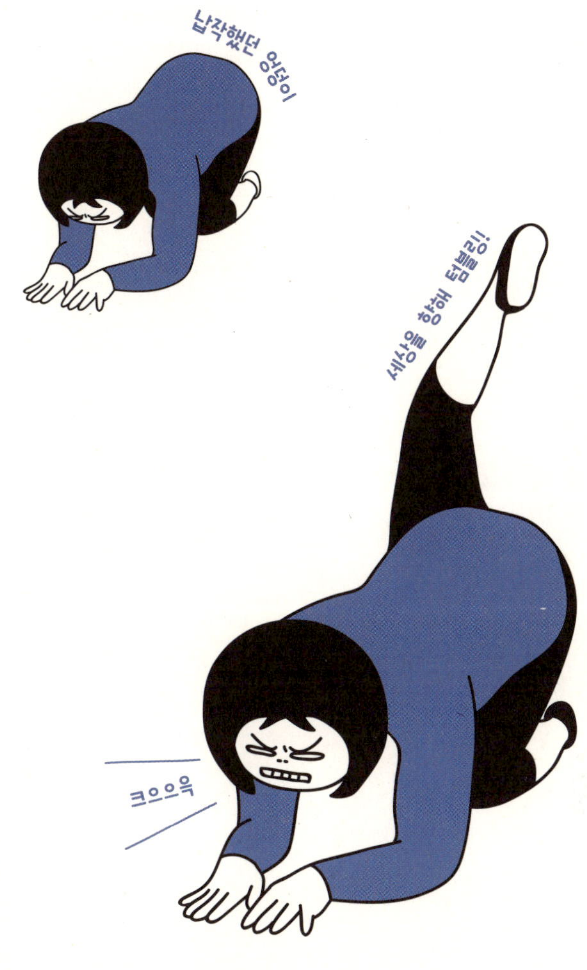

좌우

20회

3

01 _ 무릎을 구부리고 앉는다.

02 _ 상체를 허벅지까지 숙인다.

03 _ 오른쪽 다리를 뒤로 뻗어 올렸다 내린다.

04 _ 20회 실시 후 반대쪽도 실시한다.

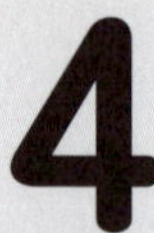

01 _ 오른쪽 팔로 머리를 받친 채 오른쪽으로 눕는다.

02 _ 왼쪽 무릎은 구부려 세우고 오른쪽 다리는 앞으로 쭉 뻗는다.

03 _ 배에 힘을 주고 오른쪽 다리를 올렸다가 내린다.

04 _ 20회 실시 후 반대쪽도 실시한다.

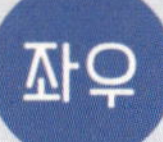

좌우

20회

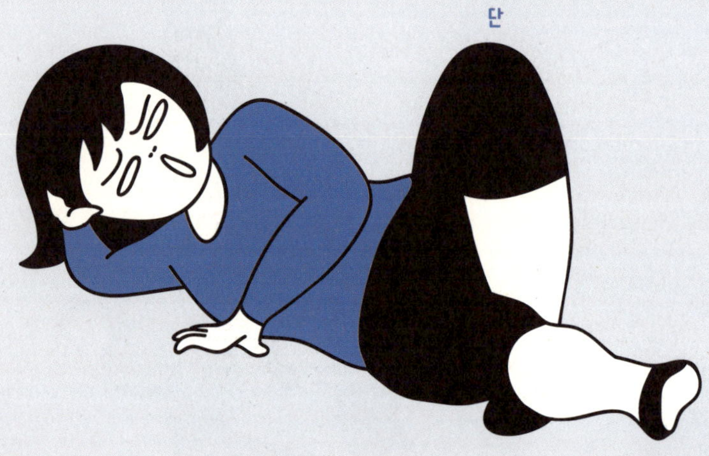

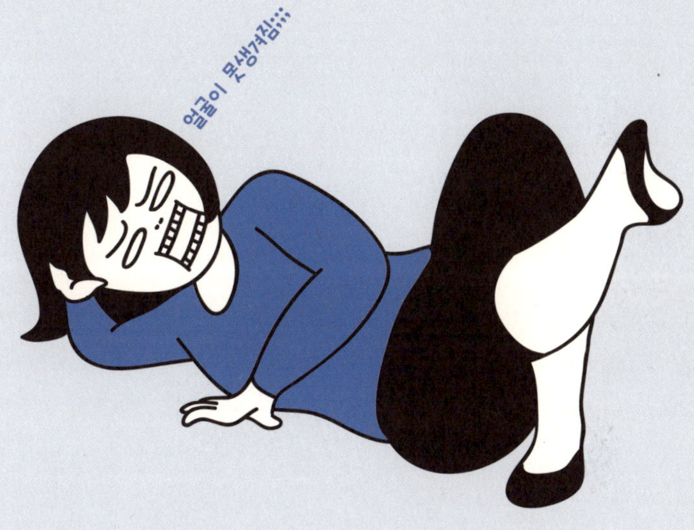

얼굴이 뭉개진다……

4月

뼈마디가 봄기운에 아프다~
자세 바로잡는 운동

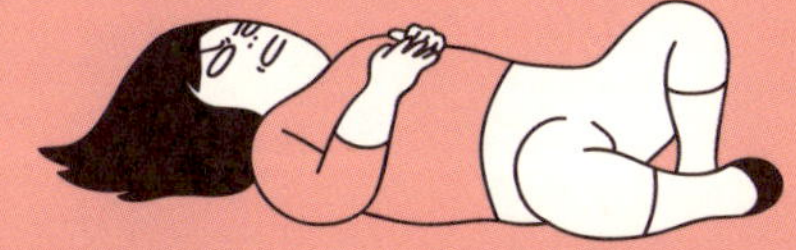

용자의 4월 일기

완연한 봄이다. 꽃은 피고, 연인들은 집 밖으로 기어 나온다. 이맘때면 대학교 신입생 때 같은 과 동기 커플과 함께했던 관악산 등산이 떠오른다. 남자는 입학하자마자 여자에게 관심을 보였고, 구애는 한 달간 우직하게 계속되었다. 그의 우직한 구애에 마지못해 만남을 수락한 여자는 남자와 둘이서만 등산하는 게 어색하다며 굳이 나를 불러냈다. 관악산 입구에서 나를 반갑게 맞아 주던 여자와 도시락을 어정쩡하게 들고 서서 어정쩡한 눈빛으로 나를 쏘아보던 남자.

등산이 시작되자 남자는 완만하든 가파르든 경사만 나오면 도시락을 나에게 넘긴 채 여자의 손을 잡아끌어 주었다. 높고 낮은 경사가 백 번쯤 반복되다 보니 어느새 도시락은 내 손에 들려 있었고, 여자는 남자와 손을 맞잡고 산등성이를 오르고 있었다. 저들과 종일 같이 있다간 결국 짐꾼이 되리라는 확신이 들 때쯤 정상에 도착!

나는 남자와 여자에게 둘 사이가 좋은 거 보니 내가 다 설렌다면서 같이 내려가는 것은 눈치 없는 짓이라고 말한 뒤 둘의 등을 떠밀어 먼저 내려보냈다. 그러고는 혼자 터벅터벅 내려오던 하산 길. 까르르 웃으며 서로 손에 손을 맞잡고 끌어 주고 당겨 주던 꼴사나운 연인은 여전히 내 주변에 가득했다.

이맘때면 겨우내 움츠렸던 뼈가 제자리를 찾느라 아픈 것인지, 그 옛날 관악산 하산 길이 떠올라 아픈 것인지, 이유 모를 요통에 시달리며 꽃놀이 시즌을 보낸다.

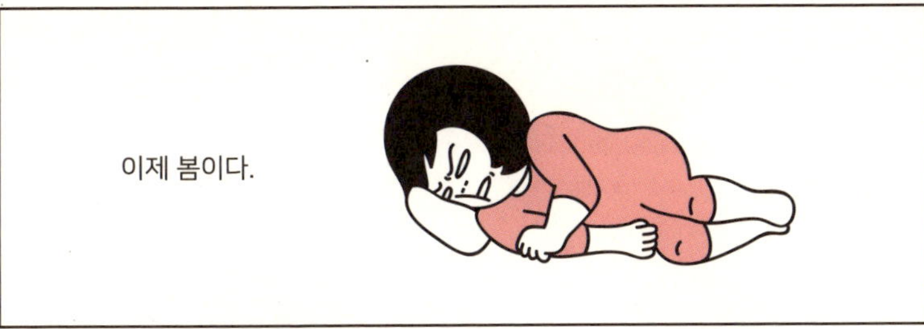

이제 봄이다.

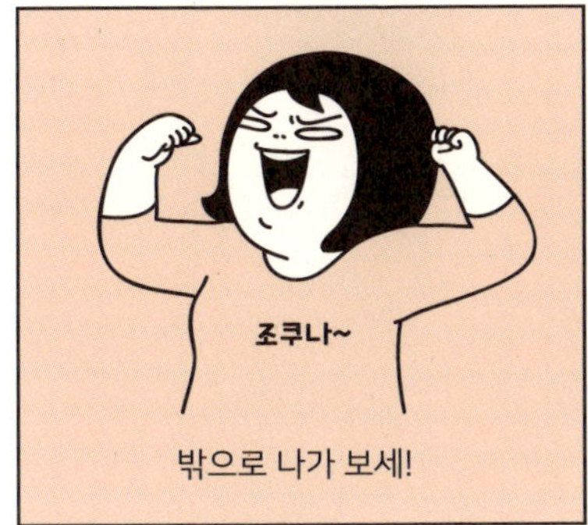

조쿠나~
밖으로 나가 보세!

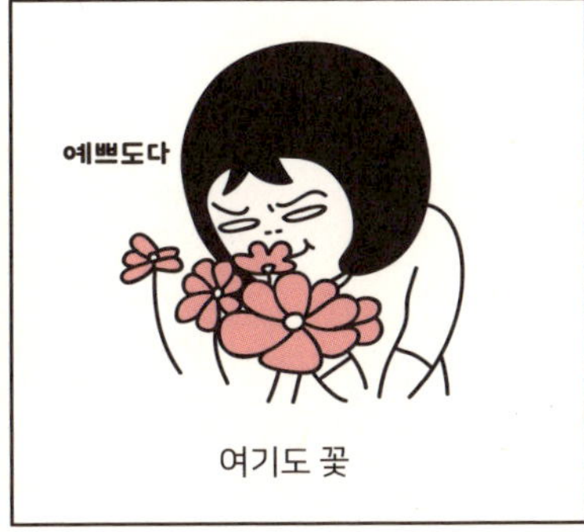

예쁘도다
여기도 꽃

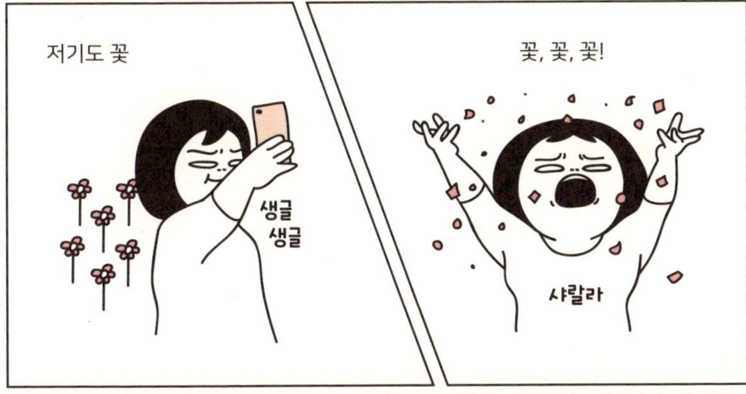

저기도 꽃
생글
생글
꽃, 꽃, 꽃!
샤랄라

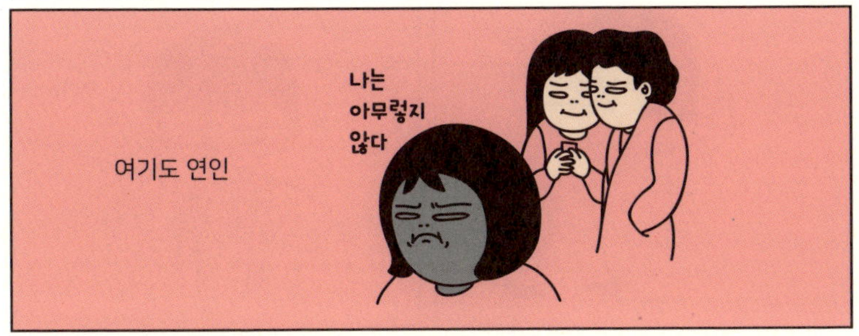

여기도 연인
나는
아무렇지
않다

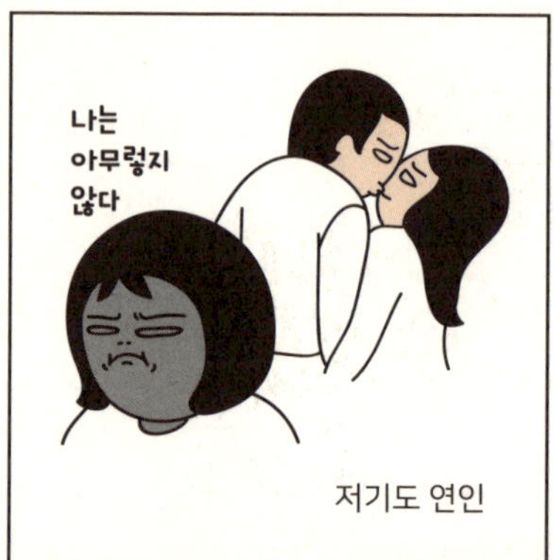

나는 아무렇지 않다
저기도 연인

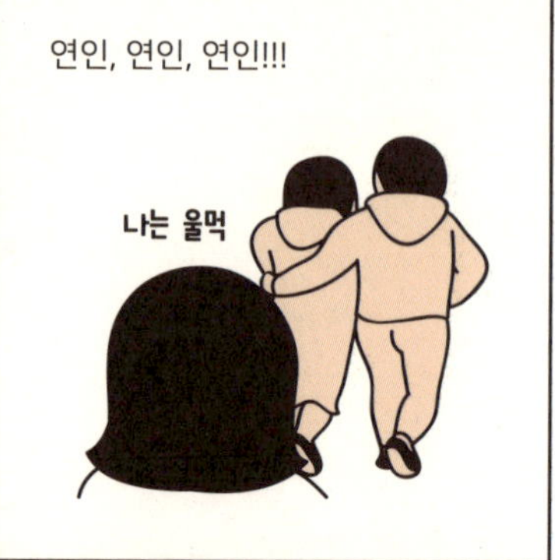

연인, 연인, 연인!!!
나는 울먹

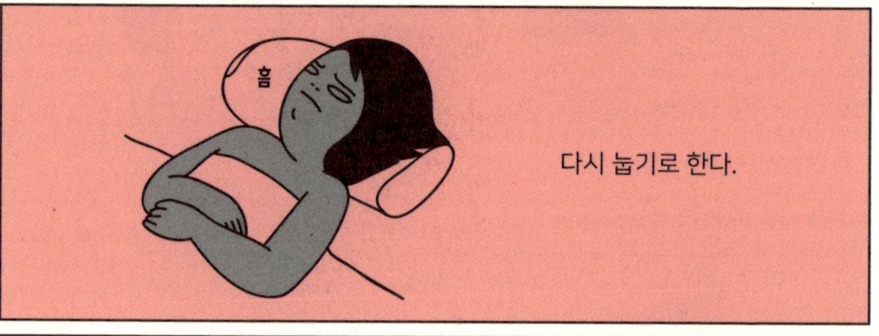

흠
다시 눕기로 한다.

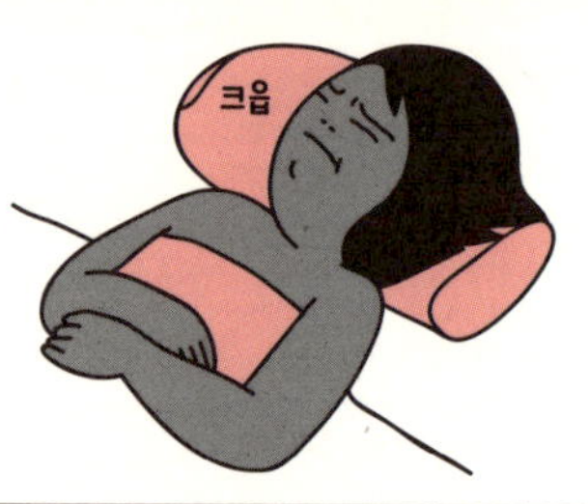

24시간 누워 있으면 어떻게 된다?!
크읍

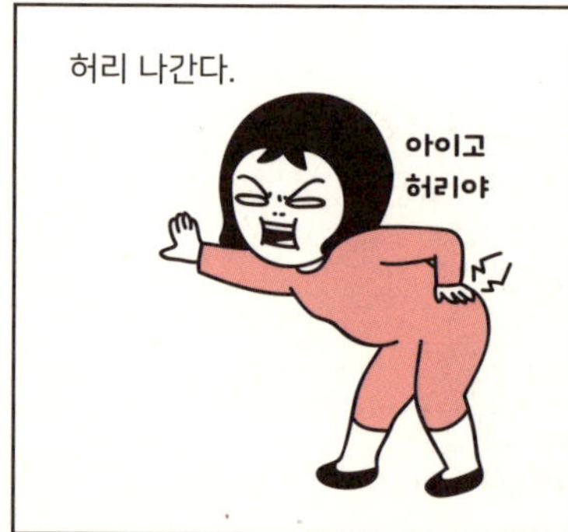

허리 나간다.
아이고 허리야

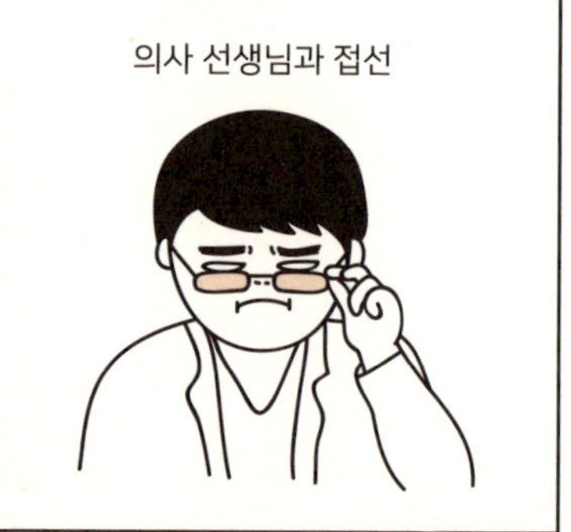

의사 선생님과 접선

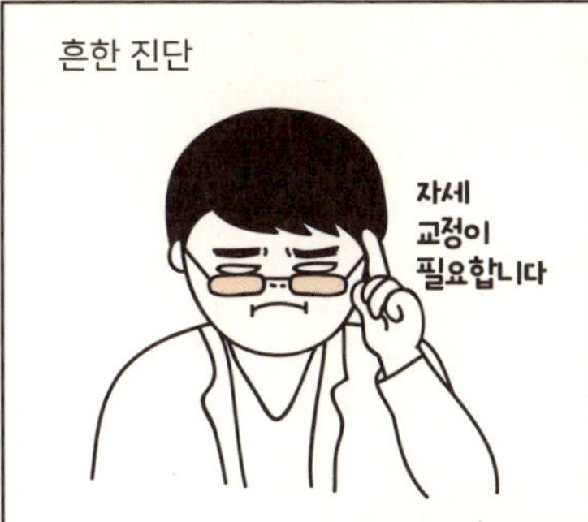

흔한 진단
자세 교정이 필요합니다

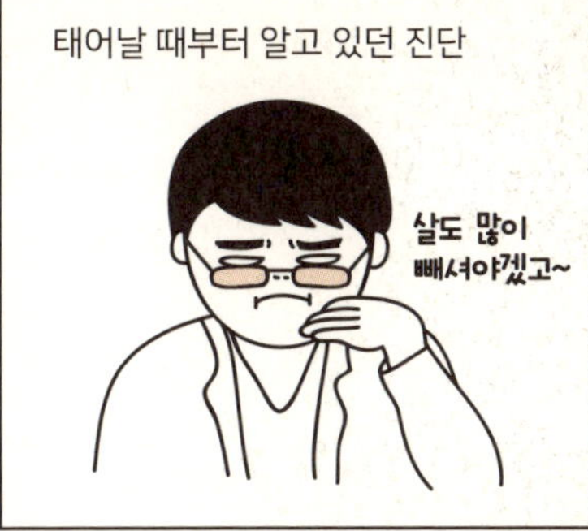

태어날 때부터 알고 있던 진단
살도 많이 빼셔야겠고~

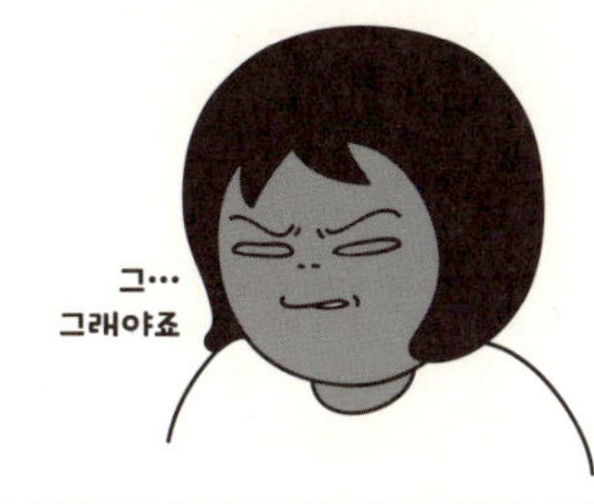

그… 그래야죠
내가 그걸 몰라서 이러고 있는 줄 아냐?

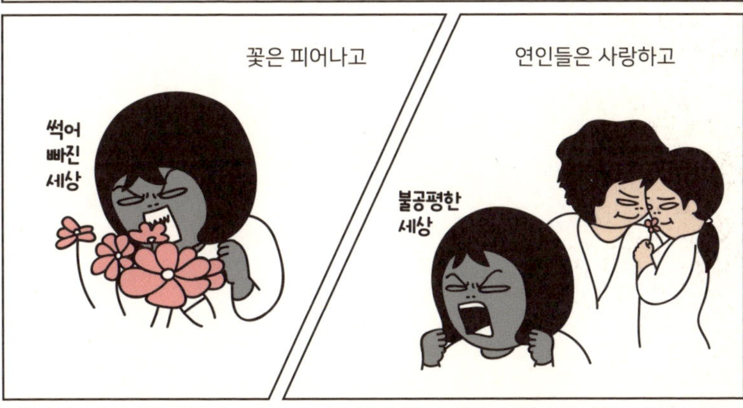

꽃은 피어나고
썩어 빠진 세상
연인들은 사랑하고
불공평한 세상

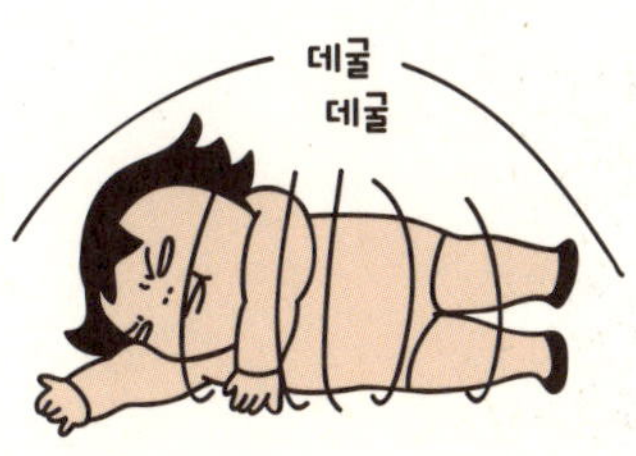

내 건강은 언덕배기 아래로 구르고
데굴 데굴

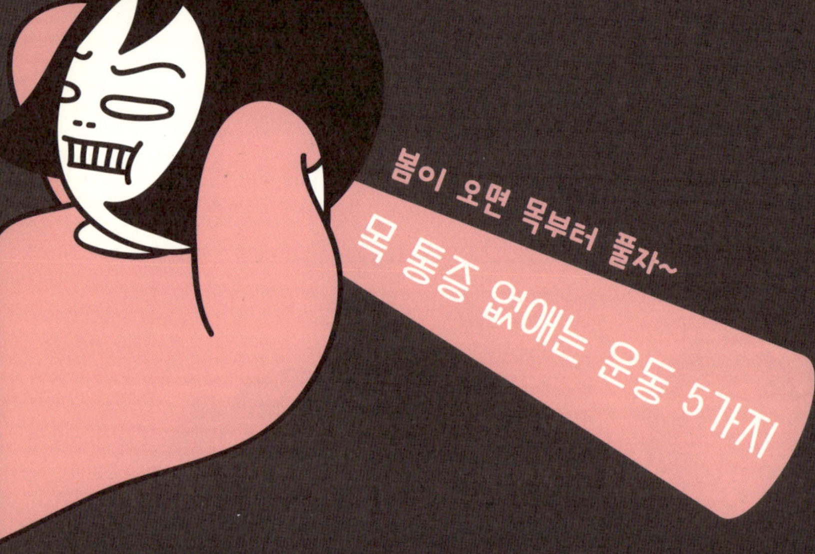
봄이 오면 목부터 풀자~
목 통증 없애는 운동 5가지

01 _ 시선은 정면을 보고 목 근육을 늘려 준다는 느낌으로 어깨를 내린다.

02 _ 한 손으로 턱을 잡고 안쪽으로 천천히 힘껏 당겨 2~3초 유지한다.

10회

하루3회

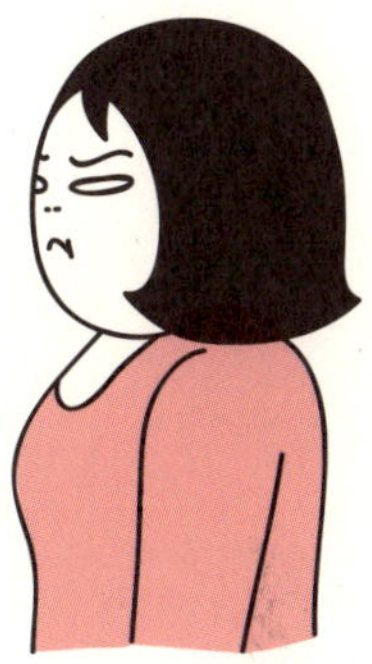

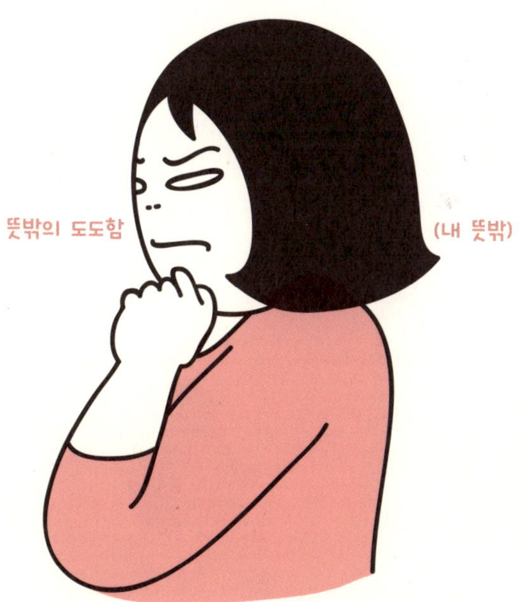

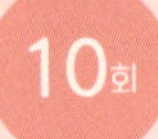

2

01 _ 시선은 정면을 보고 목 근육을 늘려 준다는 느낌으로 어깨를 내린다.
02 _ 턱을 들어 고개를 뒤로 젖히고 좌우로 돌린다.

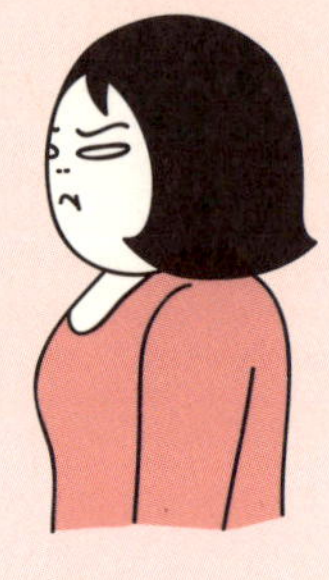

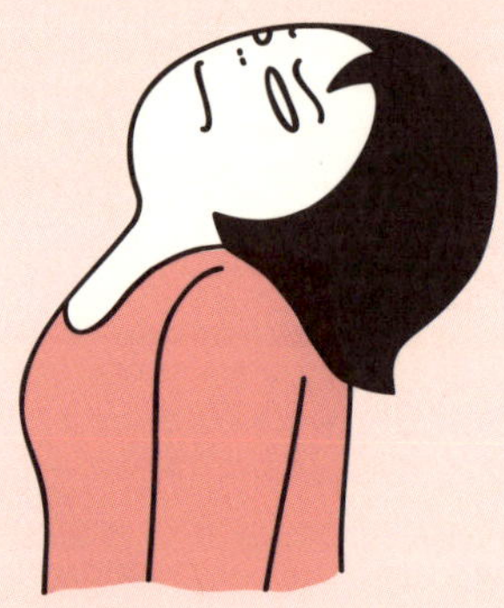

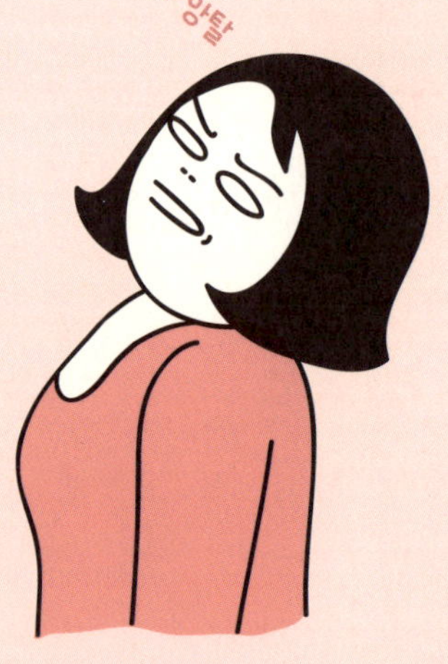

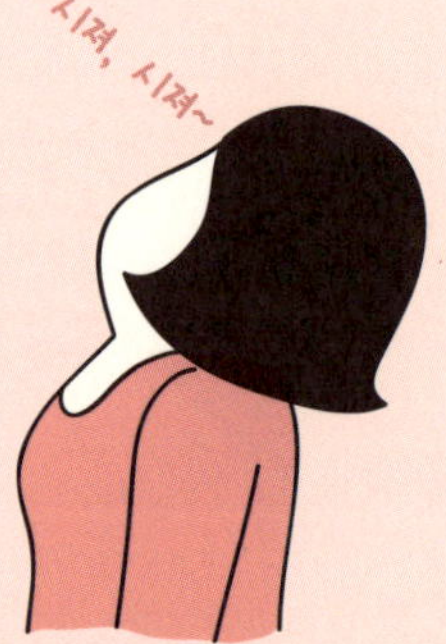

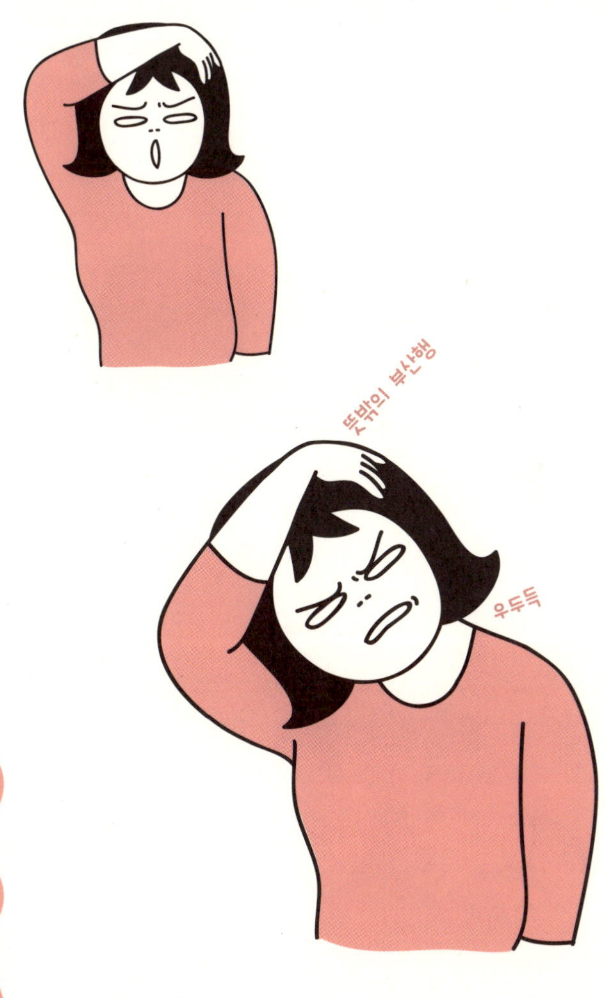

좌우

10회

하루3회

3

01 _ 시선은 정면을 보고 목 근육을 늘려 준다는 느낌으로 어깨를 내린다.
02 _ 오른손으로 머리 위를 감싸 잡고 오른쪽으로 당긴다.
03 _ 5초간 유지 후 반대쪽도 실시한다.

4

01 _ 오른손은 턱을 잡고 왼손은 뒤통수를 감싸듯 잡는다.
02 _ 두 손을 오른쪽으로 천천히 비틀어 준다.
03 _ 5초 유지 후 반대쪽도 실시한다.

좌우

10회

하루 3회

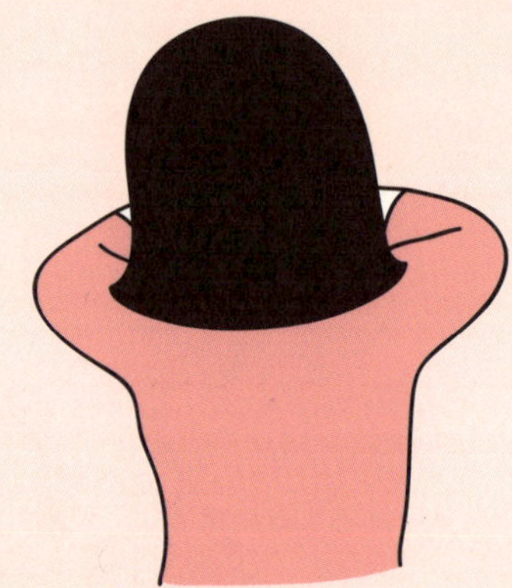

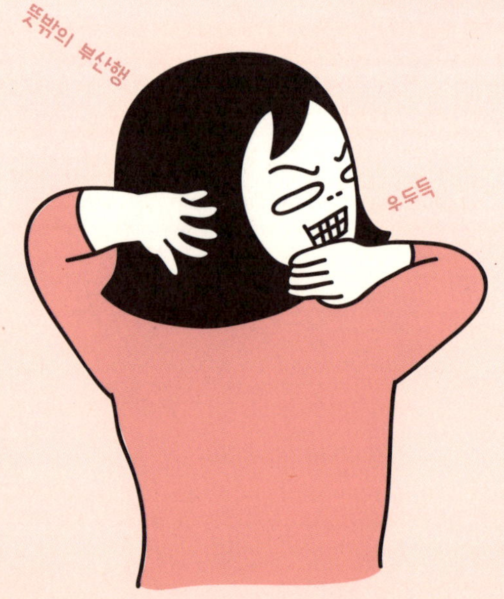

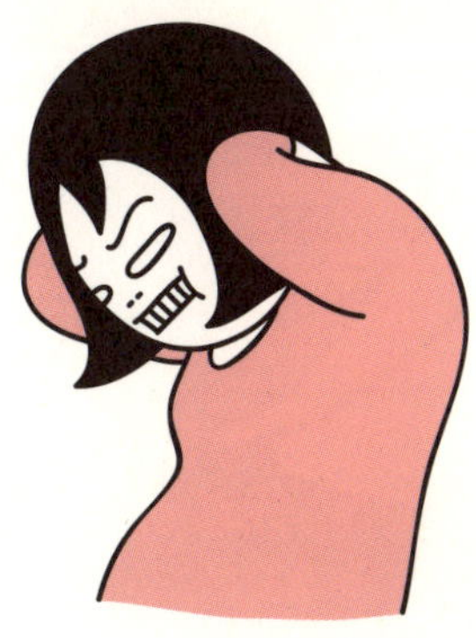

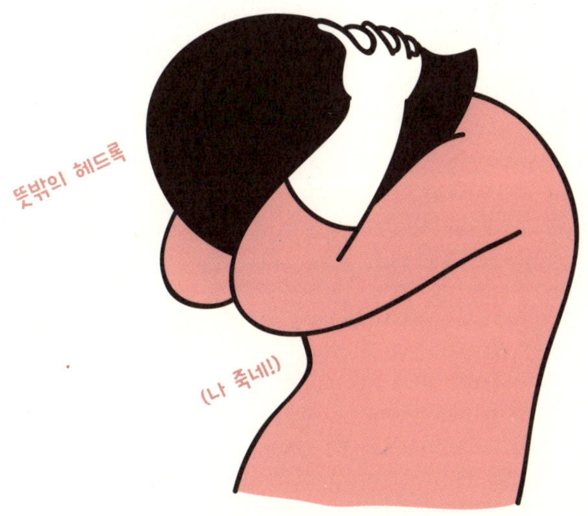

10회

하루3회

5

01 _ 두 손으로 뒤통수를 감싸듯 잡는다.
02 _ 두 손을 아래 방향으로 당겨 5초간 유지한다.

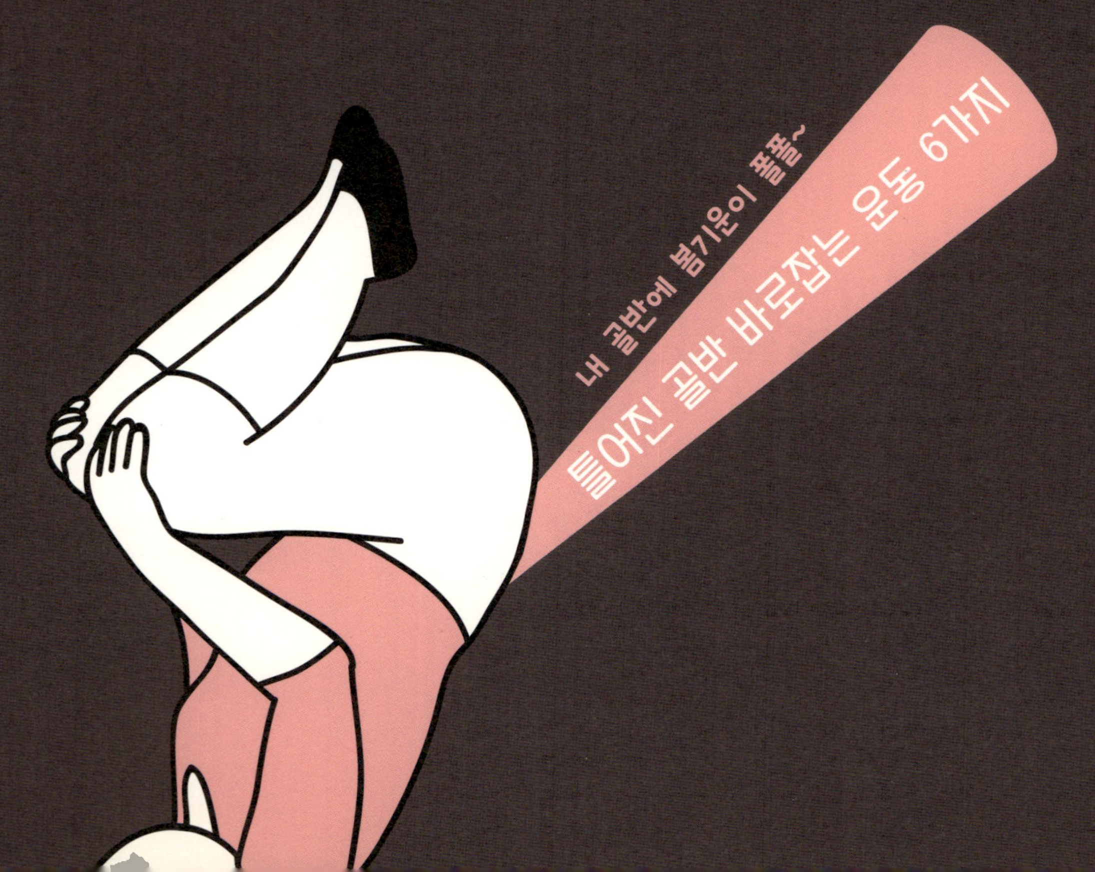

내 골반에 봄기운이 퐐퐐~
틀어진 골반 바로잡는 운동 6가지

1

01 _ 무릎을 세우고 상체를 뒤로 기울여 두 팔로 엉덩이 뒤쪽을 짚는다.
02 _ 엉덩이를 들어 올린 상태에서 왼쪽 다리를 펴 바깥쪽으로 한 바퀴 돌린다.
03 _ 15회 실시 후 반대쪽도 실시한다.

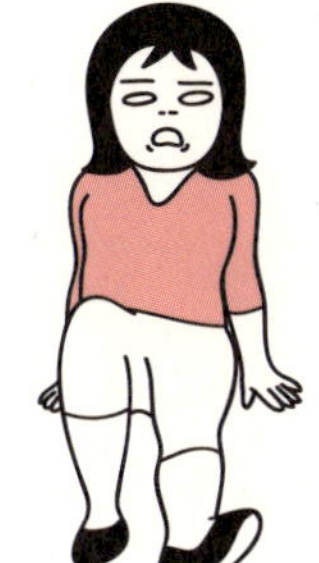

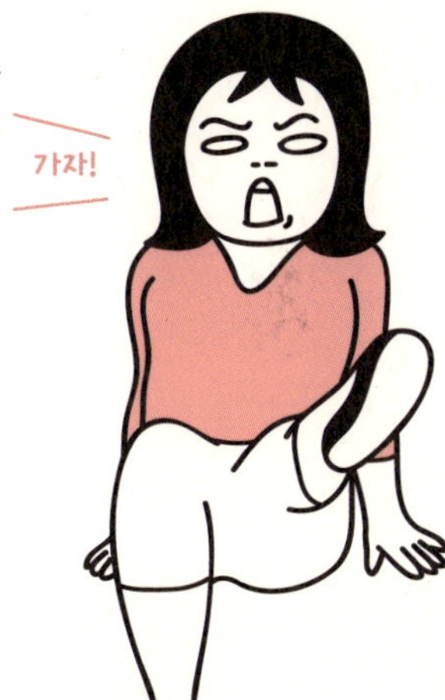

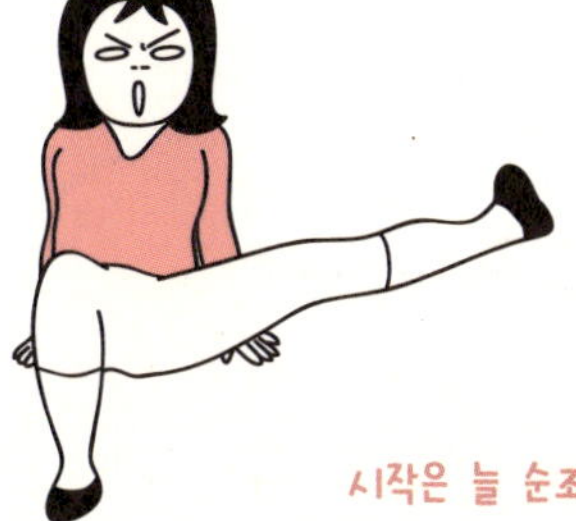

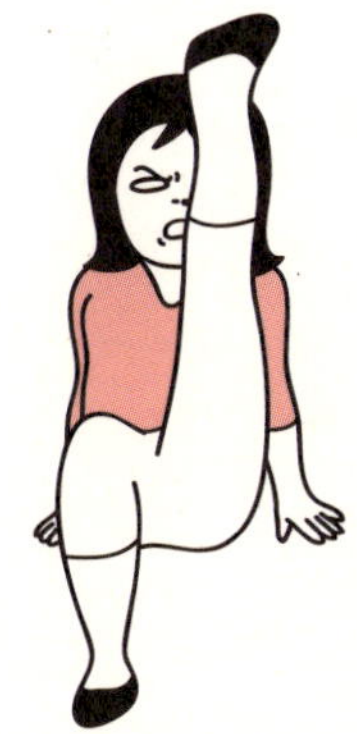

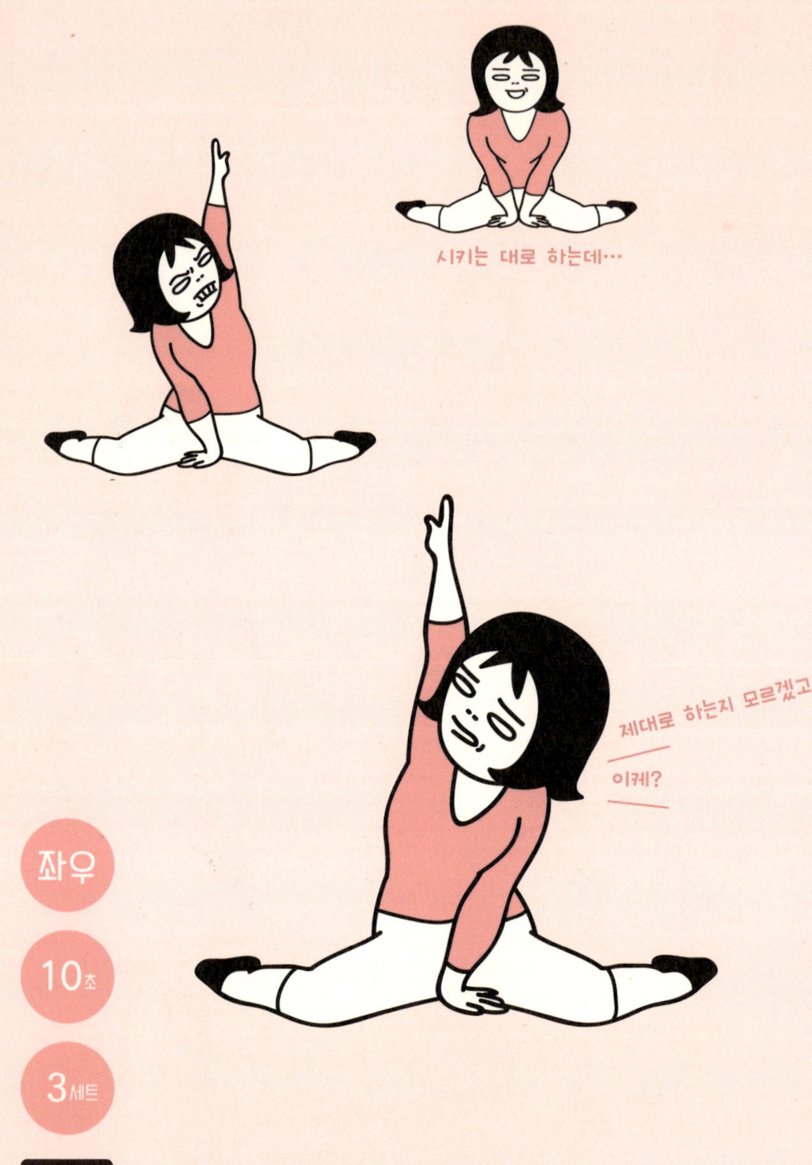

좌우

10초

3세트

2

01 _ 두 손을 허벅지 사이에 둔다.
02 _ 골반을 왼쪽으로 비틀면서 왼손을 하늘로 올리고 10초 유지한다.
03 _ 처음 자세로 돌아와 골반을 오른쪽으로 비틀면서 오른손을 하늘로 올리고
       10초간 유지한다.

3

01 _ 두 다리의 무릎을 모두 오른쪽으로 구부린 자세로 앉는다.

02 _ 상체를 오른쪽으로 숙여 왼쪽 어깨가 오른쪽 무릎에 닿도록 하고 10초 유지한다.

03 _ 처음 자세로 돌아와 반대쪽도 실시한다.

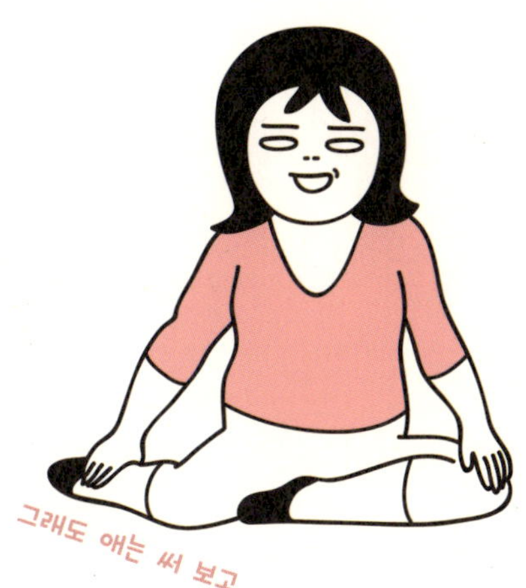

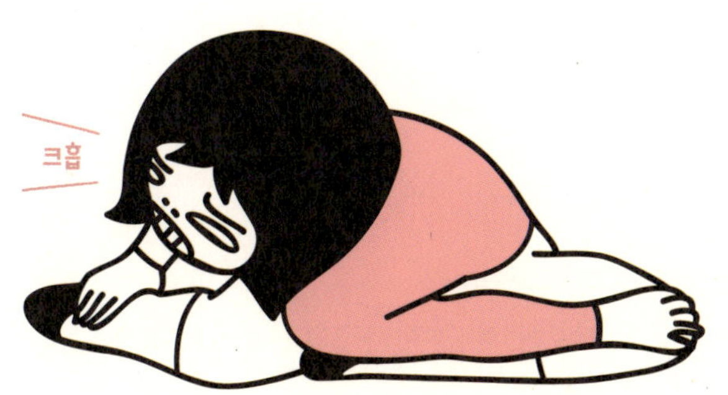

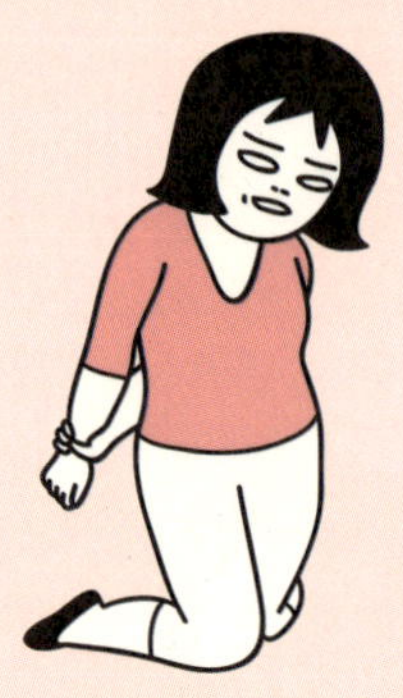

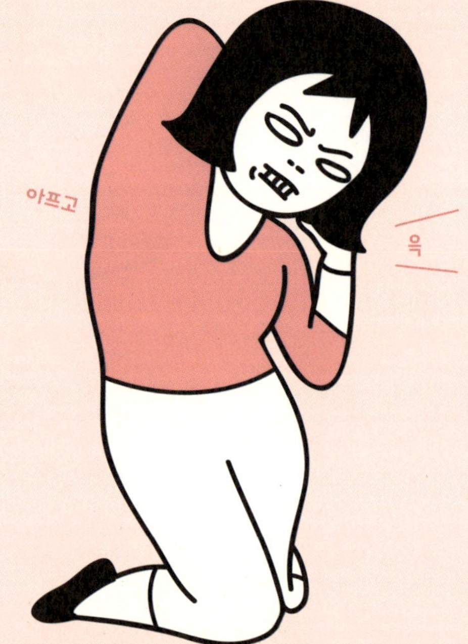

좌우

10초

3세트

4

01 _ 무릎을 구부린 뒤 오른쪽 무릎은 앞으로 왼쪽 무릎은 뒤에 둔다.

02 _ 두 팔을 맞잡고 머리 뒤에 둔다.

03 _ 골반을 오른쪽으로 밀면서 10초 유지한다.

04 _ 처음 자세로 돌아와 왼쪽 무릎을 앞에 두고 동작을 반복한다.

5

01 _ 바르게 누워 무릎을 구부린 후 가슴까지 들어 올린다.
02 _ 손으로 양쪽 무릎을 잡고 시계 방향으로 크게 원을 그린다.
03 _ 20회 실시 후 반대쪽 방향으로도 실시한다.

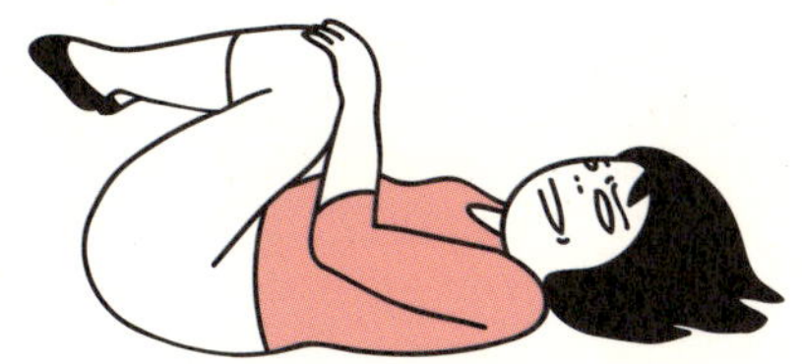

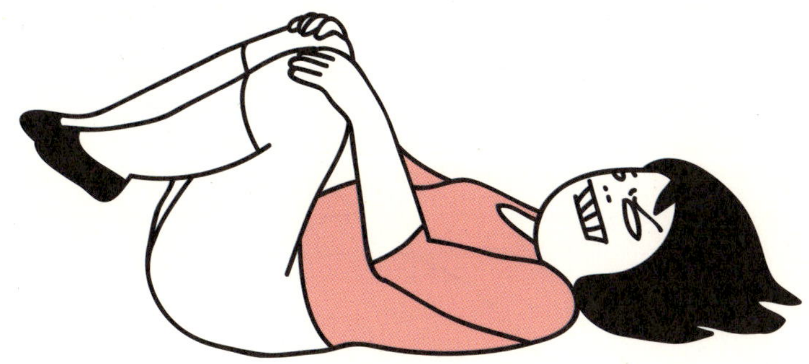

마냥 눕고 싶고

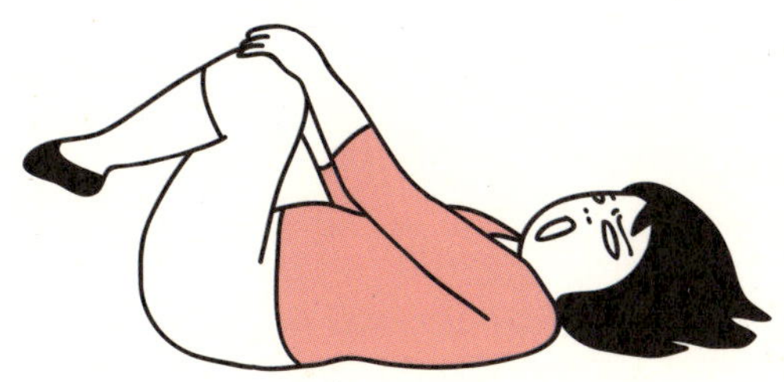

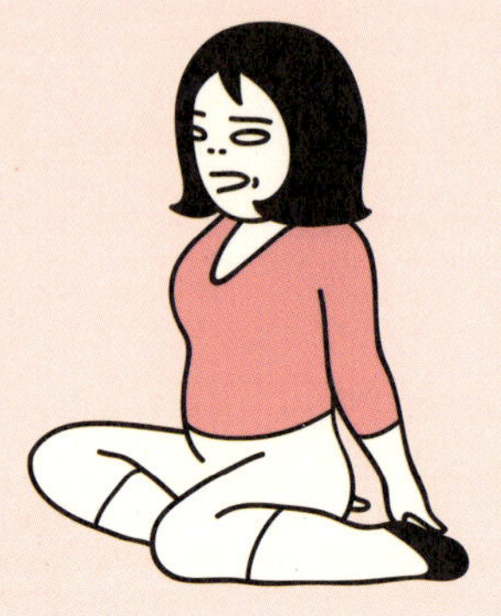

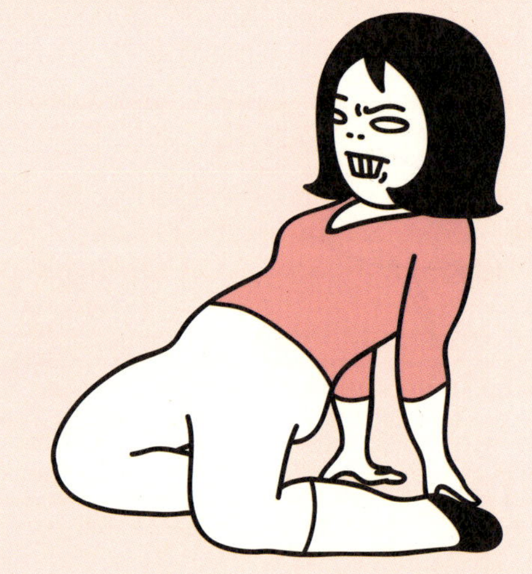

10초

3세트

6

01 _ 무릎을 구부려 넓게 벌리고 두 팔로 몸 뒤쪽을 지지한 채 앉는다.
02 _ 배에 힘을 주고 고개를 뒤로 젖힌 뒤 골반과 엉덩이를 들어 올려 10초 유지한다.

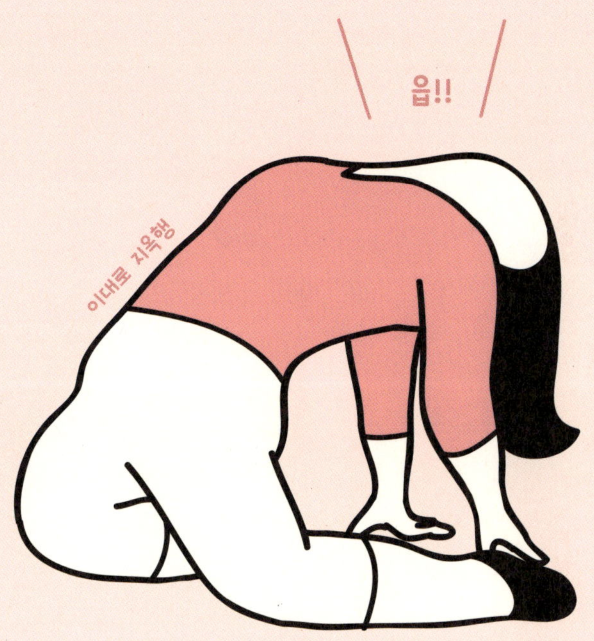

읍!!
이대로 지옥행

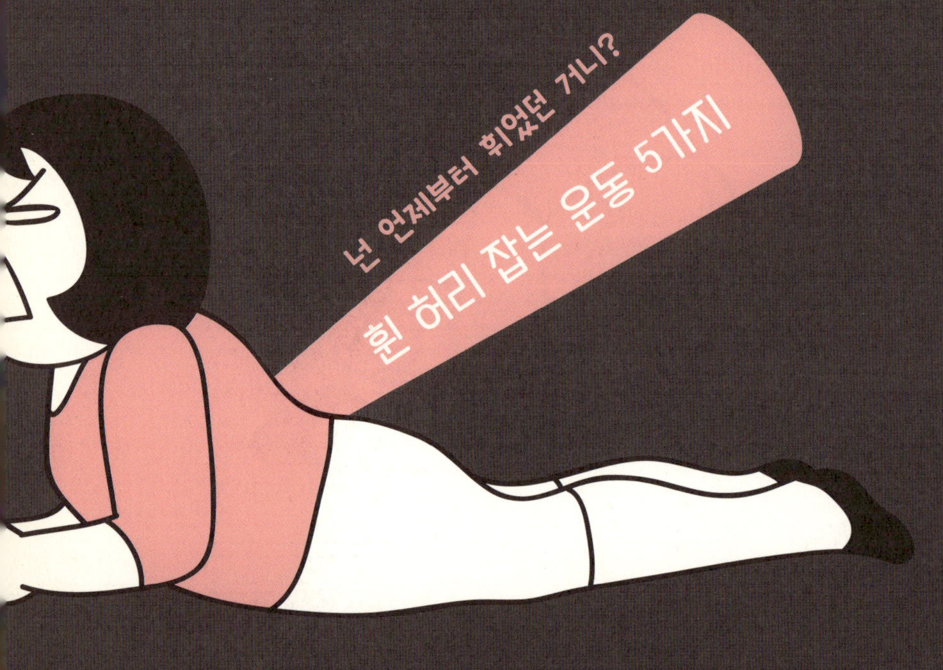
넌 언제부터 휘었던 거니?
휜 허리 잡는 운동 5가지

1

01 _ 무릎을 세우고 바르게 눕는다.
02 _ 다리를 양옆으로 크게 벌린다.
03 _ 발바닥을 붙인 상태로 엉덩이 쪽으로 최대한 끌어당겨 20초간 유지한다.

20초

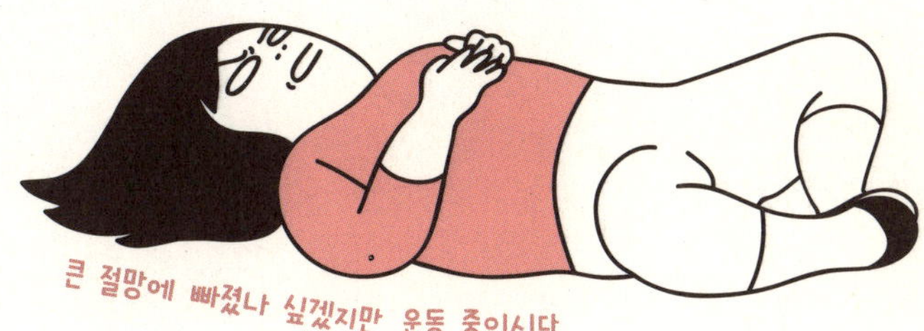

큰 절망에 빠졌나 싶겠지만 운동 중이시다

2

01 _ 누운 자세에서 두 팔로 왼쪽 다리를 몸쪽으로 천천히 끌어당긴다.
02 _ 20초간 유지 후 반대쪽도 실시한다.

좌우

20초

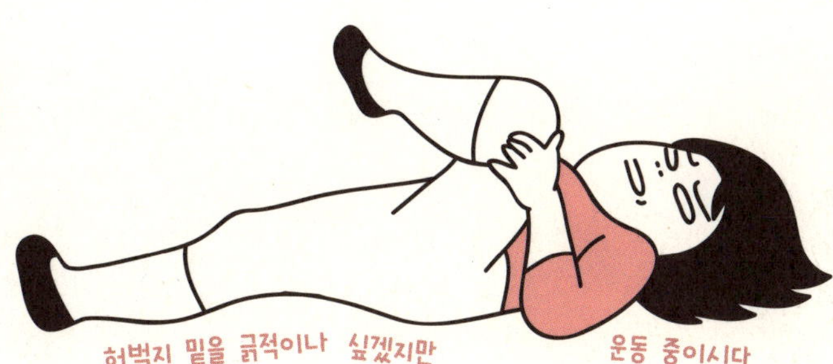

허벅지 밑을 긁적이나 싶겠지만   운동 중이시다

3

01 _ 누운 자세에서 왼쪽 다리를 오른쪽 다리 무릎 위에 올린다.

02 _ 오른쪽 다리가 바닥에 닿을 정도로 왼쪽 다리로 오른쪽 다리를 지그시 누른다.

03 _ 20초 유지 후 반대쪽도 실시한다.

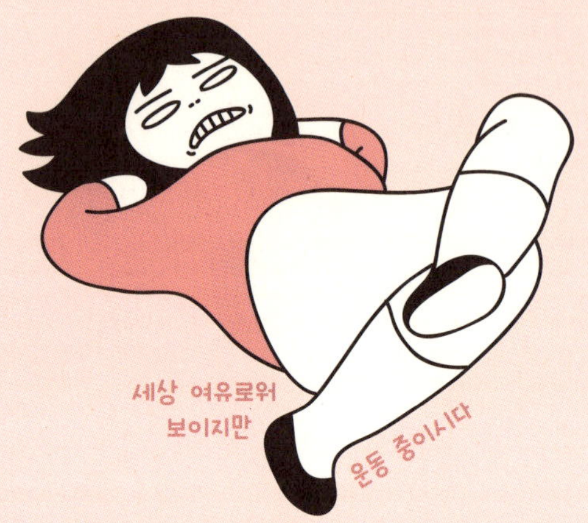

4

01 _ 팔을 양옆으로 벌리고 바르게 눕는다.

02 _ 왼팔로 오른쪽 다리의 허벅지를 잡고 왼쪽으로 최대한 끌어당긴다.

03 _ 시선은 정면을 향한 채로 20초간 유지한 후 반대쪽도 실시한다.

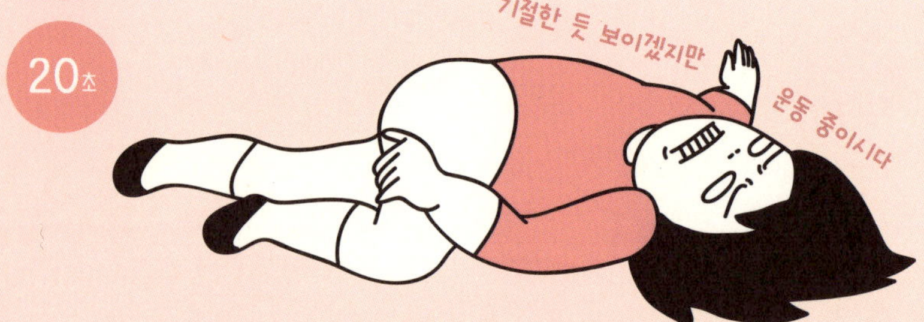

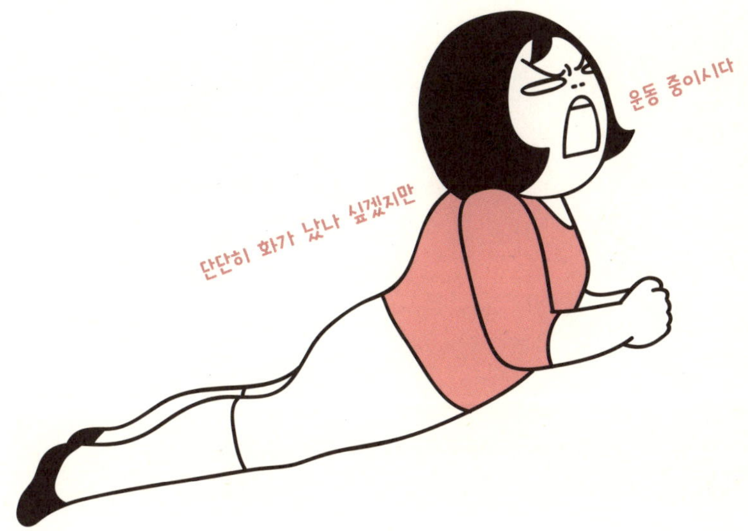

10초

3세트

5

01 _ 배를 바닥에 붙이고 엎드린다.
02 _ 팔꿈치로 바닥을 지지한 채 상체를 최대한 들어 올린다.
03 _ 이 상태로 10초간 유지한다.

5月

노세~ 노세~ 젊어서 노세!
모임 시즌 놀고먹으면서 살 빼는 운동

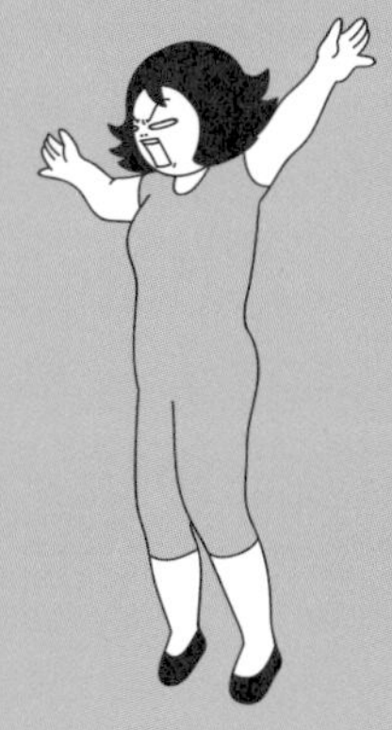

용자의 5월 일기

내가 인정하는 다이어트계의 선구자인 친구 C. 그녀는 초등학교 4학년 때 우리 반으로 전학을 왔다. 아기 동자처럼 통통한 볼이 불긋했던 친구 C는 얇디얇은 입술로 무엇이든 참 맛있게 먹었다. 나는 친구 C가 떡볶이를 먹으려고 입을 벌리면 "잘한다, 잘한다. 먹어라, 먹어!"라며 칭찬했고, 친구 C는 응원을 아끼지 않는 내 앞이라면 하나 먹을 것도 두 개씩 먹곤 했다.

그러던 친구 C는 아기 동자 같던 볼이 더 이상 귀엽지 않아 보이기 시작한 열여섯 살부터 본격적인 다이어트를 시작했다. 차로 한 시간 거리의 학교를 왕복 6시간 동안 수도승처럼 뚜벅뚜벅 걸어 다녔던 그녀. 중학교 졸업 후 오랜만에 다시 만난 친구 C의 종아리는 태릉선수촌의 국가 대표를 떠오르게 했다.

대학생이 된 친구 C는 약의 힘을 빌려 순식간에 10kg 감량하는 데 성공했다. 그러나 심각한 요요를 경험하며 18kg이 다시 찌고 말았다. 그 후 그녀는 운동만이 진리라며 복싱, 수영, 방송 댄스, 요가, 필라테스 등 모든 종류의 운동을 섭렵하며 지옥훈련을 계속해 나갔다.

몇 년 후 오랜만에 만난 친구 C는 다이어트는 평생 하는 거라며, 다이어트 중이라 삼겹살은 먹지 않겠다던 나의 입에 크게 싼 고기 쌈을 넣어 주었다. 친구 C는 쌈을 맛있게 씹고 있는 나를 바라보며 집까지 걸어가면 된다고 엄지손가락을 추켜세웠다.

나도 조만간 태릉선수촌의 국가 대표급 종아리를 탑재할 것 같다. 기다려라, 태릉!!

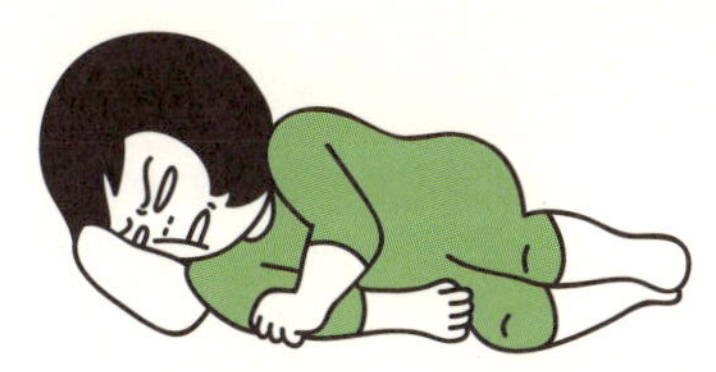

놀기 딱 좋은 5월이 왔다.

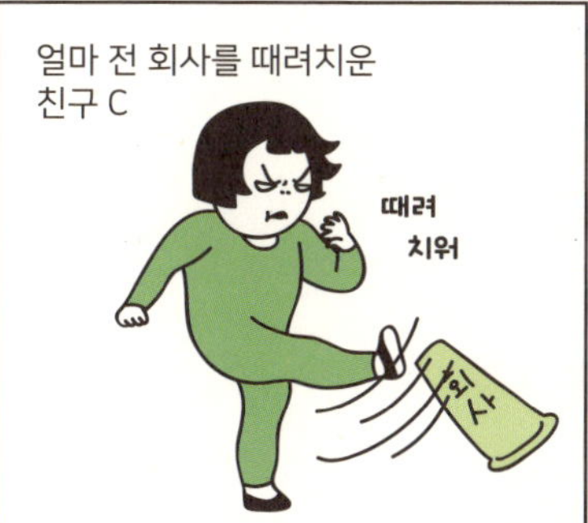

얼마 전 회사를 때려치운
친구 C
때려
치워
회사

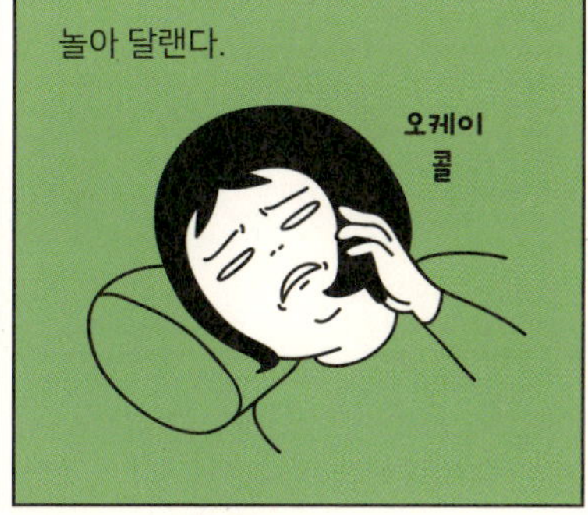

놀아 달랜다.
오케이
콜

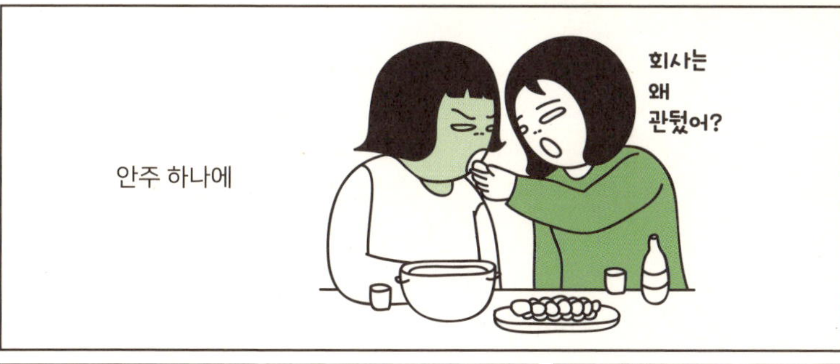

안주 하나에
회사는
왜
관뒀어?

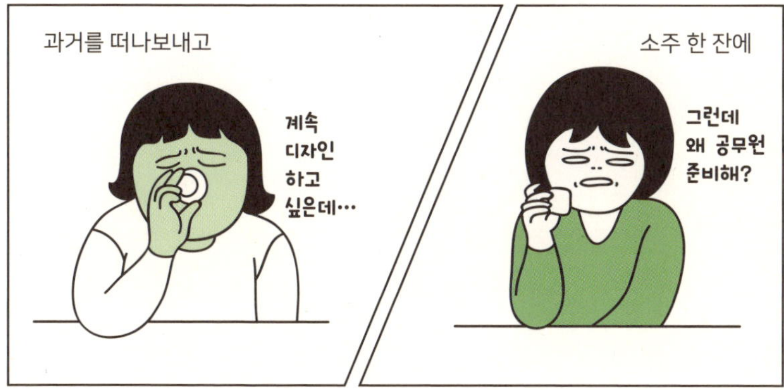

과거를 떠나보내고
계속
디자인
하고
싶은데…
소주 한 잔에
그런데
왜 공무원
준비해?

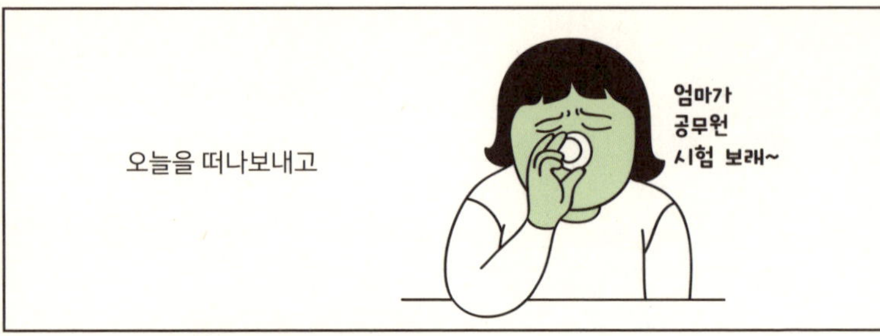

오늘을 떠나보내고
엄마가 공무원 시험 보래~

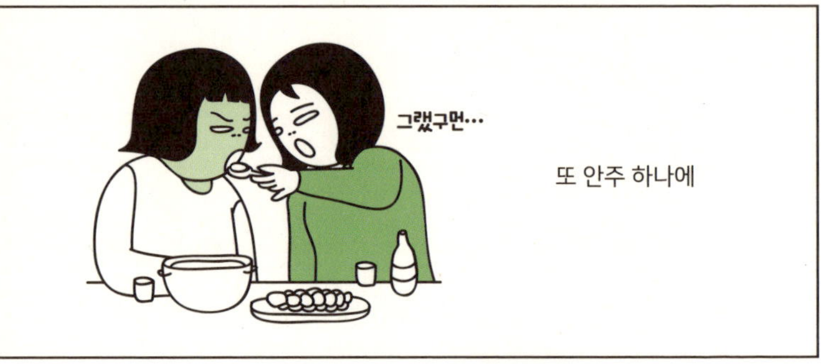

그랬구먼…
또 안주 하나에

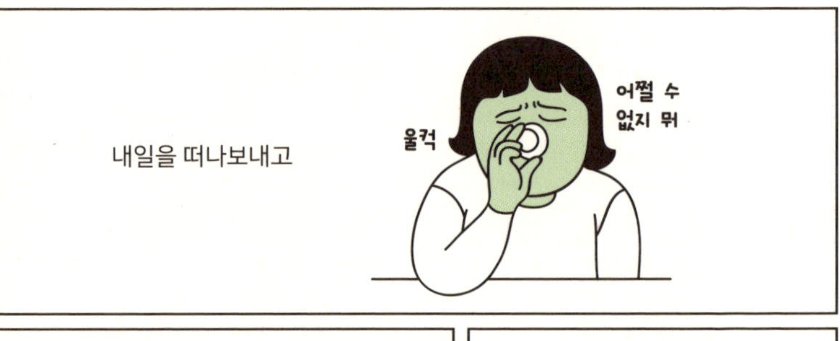

내일을 떠나보내고
울컥
어쩔 수 없지 뭐

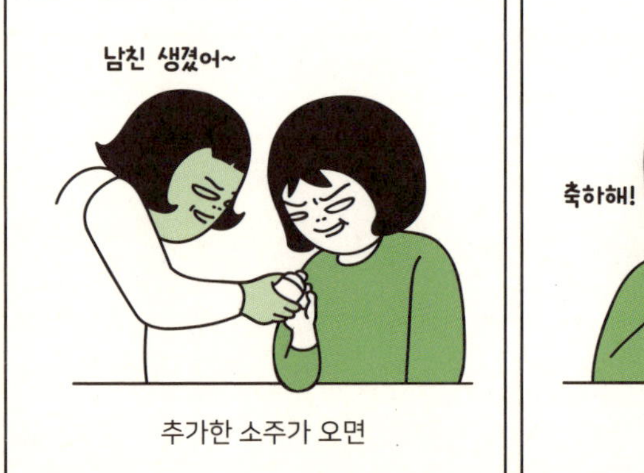

남친 생겼어~
추가한 소주가 오면

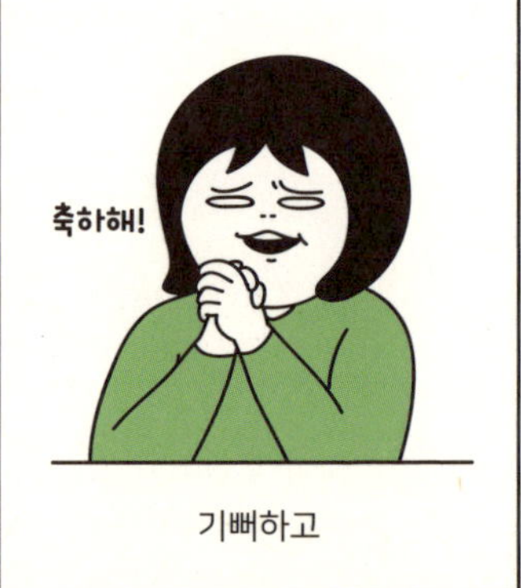

축하해!
기뻐하고

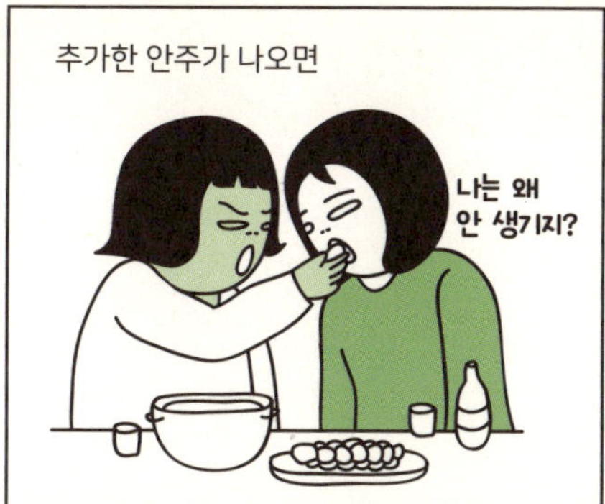

추가한 안주가 나오면
나는 왜
안 생기지?

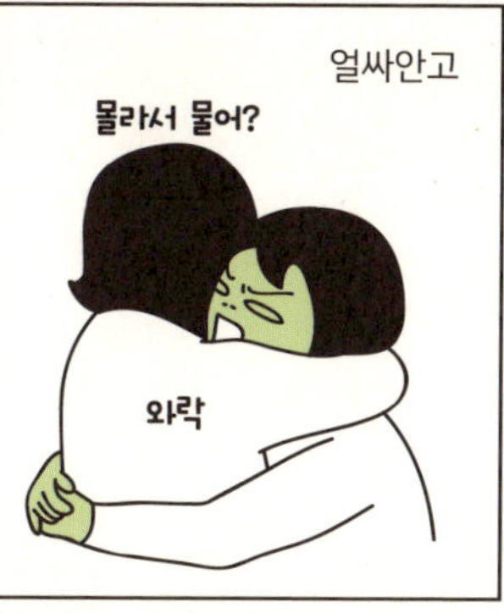

얼싸안고
몰라서 물어?
와락

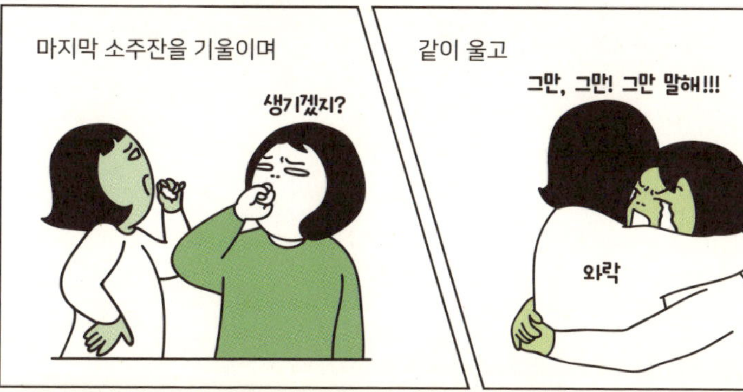

마지막 소주잔을 기울이며
생기겠지?
같이 울고
그만, 그만! 그만 말해!!!
와락

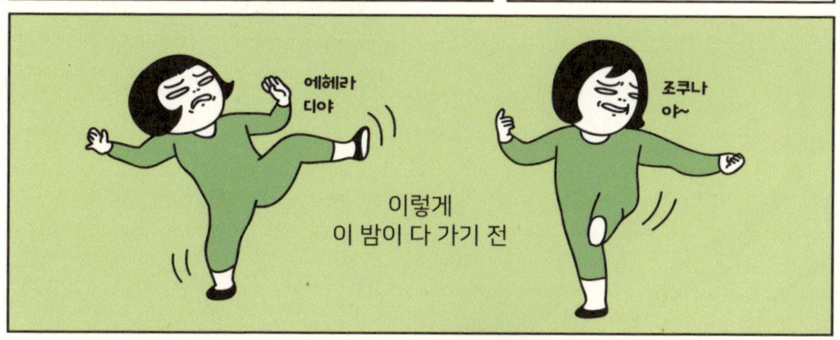

에헤라
디야
조쿠나
야~
이렇게
이 밤이 다 가기 전

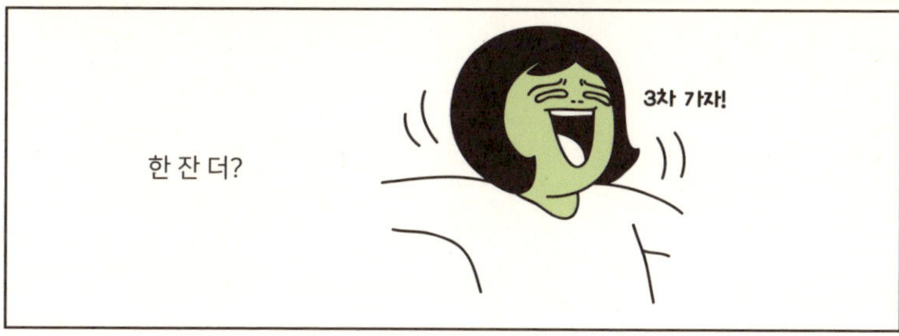

3차 가자!
한 잔 더?

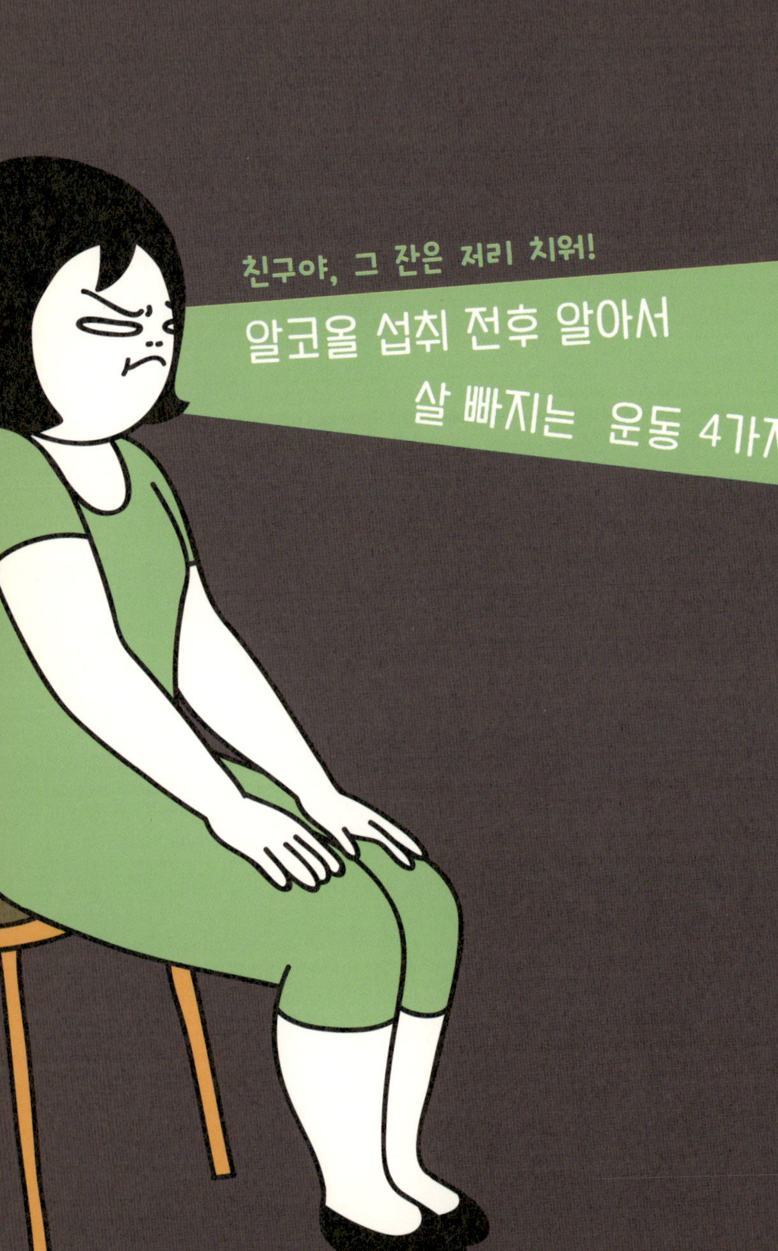

친구야, 그 잔은 저리 치워!
알코올 섭취 전후 알아서
살 빠지는 운동 4가지

$\frac{1}{}$

01 _ 어깨를 양옆으로 쭉 펴고 허리를 세워 앉는다.
02 _ 5cm 이상의 책을 무릎 사이에 끼우고 5분간 버틴다.
03 _ 5cm 이상의 책을 무릎 사이에 끼우고 뒤꿈치를 들고 5분간 버틴다.
04 _ 3~5cm 굵기의 끈으로 허벅지 3/2 지점을 묶고 5분간 버틴다.

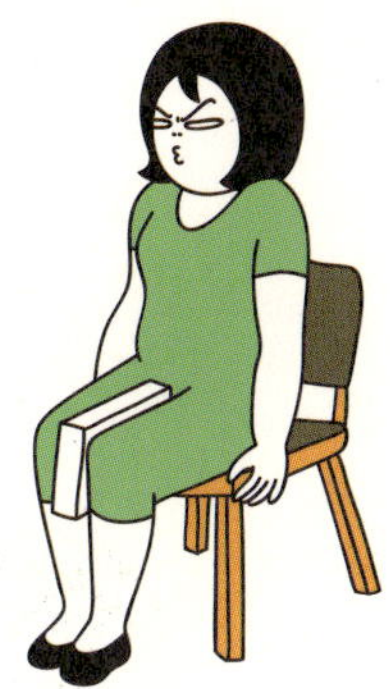

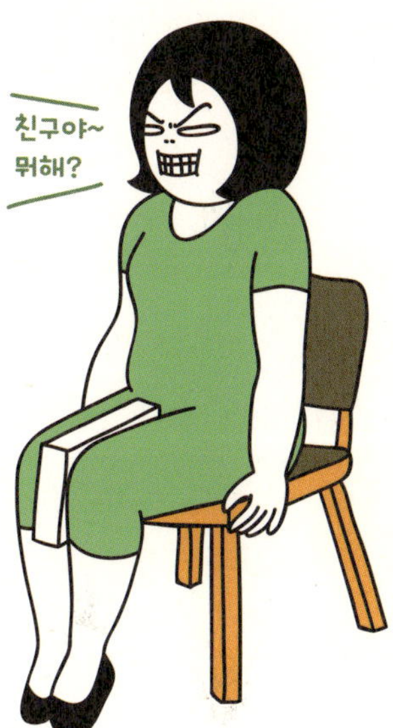

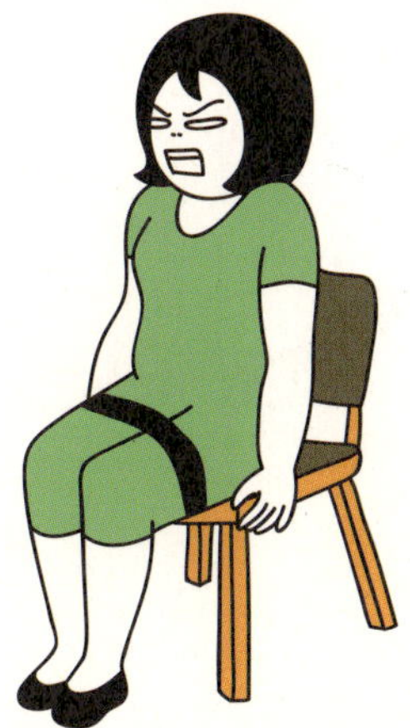

친구의 연락을 기다리며 운동~ 운동!

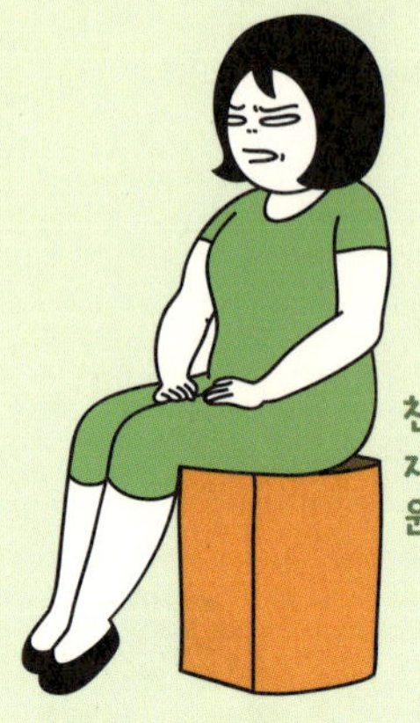

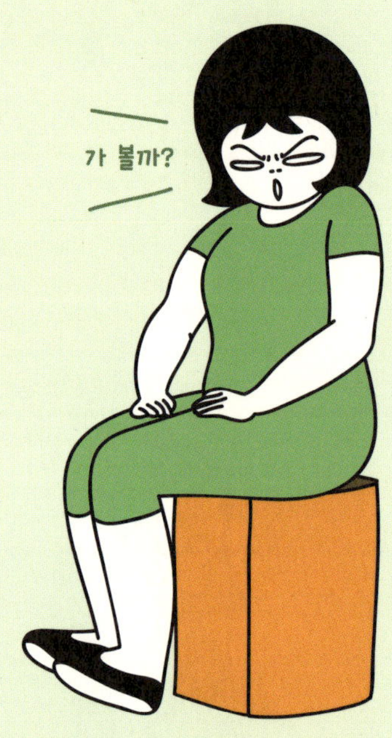

2

01 _ 어깨를 양옆으로 쭉 펴고 허리를 세운 상태로 무릎을 붙이고 앉는다.

02 _ 다리에 힘을 주었다가 빼기를 반복한다.

03 _ 발가락을 최대한 위로 들어 올렸다가 내리기를 반복한다.

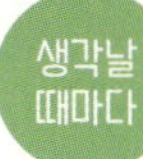

01 _ 어깨를 쭉 펴고 허리를 세우고 바르게 선다.
02 _ 두 다리의 무릎을 붙이고 뒤꿈치를 들었다가 내린다.

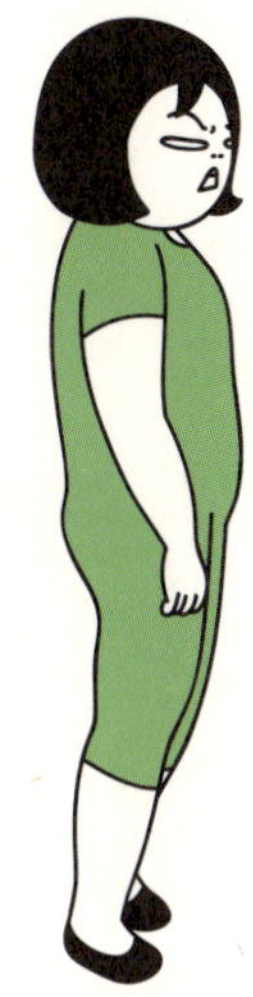

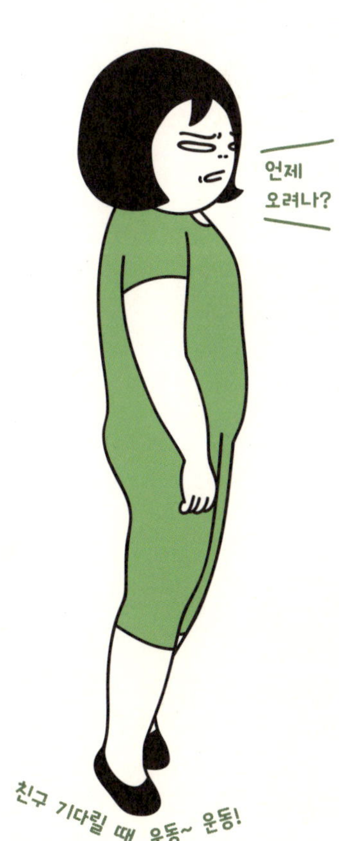

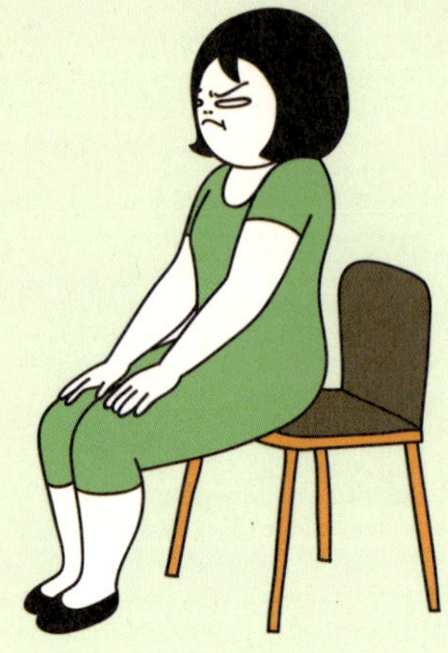

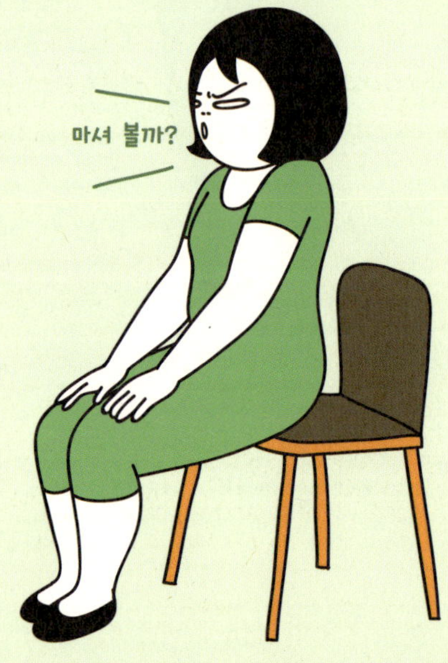

친구와 술잔을 기울이며 운동~ 운동!

5분

4

01 _ 등을 곧게 펴고, 어깨 힘을 빼고 귀와 어깨가 일직선에 오도록 앉는다.

02 _ 배를 홀쭉하게 만든다는 느낌으로 배에 힘을 주고 그 상태를 유지한다.

03 _ 이때 무릎 사이가 벌어지지 않게 허벅지 안쪽으로 힘을 준다.

친구야, 이럴 거면 안 주는 먹지 말 걸 그랬지?
모임 후 단시간에 살 빼는 운동 6가지

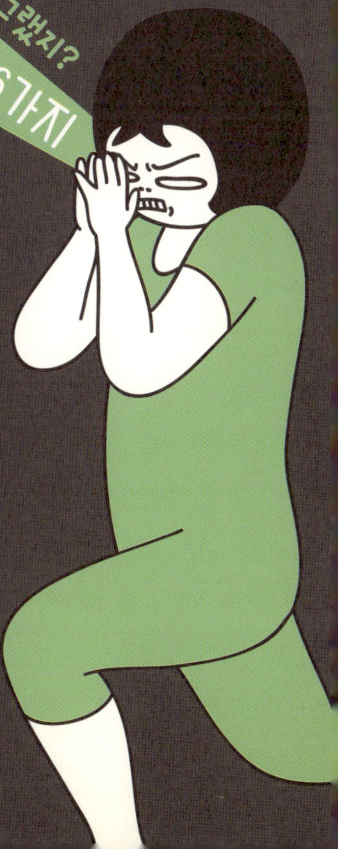

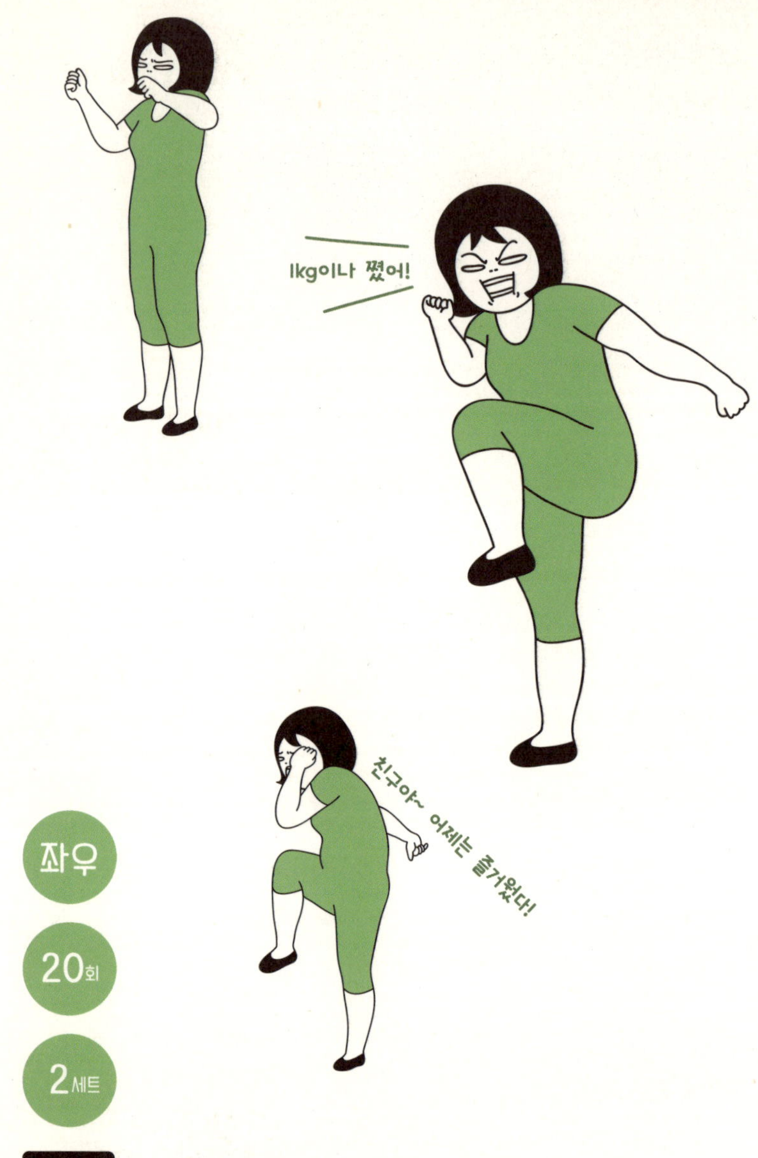

좌우

20회

2세트

1

01 _ 다리를 어깨너비로 벌리고 바르게 선다.
02 _ 왼쪽 다리의 무릎을 구부려 최대한 가슴까지 들어 올린다.
03 _ 이때 오른쪽 팔꿈치가 왼쪽 다리의 무릎에 닿도록 상체를 왼쪽으로 비튼다.
04 _ 처음 자세로 돌아와 반대쪽도 실시한다.

2

01 _ 등을 대고 누워서 두 팔로 머리 뒤쪽을 잡고 어깨를 살짝 든다.
02 _ 두 다리가 바닥에 닿지 않도록 살짝 들어 올린다.
03 _ 왼쪽 무릎을 구부려 오른쪽 팔꿈치에 닿도록 최대한 가슴 쪽으로 당긴다.
04 _ 처음 자세로 돌아와 반대쪽도 실시한다.

좌우

20회

2세트

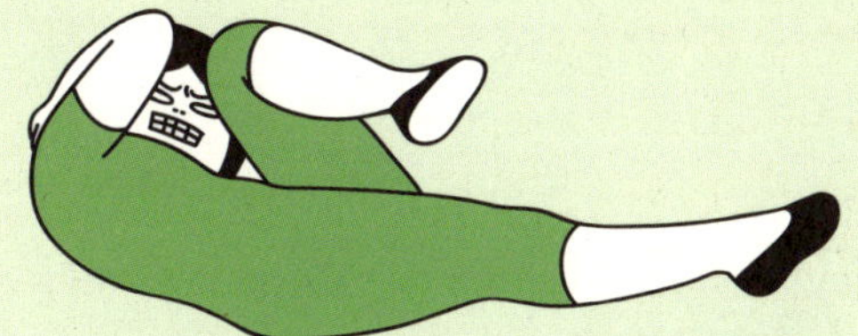

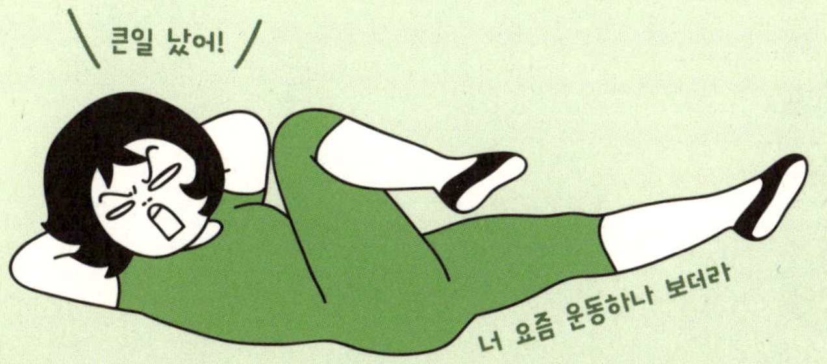

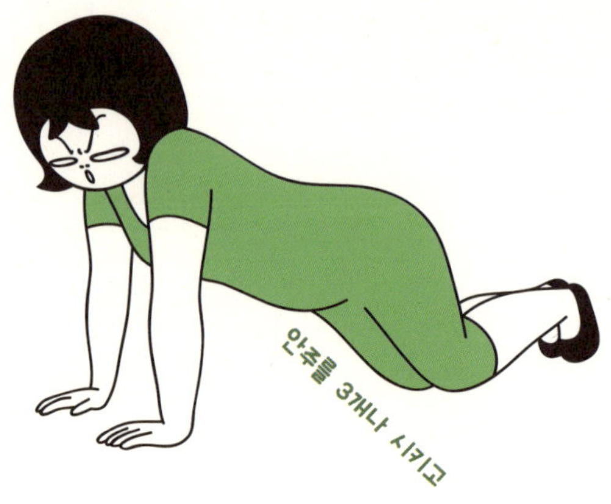

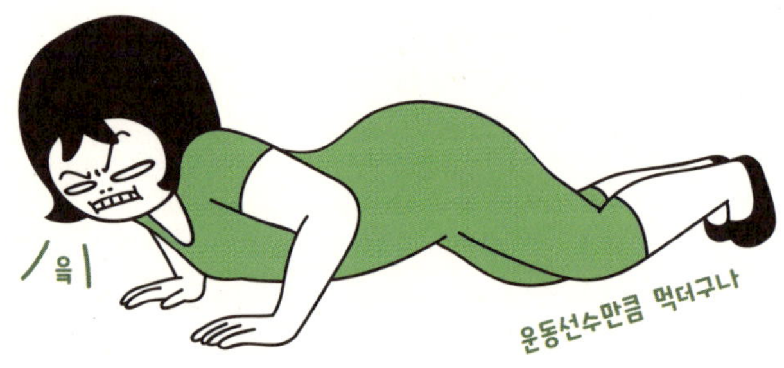

20회

2세트

3

01 _ 무릎을 붙이고 바닥에 댄 채 엎드린다.

02 _ 두 팔로 바닥을 지지하고 팔을 쭉 뻗는다.

03 _ 팔꿈치를 구부려 상체를 최대한 내렸다가 올린다.

4

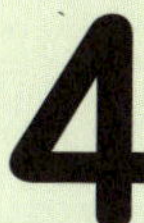

01 _ 두 팔을 쭉 뻗어 바닥을 지지한 채 몸통이 일직선이 되도록 엎드린다.
02 _ 왼쪽 다리의 무릎을 구부려 가슴까지 당긴다.
03 _ 다리를 바꿔 오른쪽 다리의 무릎을 구부려 가슴까지 당긴다.

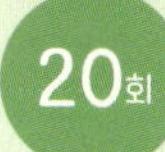

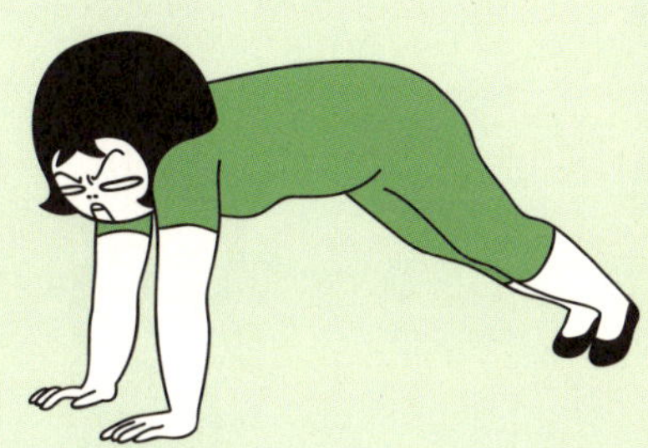

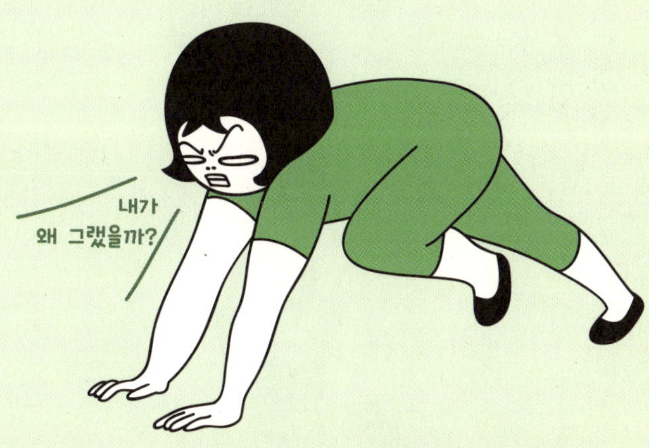

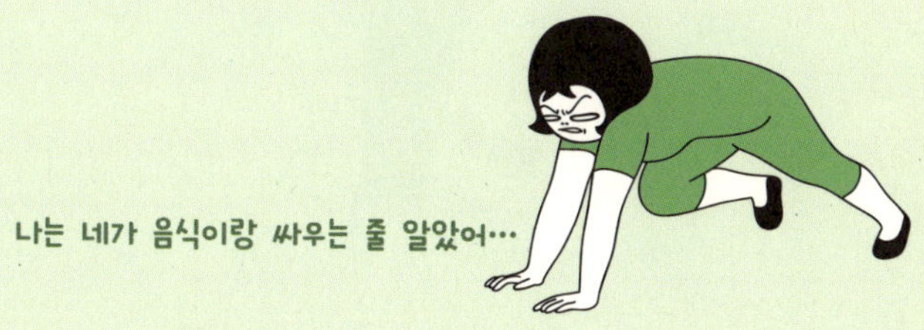

5

20회

2세트

01 _ 다리를 어깨너비로 벌리고 두 손을 모아 가슴 앞에 둔다.

02 _ 오른쪽 다리를 뒤로 한 발짝 딛고 엉덩이를 내려 왼쪽 무릎이 직각이 되도록 앉는다.

03 _ 일어서면서 왼쪽 다리의 무릎을 구부려 최대한 가슴까지 들어 올린다.

04 _ 처음 자세로 돌아와 왼쪽 다리를 뒤로 한 발짝 딛고 엉덩이를 내려 오른쪽 무릎이 직각이 되도록 앉는다.

05 _ 일어서면서 오른쪽 다리의 무릎을 구부려 최대한 가슴까지 들어 올린다.

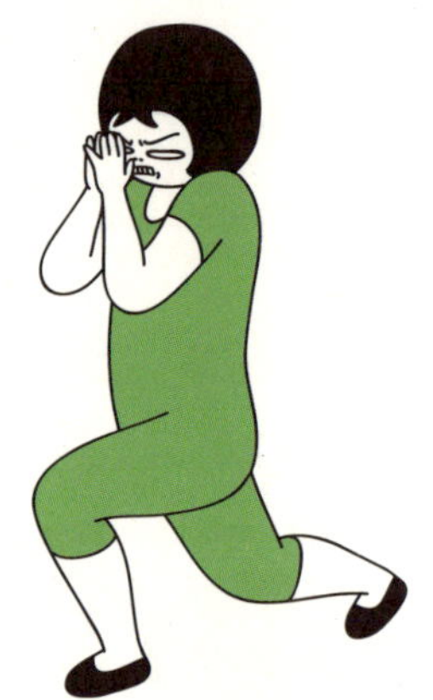

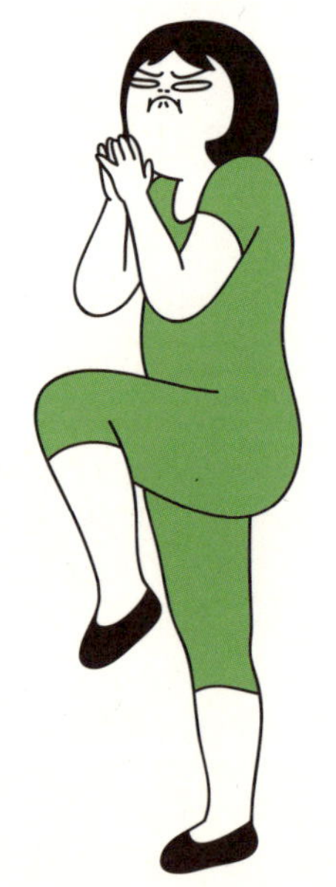

"

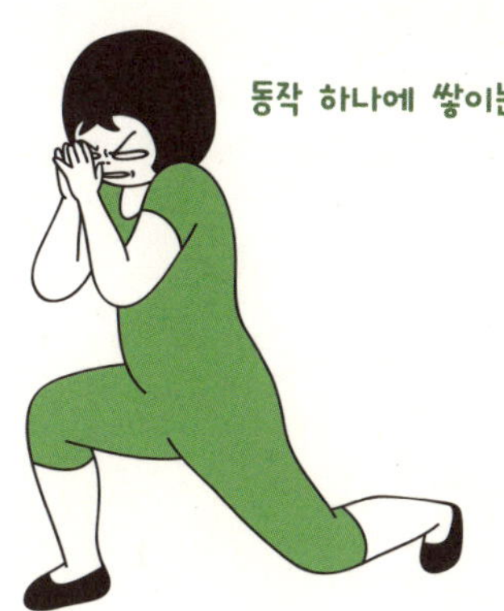

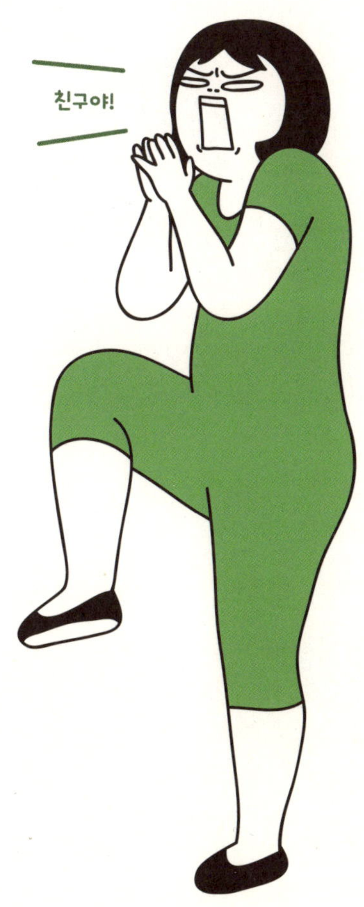

동작 하나에 쌓이는 너와의 한잔 추억

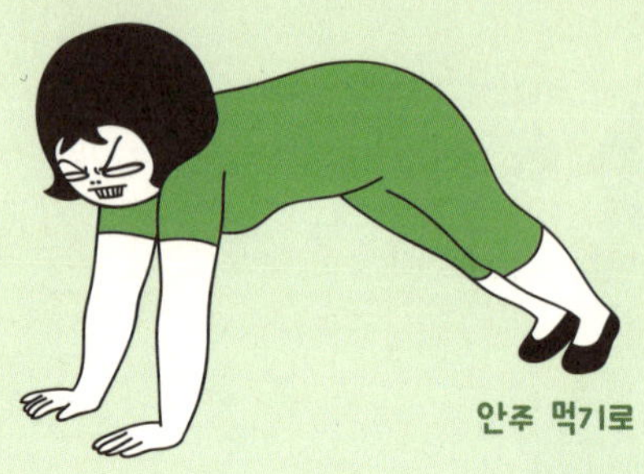

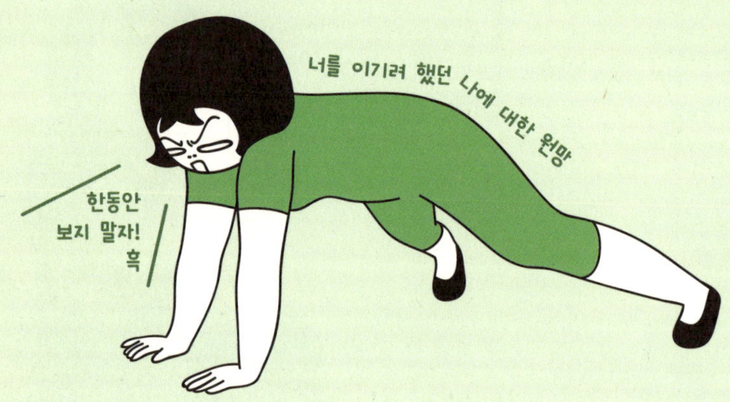

20회

2세트

$\dfrac{}{6}$

01 _ 두 팔을 쭉 뻗어 바닥을 지지한 채 몸통이 일직선이 되도록 엎드린다.
02 _ 다리를 옆으로 크게 벌렸다 붙이기를 반복한다.

친구야, 다음 만남을 위해 칼을 갈자!

대사량 올리는 운동 6가지

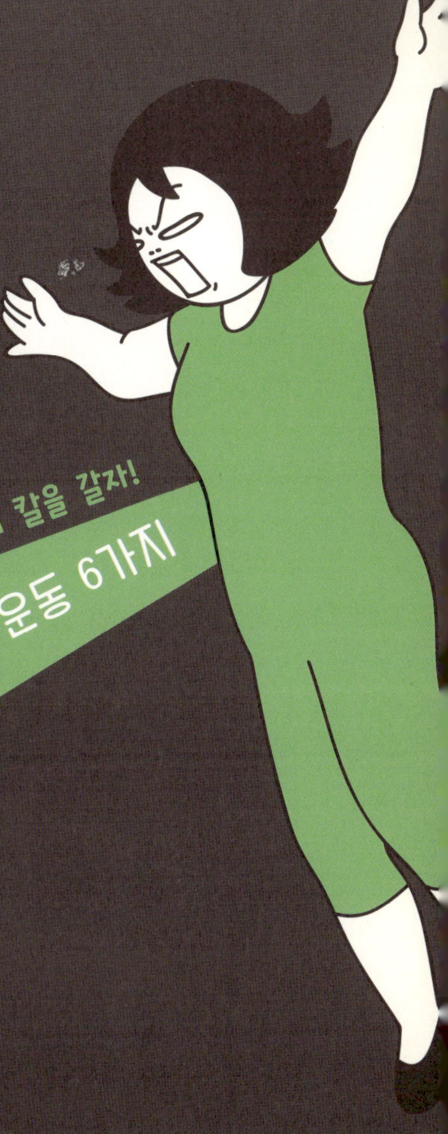

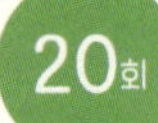

$$\frac{1}{-}$$

20회

2세트

01 _ 다리를 어깨너비로 벌리고 바르게 선다.
02 _ 왼쪽 다리를 무릎이 직각이 되도록 들어 올린다.
03 _ 다리를 바꿔 빠르게 오른쪽 다리를 직각이 되도록 들어 올린다.

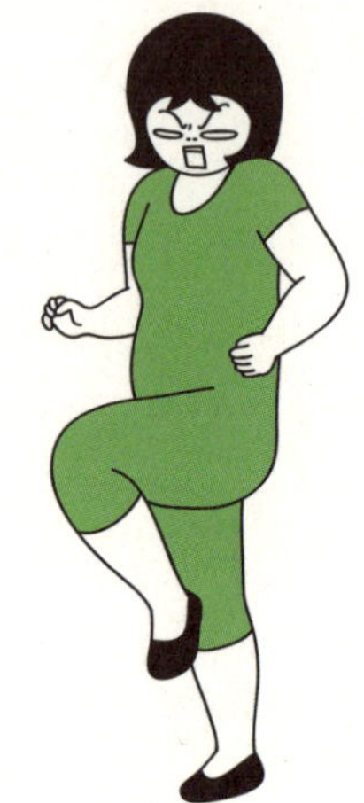

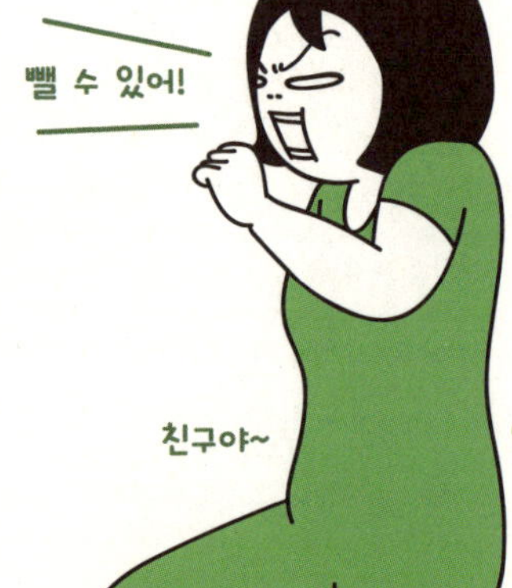

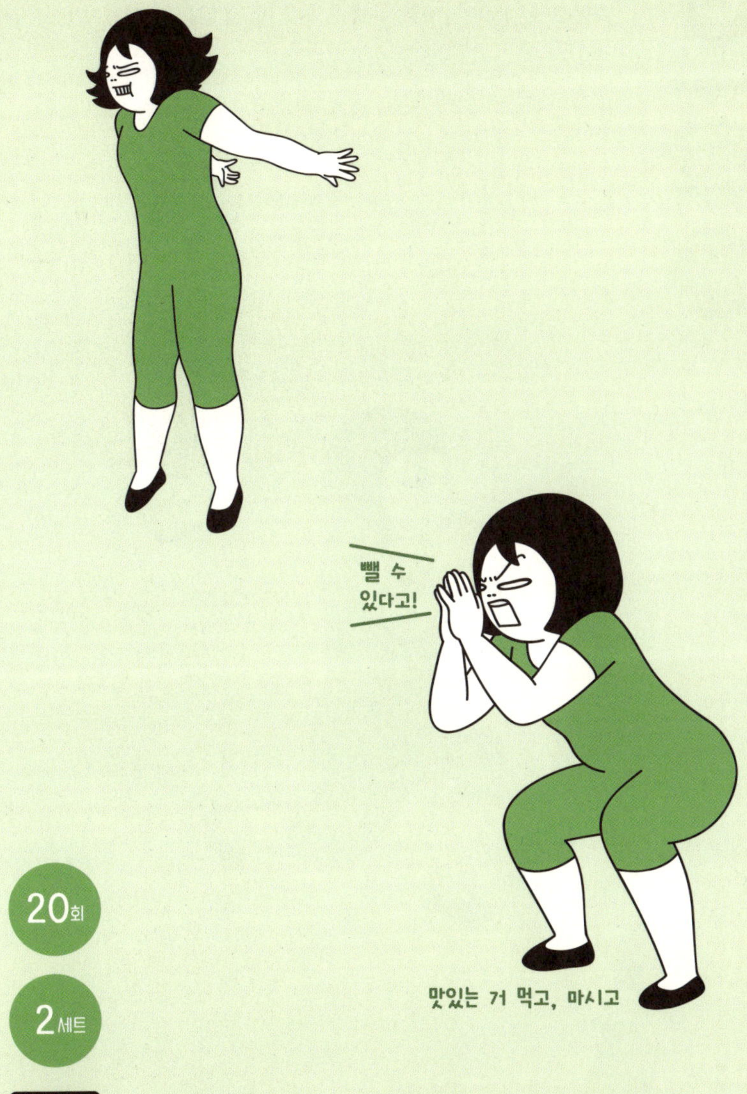

20회

2세트

2

01 _ 다리를 어깨너비로 벌리고 바르게 선다.

02 _ 몸을 들어 올려 점프하면서 두 팔을 최대한 뒤로 민다.

03 _ 다리가 바닥에 닿으면 무릎이 직각이 되도록 엉덩이를 내려 앉는 자세를 한다.

3

01 _ 다리를 붙이고 두 손을 맞잡아 가슴 앞에 두고 바르게 선다.
02 _ 왼쪽 다리를 한 발짝 앞으로 내밀고 무릎이 직각이 되도록 엉덩이를 내려 그대로 앉는다.
03 _ 처음 자세로 돌아와 오른쪽 다리를 한 발짝 앞으로 내밀고 무릎이 직각이 되도록
　　　엉덩이를 내려 그대로 앉는다.

20회

2세트

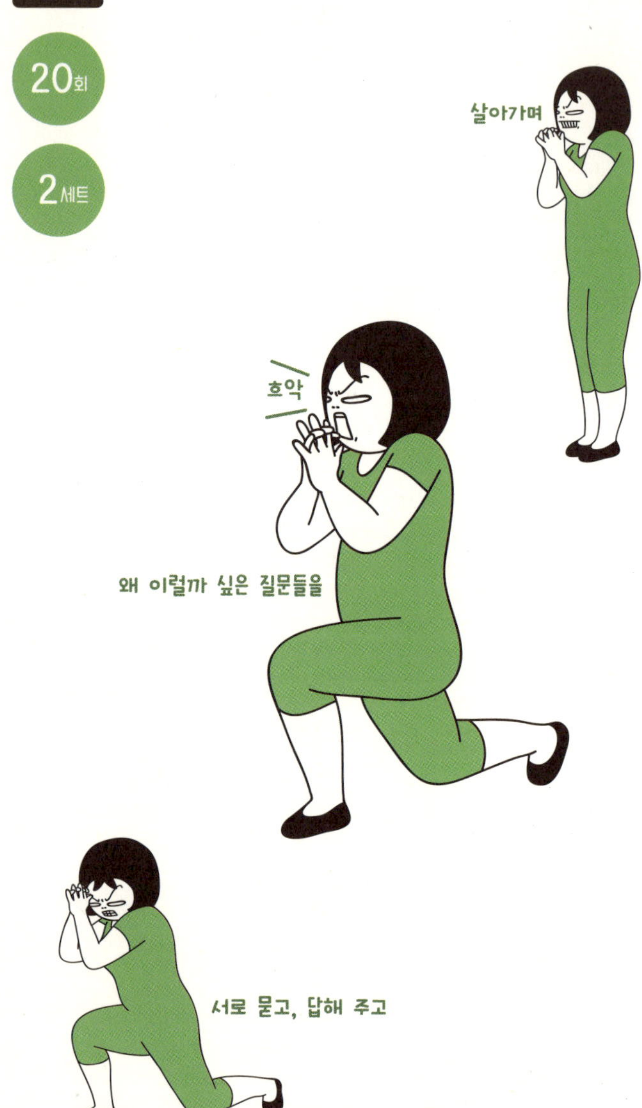

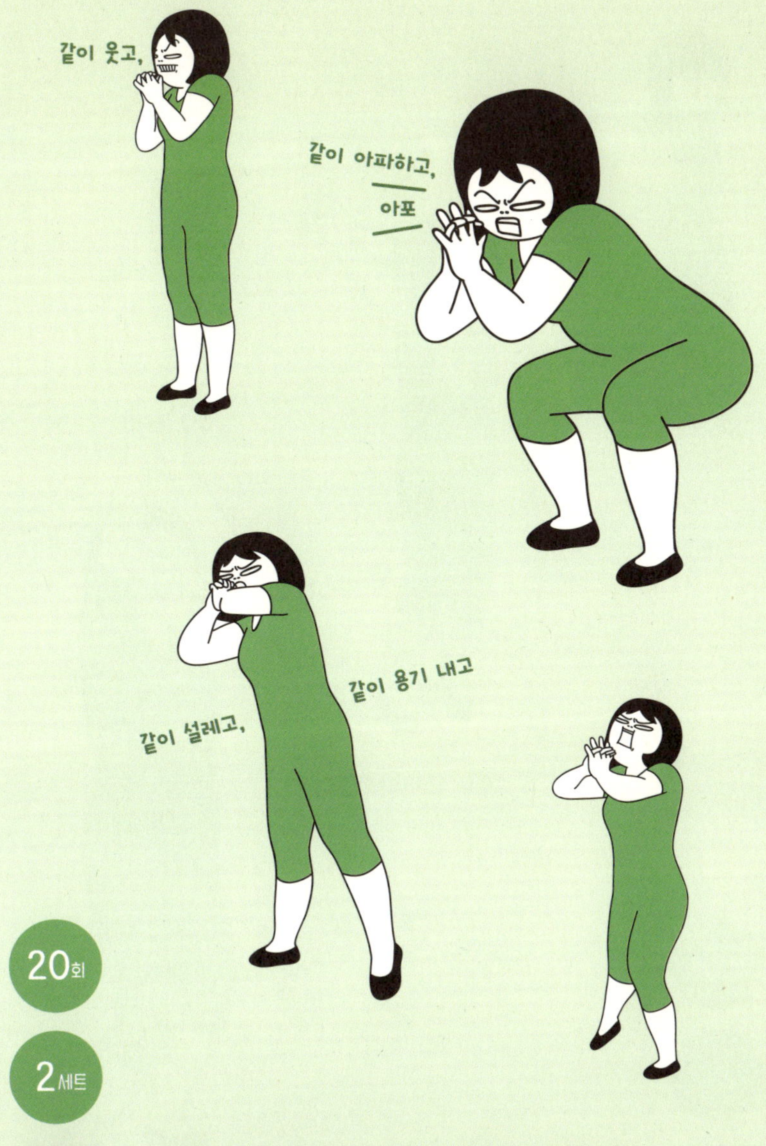

20회

2세트

4

01 _ 다리를 어깨너비로 벌리고 서서 두 손을 맞잡고 가슴 앞에 둔다.
02 _ 무릎이 직각이 되도록 엉덩이를 내려 앉는 자세를 한다.
03 _ 일어서면서 왼쪽 다리를 바깥쪽으로 내밀었다가 다시 모은다.
04 _ 무릎이 직각이 되도록 엉덩이를 내려 앉은 후 일어서면서 오른쪽 다리를
바깥쪽으로 내밀었다가 다시 모은다.

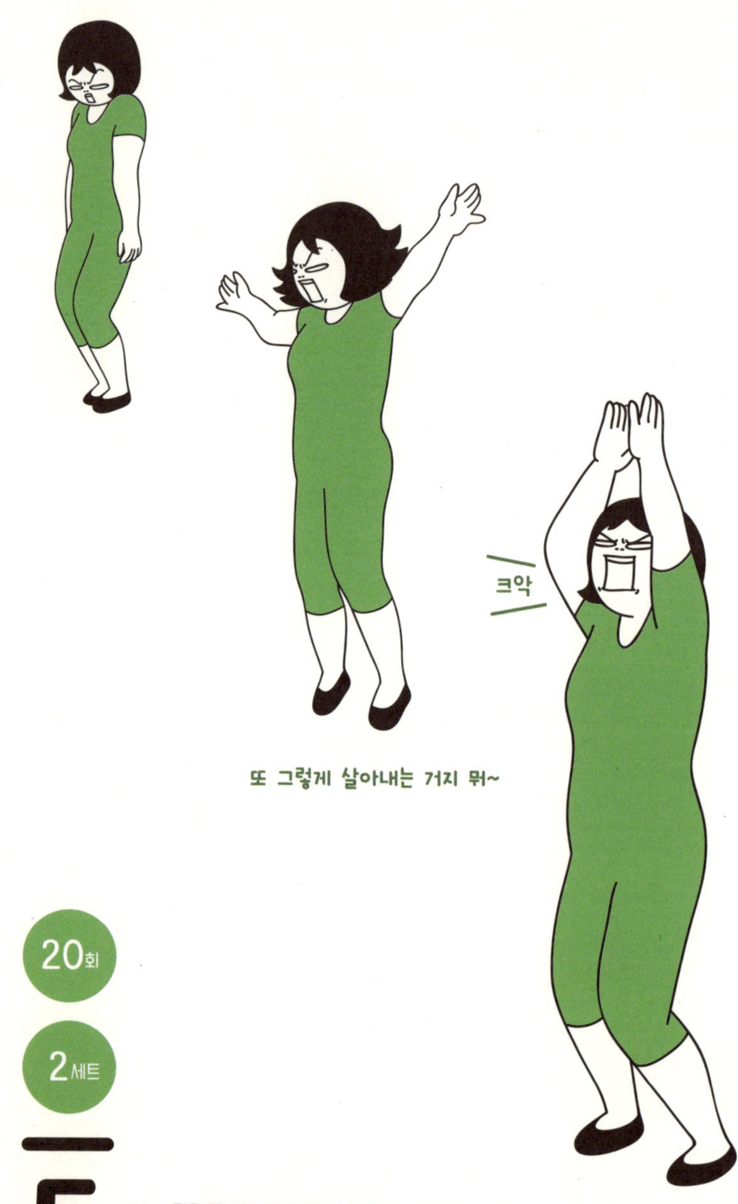

20회

2세트

5

01 _ 다리를 붙이고 바르게 선다.
02 _ 다리를 벌려 점프 뛰면서 양팔을 최대한 옆으로 벌리면서 하늘 높이 든다.
03 _ 처음 자세로 돌아와 동작을 반복한다.

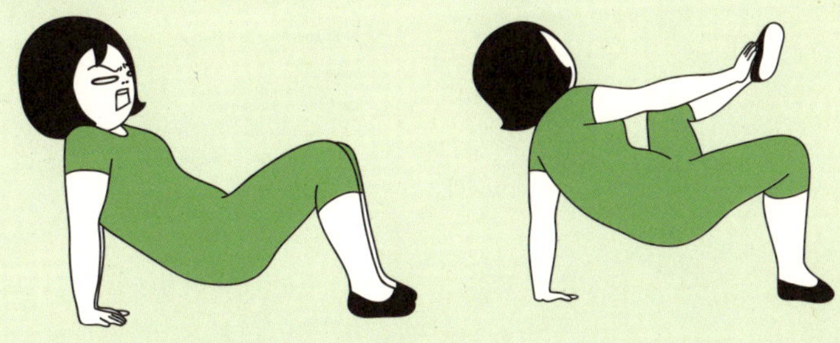

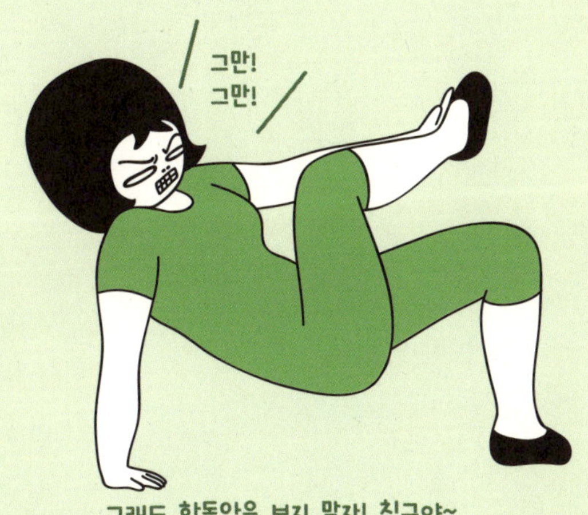

6

01 _ 무릎을 세우고 두 팔로 엉덩이 뒤쪽 바닥을 지지한 채 앉는다.

02 _ 엉덩이를 든 상태에서 왼쪽 발끝이 오른쪽 팔에 닿도록 들어 올린다.

03 _ 처음 자세로 돌아와 반대쪽도 실시한다.

6月

본격 서머(Summer) 시즌 준비!
오금 저리는 복근 운동

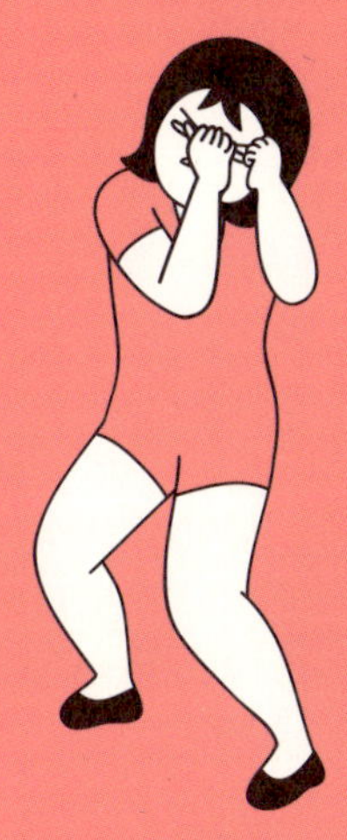

용자의 6월 일기

<hr>

고등학생 시절, 학교 앞 문방구에서 팔던 소시지 빵이 얼마나 맛있었는지 모른다. 나는 아침, 점심, 저녁으로 그 소시지 빵을 먹어 치웠다. 그렇게 우리 이모보다 문방구 이모를 더욱 흠모한 결과 고등학교를 졸업할 때 내 몸은 옷핀이 없으면 교복을 입을 수 없는 지경에 이르렀다. 오마니는 그런 나를 보며 아무 말 없이 내 밥그릇을 빼앗아 갔다.

대학교를 휴학하고 빵집에서 아르바이트를 할 때였다. 나만큼이나 토실토실했던 제빵사 언니는 그 선한 품만큼이나 인정 둘게 손님에게 내놓을 빵 개수에 늘 하나를 더 구워 내 입에 쏙쏙 넣어 주었다. 심지어 케이크를 만들고 남은 빵 시트 사이에 생크림과 조각 과일을 가득 넣어 만든 빵을 퇴근하는 내 가방에 넣어 주었다. 빵이 좋아 먹은 것이 아니라 제빵사 언니의 선의를 무시할 수 없어서 먹었다. 빵집 아르바이트 8개월 후 나는 무려 10kg이 늘었다. 오마니는 이번에도 아무 말 없이 내 밥그릇을 빼앗아 갔다.

사회생활을 시작한 첫 회사는 일주일에 두 번씩 회식을 했다. 중요한 회의는 술을 마시면서 해야 한다는 사장의 철학 덕분이었다. 일 년이 지나자 꾸준히 찐 살이 5kg을 채웠다. 오마니는 아무 말 없이 내 손목을 잡고 집 앞 하천으로 끌고 가 밤새 줄넘기를 시켰다.

오마니가 가까이서 나의 면면을 지켜봐 주지 않았다면 30kg은 더 쪘을 것이다. 저녁 식사를 준비하는 오마니에게 다가가 오마니를 안아 본다. "오마니, 밥 많이 주세요!"

점점 더워지고 있다.

엄마 때문에

너
살이
더
쪘어!

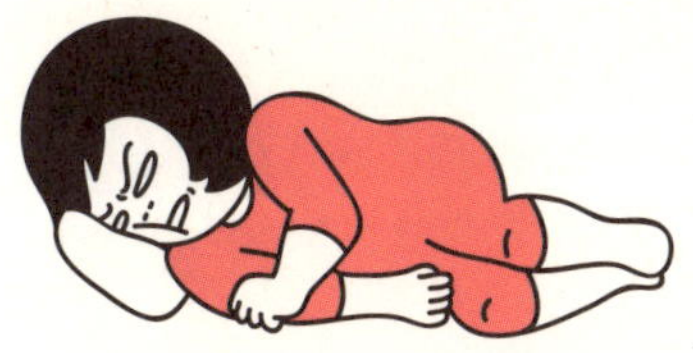

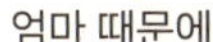

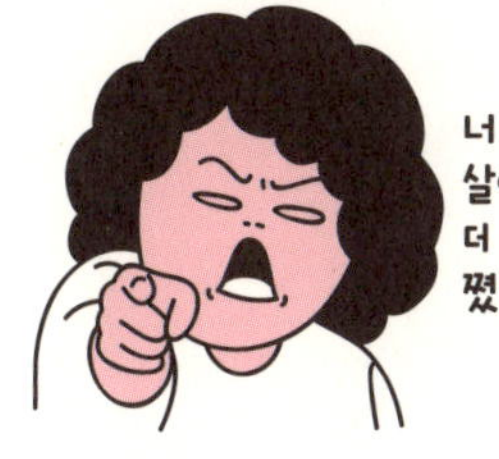

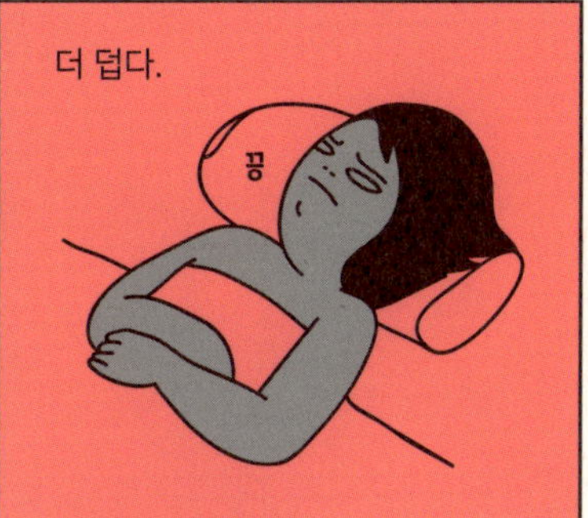

더 덥다.
끙

엄마 때문에

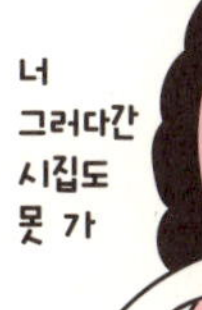

너
그러다간
시집도
못 가

더워 죽을 지경이다.
흑

잔소리 듣느니
어서
일어낫!

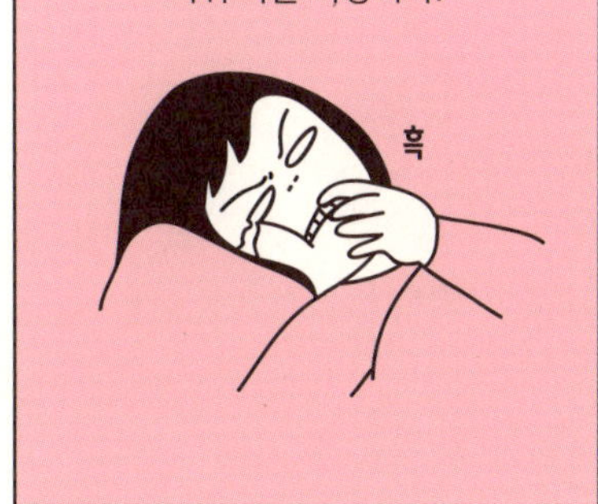

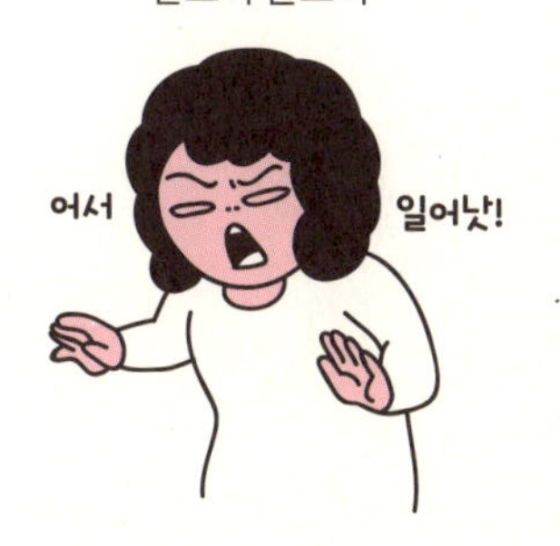

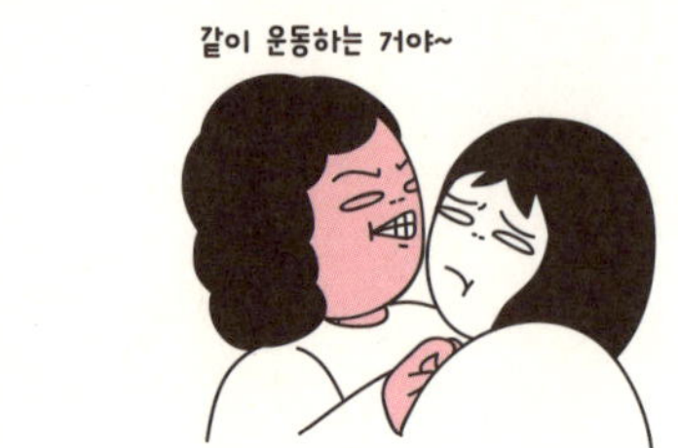

그 제안

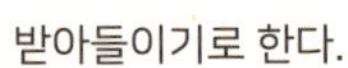

받아들이기로 한다.

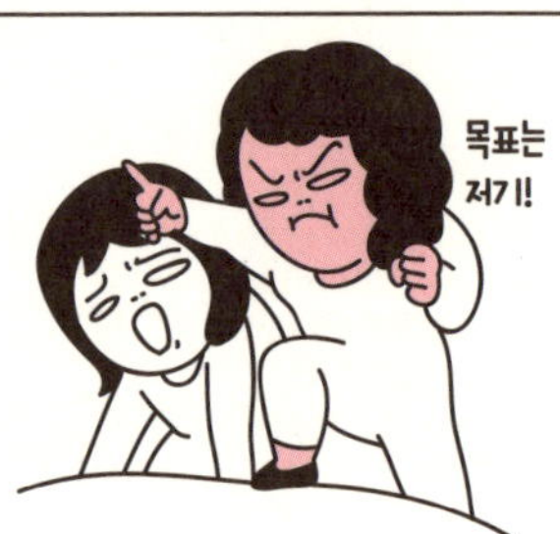

아침은 과일 주스

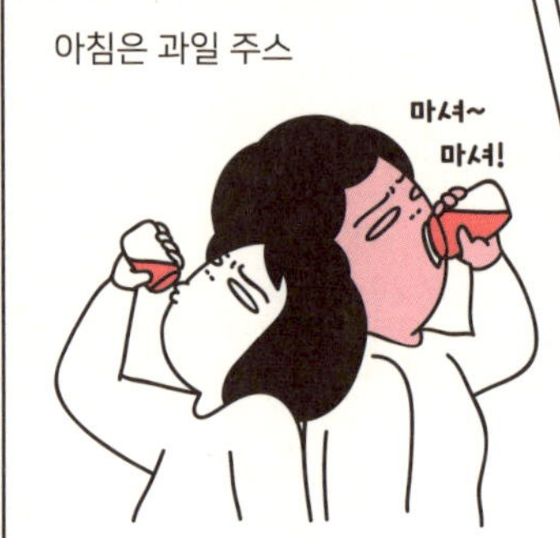

식후 뒷산 오르기

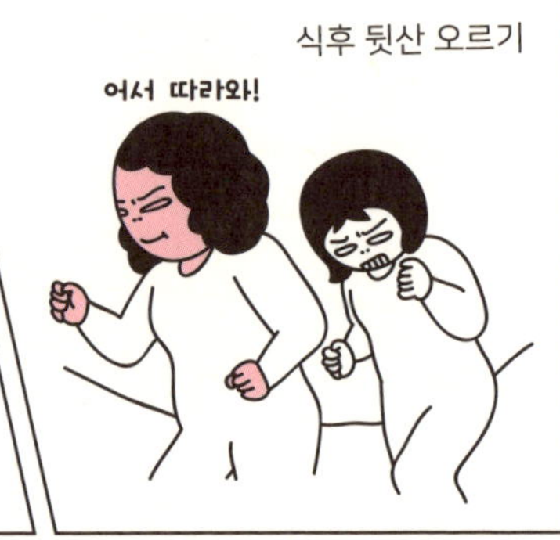

점심은 닭가슴살

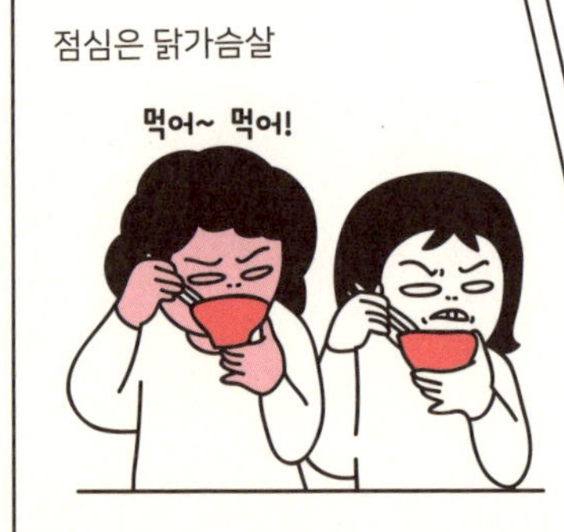

식후 줄넘기

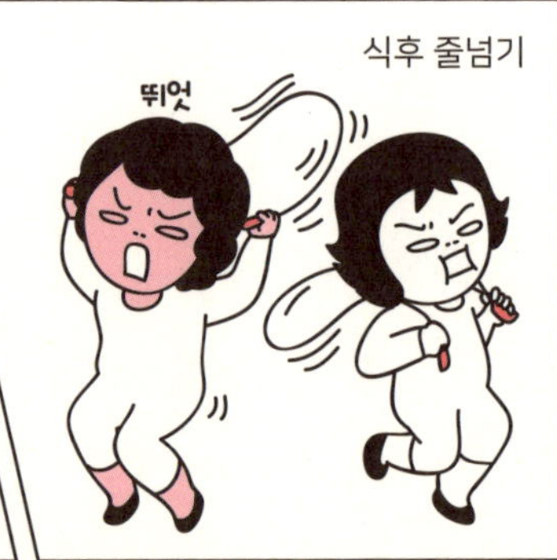

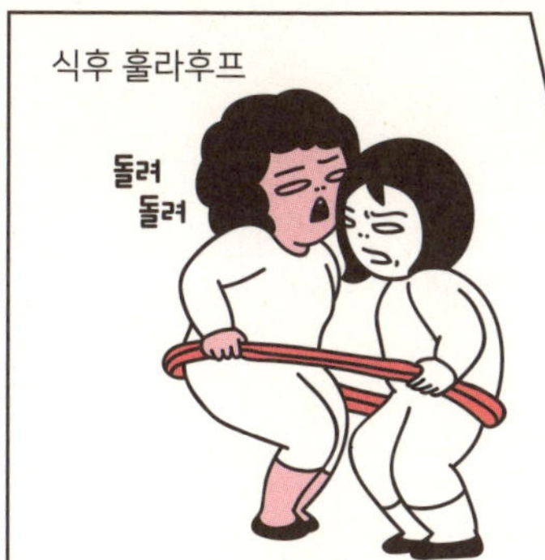

식후 훌라후프
돌려
돌려

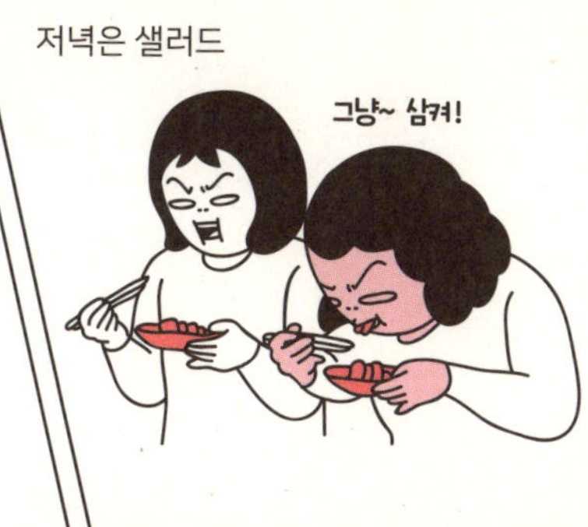

저녁은 샐러드
그냥~ 삼켜!

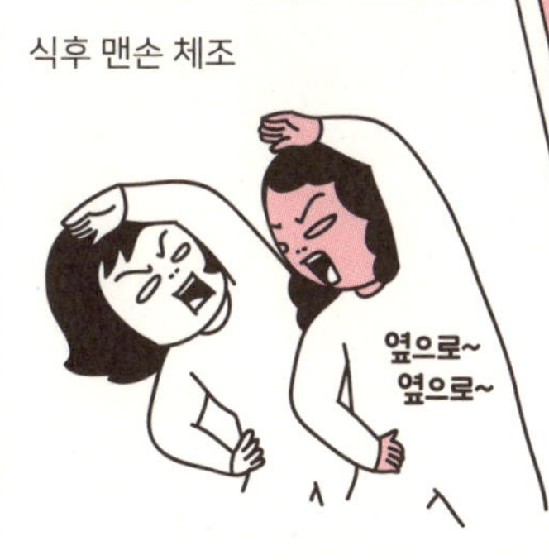

식후 맨손 체조
옆으로~
옆으로~

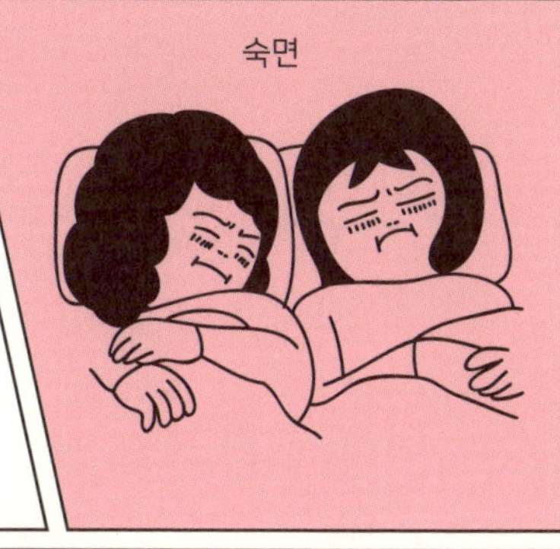

숙면

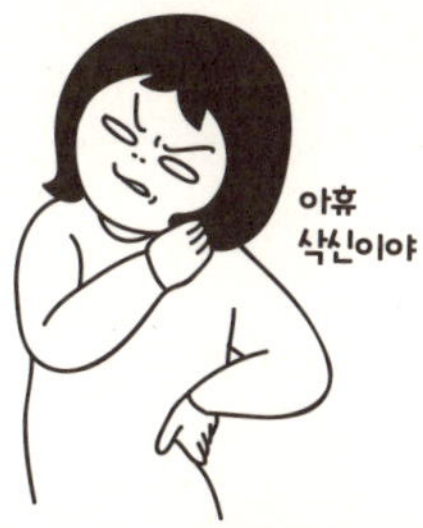

격한 후유증
아휴
삭신이야

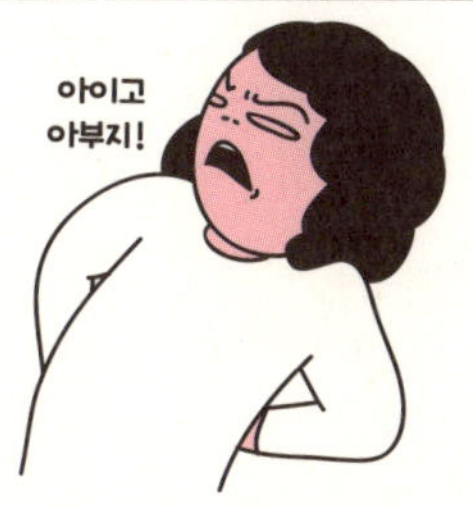

아이고
아부지!
후유증 공유…

뱃살을 우주로 보내버리자!
효과 좋은 복근 운동 4가지

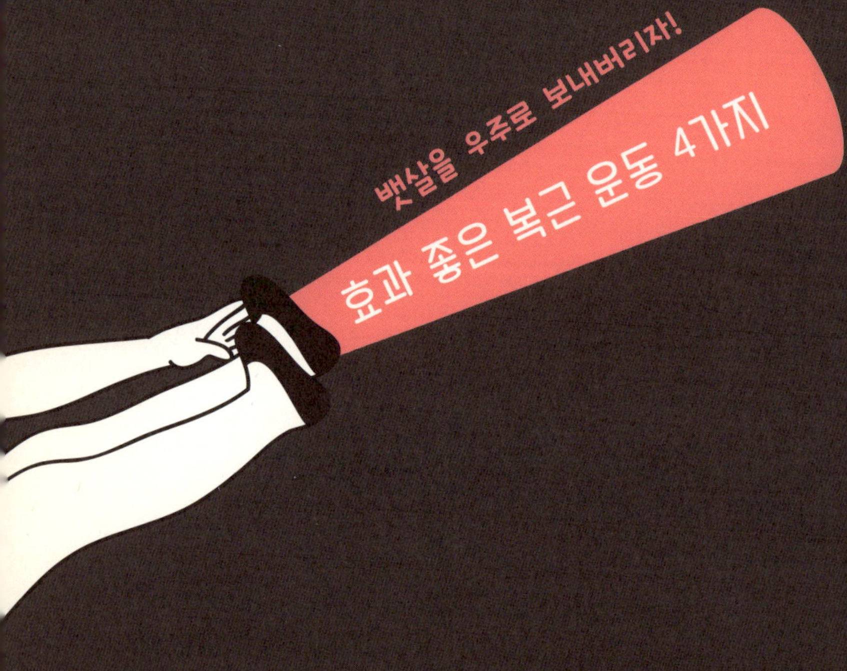

1

01 _ 팔과 다리를 벌리고 누운 자세에서 오른쪽 다리를 들어 올린다.
02 _ 동시에 왼쪽 손끝이 오른쪽 발끝에 닿도록 상체를 든다.
03 _ 처음 자세로 돌아와 반대쪽도 실시한다.

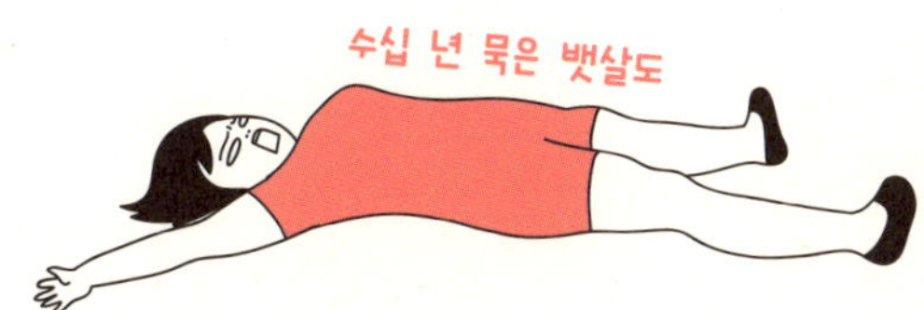

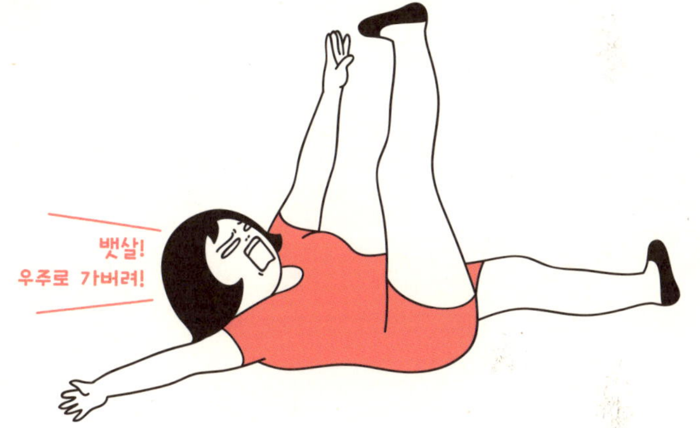

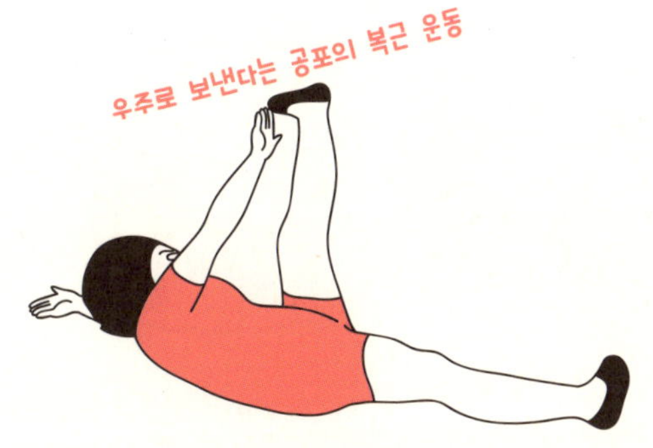

2

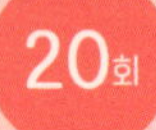

01 _ 바르게 누워 복부에 힘을 주고 두 다리를 들어 올린다.
02 _ 상체를 살짝 들고 왼쪽 손으로 오른쪽 발끝을 터치한 후 빠르게 오른쪽 손으로
　　 왼쪽 발끝을 터치한다.

20회

2세트

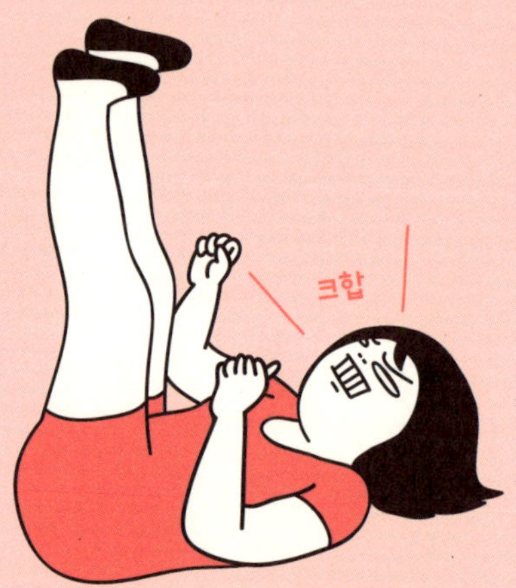

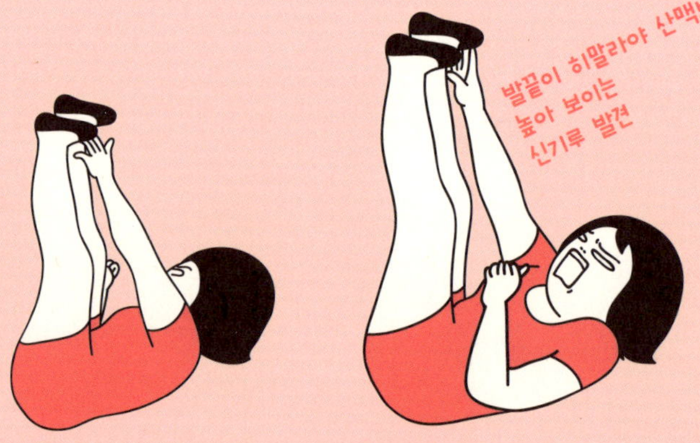

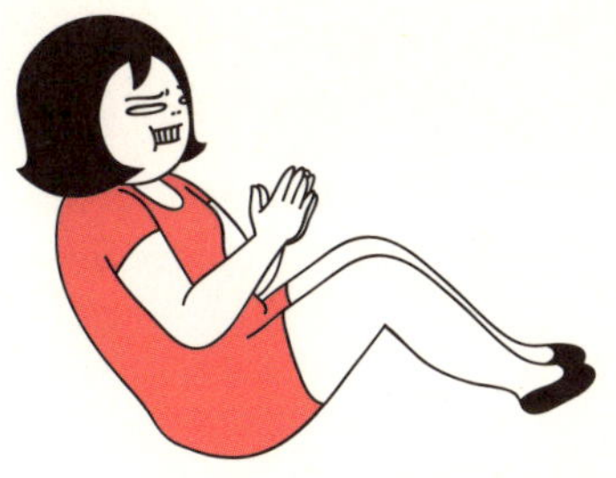

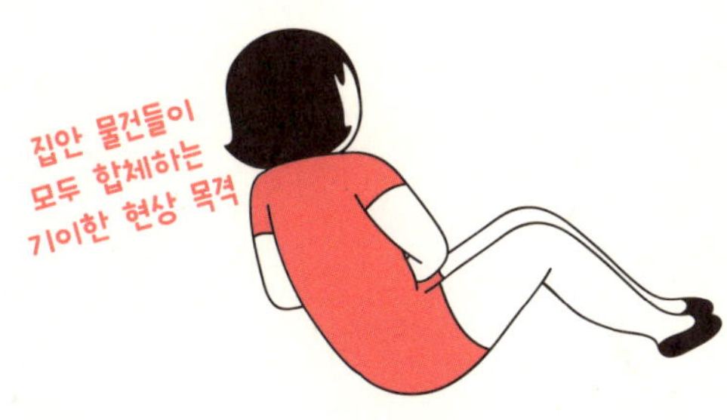

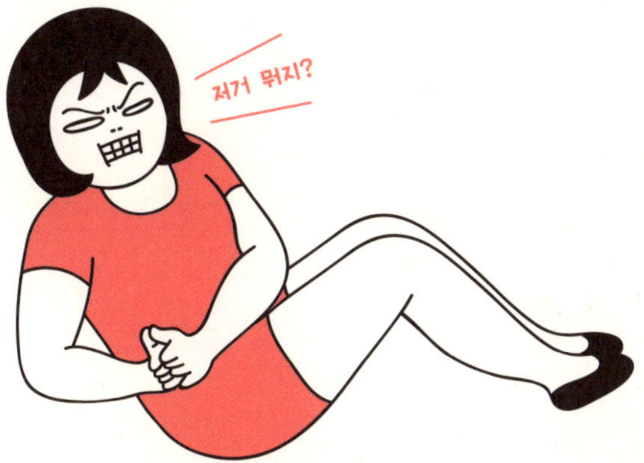

20회

2세트

3

01 _ 무릎을 세우고 앉은 자세로 상체를 살짝 뒤로 기울인다.

02 _ 다리를 바닥에서 살짝 띄우고 두 팔을 맞잡는다.

03 _ 상체를 좌우로 힘껏 비튼다.

4

01 _ 무릎을 세우고 앉은 자세로 상체를 살짝 뒤로 기울인다.
02 _ 다리를 바닥에서 살짝 띄우고 두 팔을 맞잡는다.
03 _ 상체를 왼쪽으로 비틀면서 오른쪽 다리를 쭉 뻗는다.
04 _ 처음 자세로 돌아와 반대쪽도 실시한다.

좌우

20회

2세트

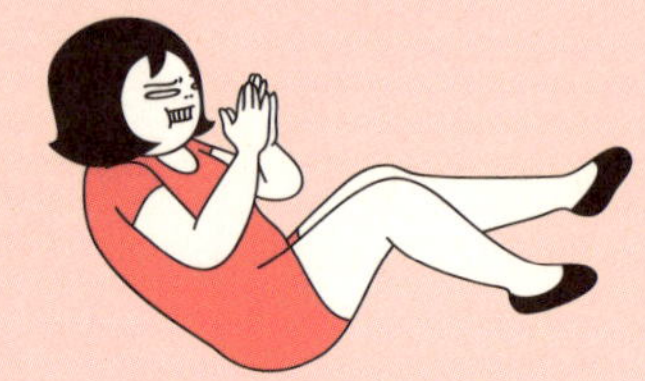

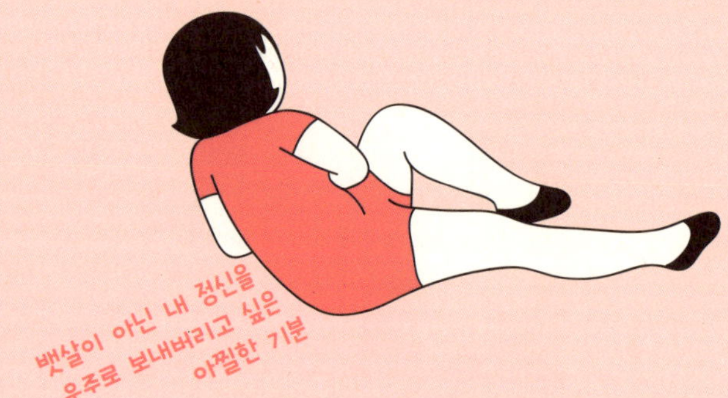

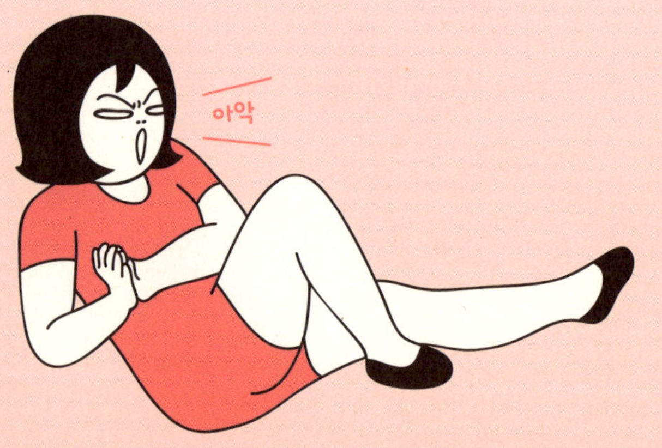

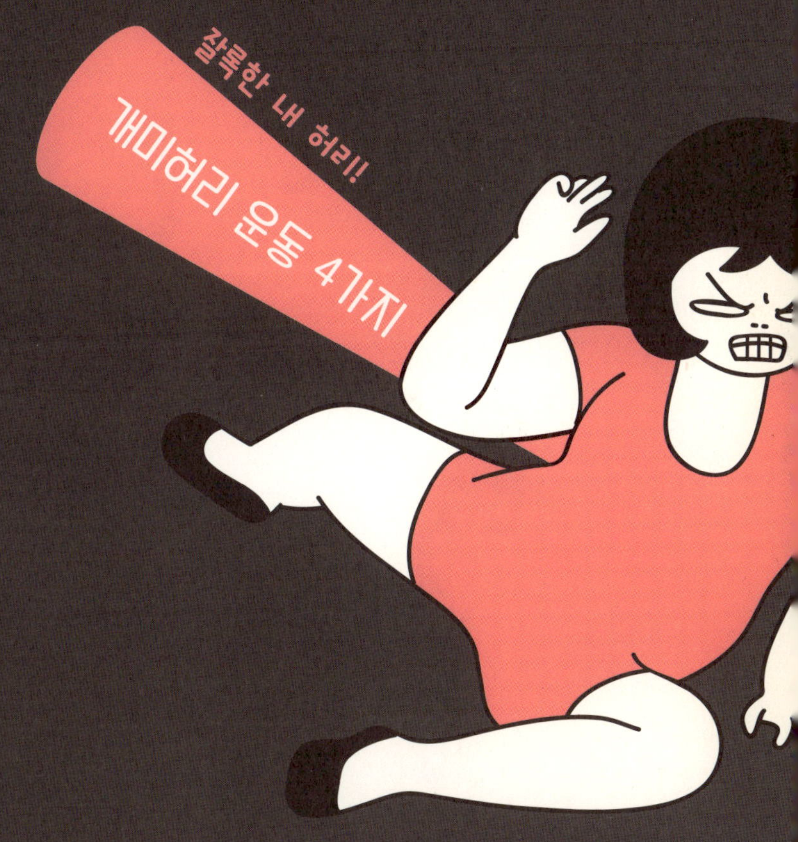
잘록한 내 허리!!
개미허리 운동 4가지

1

01 _ 다리를 어깨너비보다 넓게 벌리고 바르게 선다.
02 _ 왼쪽 다리의 무릎을 구부려 들어 올린다.
03 _ 두 팔을 모아 왼쪽 다리 무릎의 좌우로 빠르게 이동한다.
04 _ 20회 실시 후 처음 자세로 돌아와 반대쪽도 실시한다.

좌우

20회

2세트

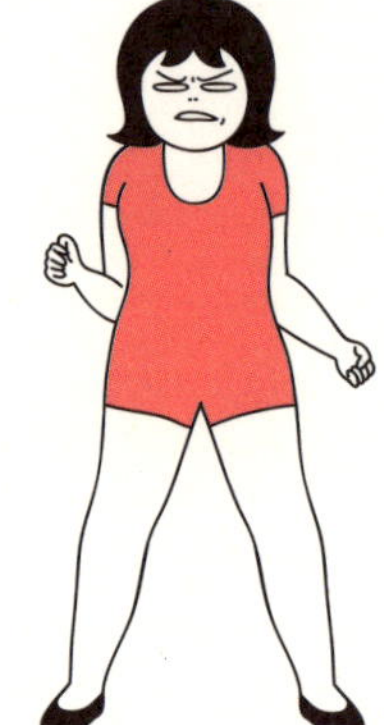

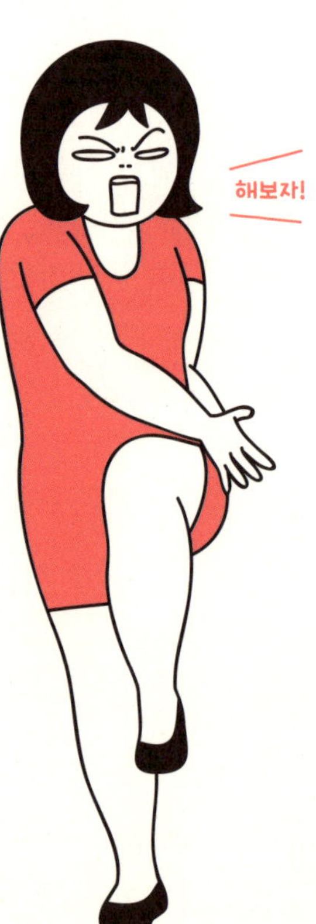

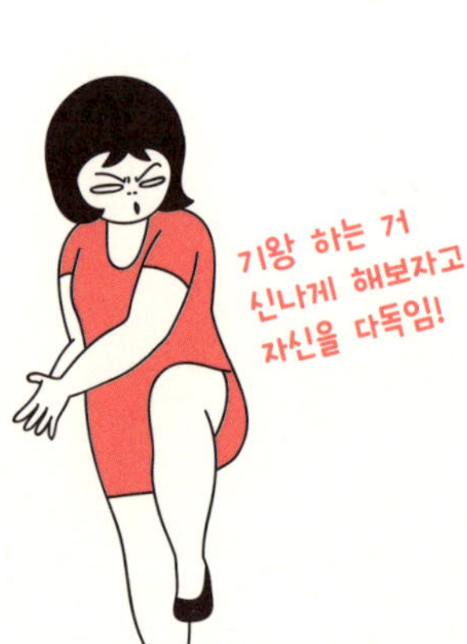

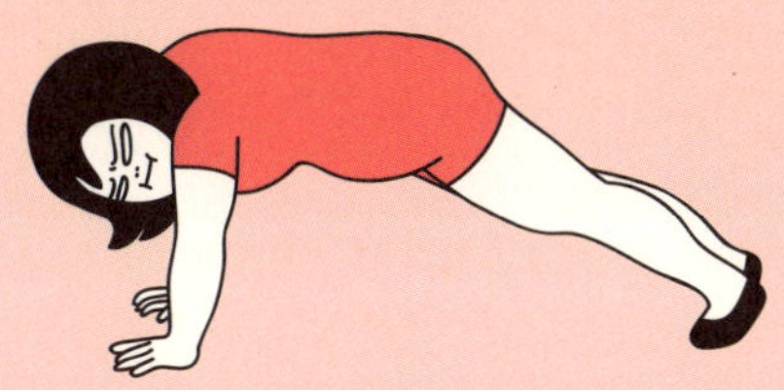

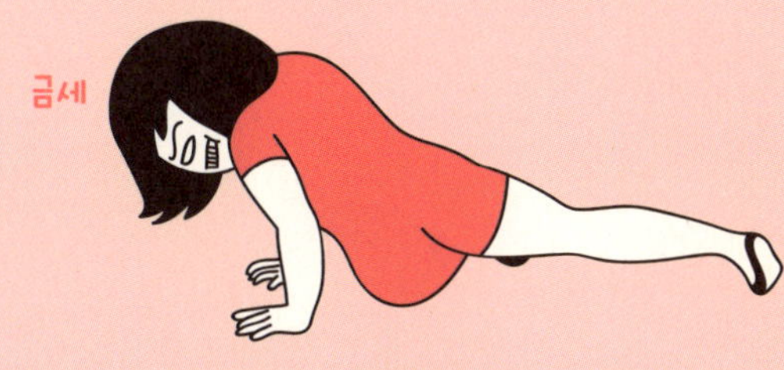

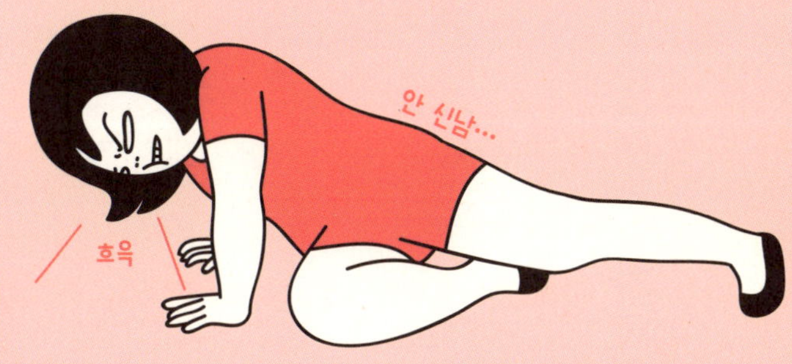

좌우

20회

2세트

2

01 _ 두 팔을 쭉 뻗어 바닥을 지지한 채 머리부터 발끝까지 일자가 되도록 유지하며
팔굽혀펴기 자세를 취한다.

02 _ 왼쪽으로 몸을 비틀어 기울이면서 왼쪽 다리의 무릎을 구부려 힘껏 가슴까지 올린다.

03 _ 처음 자세로 돌아와 반대쪽도 실시한다.

3

01 _ 팔꿈치를 바닥에 대고 오른쪽으로 누워 두 다리를 구부린다.

02 _ 왼쪽 다리의 무릎을 최대한 위로 들어 올린 후 왼쪽 다리를 쭉 펴준다.
동시에 왼쪽 팔도 쭉 늘린다.

03 _ 15회 실시 후 방향을 바꿔 반대쪽도 실시한다.

좌우

15회

2세트

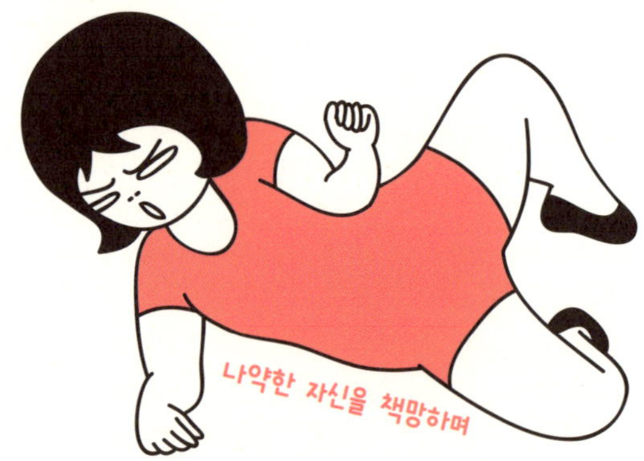

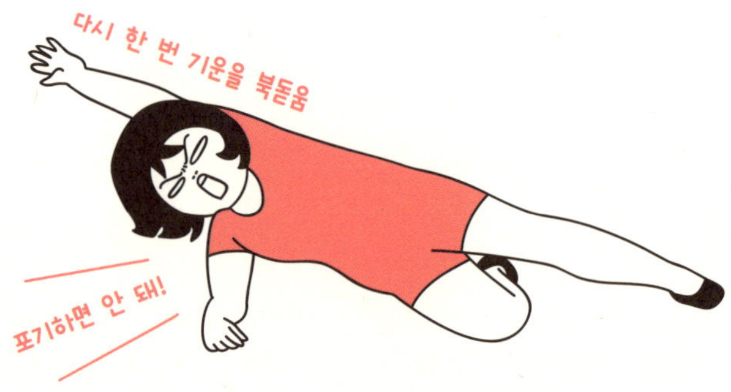

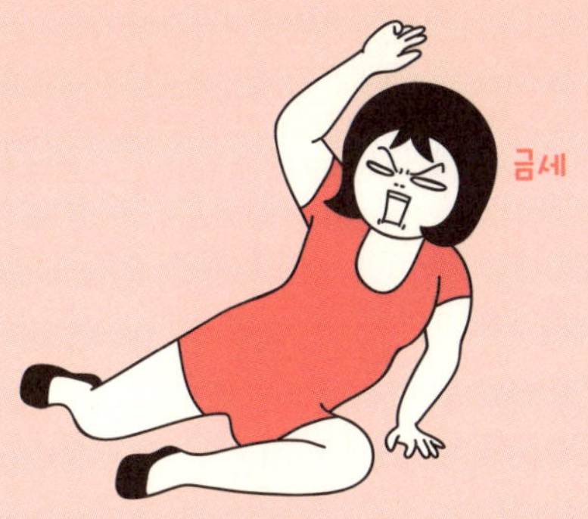

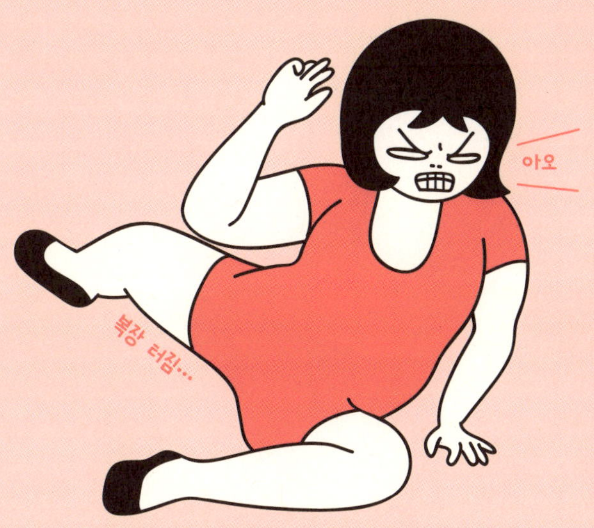

4

01 _ 바르게 앉아서 두 다리를 구부려 무릎을 왼쪽에 둔다.

02 _ 왼쪽 팔로 바닥을 지지한 채 오른쪽 팔꿈치와 오른쪽 무릎이 닿도록 최대한 오른쪽 다리를 들어 올린다.

03 _ 15회 실시 후 방향을 바꿔 반대쪽도 실시한다.

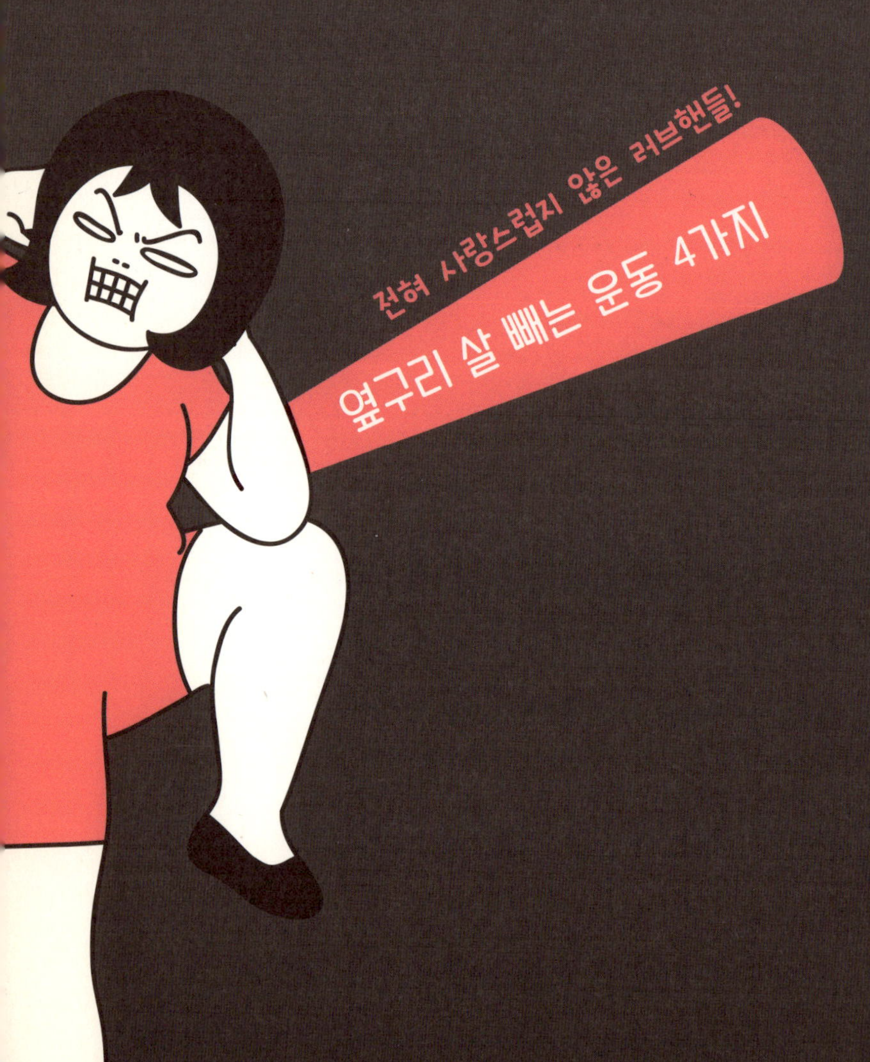
전혀 사랑스럽지 않은 러브핸들!
옆구리 살 빼는 운동 4가지

1

좌우

20회

2세트

01 _ 다리를 어깨너비보다 넓게 벌리고 바르게 선다.

02 _ 두 팔을 앞으로 쭉 뻗은 후 왼쪽으로 힘껏 비튼다. 이때 오른쪽 다리는 뒤꿈치를 든다.

03 _ 처음 자세로 돌아와 엉덩이를 내려 무릎이 직각이 되도록 앉는다.
     이때 무릎이 발끝을 넘지 않도록 한다.

04 _ 일어선 후 오른쪽으로도 실시한다.

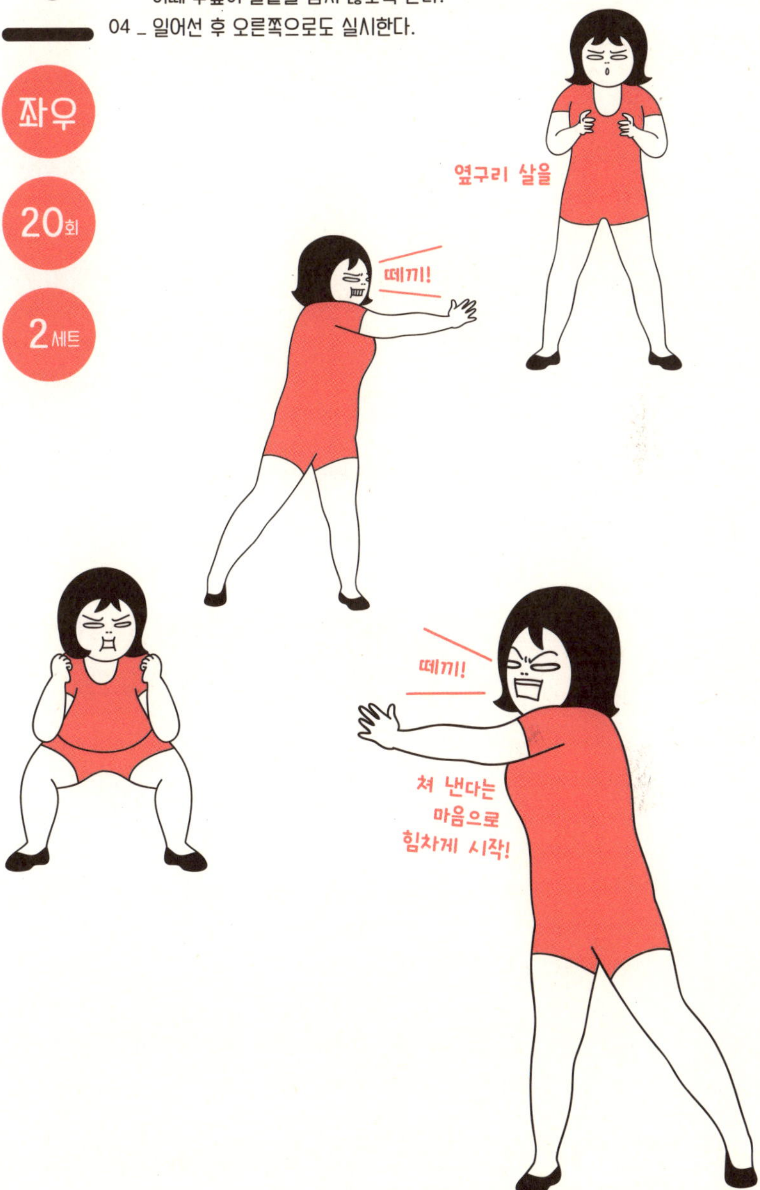

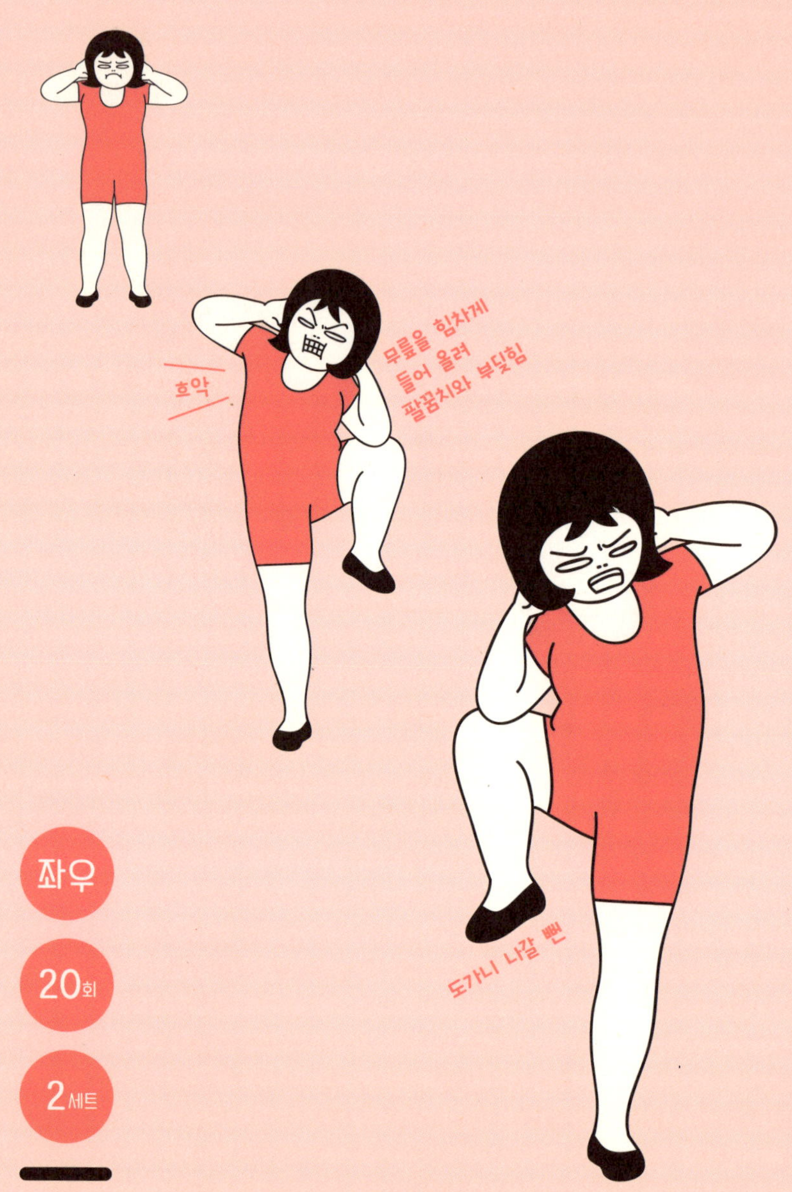

2

01 _ 다리를 어깨너비로 벌리고 바르게 선다.
02 _ 두 손으로 머리를 잡고 상체를 왼쪽으로 기울인다.
03 _ 이때 왼쪽 다리를 구부려 왼쪽 무릎이 왼쪽 팔의 팔꿈치에 닿도록 들어 올린다.
04 _ 처음 자세로 돌아와 오른쪽으로도 실시한다.

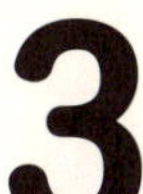

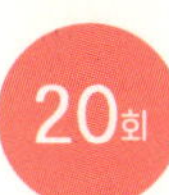

3

01 _ 다리를 어깨너비보다 넓게 벌리고 두 손을 주먹 쥐고 눈앞에 둔다.

02 _ 허리와 복근에 힘을 주고 무릎을 살짝 구부린다.

03 _ 상체를 좌우로 크게 움직인다.

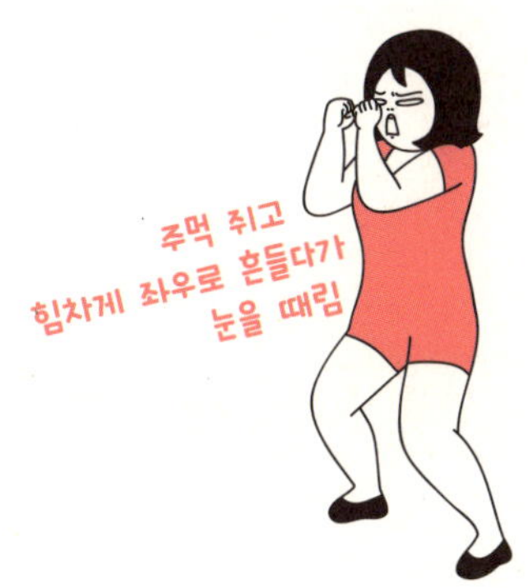

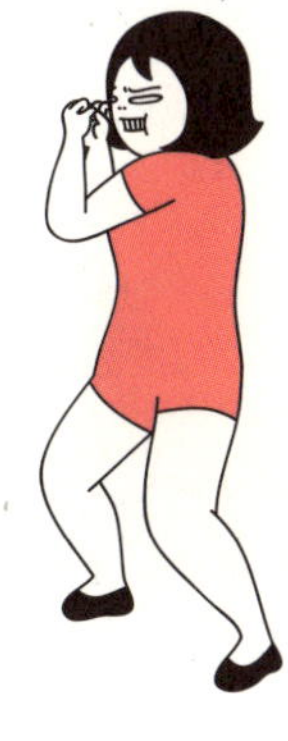

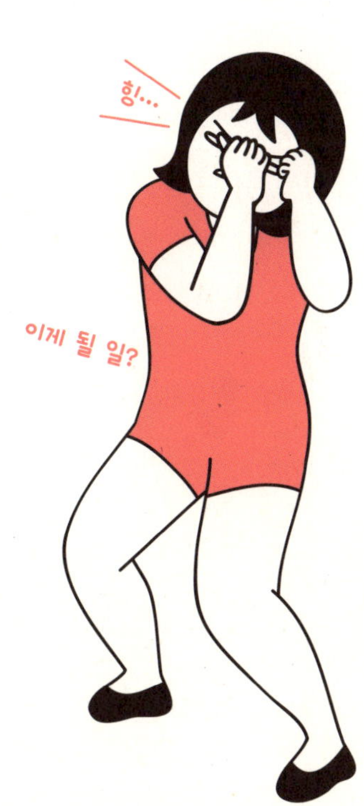

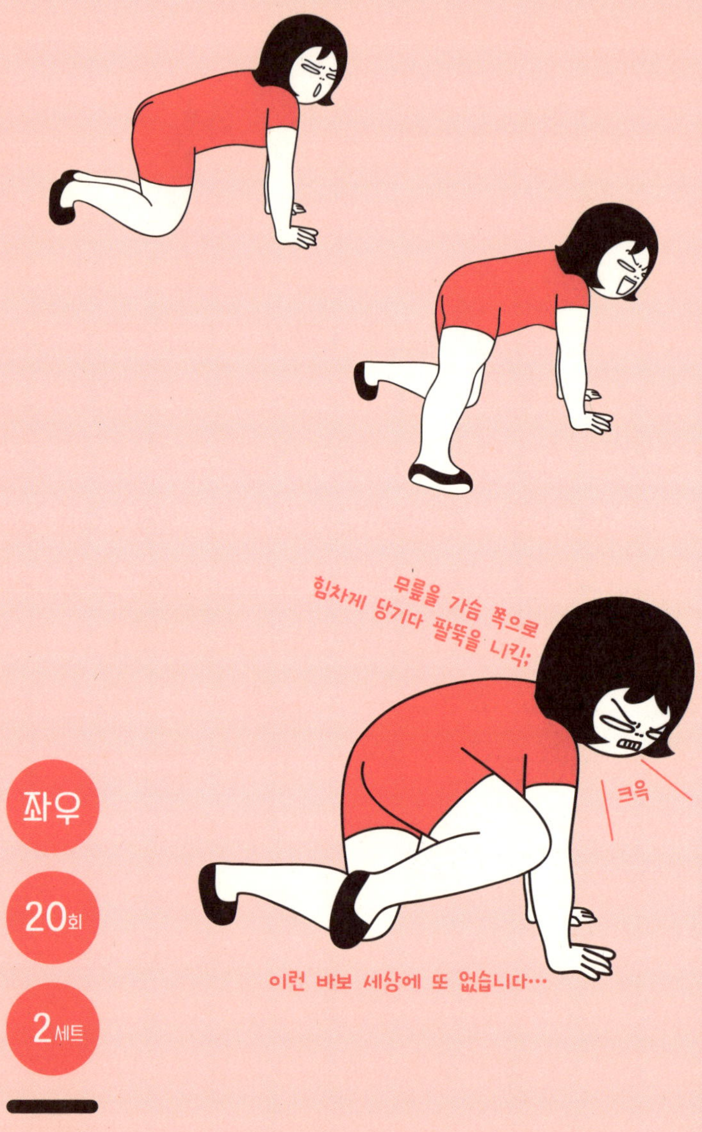

4

01 _ 무릎이 직각이 되도록 구부리고 두 팔은 쭉 뻗은 상태로 엎드린다.

02 _ 오른쪽 다리를 바깥쪽으로 쭉 폈다가 최대한 가슴 쪽으로 당겨 준다.

03 _ 처음 자세로 돌아와 20회 실시 후 반대쪽도 실시한다.

왕(王) 자 흉내라도 내야지 않겠어?

코어 근육 자극 운동 4가지

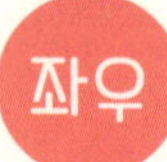

1

01 _ 왼쪽 팔꿈치를 바닥에 대고 누운 자세에서 다리를 모은 상태로 엉덩이를 들어 올린다.

02 _ 엉덩이를 최대한 위로 들어 올렸다가 내리기를 반복한다.

03 _ 30초 유지 후 반대쪽으로도 실시한다.

좌우

30초

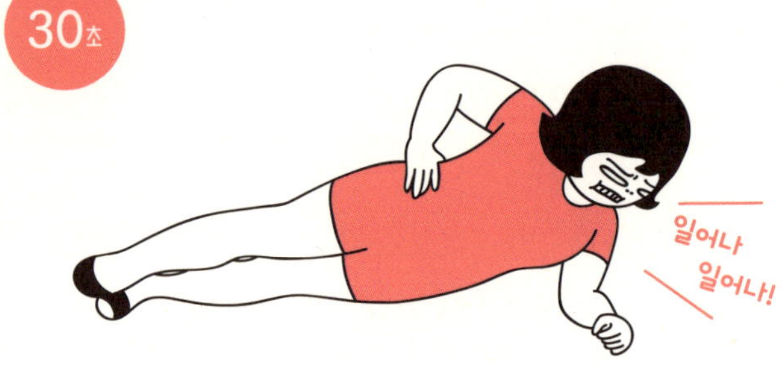

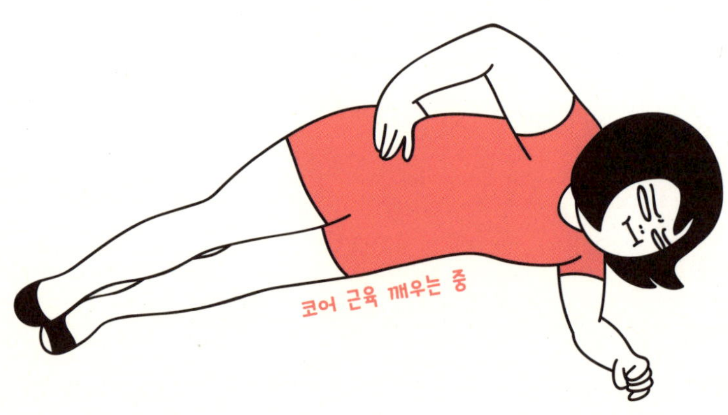

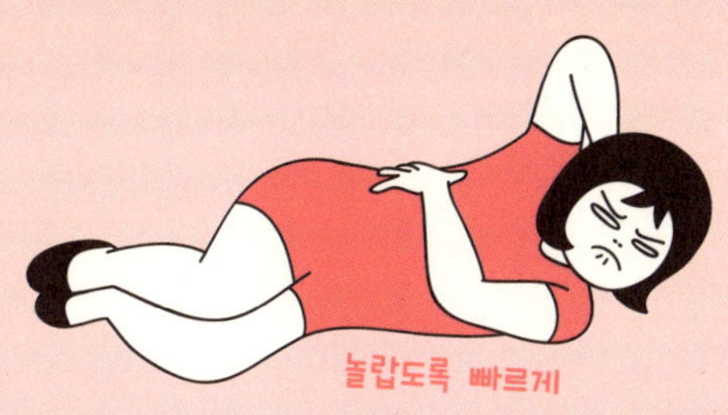

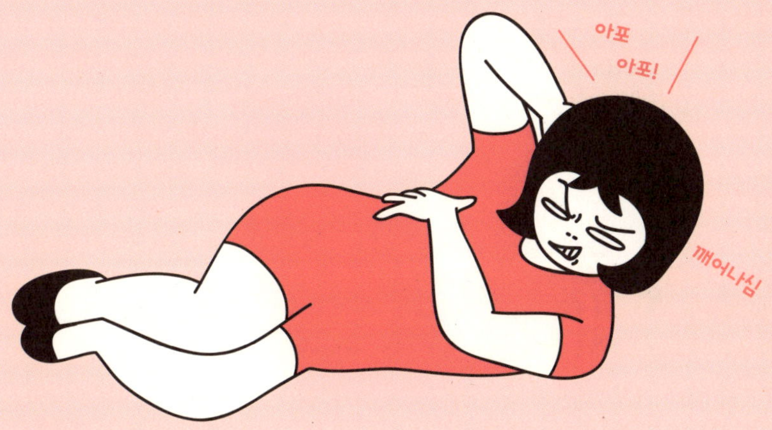

좌우

30초

2

01 _ 무릎을 모아 구부린 상태로 왼쪽으로 눕는다.

02 _ 상체를 살짝 들어 올린다. 이때 오른손은 머리 뒤에 둔다.

03 _ 복부에 힘을 주며 상체를 최대한 위로 든다.

04 _ 30초 유지 후 반대쪽으로도 실시한다.

3

01 _ 등을 대고 누워 팔과 다리를 들어 올린다.
02 _ 팔과 다리의 끝이 닿도록 최대한 상체를 들어 올린다.

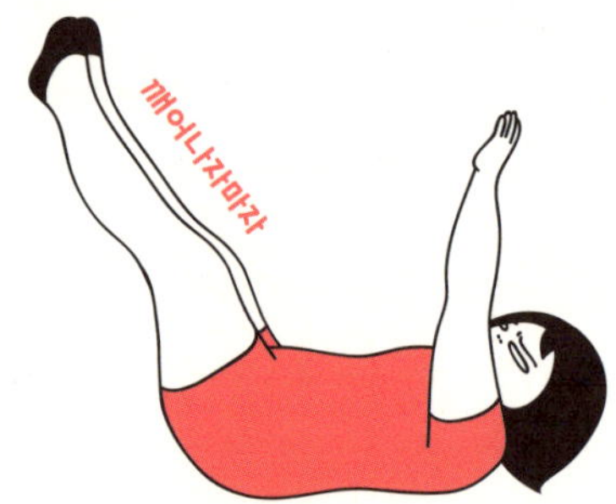

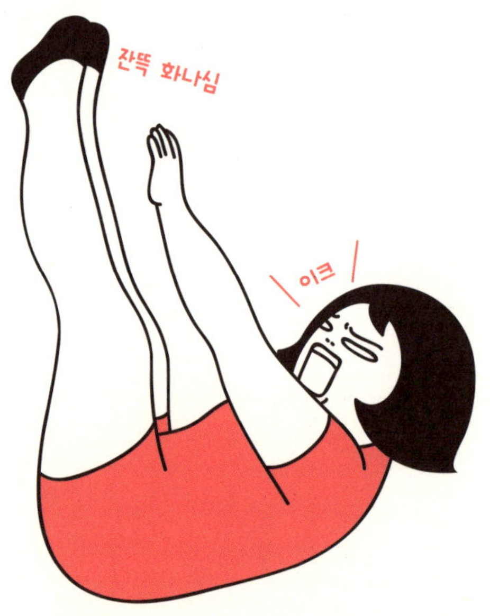

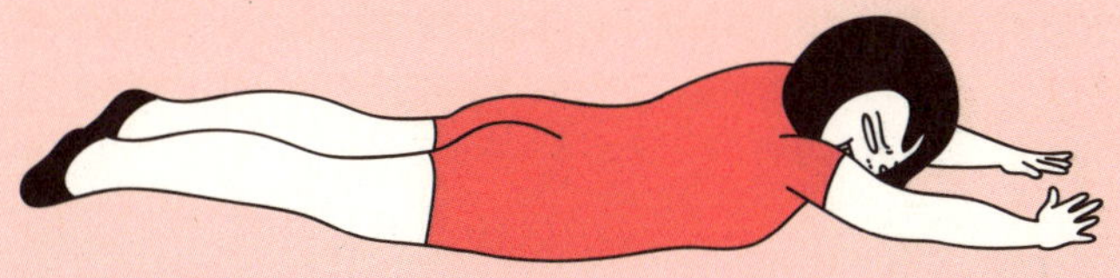

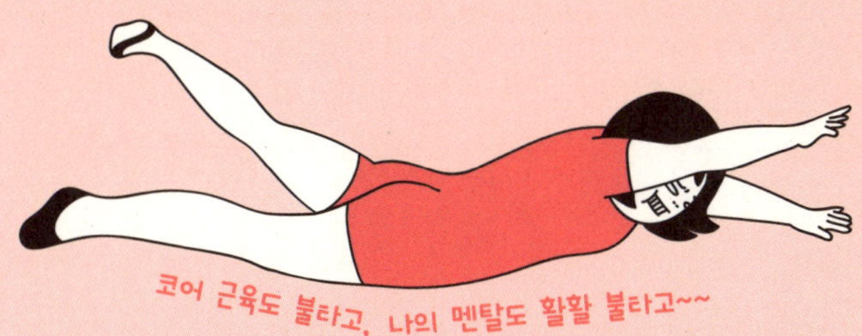

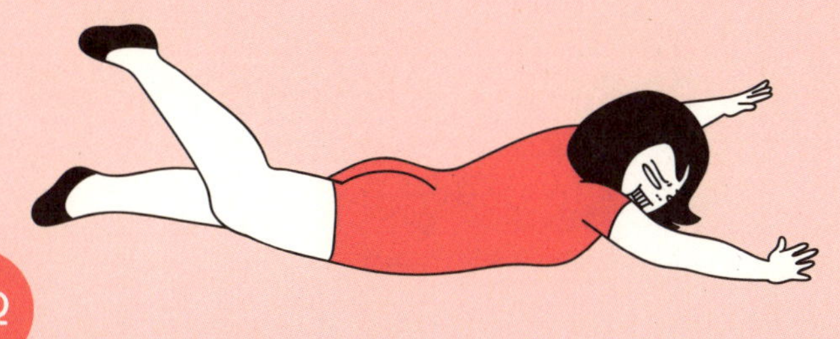

좌우

30초

4

01 _ 엎드린 자세에서 두 팔을 앞으로 뻗는다.
02 _ 왼쪽 다리를 들어 올리는 동시에 오른쪽 팔도 함께 든다.
03 _ 처음 자세로 돌아와 반대쪽도 실시한다.

7月

노출의 계절~ 긴급 처방!
단기간에 각선미 살리는 다리 운동

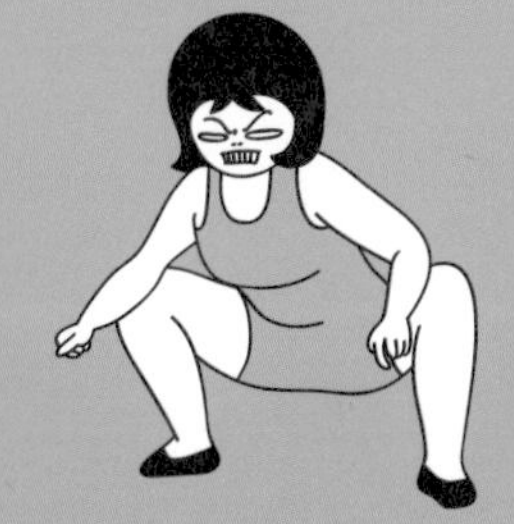

용자의 7월 일기

나도 한 달 동안 5kg을 감량했던 역사를 가지고 있다. 당시 친구들은 나를 보며 남자친구가 생겼다는 둥, 실연했다는 둥, 건강이 좋지 않다는 둥 갖가지 추측을 하며 다이어트에만 전념하는 나의 의지력을 시험하려고 했다. 다이어트를 하지 않고는 견딜 수 없는 충격을 받았으리라 짐작한 것이다.

사실 다이어트를 결심한 이유는 그리 대단하지 않았다. 김 대리와 나는 회사에서 처음으로 시도했던 프로젝트를 맡아 완벽하게 마무리했고, 꽤 훌륭한 성과를 냈다. 박 부장은 김 대리와 나에게 수고 많았다며 칭찬을 아끼지 않았다. '그래! 이 맛에 일하는 거지!'라는 생각에 어깨가 으쓱할 대로 으쓱해 있던 그때 "김 대리는 일을 참 잘해. 몸이 건강해서 그런가?"라는 박 부장의 말이 들렸다.

박 부장의 그 말은 퇴근 시간까지 내 귓가에 맴돌았다. 급기야 '나는 몸이 건강하지 않아서 일을 못한다는 건가?'라는 생각까지 들었다. 그날 퇴근길, 가게 유리창에 비친 내 모습은 평소보다 더 뚱뚱해 보였다. 그날 밤 오마니에게 손목을 잡히지 않는 한 절대 내 발로 가지 않던 집 앞 하천을 뛰기 시작했다. 왕복 1시간을 뛰고 집으로 돌아와 맨손체조를 하고 저녁으로 샐러드만 먹었다. 한 달 뒤 강력한 다이어트를 통해 나름 홀쭉해진 나의 귀에 박 부장의 한 마디가 다시 들려왔다. "용 대리는 요즘 어디 아픈가? 보고서가 영 부실해!"

그날 퇴근 후 집에 돌아온 나는 양푼에 밥을 비벼 양껏 먹어 치웠다.

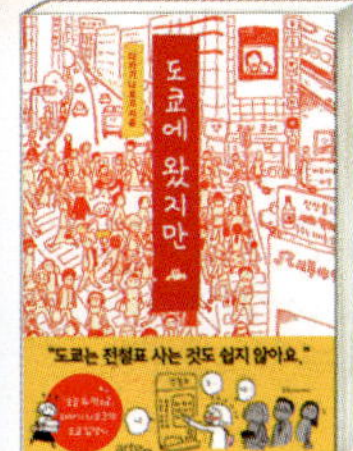

도쿄에 왔지만

다카기 나오코 지음 | 고현진 옮김 | 값 11,000원

"내가 상상했던 도쿄는 이렇지 않았어!"

20대 청춘 지방러 다카기 나오코의 고군분투 도쿄지엥 도전기. 전철 막차를 놓쳐 한밤의 거리를 홀로 걷기도 하고, 일러스트레이터 면접 탈락에 좌절하기도 하지만 포기하지 않고 꿈을 향해 나아가는 작가의 서툴렀지만 마음 따뜻했던 날들이 펼쳐진다.

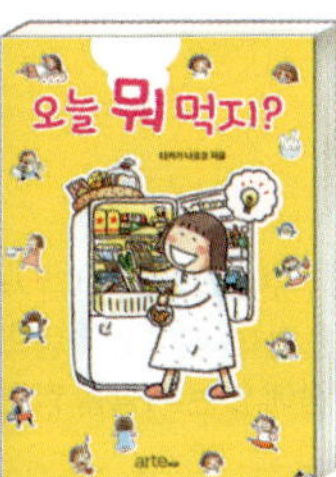

오늘 뭐 먹지?

다카기 나오코 지음 | 고현진 옮김 | 값 11,000원

"오늘도 내 밥은 내가 한다!"

혼자 산다는 것은 곧 혼자 요리하고 혼자 먹는다는 것. 자취 십여 년차 '프로 혼밥러' 다카기 나오코의 망쳐도 부담 없고 어설퍼도 괜찮은 집밥! 얼렁뚱땅 엉터리 레시피로 만드는 황홀한 집밥 에피소드가 펼쳐진다.

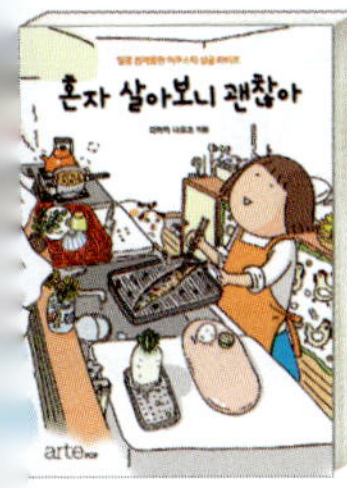

혼자 살아보니 괜찮아

다카기 나오코 지음 | 하지혜 옮김 | 값 11,000원

혼자 사는 즐거움이 생생하게 펼쳐지는 생활 공감 만화!

자취 생활의 희로애락이 펼쳐지는 달콤 쌉싸름한 어쿠스틱 싱글 라이프. 느리지만 행복하고 담담하지만 리얼한 혼자 살기의 즐거움을 그려냈다. 혼자 산 지 18년째에도 여전히 고군분투하는 다카기 나오코의 웃음 가득한 혼자 살기 시리즈 완결편.

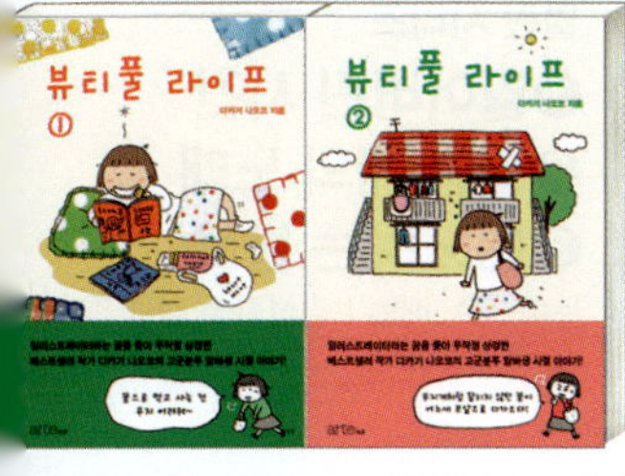

뷰티 이프 1, 2

다카기 나오코 지음 | 윤지은 옮김 | 값 각 11,000원

"꿈으로 먹고 사는 건 무지 어려워!"

꿈 하나 믿고 상경한 다카기 나오코의 공감백배 생활밀착형 장래희망 이루기. 꿈을 좇아 무작정 상경한 다카기 나오코의 20대 알바생 시절이 펼쳐진다. 눈물 없이 볼 수 없는 좌충우돌 도쿄 아르바이트 정복기.

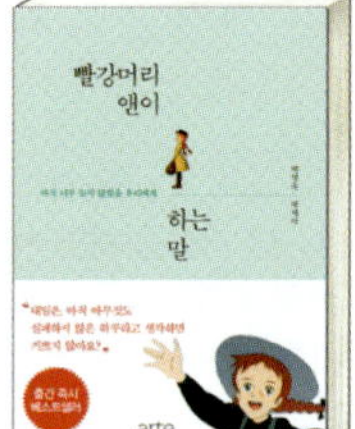

빨강머리 앤이 하는 말

백영옥 지음 | 값 16,000원

추억 속 빨강머리 앤의 웃음, 실수, 사랑과 희망의 말들!

삶의 한가운데에서 기대를 잊고 실망에 지쳐가는 우리에게, 웃음과 위로를 찾아주는 빨강머리 앤이 하는 말! 백영옥은 유년시절의 추억에 깊이 새겨졌던 앤의 사랑스러운 말들을 다시 불러와, 일상 속 작은 행복을 아낌없이 누리는 법을 제안한다. 새로운 시작은 바로 우리 곁에 있다고 전하는 책. 20만부 돌파 베스트셀러!

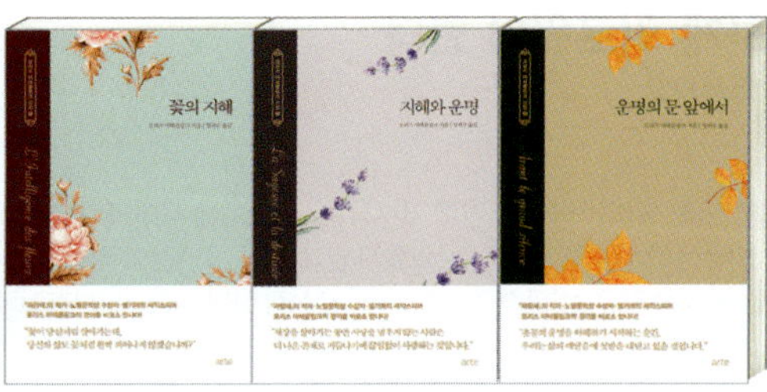

모리스 마테를링크 선집 3종

꽃의 지혜
지혜와 운명
운명의 문 앞에서

모리스 마테를링크 지음 | 성귀수 옮김 | 값 각 12,000원/14,000원/13,000원

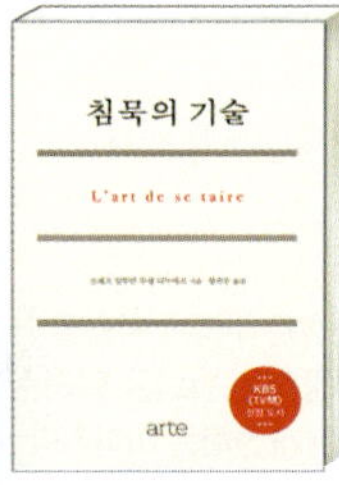

침묵의 기술

조제프 앙투안 투생 디누아르 지음 | 성귀수 옮김 | 값 15,000원

신중한 침묵이 있고 교활한 침묵이 있다!

말의 과잉시대, 침묵으로 말하라! KBS 〈TV책〉 선정 도서. 250년이 지난 지금도 끊임없이 재해석되는 '침묵론'의 대표 고전이다. 14가지 침묵의 필수 원칙, 10가지 유형의 침묵을 통해 자기통제의 수단이자 처신의 수단이 되는 '적절한 침묵'에 대해 구체적으로 제시한다.

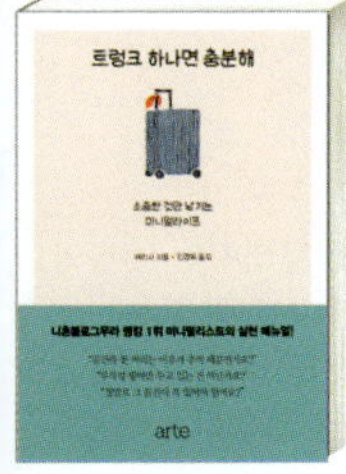

트렁크 하나면 충분해

에리사 지음 | 민경욱 옮김 | 값 14,000원

"소중한 것만 남기는 미니멀라이프!"

단순한 버림을 넘어 소중함을 채우다! 트렁크 하나에 들어갈 물건만으로 살아가는 니혼블로그무라 1위 미니멀리스트의 실천 매뉴얼. 옷 18벌, 식기 7가지, 구두 5켤레. 이 책을 통해 나에게 정말 소중한 물건이 무엇인지, 진정한 '자기다움'이 무엇인지 깨닫게 될 것이다.

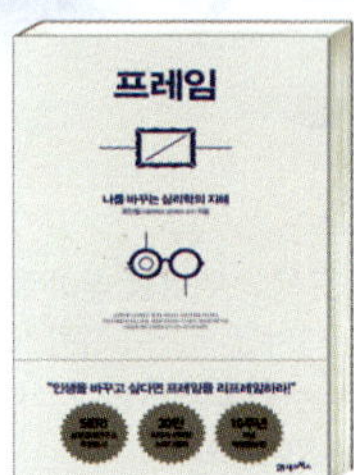

프레임

최인철 지음 | 값 16,000원

나를 바꾸는 심리학의 지혜

30만 독자의 사랑을 받아온 심리학 바이블 『프레임』의 10주년 기념 개정증보판. 서울대 심리학과 최인철 교수가 '프레임'이라는 개념을 본격적으로 소개하고 인간과 사회를 바라보는 다양한 시각을 제시한다. 오만과 편견으로 가득 찬 세상에서 후회하지 않고 현명하게 살고 싶다면 프레임을 바꾸자.

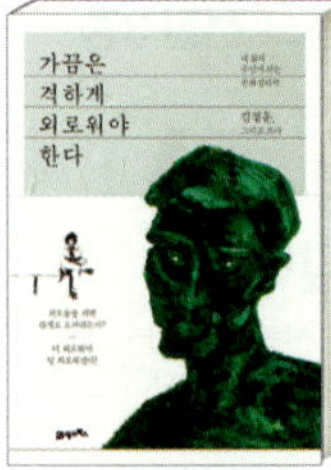

가끔은 격하게 외로워야 한다

김정운 지음 | 값 18,000원

내 삶의 주인 되는 주체적 문화심리학

'고독저항사회' 대한민국, 우리는 왜 외롭기를 거부하는가? 100세 시대의 숙명, 외로움과 직면하라! 외로움에 익숙해져야 더는 외롭지 않게 된다. 4년간의 격한 외로움의 시간이 빚어낸 예술적 사유, 인문학적 성찰, 사회분석적 비평을 한 권의 책으로 만난다.

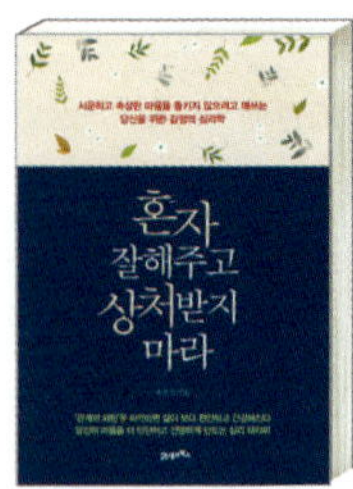

혼자 잘해주고 상처받지 마라

유은정 지음 | 값 15,000원

당신의 마음을 더 단단하고
선명하게 만드는 심리 테라피

자존감 심리치료센터를 운영하며 가족과 연인, 친구에게 상처받은 수많은 사람을 만나온 유은정 원장이 타인에게 상처받지 않고 자기 자신을 사랑하는 방법을 알려준다. 일, 사랑, 공부, 관계 그 모든 시작이 서툴고 어색한 사람들에게 전하는 이야기다.

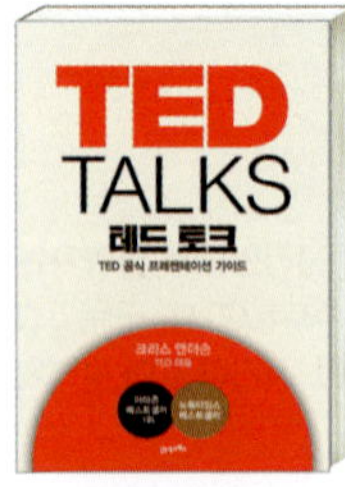

테드 토크 TED TALKS

크리스 앤더슨 지음 | 값 16,000원

'18분의 기적' TED가 공개하는 마법 같은 스피치 노하우!

2,100개의 무료 강연동영상, 전 세계 시청횟수 39억 뷰, '세상을 바꾸는 18분의 기적'이라 불리며 대중연설의 새로운 기준이 된 TED! 이 책은 TED처럼 말하는 화술뿐만 아니라 수석 큐레이터 크리스 앤더슨의 창의적 사고법, 사람들이 알고 싶어 하는 TED에 관한 궁금증과 그 뒷이야기까지 흥미진진하게 풀어내고 있다.

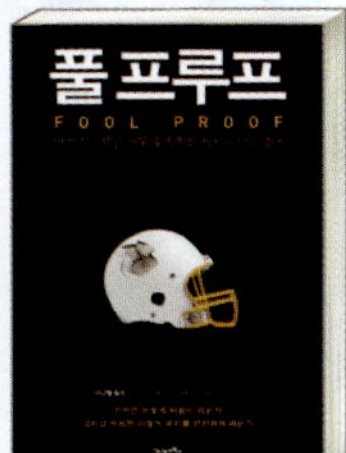

풀 프루프

그레그 입 지음 | 값 17,000원

**대형 산불부터 금융공황까지, 위기와 재난 속에서
우리의 일상과 경제를 지키기 위한 생각의 전환**

산불, 해일, 전염병, 경제위기까지 다양한 분야를 망라하는 흥미로운 이야기를 통해 우리가 얼마나 안전과 안정성을 우선하는지, 그리고 그 과정이 어떻게 더 큰 재난을 불러왔는지 설명하며 새로운 위기관리법을 제안한다. 위험에 대한 통념을 뒤흔드는 책이다.

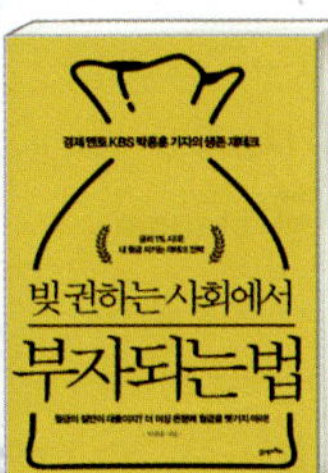

빚 권하는 사회에서 부자되는 법

박종훈 지음 | 값 16,000원

**월급의 절반이 대출이자? 더 이상 은행에 월급을 뺏기지 마라!
KBS 박종훈 기자의 생존 재테크 전략**

장기 경제 불황을 눈앞에 둔 지금, 우리에게 필요한 생존 전략은 무엇보다 '빚을 관리하는 기술'이다. 우리가 빚을 지고 살 수밖에 없는 이유를 분석하고 빚 정리의 기술 5단계와 똑똑하게 대출받는 법, 내 월급 안전하게 불리는 재테크 전략을 소개한다.

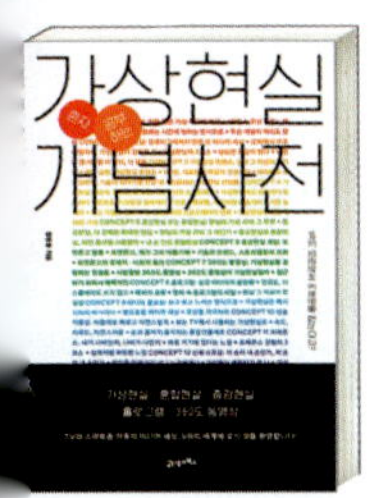

(혼자 공부하는) 가상현실 개념사전

정동훈 지음 | 값 17,000원

**포켓몬은 잡으면서 VR은 모른다고?
우리 삶을 뒤흔들 강력한 미디어 '가상현실'의 A에서 Z까지**

가상현실, 증강현실, 혼합현실… 당신은 미래 세계를 얼마나 준비하고 있나요? 혼란스러운 미디어 신개념을 15가지 키워드로 소개하며, 비즈니스 트렌드를 빠르게 따라잡고 싶은 4차산업혁명의 스타플레이어들을 가상현실 세계로 안내할 친절한 다이제스트 북.

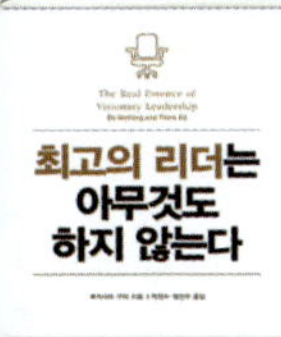

최고의 리더는 아무것도 하지 않는다

후지사와 구미 지음 | 값 15,000원

새도우 리더, 조용한 리더십이 성장하는 조직을 만든다!

다양화되는 사회에 정답은 없다. 근사치를 현장에서 찾아야 한다. 자신의 권한을 현장에 넘기고 조직원의 지지를 받는 리더, 훌륭한 리더일수록 '리더다운 업무'를 아무것도 하지 않는다. 15년간 NHK 방송을 통해 기업 CEO를 인터뷰하며 알아낸 살아남는 기업의 리더십을 담은 책.

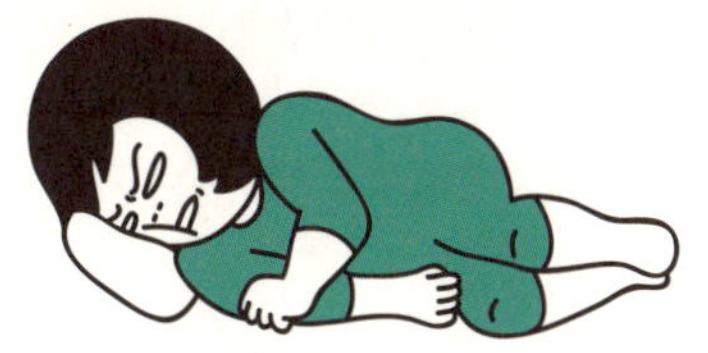

더워 죽겠다.

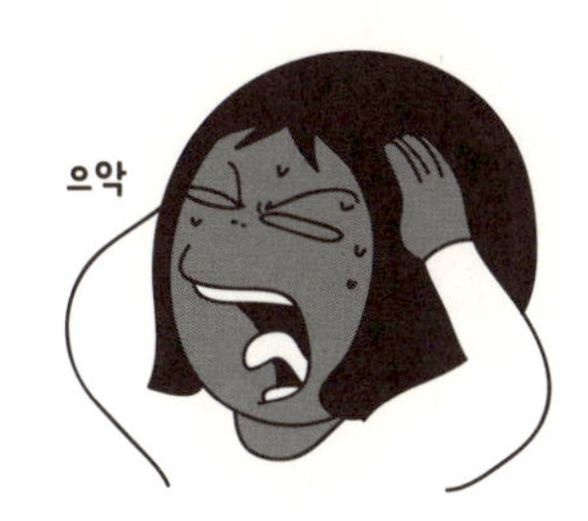

으악
아무리 더워도

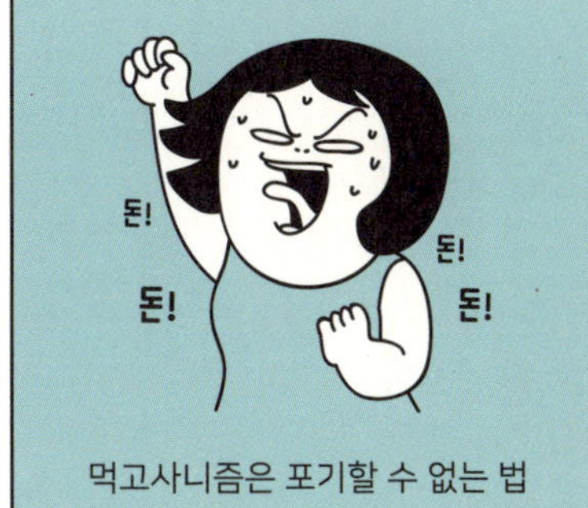

돈!
돈!
돈!
돈!
먹고사니즘은 포기할 수 없는 법

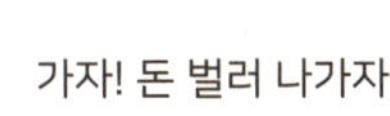
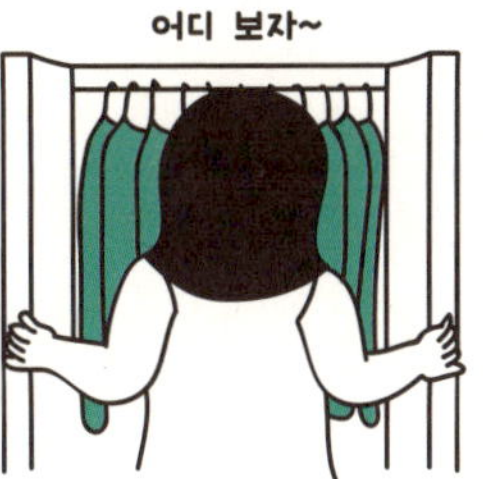

어디 보자~
가자! 돈 벌러 나가자

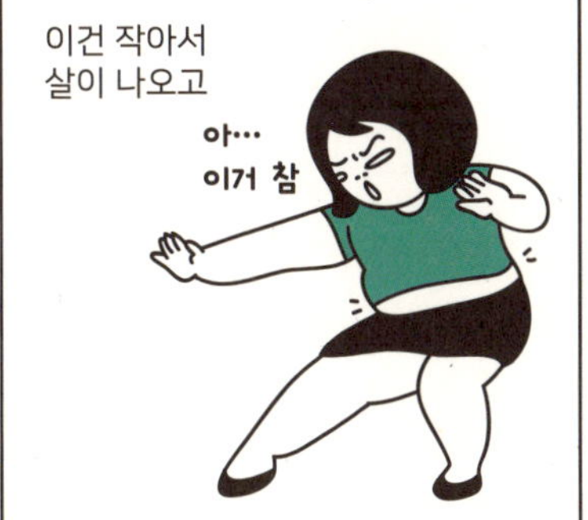

이건 작아서
살이 나오고
아…
이거 참

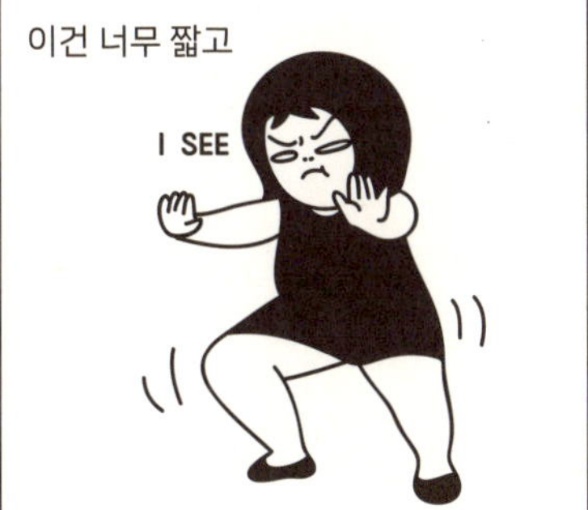

이건 너무 짧고
I SEE

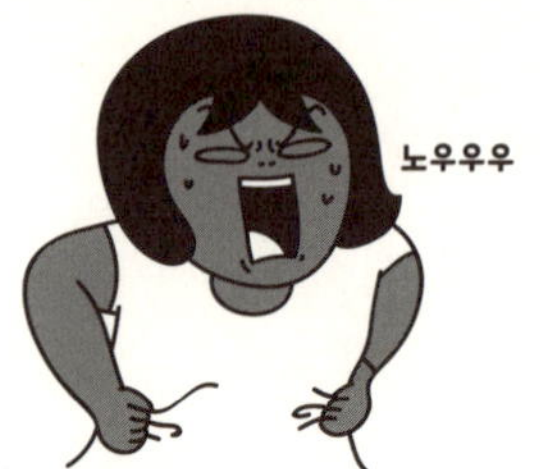

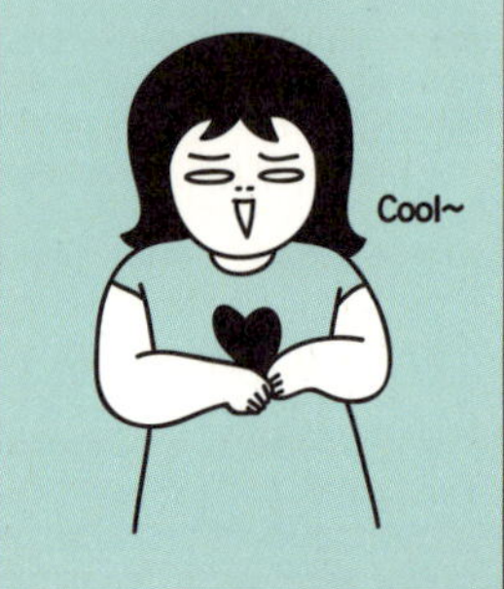

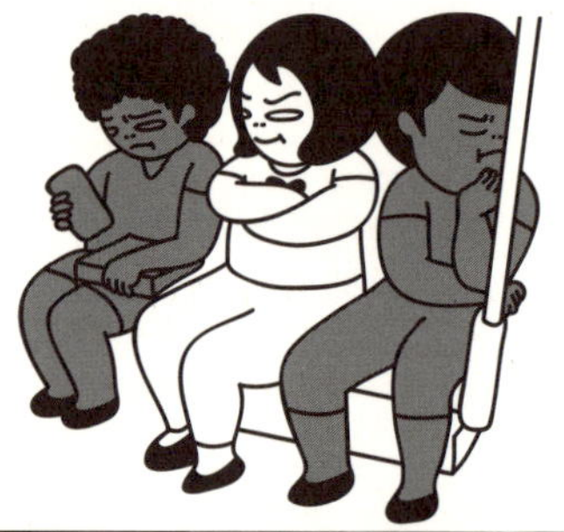

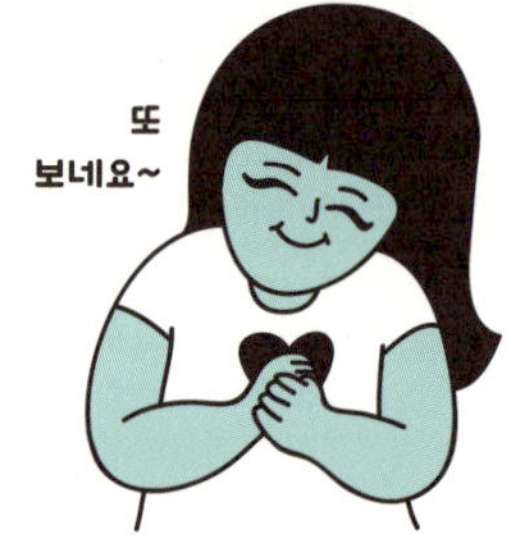

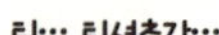

이때까지만 해도 나름 괜찮았다.

김 대리를 만나기 전까지

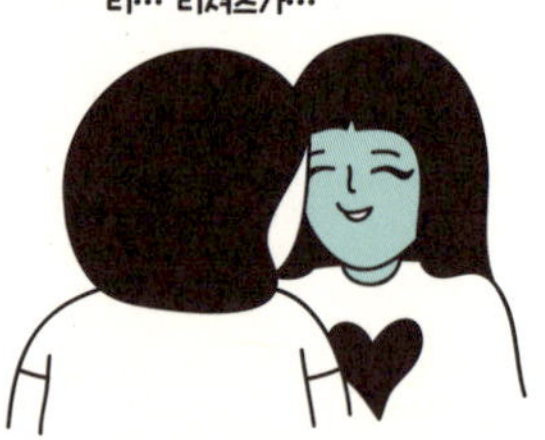

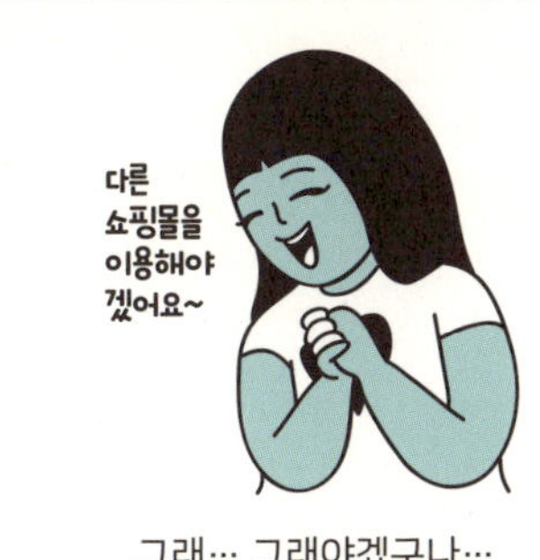

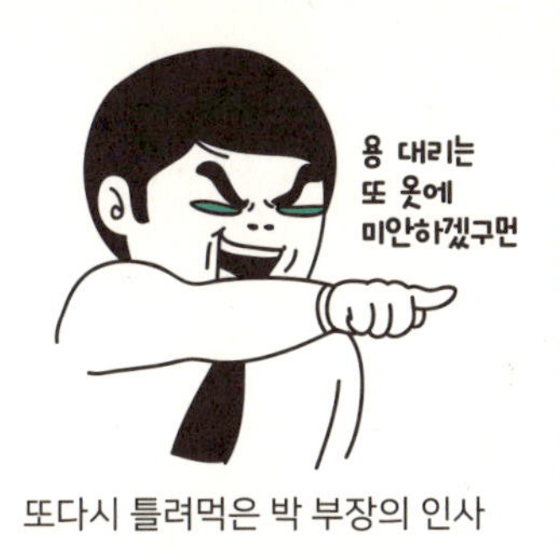

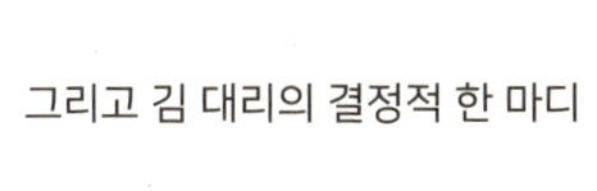
그리고 김 대리의 결정적 한 마디

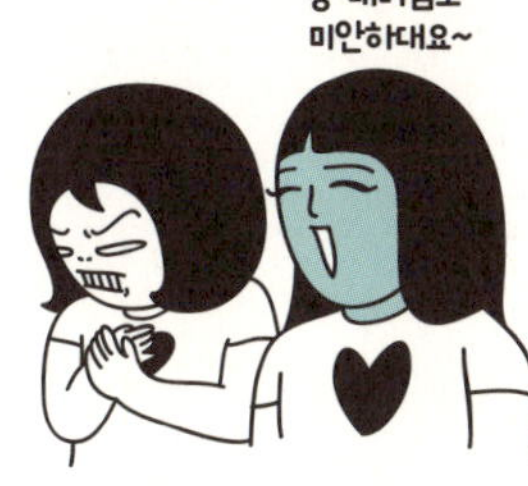

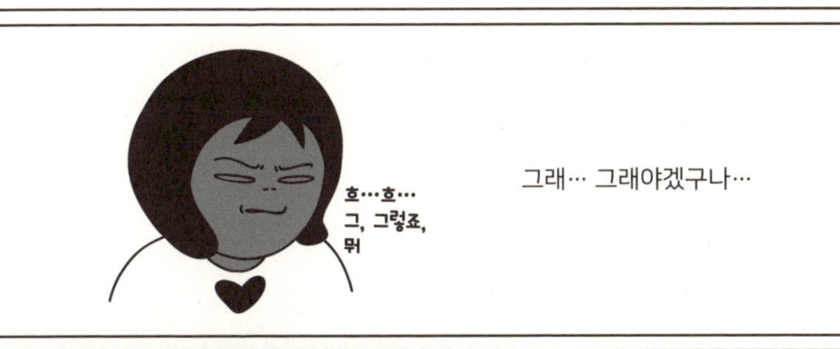

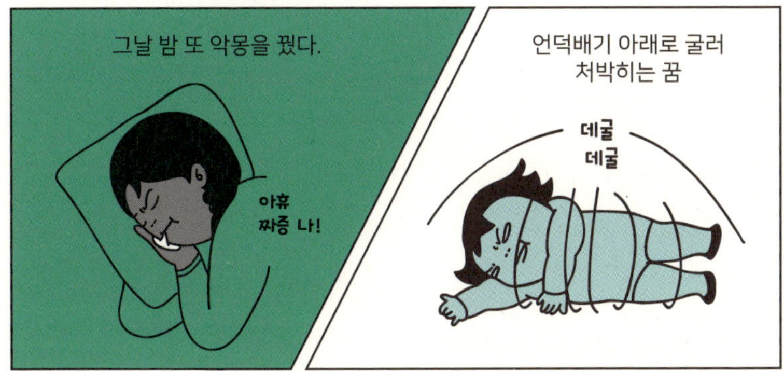

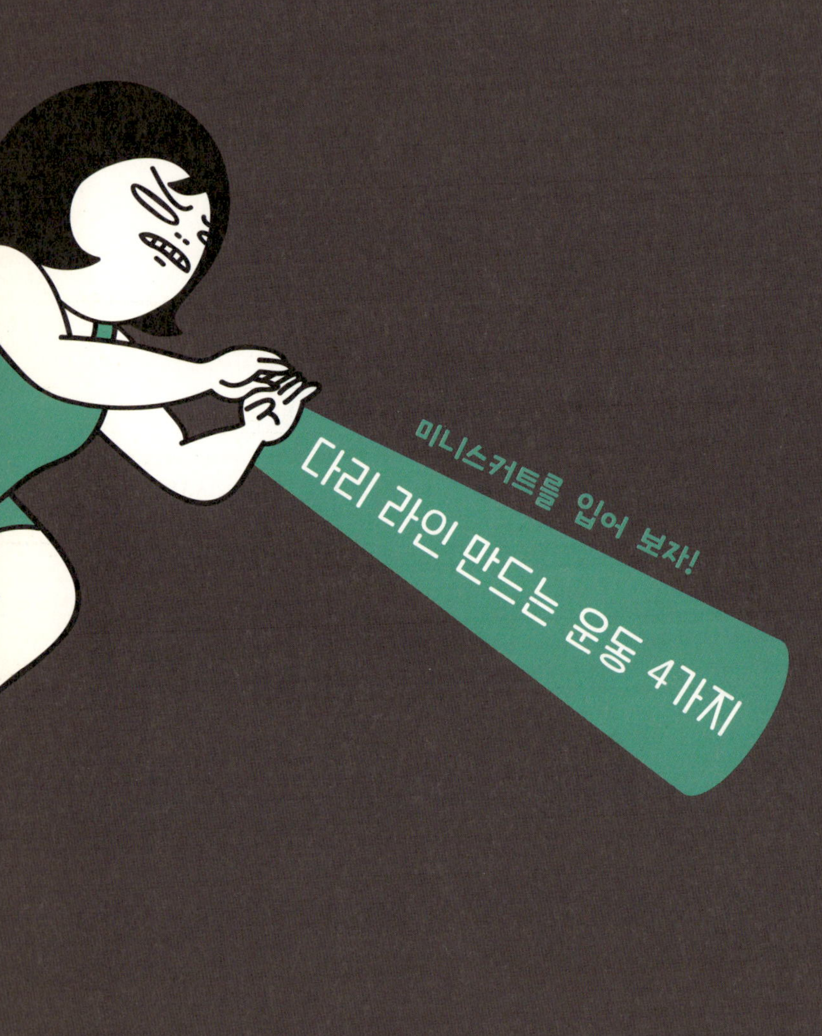

미니스커트를 입어 보자!
다리 라인 만드는 운동 4가지

1

01 _ 다리를 어깨너비로 벌리고 바르게 서서 두 손은 허리 위에 둔다.
02 _ 왼쪽 다리를 들어 오른쪽 팔과 닿게 한다.
03 _ 왼쪽 다리를 옆으로 크게 벌린다.
04 _ 10회 실시 후 반대쪽도 실시한다.

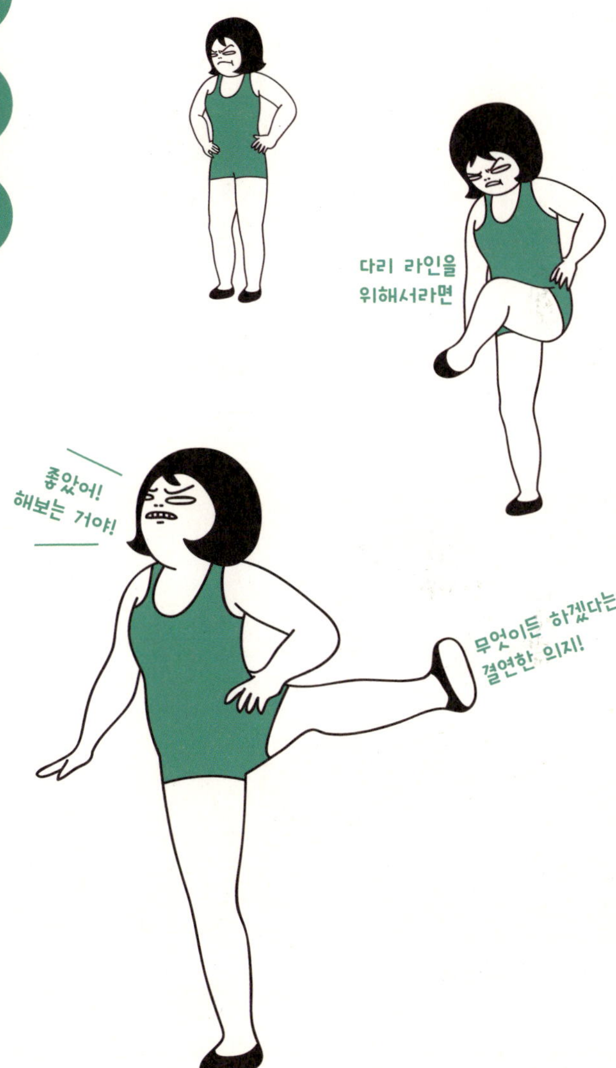

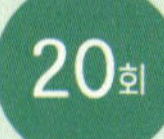

01 _ 다리를 옆으로 크게 벌리고 엉덩이를 내려 깊게 앉는다.
02 _ 팔꿈치로 무릎을 옆으로 20회 밀어 준다.

2

20회

2세트

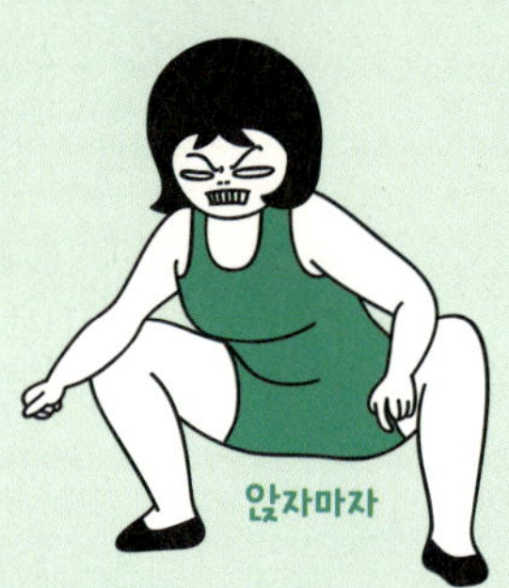

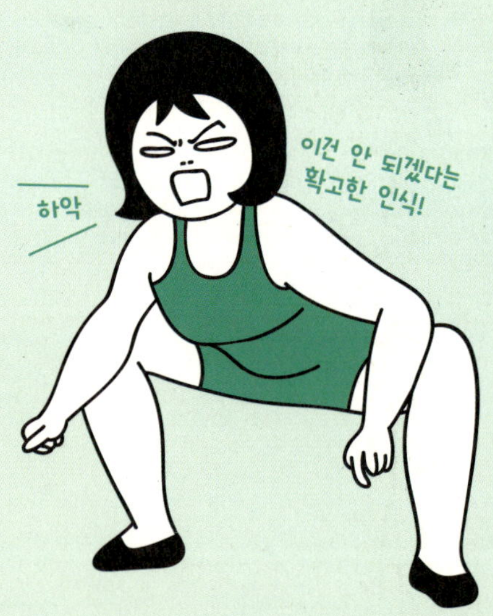

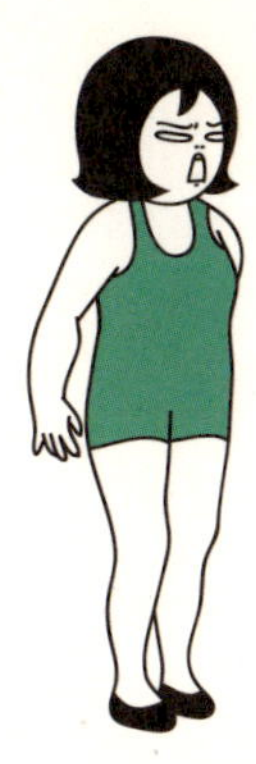

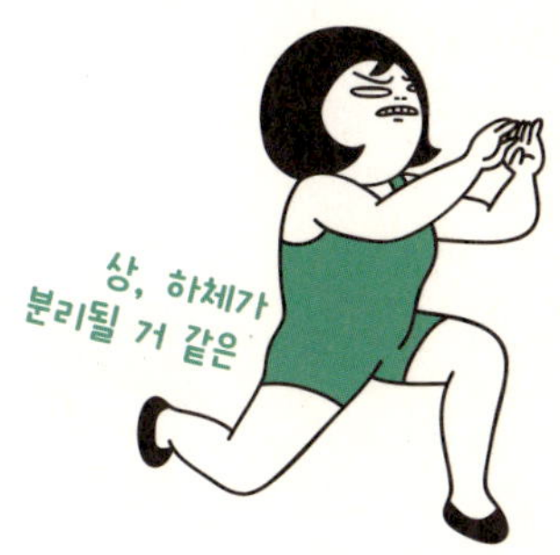

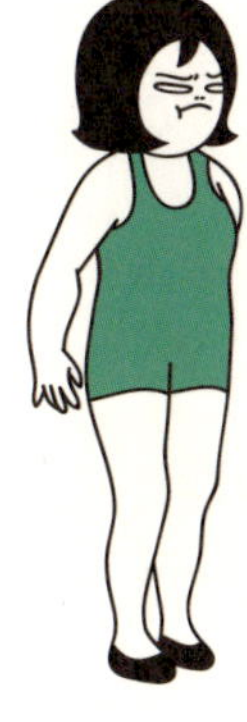

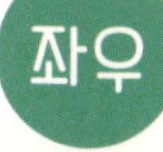

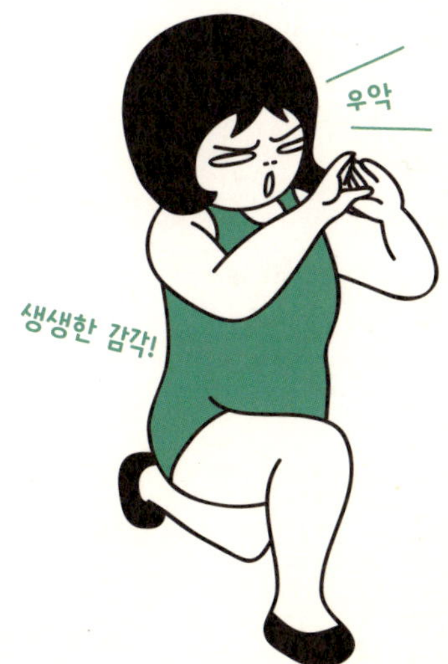

좌우

20회

2세트

3

01 _ 어깨너비로 다리를 벌리고 바르게 선다.

02 _ 왼쪽 무릎을 90도로 구부리고 오른쪽 무릎은 바닥에 닿도록 몸을 최대한 내린다.

03 _ 처음 자세로 돌아와 반대쪽도 실시한다.

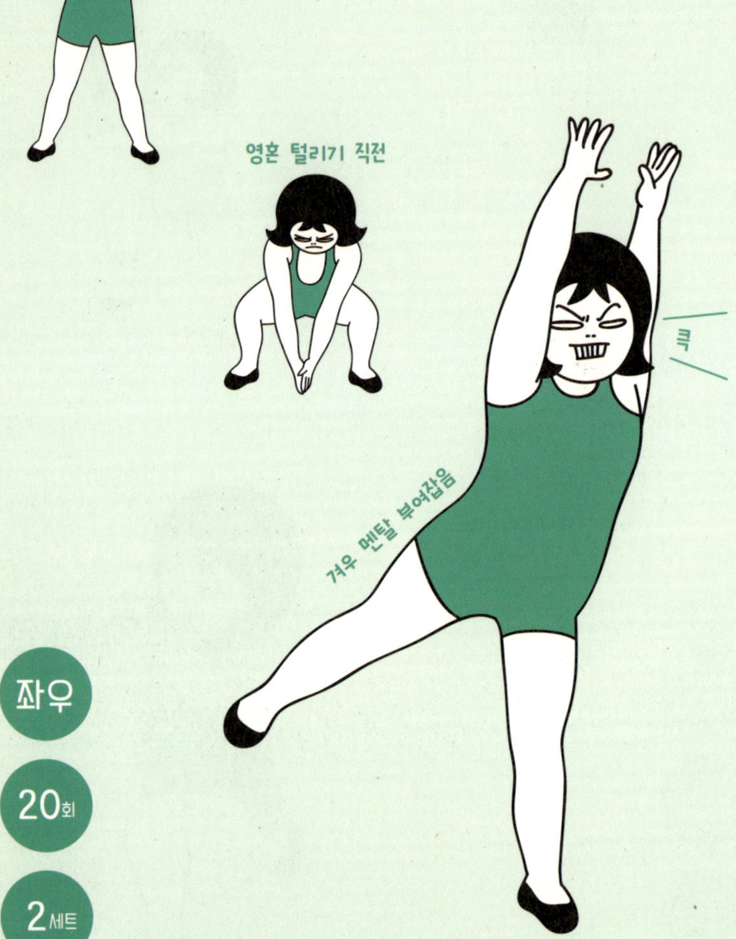

4

01 _ 다리를 어깨너비보다 넓게 벌리고 바르게 선다.

02 _ 두 손을 모아 다리 사이로 내리고 무릎이 발끝을 넘지 않도록 엉덩이를 내린다.

03 _ 왼쪽 다리에 체중을 두고 일어서면서 오른쪽 다리를 바깥쪽으로 차 준다.
이때 양팔은 하늘 높이 들어 올린다.

04 _ 처음 자세로 돌아와 반대쪽도 실시한다.

너희 둘~ 이제 헤어져!!!
애틋한 허벅지 안쪽 살 빼는 운동 4가지

1

01 _ 몸의 중심을 중앙에 두고 바르게 선다.
02 _ 오른쪽으로 크게 한 걸음 벌리고 그대로 앉는다.
　　　이때 왼쪽 무릎은 직각이 되도록 굽히고 오른쪽 다리는 쭉 뻗어 스트레칭한다.
03 _ 처음 자세로 돌아와 왼쪽으로도 실시한다.

좌우

20회

2세트

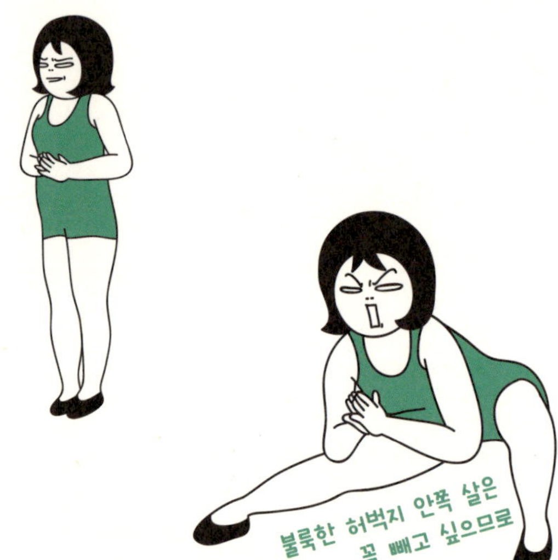

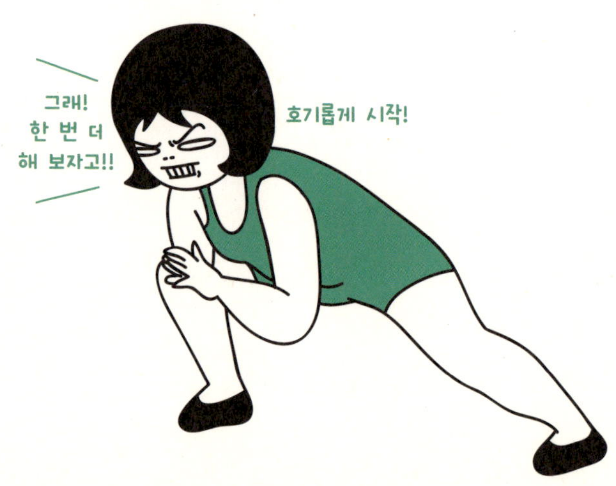

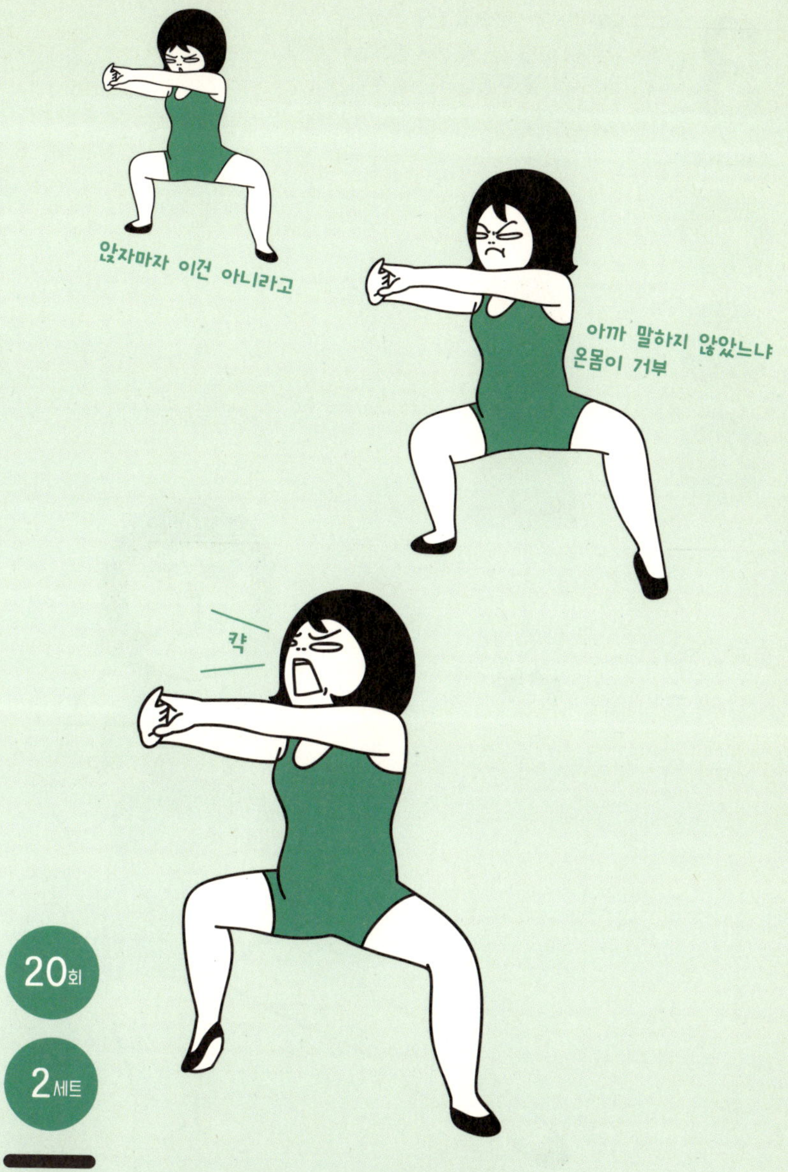

20회

2세트

$\dfrac{}{2}$

01 _ 다리를 크게 벌리고 발끝은 바깥쪽을 향한 채 선다.
02 _ 엉덩이를 내려 무릎이 직각이 되도록 앉는다.
03 _ 두 팔을 가슴 앞으로 내밀고 왼쪽 다리의 발꿈치를 들어 올린다.
04 _ 왼쪽 다리의 발꿈치를 내린 다음 오른쪽 다리의 발꿈치를 들어 올린다.

3

01 _ 몸의 중심을 중앙에 두고 바르게 선다.
02 _ 오른쪽 다리를 옆으로 크게 벌려 들어 올린다.
03 _ 20회 실시 후 왼쪽 다리도 실시한다.

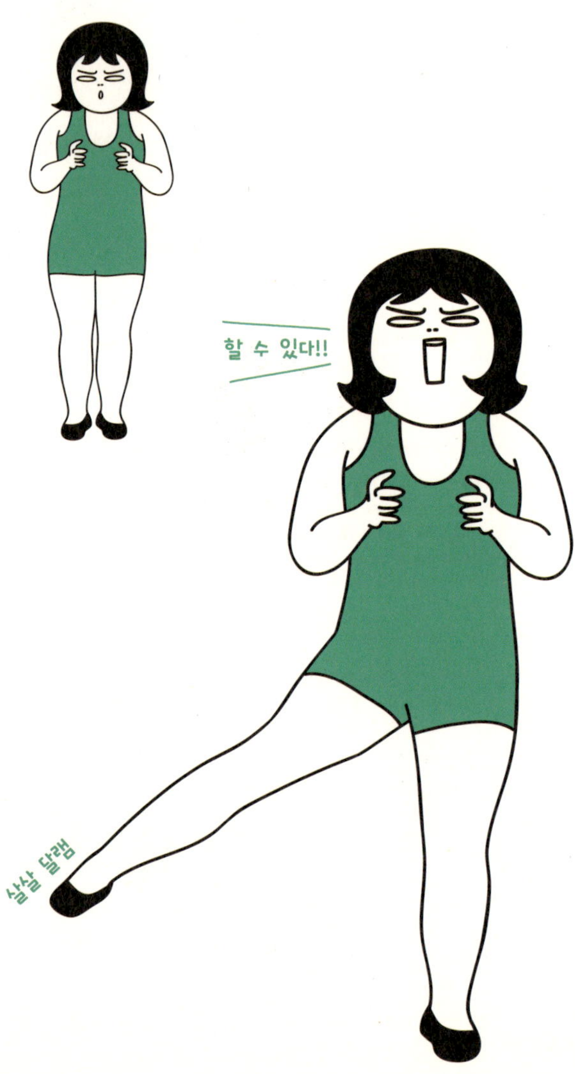

4

01 _ 왼쪽으로 누워 왼쪽 팔을 바닥에 대고 쭉 편 상태에서 몸이 직선이 되도록 유지한다.
02 _ 배에 힘을 주고 오른쪽 다리를 들어 올린다.
03 _ 20회 실시 후 반대쪽으로도 실시한다.

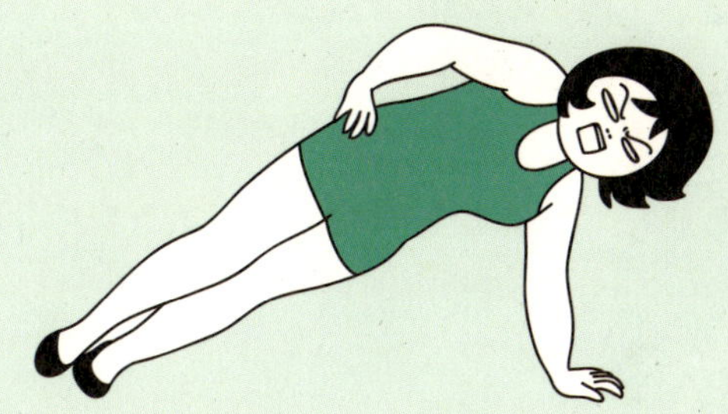

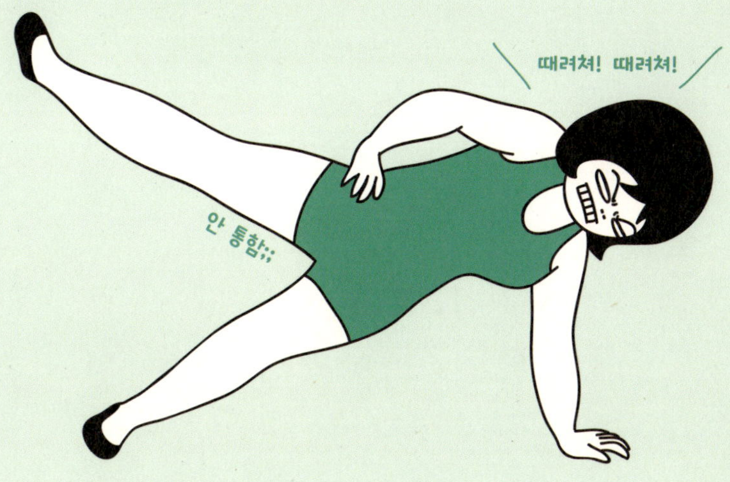

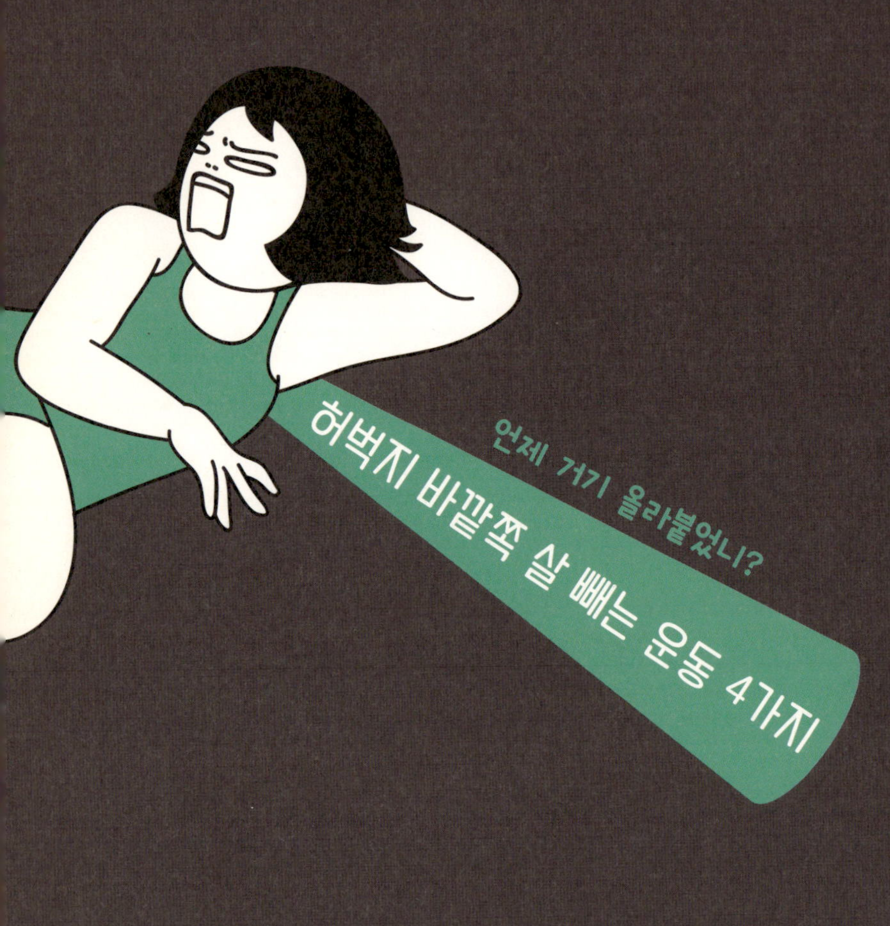
언제 거기 올라붙었니?
허벅지 바깥쪽 살 빼는 운동 4가지

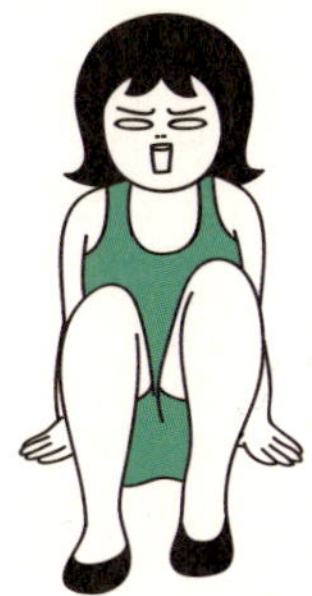

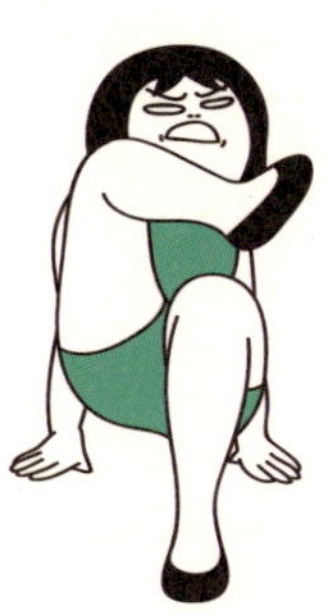

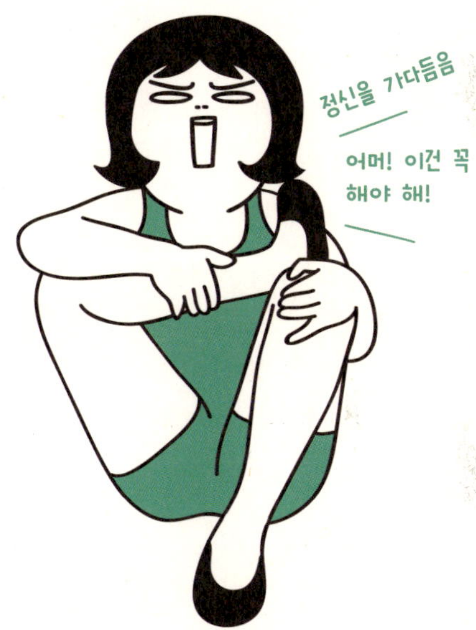

좌우

10초

2세트

1

01 _ 무릎을 세우고 상체를 뒤로 기울여 두 팔로 엉덩이 뒤쪽을 짚는다.

02 _ 오른쪽 다리를 왼쪽 무릎 위에 올린다.

03 _ 두 팔로 다리를 몸 쪽으로 당겨 10초간 스트레칭을 한다.

04 _ 10초 후 반대쪽도 실시한다.

2

01 _ 왼쪽 팔로 머리를 받치고 두 다리를 쭉 편 채 왼쪽으로 눕는다.
02 _ 오른쪽 다리의 무릎을 구부려 왼쪽 허벅지 앞으로 이동시켰다가 다시 쭉 편다.
03 _ 20회 실시 후 방향을 바꿔 반대쪽으로도 실시한다.

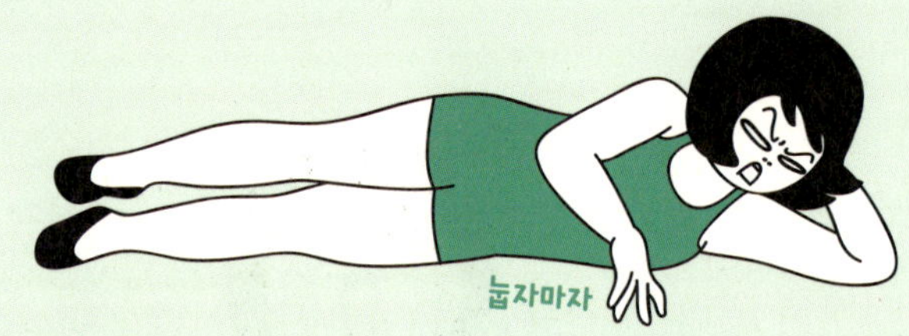

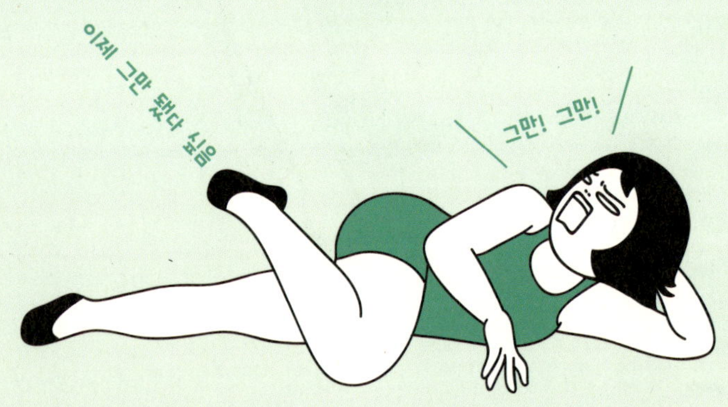

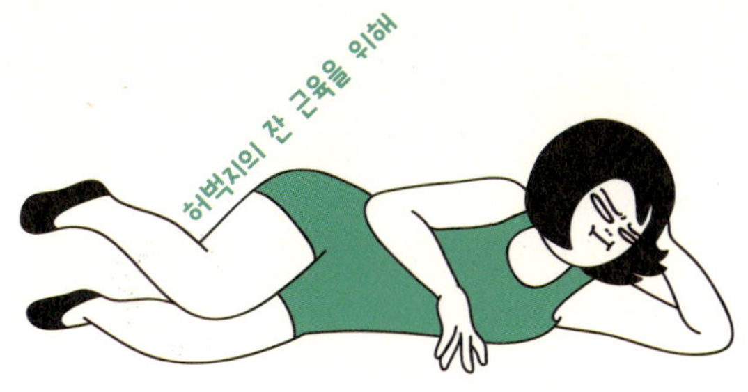

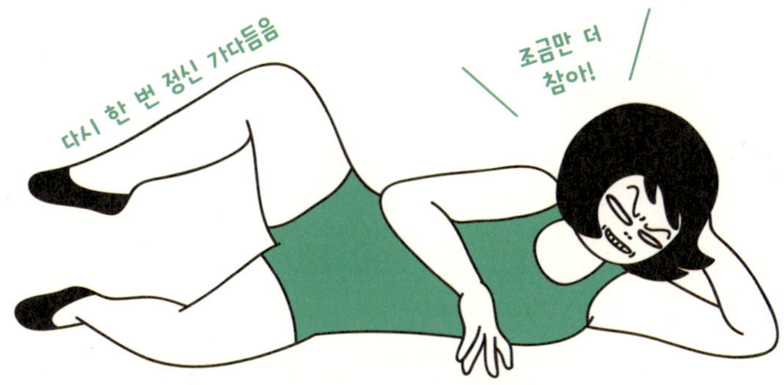

좌우

20회

2세트

3

01 _ 왼쪽 팔로 머리를 받치고 두 다리의 무릎을 구부린 채 왼쪽으로 눕는다.

02 _ 오른쪽 다리의 무릎을 구부린 상태로 최대한 들어 올렸다가 내리기를 반복한다.

03 _ 20회 실시 후 반대쪽으로도 실시한다.

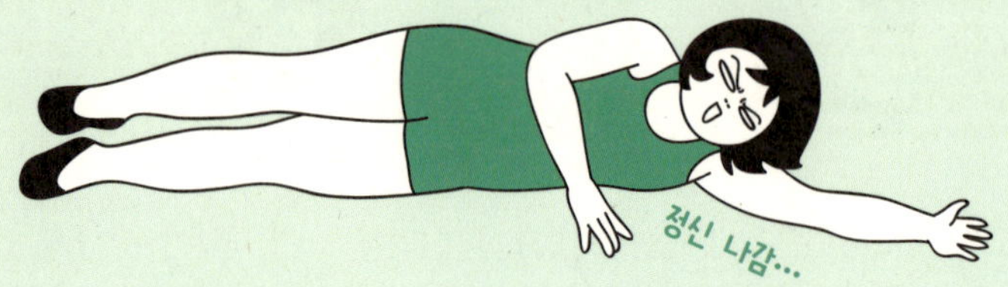

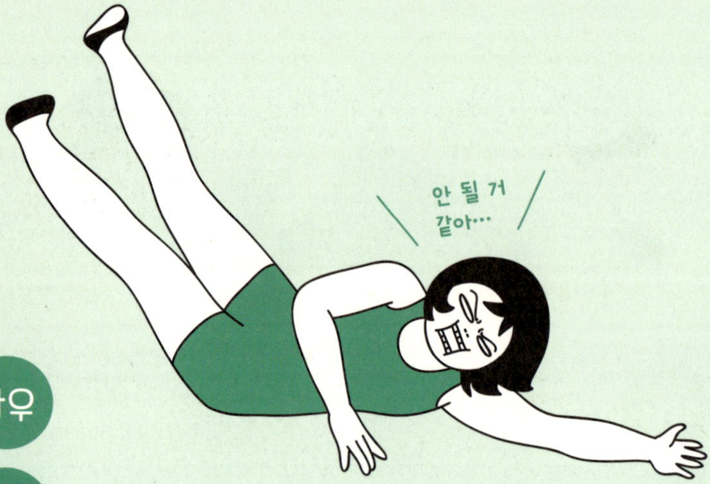

4

01 _ 왼쪽 팔과 두 다리를 쭉 편 채 왼쪽으로 눕는다.
02 _ 두 다리를 모아 최대한 들어 올렸다가 내리기를 반복한다.
03 _ 20회 실시 후 반대쪽으로도 실시한다.

이 알은 땅에 붙어서 안 되는 것!

종아리 알 빼는 운동 4가지

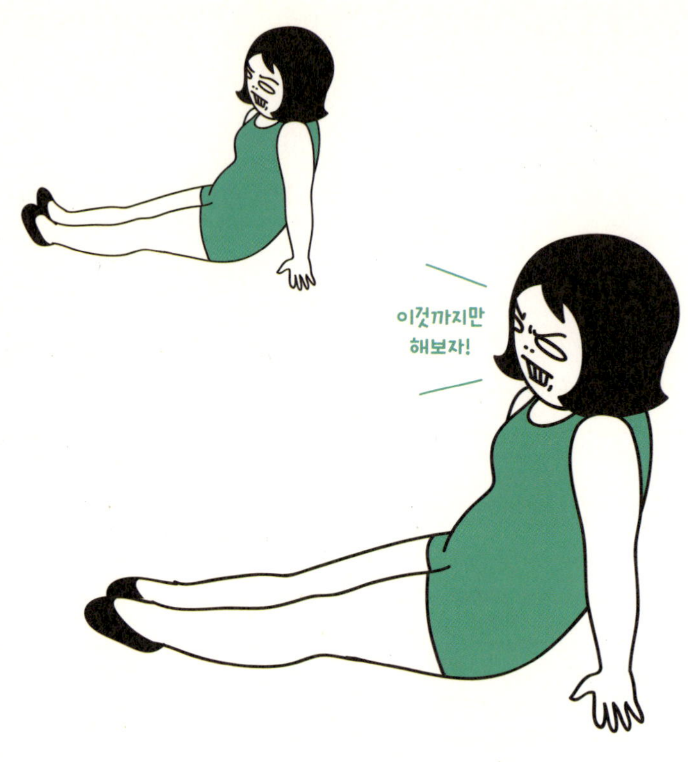

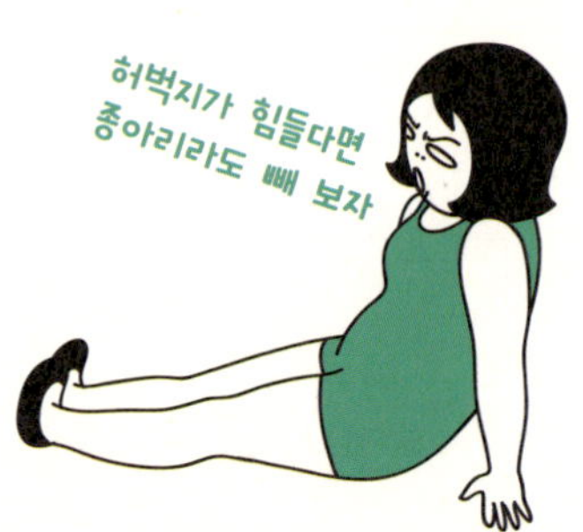

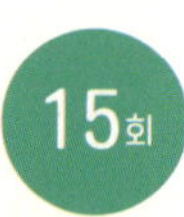

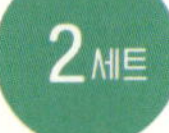

1

01 _ 무릎을 펴고 허리를 세우고 앉아 손바닥으로 바닥을 짚는다.

02 _ 발끝을 앞으로 밀어 2초간 유지한 후 발끝을 몸쪽으로 당겨 2초간 유지한다.

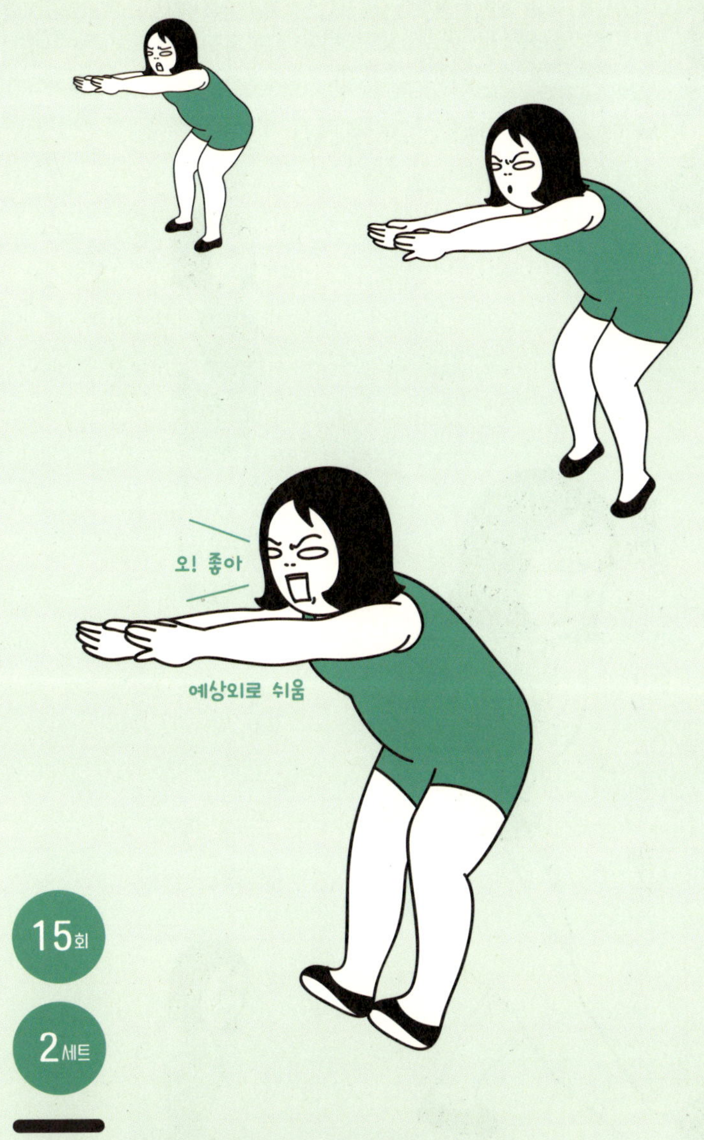

15회

2세트

2

01 _ 다리를 어깨너비로 벌리고 무릎을 살짝 구부린다.
02 _ 팔은 앞으로 쭉 펴고 상체는 앞으로 숙인다.
03 _ 이 상태로 발뒤꿈치를 들어 몸 앞쪽에 체중을 싣는다.
04 _ 다시 발 앞쪽을 들어 몸 뒤쪽에 체중을 싣는다.

3

01 _ 다리를 어깨너비로 벌리고 바르게 선다.

02 _ 왼쪽 다리를 쭉 편 채 한 발짝 앞으로 내민다. 이때 왼쪽 뒤꿈치부터 바닥에 닿도록 한다.

03 _ 왼쪽 발바닥이 바닥에 모두 닿으면 왼쪽 다리의 무릎이 직각이 되도록 구부린다.
이때 무릎이 발끝을 넘지 않도록 한다.

04 _ 오른쪽 발을 왼쪽 발 옆에 둔다.

05 _ 같은 방법으로 오른쪽 다리를 이동시킨다.

15회

2세트

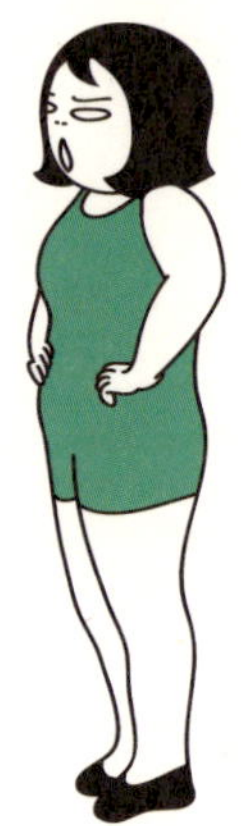

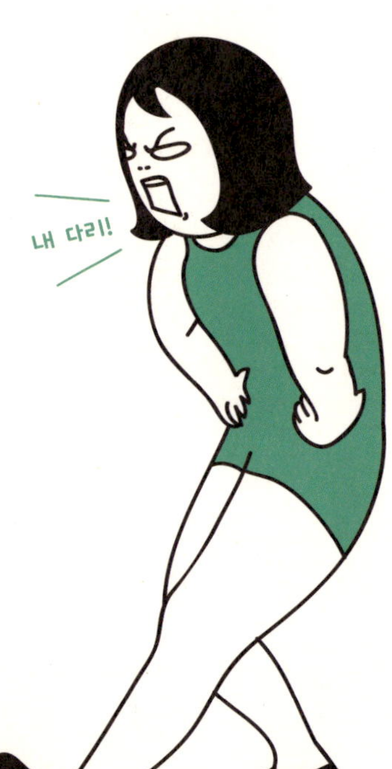

아니, 아니

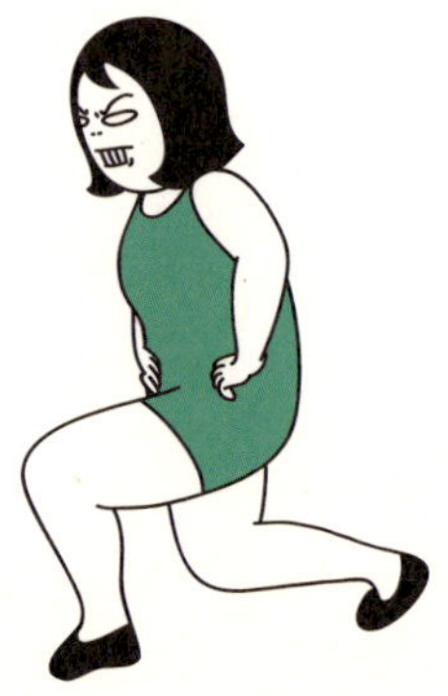

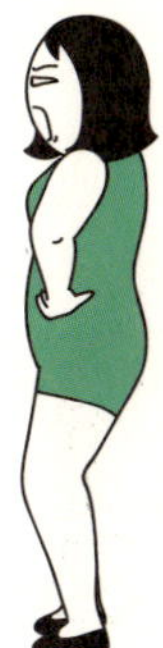
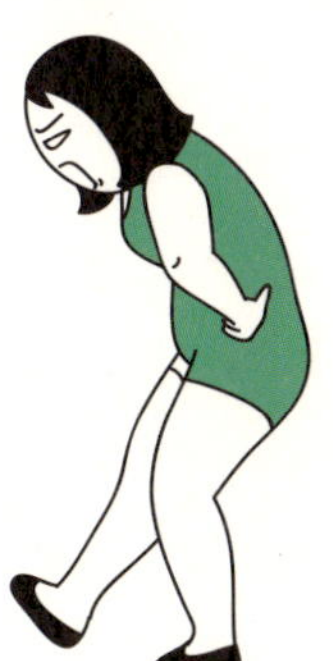
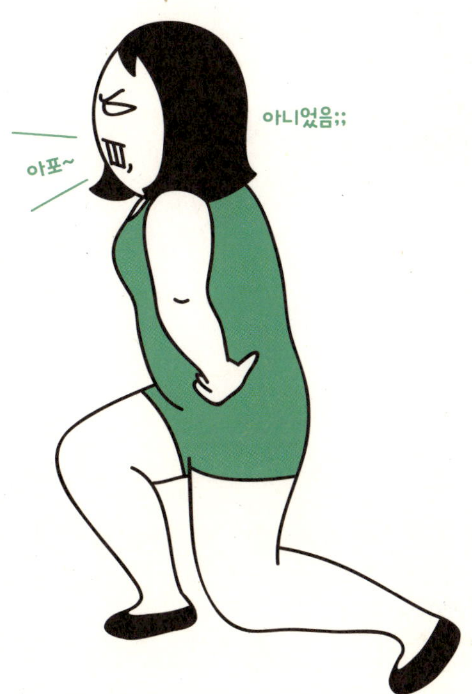
아포~
퍄,
아니었음;;

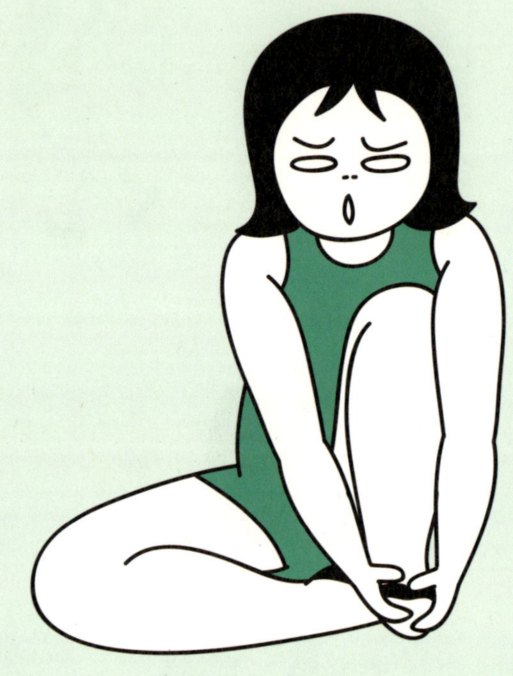

4

01 _ 앉은 상태에서 왼쪽 다리의 무릎을 세워 가슴 쪽으로 당긴다.

02 _ 오른쪽 다리는 왼쪽 다리 아래 둔다.

03 _ 깍지 낀 손으로 왼쪽 다리의 발바닥을 감싼다.

04 _ 왼쪽 무릎을 쭉 펴서 위로 끌어올린 뒤 20초간 유지한다.

05 _ 20초 실시 후 반대쪽으로도 실시한다.

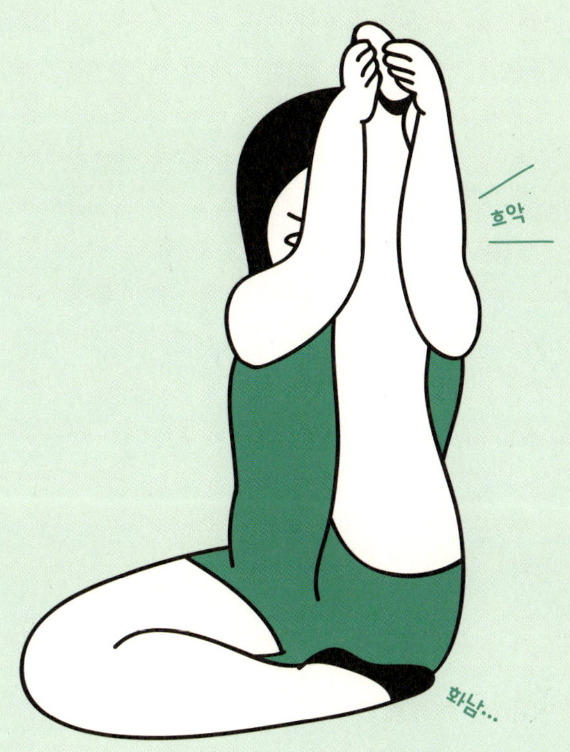
흐악
화남...

8月

요염의 생활화~
S라인을 잡아 주는 운동

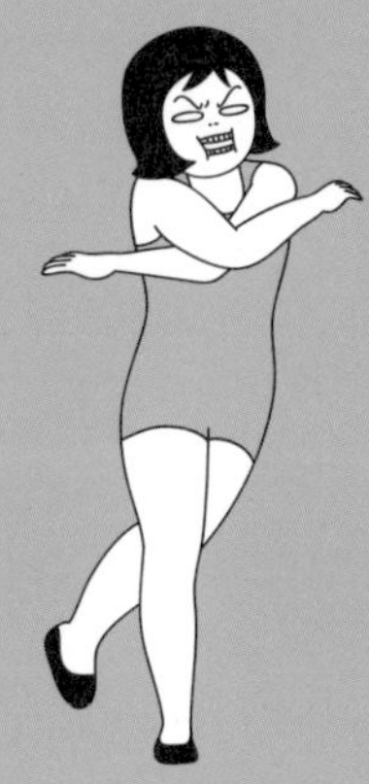

용자의 8월 일기

친구 B와 나는 뼈가 닮았다. 유난히 긴 허벅지 뼈와 그 밑에서 조화를 이루는 짧은 종아리 뼈, 좁은 어깨 위에 자리 잡은 각지고 투박한 턱뼈. 그리고 그 뼈들을 둘러싼 퉁퉁한 살집. 사람들은 우리 둘에게 혹시 자매냐고 묻는다. 그래서 자연 상태로 마주하게 되는 장소, 예를 들어 목욕탕이나 워터파크, 해변 등에서 서로의 몸을 마주하면 내 몸 같아서 측은하기도 하고 반갑기도 하다.

친구 B와 내가 자매가 아니라는 확실한 증거는 바로 뻔뻔함을 탑재했느냐, 그렇지 못했느냐에서 드러난다. 친구 B와 해변에 놀러 갔을 때의 일이다. 나는 흘러내리는 뱃살과 굵은 허벅지를 감추기 위해 티셔츠와 반바지를 입은 채 해변에 앉아 있었다. 그러나 친구 B는 보란 듯이 비키니를 입고 백사장을 뛰어다녔다. 아무도 우리를 신경 쓰지 않는다며 신나게 파도를 타던 그녀. 친구 B는 내가 아는 한 살이 쪘다는 이유로 단 한 번도 스트레스를 받은 적이 없다. 다이어트는 남의 일일 뿐.

그래서인지 친구 B와 함께 다니면 나도 모르는 사이에 살짝 뻔뻔해진다. 그녀와 술을 달콤하게 마시고 살짝 취해 집으로 돌아가던 날, 지나는 사람의 시선을 의식하지 않고 우리는 온 동네가 떠나갈 듯이 크게 웃었다. 친구 B와 영어 학원에 처음으로 수업을 들으러 간 날, 우리는 낯선 외국인과 오래도록 세상 돌아가는 이야기를 나눴다. 그가 알아듣든 말든 괘념치 않고 말이다. 이런 경험들을 하며 그녀가 주는 에너지가 이토록 강하다는 사실을 새삼 깨닫게 된다.

'맞아! 아무도 우리를 신경 쓰지 않아!'
그날 나는 티셔츠를 벗어던진 채 친구 B와 해변을 뛰어다녔다.

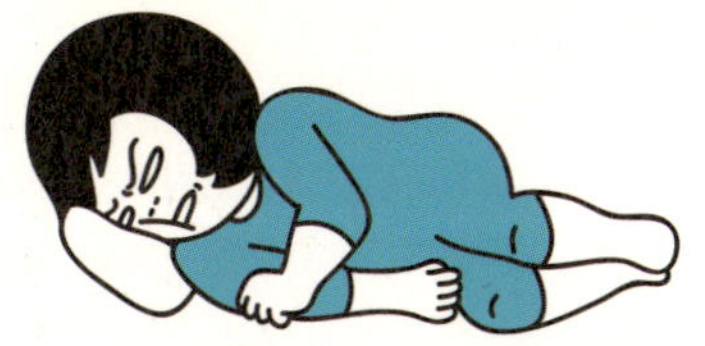

본격 휴가 시즌이다.

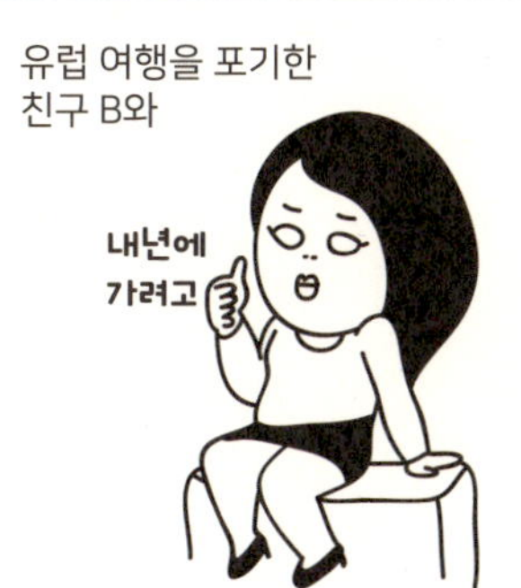

유럽 여행을 포기한
친구 B와
내년에
가려고

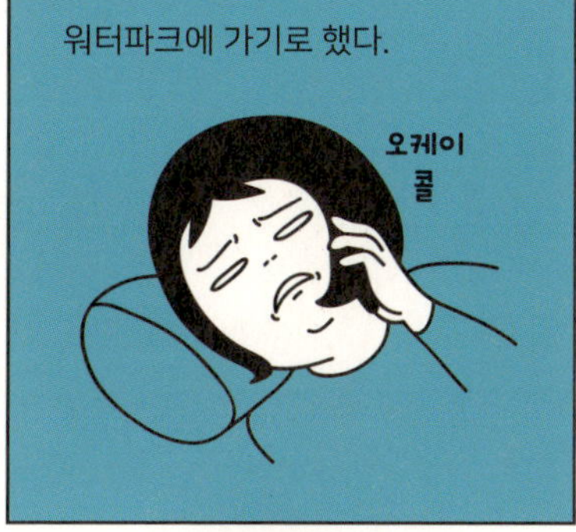

워터파크에 가기로 했다.
오케이
콜

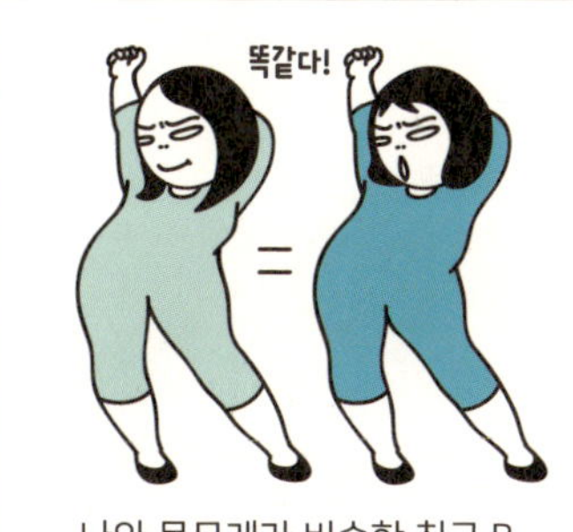

똑같다!
=
나와 몸무게가 비슷한 친구 B

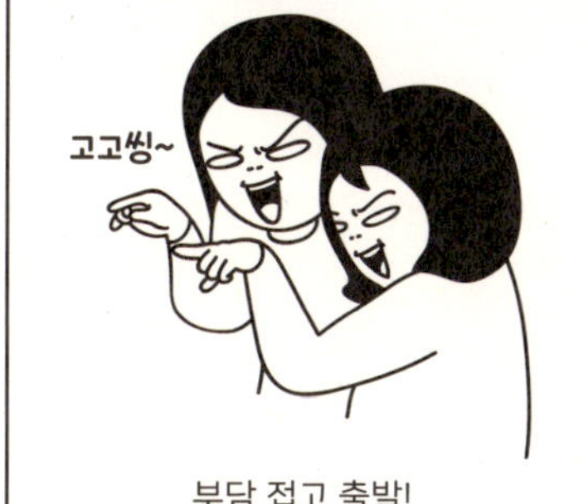

고고씽~
부담 접고 출발!

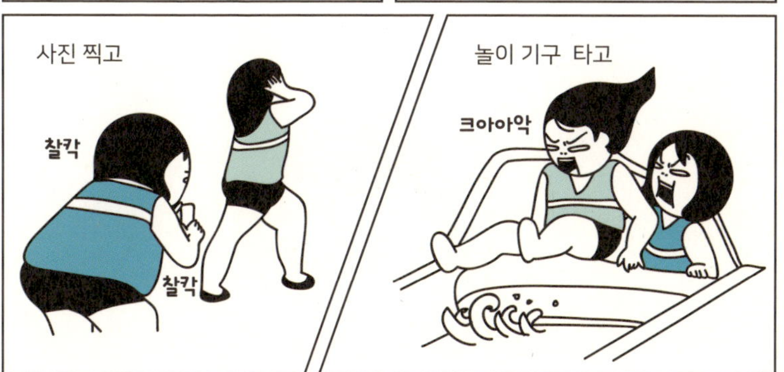

사진 찍고
찰칵
찰칵
놀이 기구 타고
크아아악

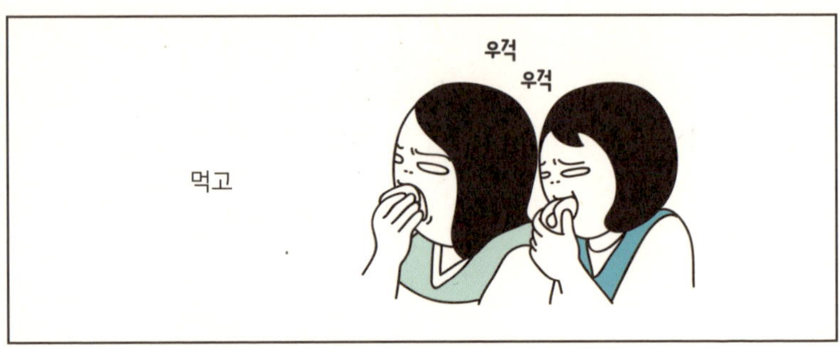
먹고
우걱
우걱

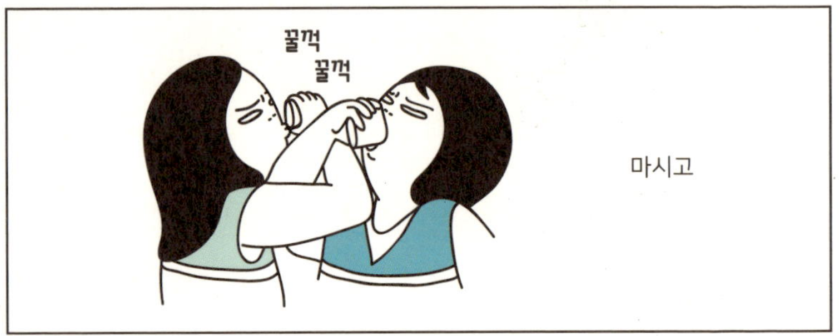
꿀꺽
꿀꺽
마시고

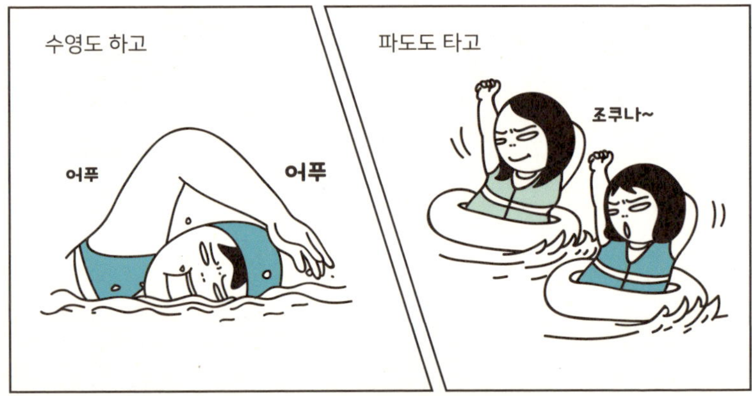
수영도 하고
어푸
어푸
파도도 타고
조쿠나~

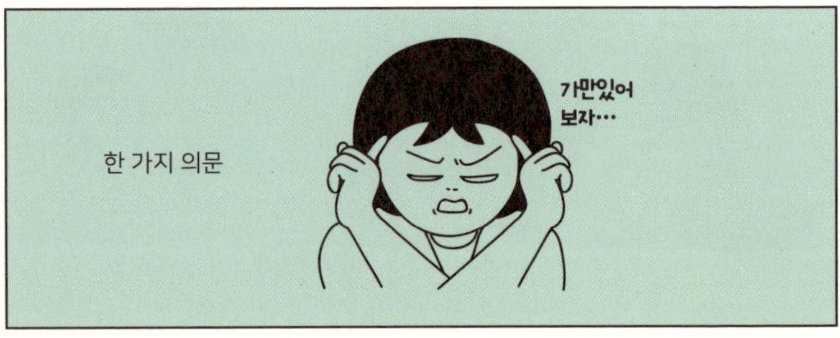
한 가지 의문
가만있어
보자…

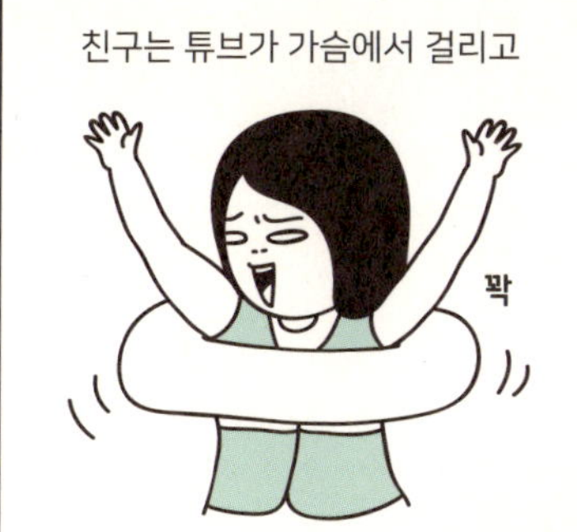
친구는 튜브가 가슴에서 걸리고
꽉

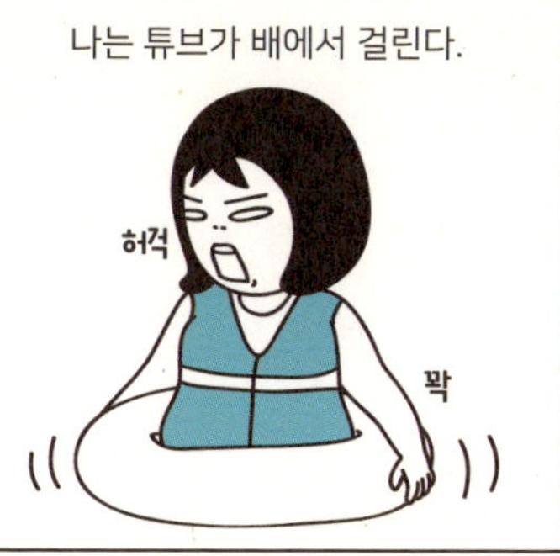
나는 튜브가 배에서 걸린다.
허걱
꽉

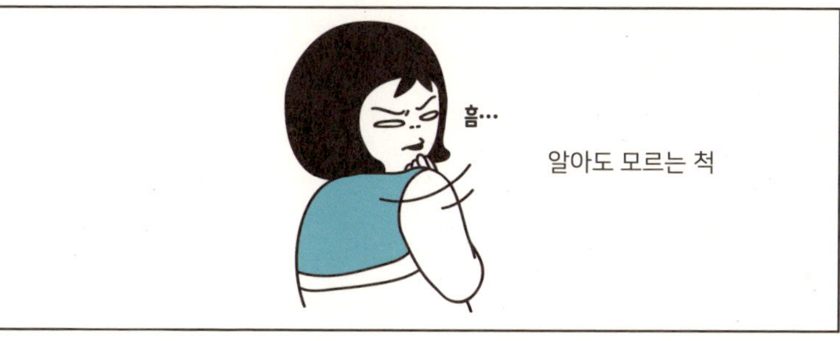
흠…
알아도 모르는 척

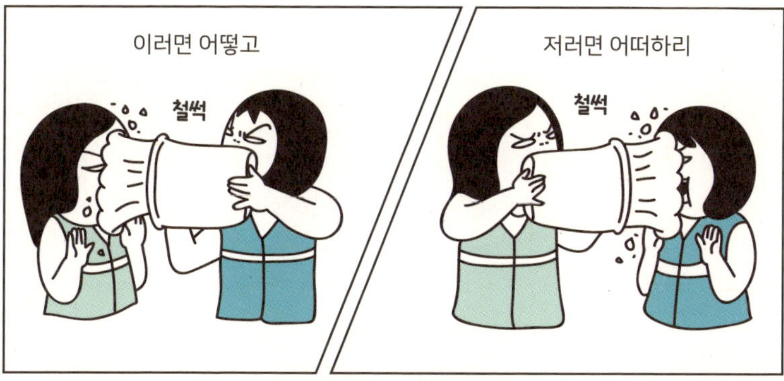
이러면 어떻고
철썩
저러면 어떠하리
철썩

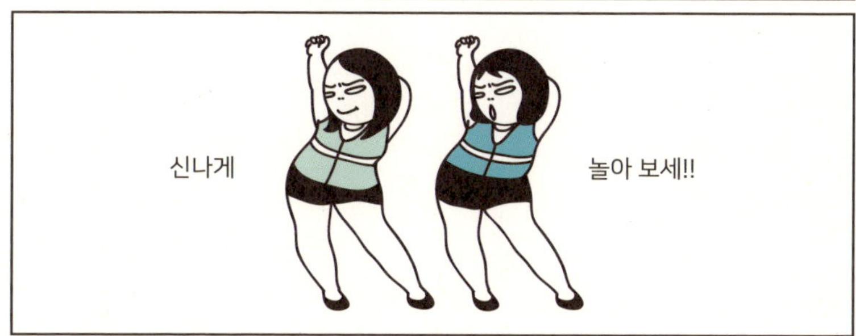
신나게
놀아 보세!!

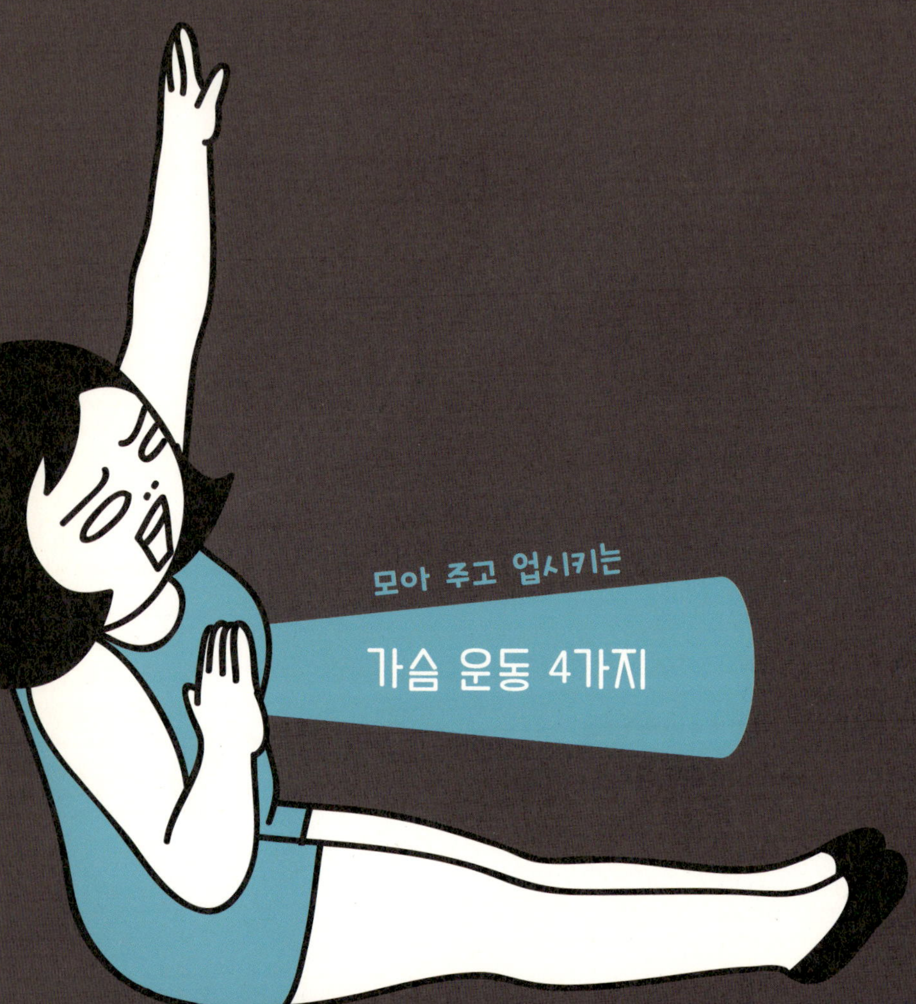

모아 주고 업시키는
가슴 운동 4가지

1

01 _ 다리를 어깨너비로 벌리고 바르게 선다.

02 _ 왼쪽 다리를 앞으로 한 발짝 크게 내디디며 두 팔도 가슴 앞으로 쭉 편다.

03 _ 왼쪽 다리의 무릎이 직각이 되도록 구부려 앉는다. 이때 두 팔은 하늘 높이 들어 올렸다가 가슴을 앞으로 내밀며 두 팔을 뒤로 젖힌다.

04 _ 15회 실시 후 처음 자세로 돌아와 반대쪽으로도 실시한다.

좌우

15회

3세트

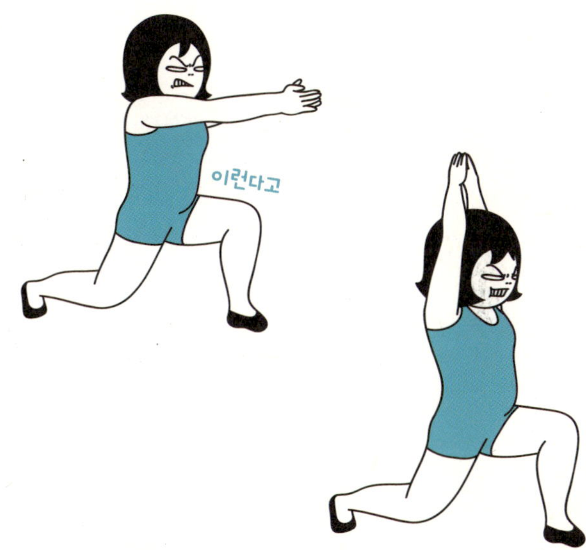

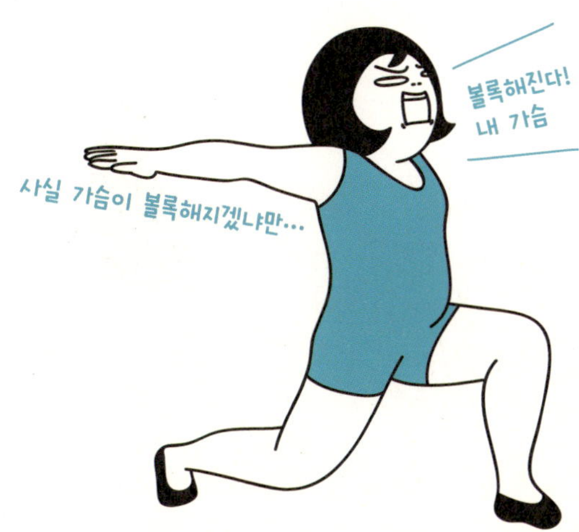

2

01 _ 무릎을 세우고 상체를 뒤로 기울인 채 두 팔로 엉덩이 뒤쪽의 바닥을 짚는다.

02 _ 왼쪽 다리를 쭉 펴고 최대한 높이 들어 올린다.

03 _ 이 상태로 엉덩이와 상체를 들었다가 내리기를 반복한다.

04 _ 15회 실시 후 반대쪽으로도 실시한다.

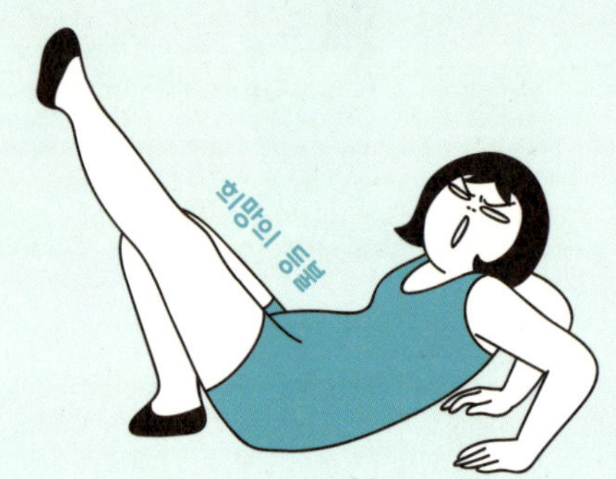

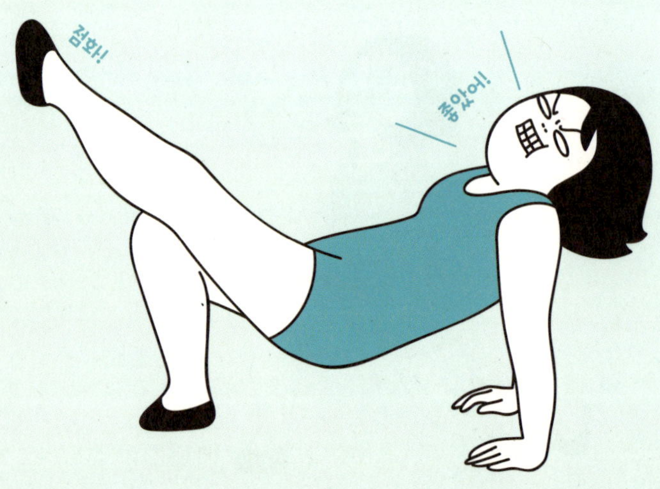

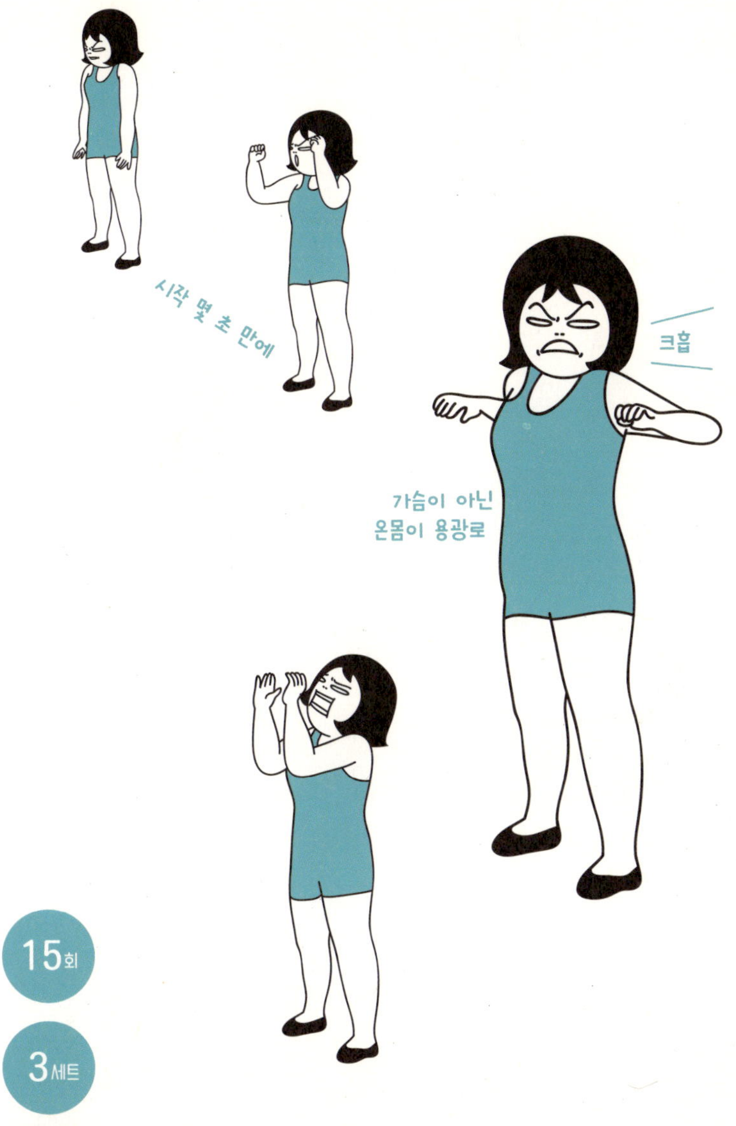

3

01 _ 다리를 어깨너비로 벌리고 바르게 선다.
02 _ 팔꿈치를 구부려 주먹 쥔 손을 눈앞에 둔다.
03 _ 어깨를 벌려 팔이 바닥과 수평이 되도록 양옆으로 벌렸다가 다시 눈앞으로 이동시킨다.

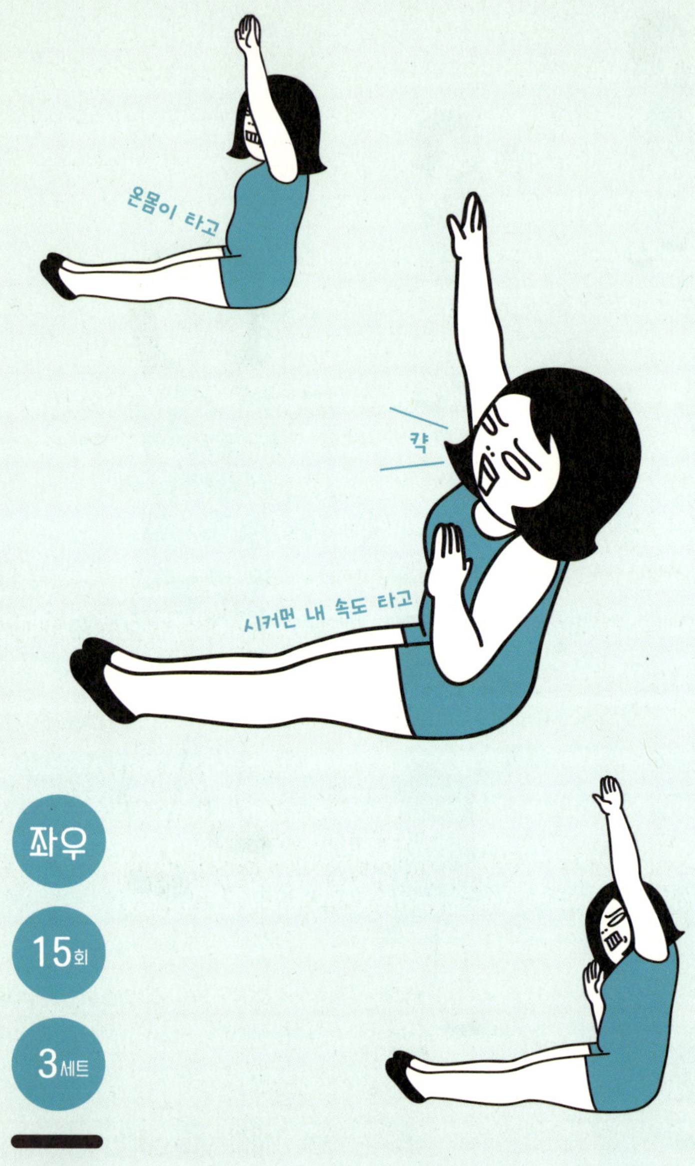

좌우

15회

3세트

4

01 _ 다리를 앞으로 쭉 펴고 앉아서 두 팔을 높이 든다.
02 _ 상체를 왼쪽으로 기울이면서 왼쪽 팔을 허리춤에 붙인다.
03 _ 처음 자세로 돌아와 반대쪽으로도 실시한다.

처짐 방지!
엉밑살 잡는 운동 4가지

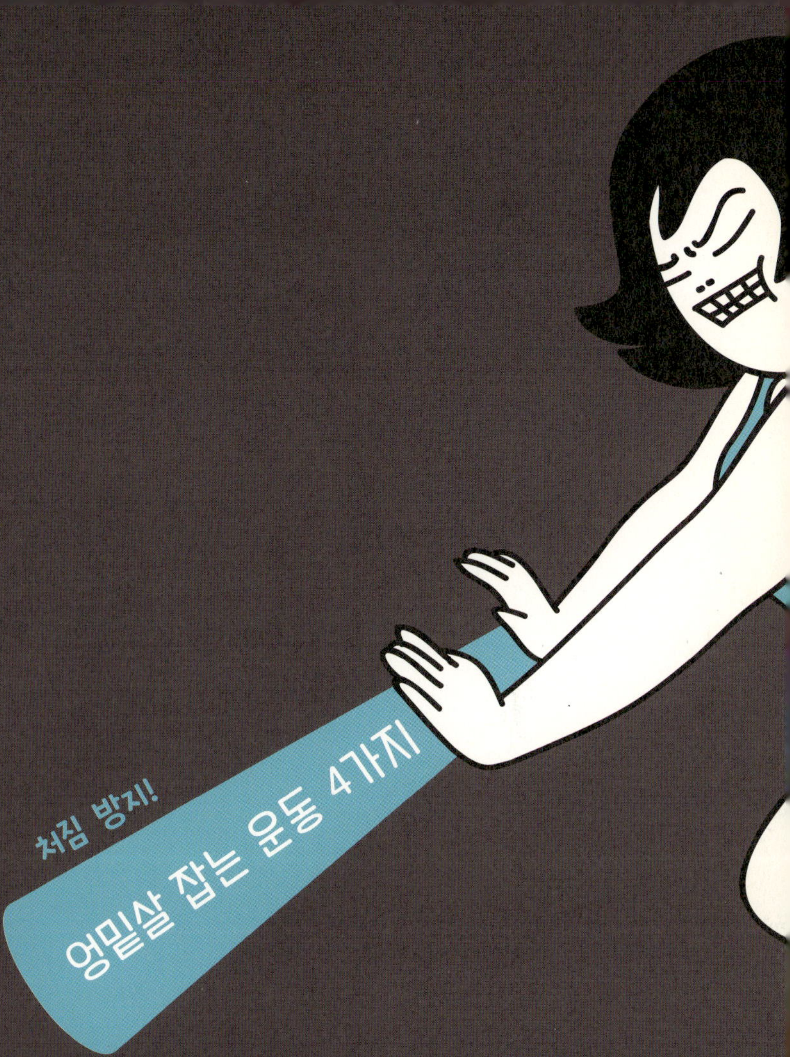

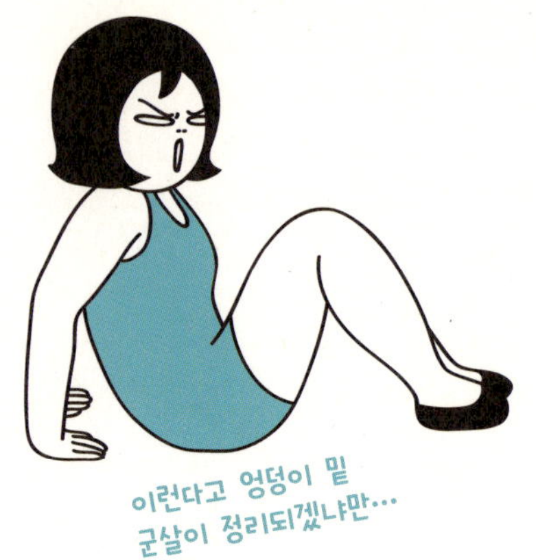

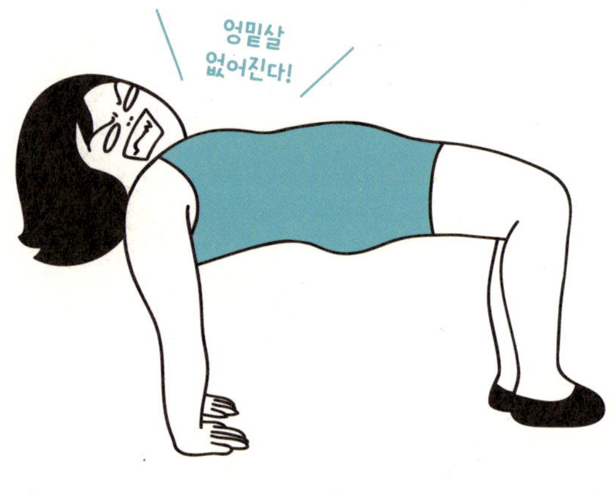

15회

2세트

1

01 _ 무릎을 세우고 앉은 자세에서 상체를 뒤로 기울여 두 팔로 엉덩이 뒤쪽 바닥을 짚는다.
02 _ 엉덩이와 상체를 들어 올리고 팔과 다리를 쭉 펴서 몸통이 일직선이 되도록 한다.
03 _ 2~3초 유지 후 처음 자세로 돌아와 동작을 반복한다.

2

01 _ 허벅지와 종아리가 직각이 되도록 무릎을 구부려 앉는다.
02 _ 몸통을 왼쪽으로 기울여 왼쪽 팔로 바닥을 짚는다.
03 _ 오른쪽 다리를 들어 올려 위, 아래, 오른쪽 순서로 뻗는다.
04 _ 15회 실시 후 방향을 바꿔 반대쪽으로도 실시한다.

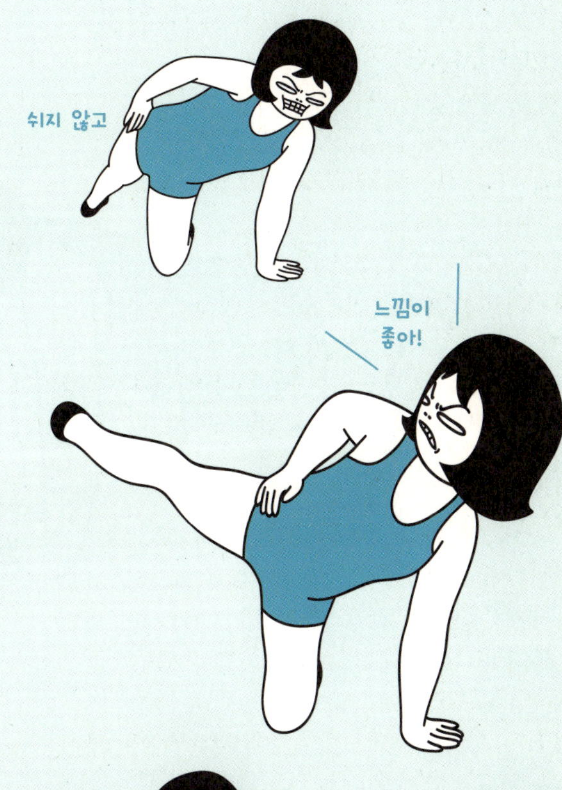

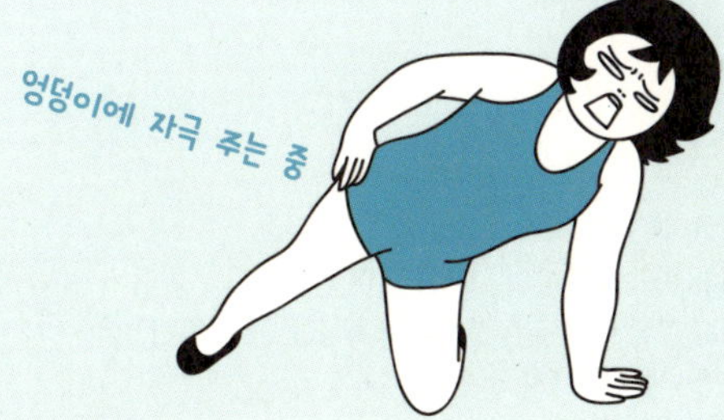

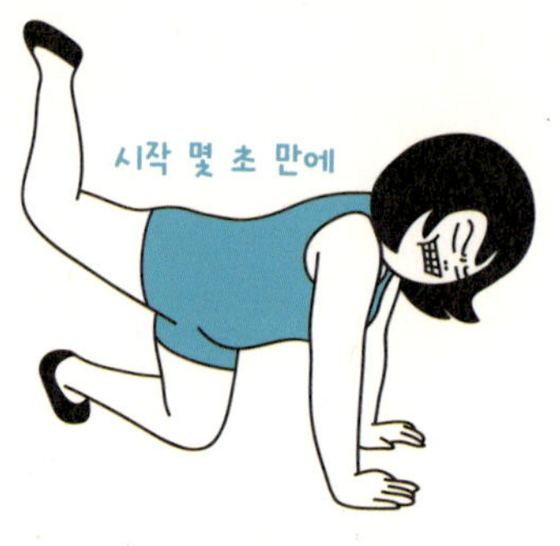

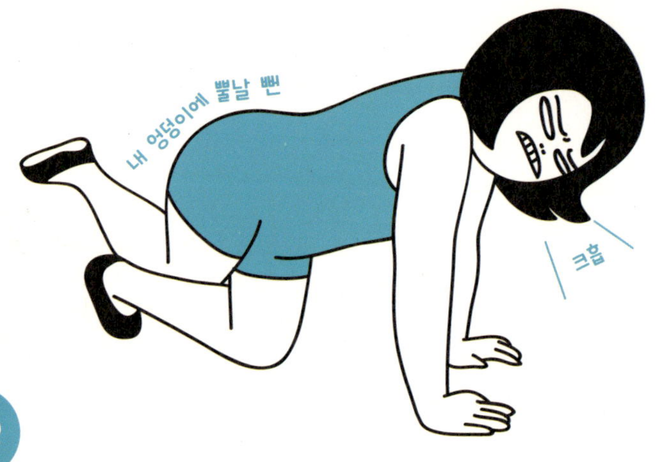

좌우

15회

2세트

3

01 _ 무릎을 구부리고 두 팔을 쭉 펴 바닥을 지지한 채 엎드린다.

02 _ 오른쪽 다리의 허벅지가 바닥과 수평이 되도록 들어 올린다.

03 _ 오른쪽 다리를 내리면서 왼쪽 다리 옆으로 가져가 두 다리를 교차시킨다.

04 _ 15회 실시 후 같은 방법으로 반대쪽도 실시한다.

4

15회

2세트

01 _ 두 다리를 붙이고 엎드린다.
02 _ 복부에 힘을 주고 두 다리를 들어 올린다.
03 _ 다리를 양옆으로 벌렸다가 다시 붙이기를 반복한다.

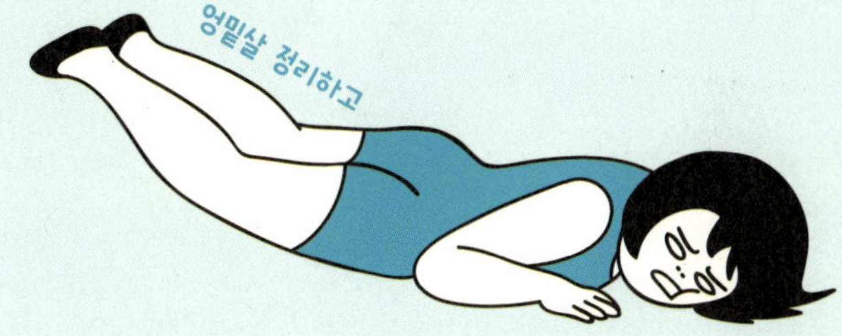

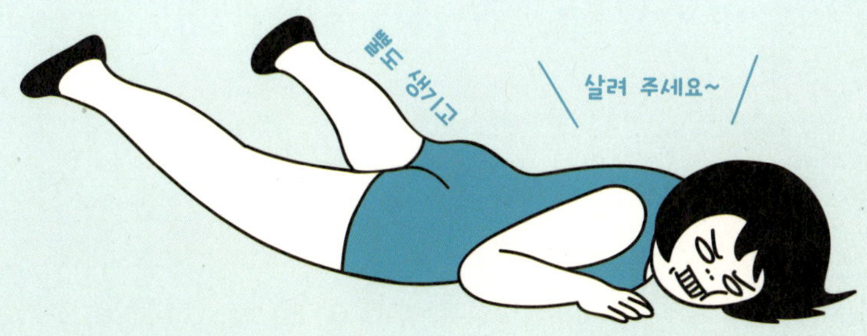

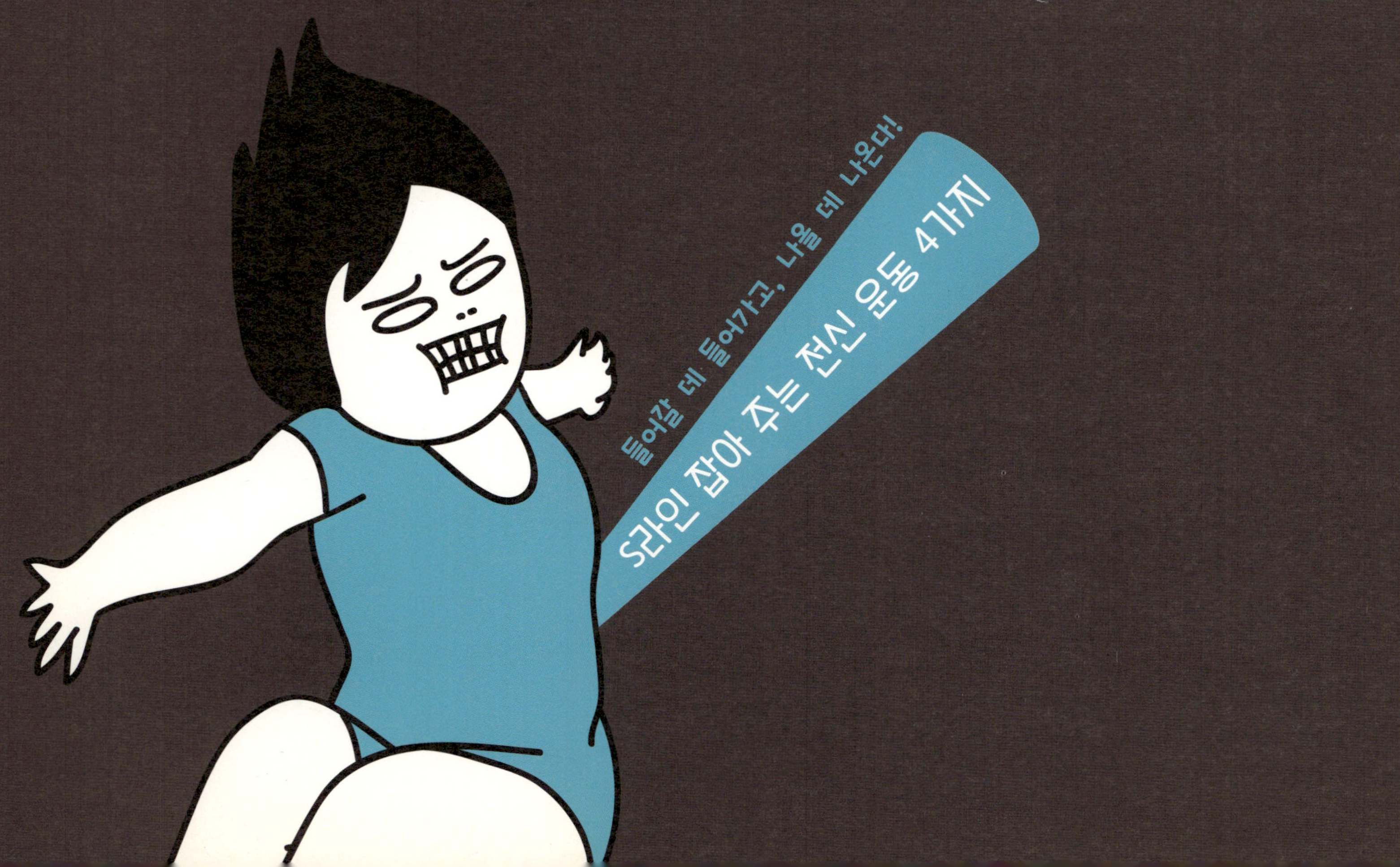
엉엉
들어갈 데 들어가고, 나올 데 나온다!
라인 잡아 주는 전신 운동 4가지

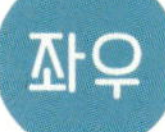

01 _ 다리를 모으고 바르게 선다.
02 _ 왼쪽 다리를 뒤로 이동시키면서 상체를 숙인다.
03 _ 왼쪽 팔이 오른쪽 발끝에 닿을 정도로 숙이고 왼쪽 다리는 최대한 위로 들어 올린다.
04 _ 15회 실시 후 반대쪽으로도 실시한다.

좌우

15회

2세트

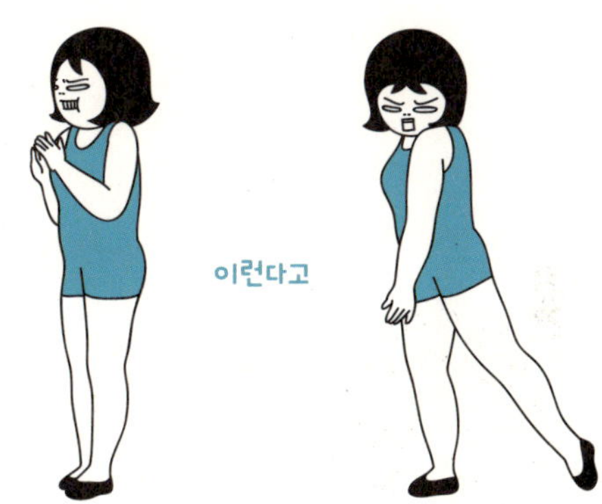

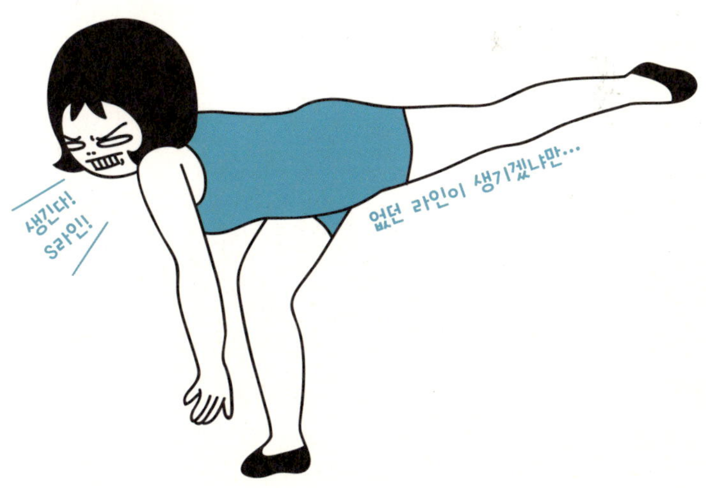

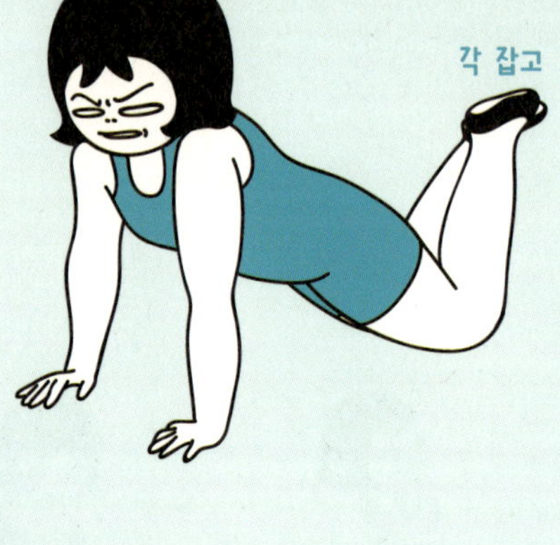

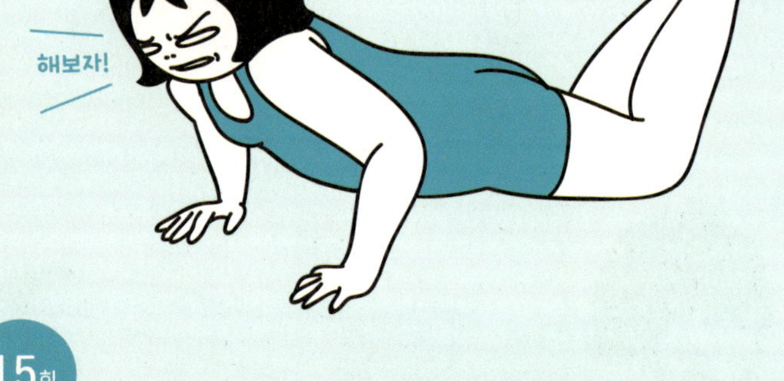

15회

3세트

2

01 _ 무릎을 바닥에 대고 엎드린다.
02 _ 두 팔은 쭉 뻗고 발끝을 붙여 바닥과 수직이 되도록 들어 올린다.
03 _ 팔꿈치가 직각이 되도록 구부렸다가 편다.

3

01 _ 팔을 양옆으로 벌리고 오른쪽 다리를 들어 한 발짝 앞으로 내디딘다.
02 _ 오른쪽 다리가 직각이 되도록 엉덩이를 내린 후 처음 자세로 돌아온다.
03 _ 15회 반복 후 반대쪽으로도 실시한다.

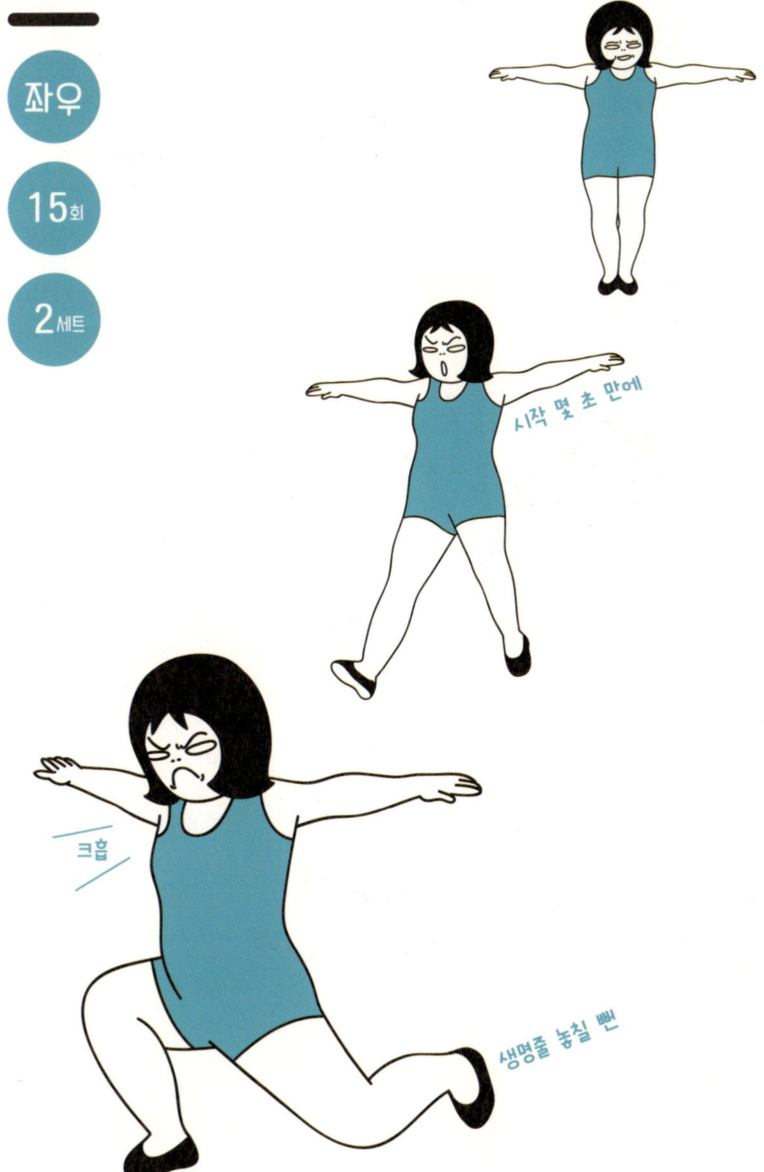

231

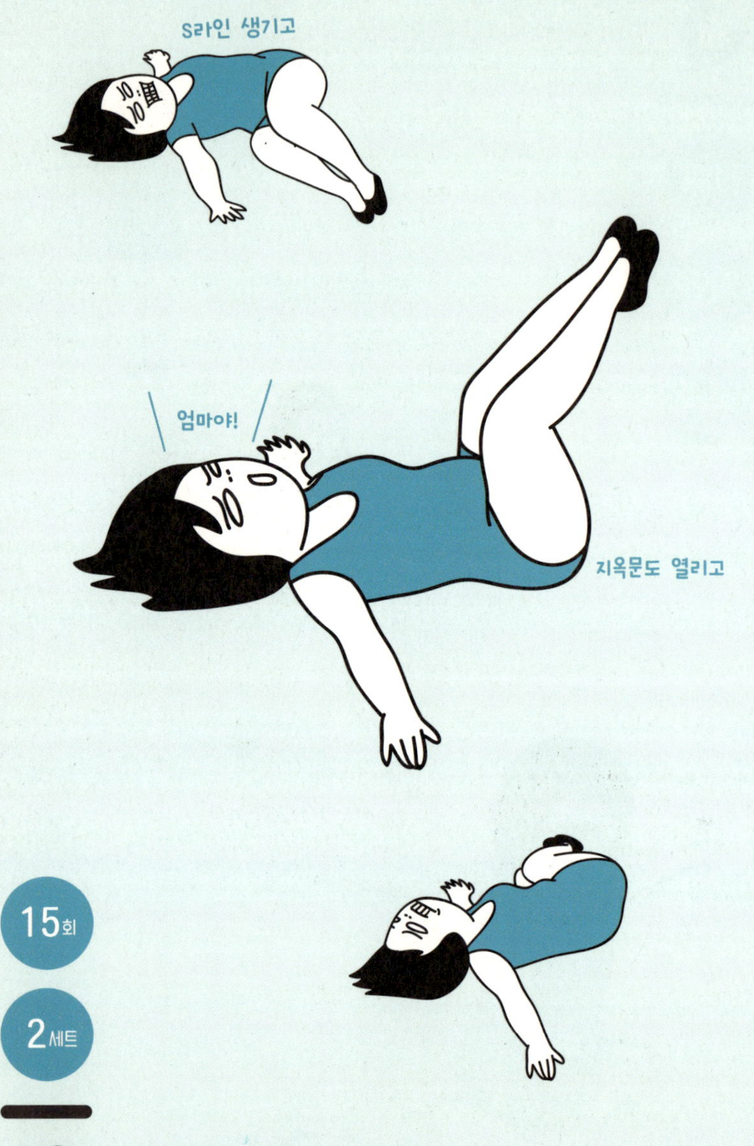

15회

2세트

4

01 _ 양팔을 옆으로 벌리고 바르게 눕는다.
02 _ 다리를 붙이고 들어 올린 후 오른쪽으로 기울여 바닥에 닿을 때쯤 다시 들어 올린다.
03 _ 처음 자세로 돌아와 왼쪽으로 기울여 바닥에 닿을 때쯤 다시 들어 올린다.

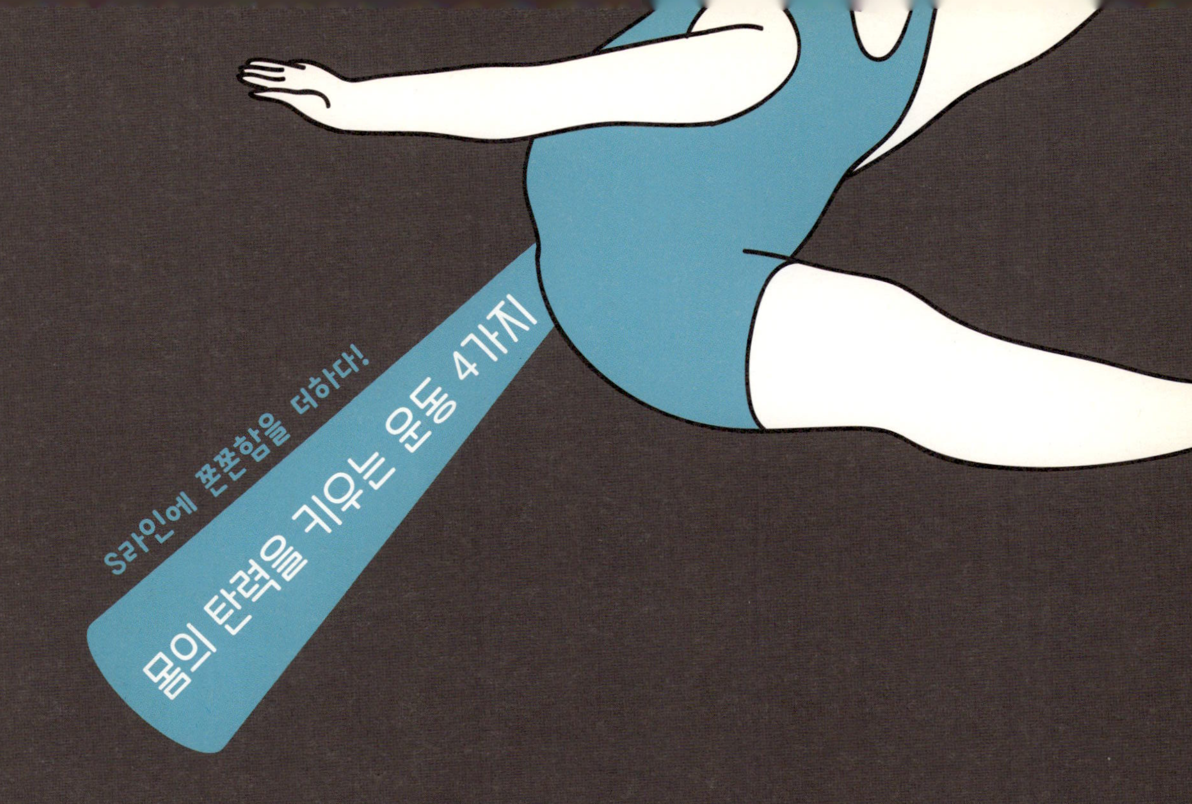

S라인에 쫀쫀함을 더하다!
몸의 탄력을 키우는 운동 4가지

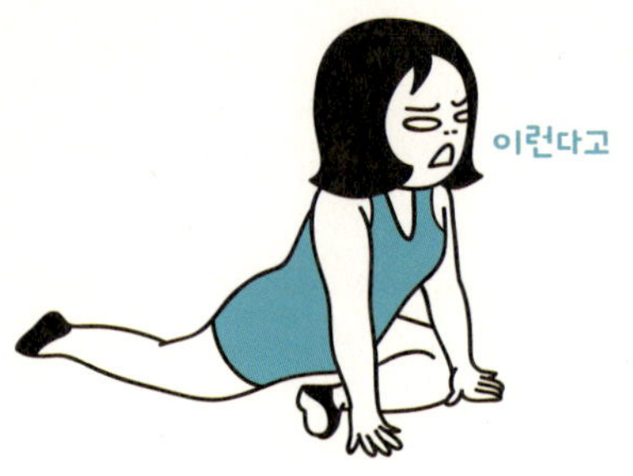

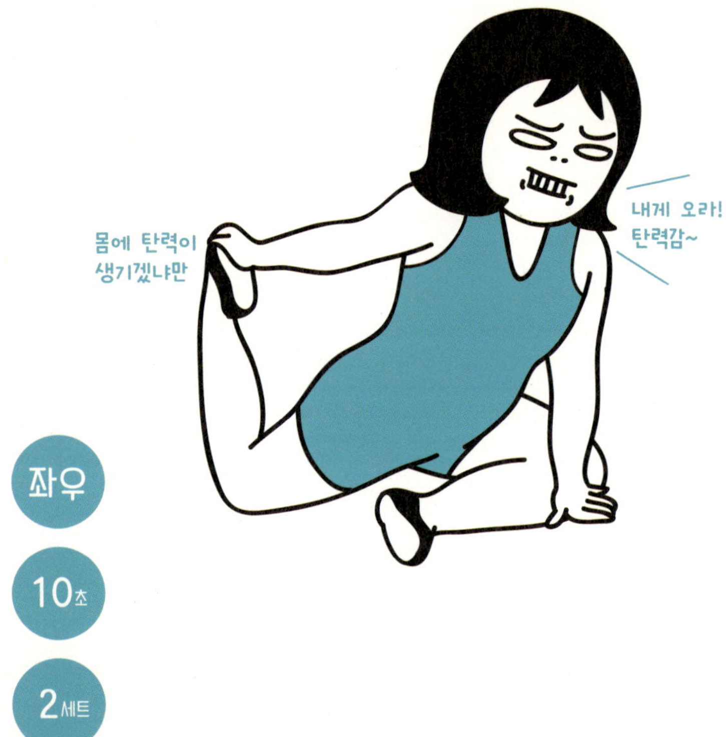

1

01 _ 무릎을 바닥에 대고 두 팔로 몸 앞을 지지한 채 앉는다.

02 _ 왼쪽 다리를 몸 앞에 두고 오른쪽 다리는 최대한 뒤로 뻗는다.

03 _ 상체를 오른쪽으로 비틀어 오른손으로 오른쪽 다리 끝을 잡는다.

04 _ 10초 유지 후 처음 자세로 돌아와 반대쪽으로도 실시한다.

2

01 _ 다리를 넓게 벌리고 왼쪽 팔로 땅을 짚고 오른쪽 팔은 하늘 높이 들어 올린다.
02 _ 엉덩이를 내려 무릎을 구부렸다가 펴기를 반복한다.
03 _ 15회 반복 후 반대쪽으로도 실시한다.

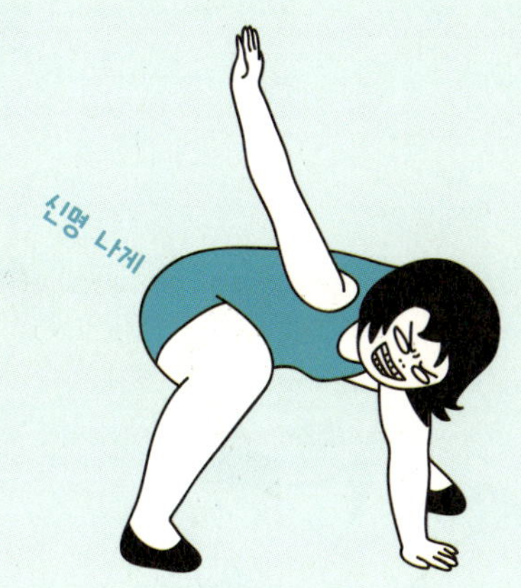

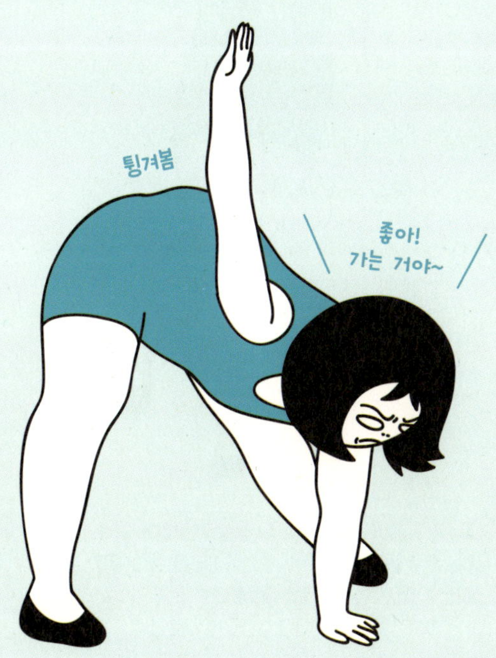

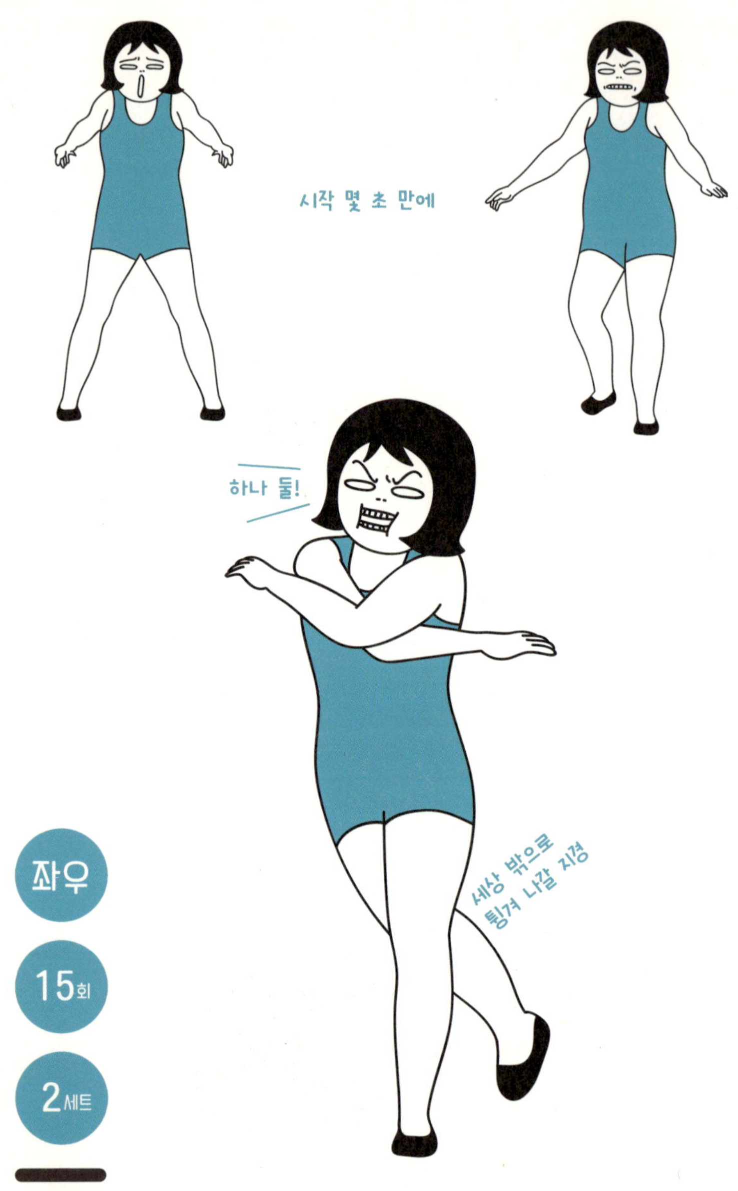

3

01 _ 다리를 어깨너비로 벌리고 두 팔을 뒤로 젖혀 준다.
02 _ 몸을 왼쪽으로 움직이면서 오른쪽 다리를 뒤로 민다.
03 _ 이때 두 팔은 가슴 앞에서 교차한다.
04 _ 처음 자세로 돌아와 반대쪽으로도 실시한다.

4

좌우

15회

2세트

01 _ 다리를 어깨너비로 벌리고 바르게 선다.

02 _ 왼쪽 다리를 한 발짝 앞으로 크게 내디딘 후 왼쪽 다리의 무릎을 구부려
　　직각이 되도록 한다. 이때 손을 마주 잡고 상체를 왼쪽으로 비튼다.

03 _ 처음 자세로 돌아와 오른쪽 다리도 실시한다.

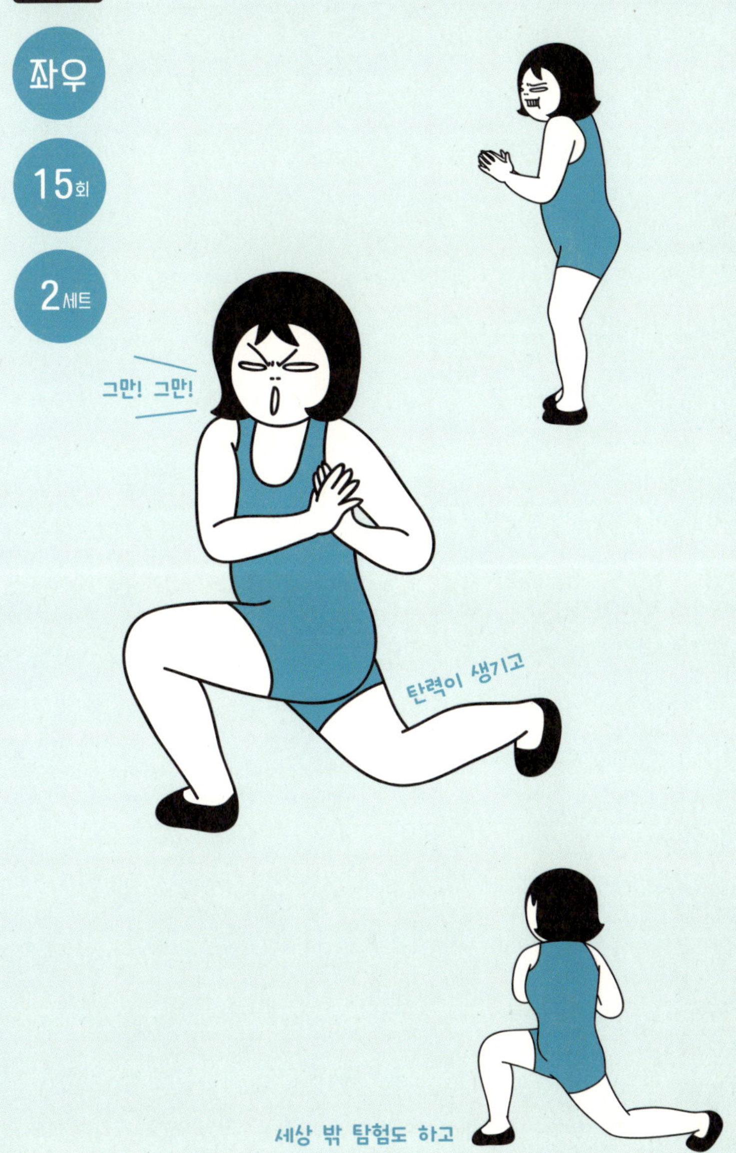

9月

먹은 만큼 쏙~ 빼자!
과식 후 운동

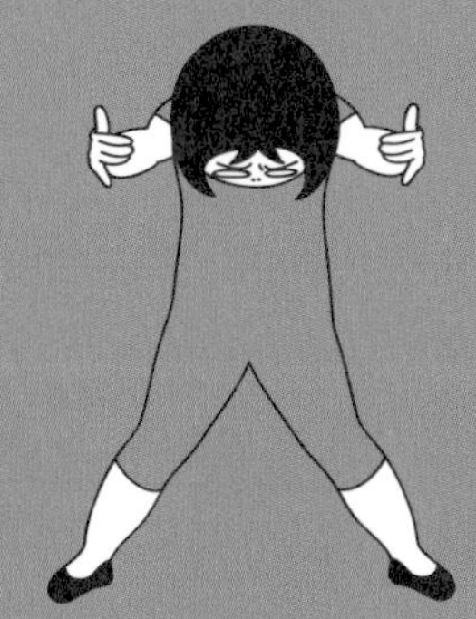

용자의 9월 일기

그때그때 몸무게를 체크해 가며 다이어트하면 효과가 더 좋다는 전문가들의 이야기를 듣고 한동안 체중계를 옆에 두고 살았다. 눈 뜨자마자 몸무게 재고, 회사 끝나고 집에 돌아와서 재고, 물 한 모금 마시고 재고, 당근 하나 먹고 재고, 체중계 중앙에서 재고, 끄트머리에서 재고, 한 발만 올려놓고 재고, 재고, 재고… 몸무게 재는 데 온 신경을 집중했더니 물 한 모금 마시는 것도 겁이 났다. 대신 음식 생각을 떨쳐 내기 위해 대부분의 시간을 잠으로 때웠다.

허기진 상태로 선잠을 잔 후 눈을 뜨면 어김없이 오후 9~10시경. 이때 솟구치는 생각은 3가지뿐이다. '이렇게 살아 뭐하나? 종일 굶었는데 라면 하나 끓여 먹는다고 체중에 큰 변화가 있을까? 아니, 아니 내가 이 극한의 식욕을 어떻게 참았는데!!!'라는 생각이 빠르게 머릿속을 스쳐 지나간다.

그리고 결말은 언제나 라면 물을 끓이고, 상 위에 김치를 올려놓고 있다. 심지어 라면 하나만 먹는 건 어렵게 내린 결정을 흔들리게 만들 일이라는 생각으로 라면을 2~3개 끓인다. 이왕 망친 거 완전히 망치고 싶은 심정이랄까. 후루룩 짭짭. 라면 면발이 다섯 젓가락 정도 남았을 때 정신이 번쩍 들고 입맛은 바닥 아래로 떨어진다. 내가 왜 그랬을까? 더부룩한 속과 먹었다는 죄책감, 낮 동안의 긴 수면 덕에 뜬눈으로 밤을 새운다. 이 짓을 한 달간 반복하다 보면 몸도 마음도 푸석푸석해진다.

다이어트는 역시 적당히 먹고 운동하는 것이 최고라는 말에 격한 동의를 표하며, 이제는 겨우 라면 1인분에도 만족하는 나 자신에게도 경의를 표한다.

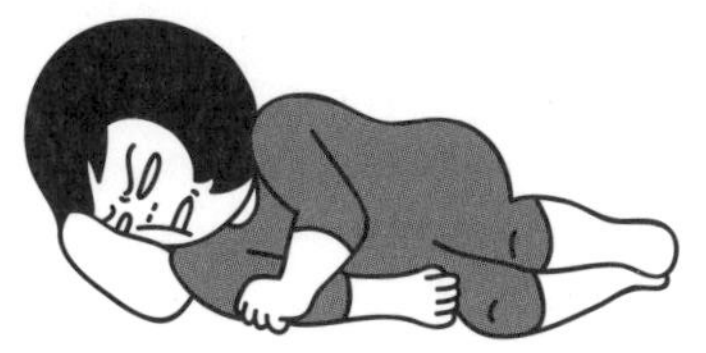

가을이 오고 있다.

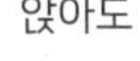

앉아도
끙

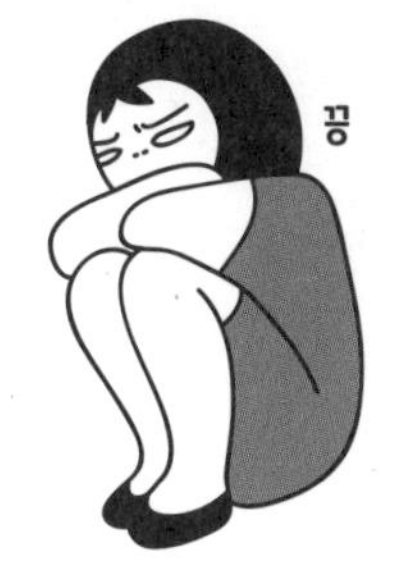

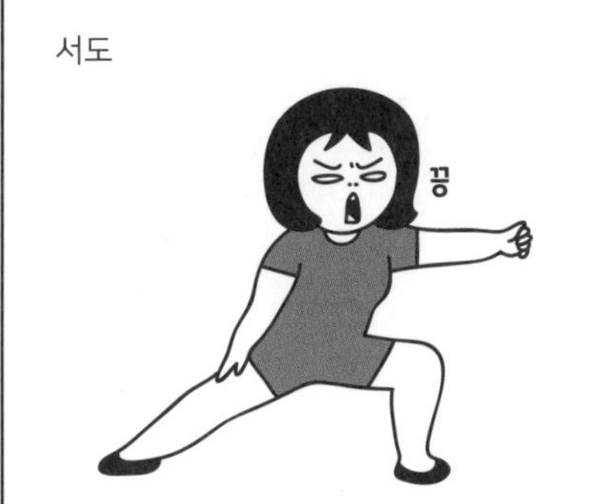

서도
끙

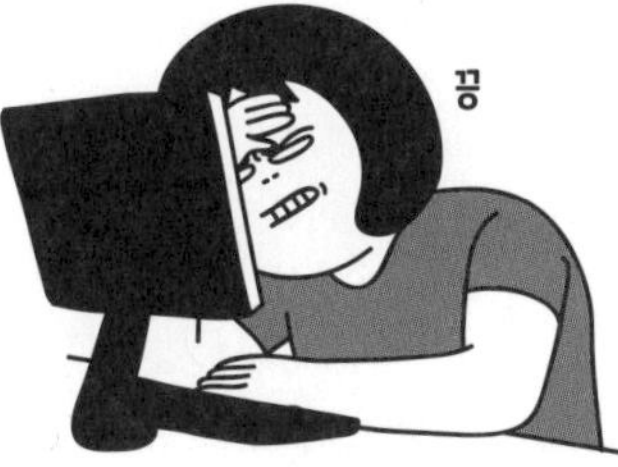

일하는 중에도
끙

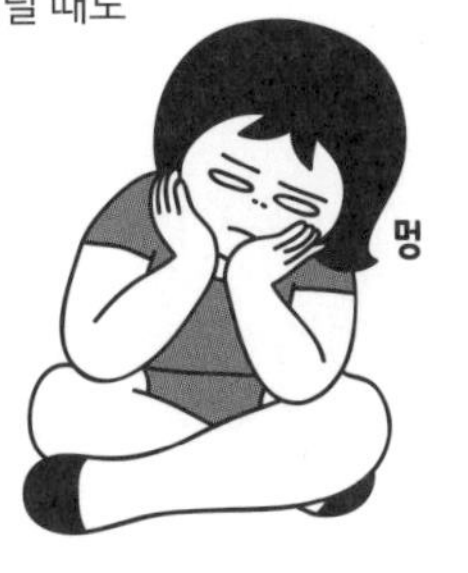

멍 때릴 때도
멍

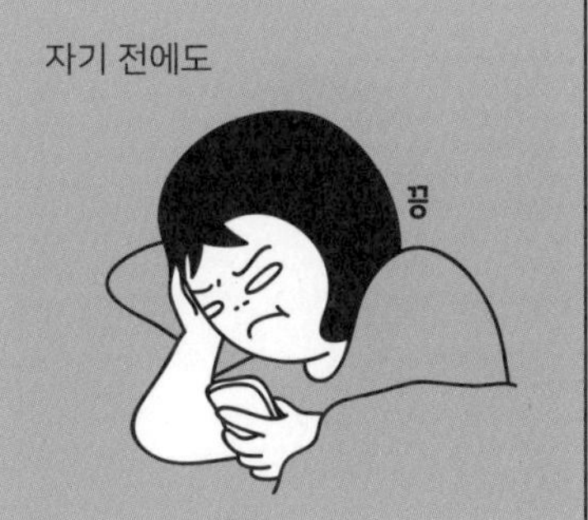

자기 전에도
끙

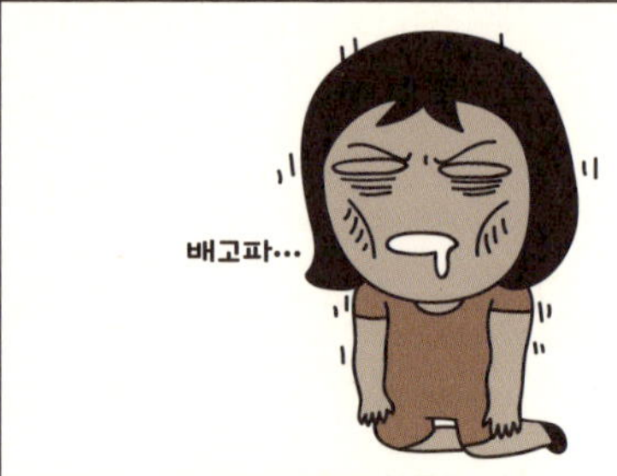

배고파...
미치도록 배가 고프다.

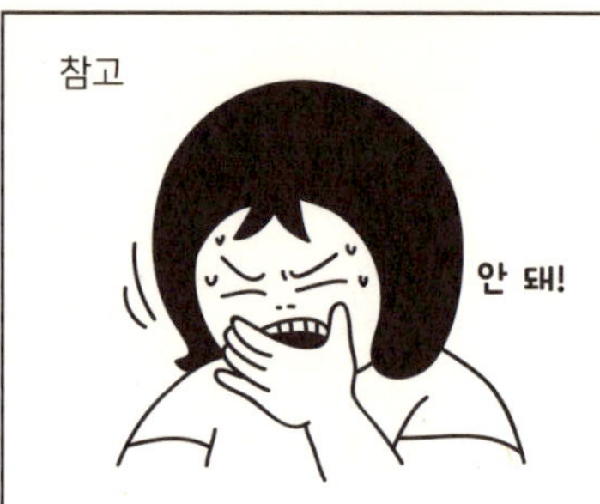

참고
안 돼!

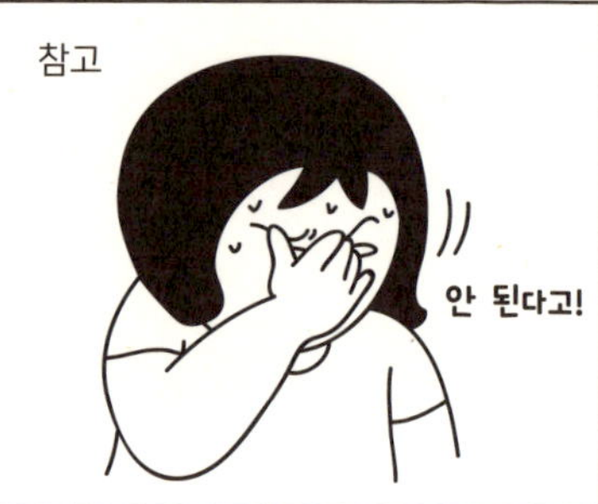

참고
안 된다고!

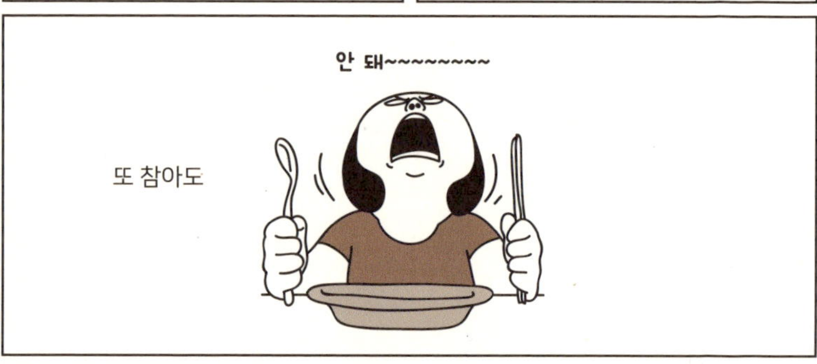

안 돼~~~~~~~~
또 참아도

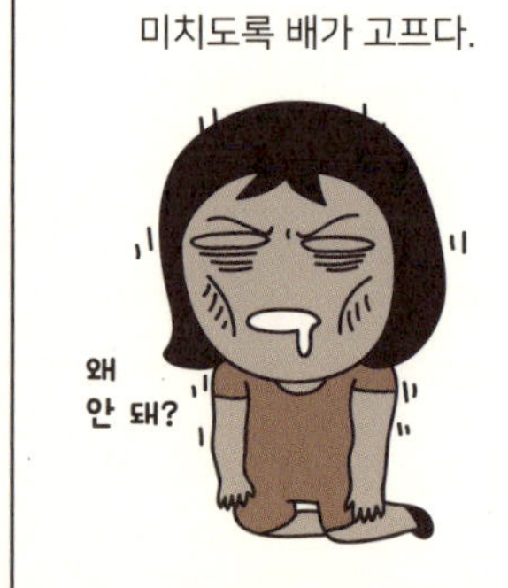

미치도록 배가 고프다.
왜 안 돼?

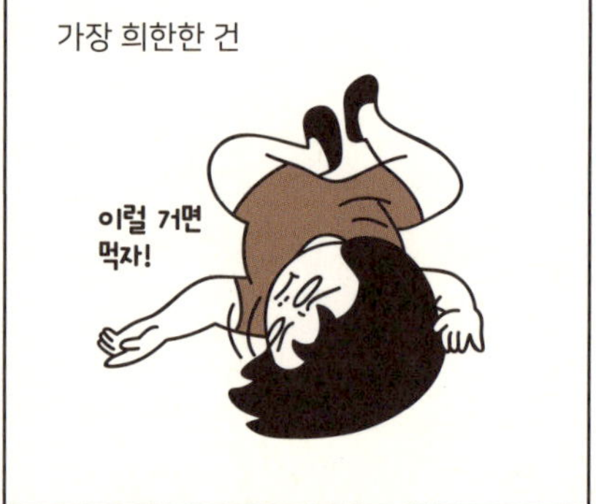

가장 희한한 건
이럴 거면 먹자!

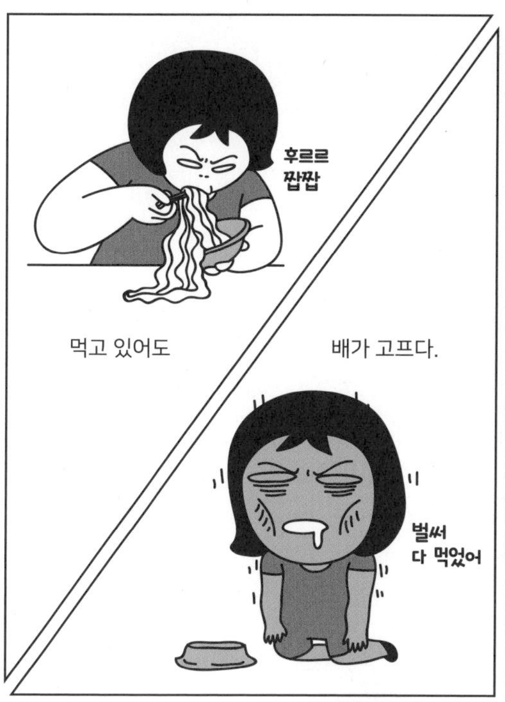

후르르
짭짭
먹고 있어도
배가 고프다.
벌써
다 먹었어

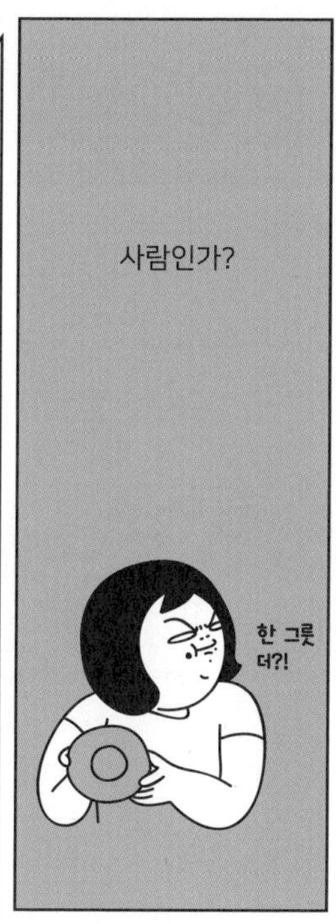

사람인가?
한 그릇
더?!

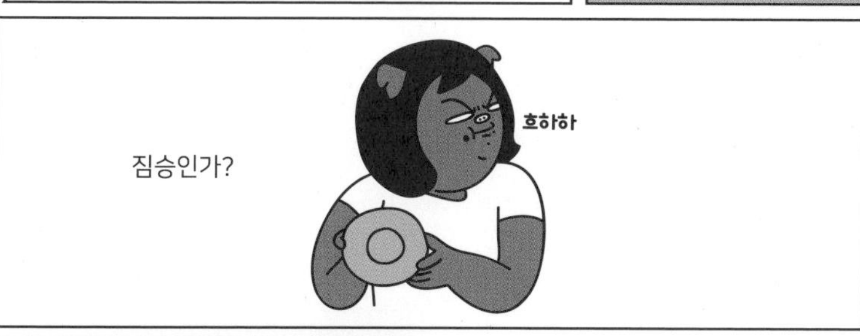

짐승인가?
흐하하

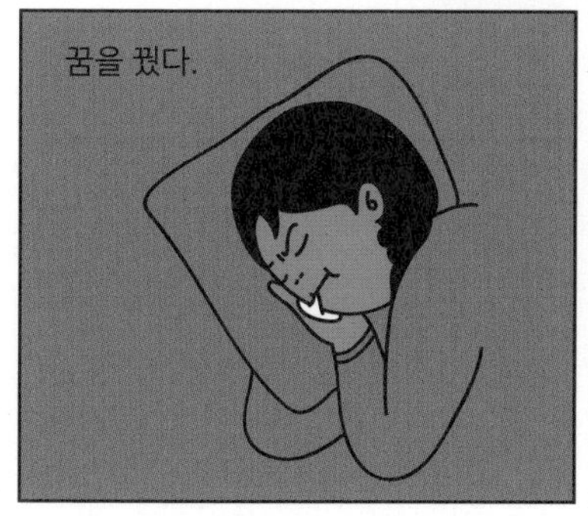

꿈을 꿨다.

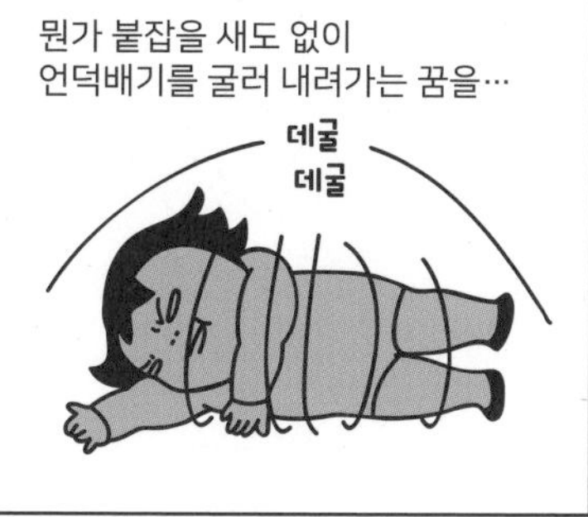

뭔가 붙잡을 새도 없이
언덕배기를 굴러 내려가는 꿈을…
데굴
데굴

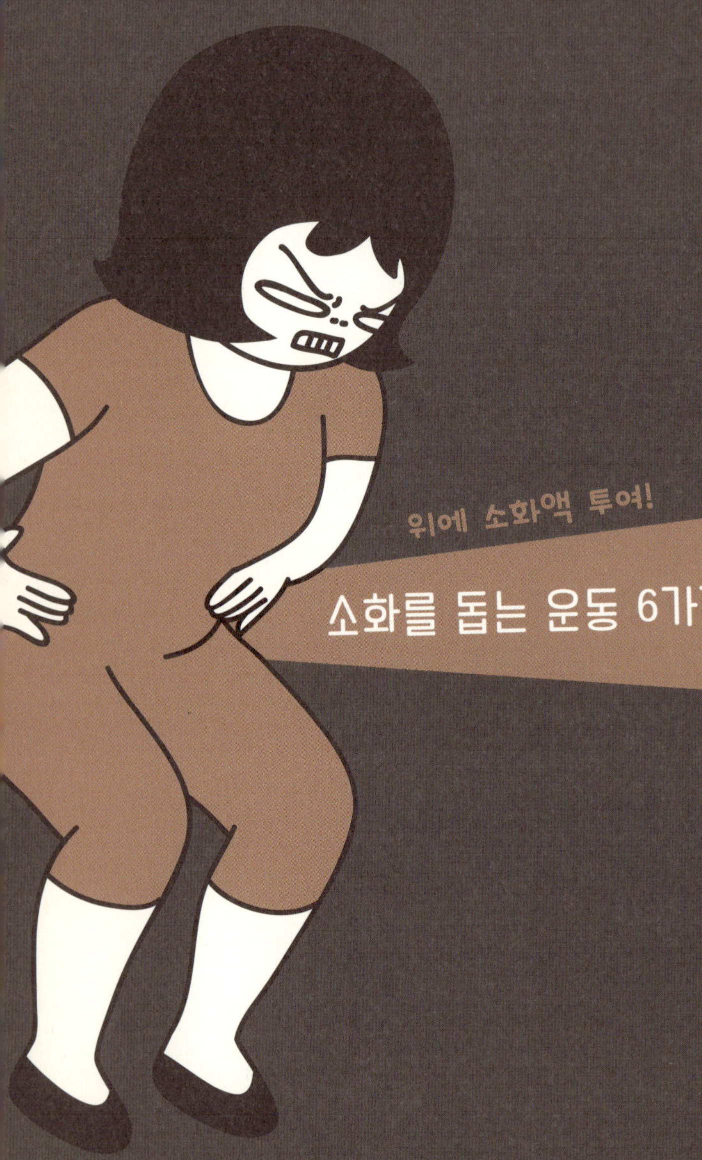
위에 소화액 투여!
소화를 돕는 운동 6가지

01 _ 다리는 한 발짝 벌리고 두 팔은 허리에 둔 상태로 바르게 선다.
02 _ 상체를 숙여 오른쪽에서 왼쪽으로 크게 원을 그리듯 움직인다.
이때 골반은 상체와 반대 방향으로 비튼다.
03 _ 10회 실시 후 방향을 바꿔 실시한다.

1

좌우

10회

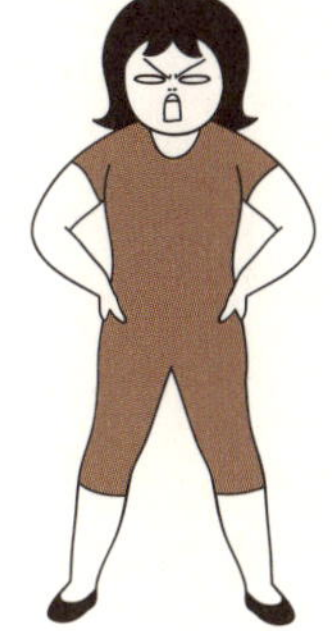

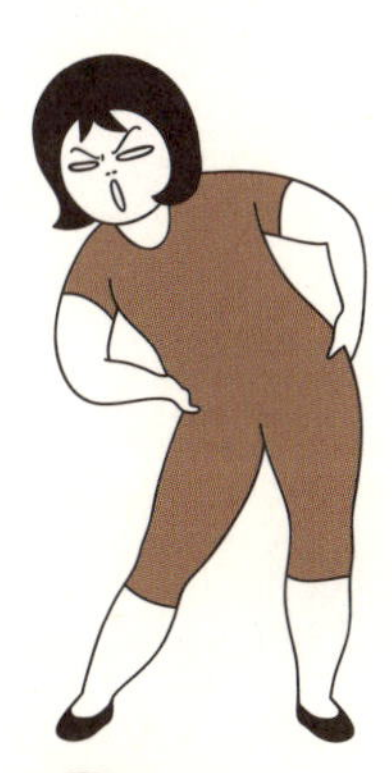

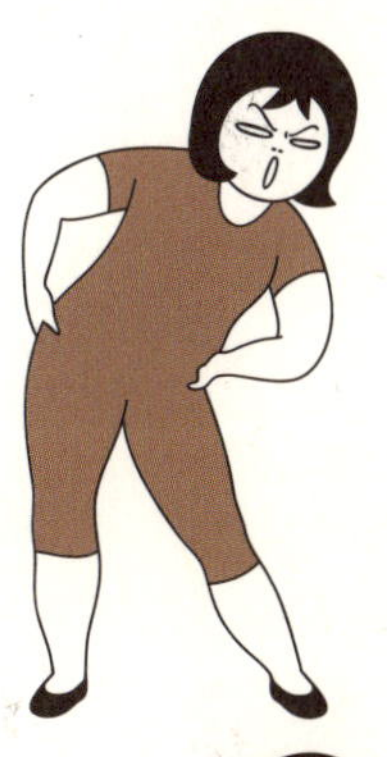

아침에 먹은 나물은
도리도리 뱅뱅!

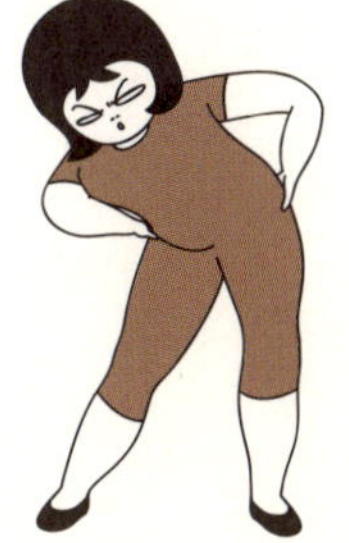

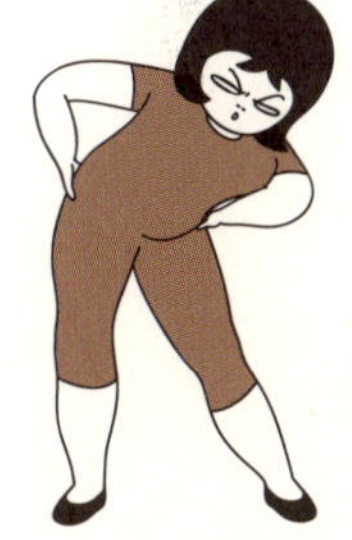

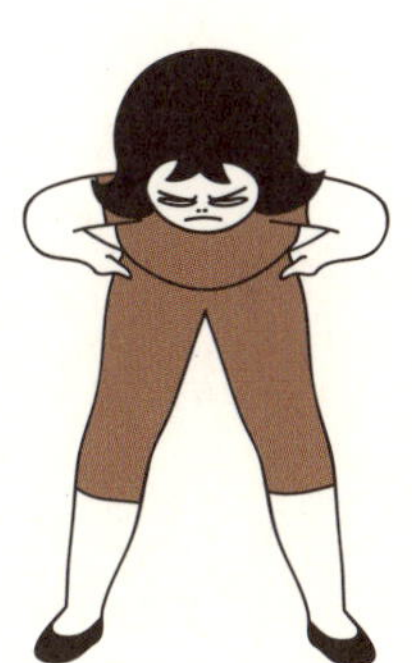

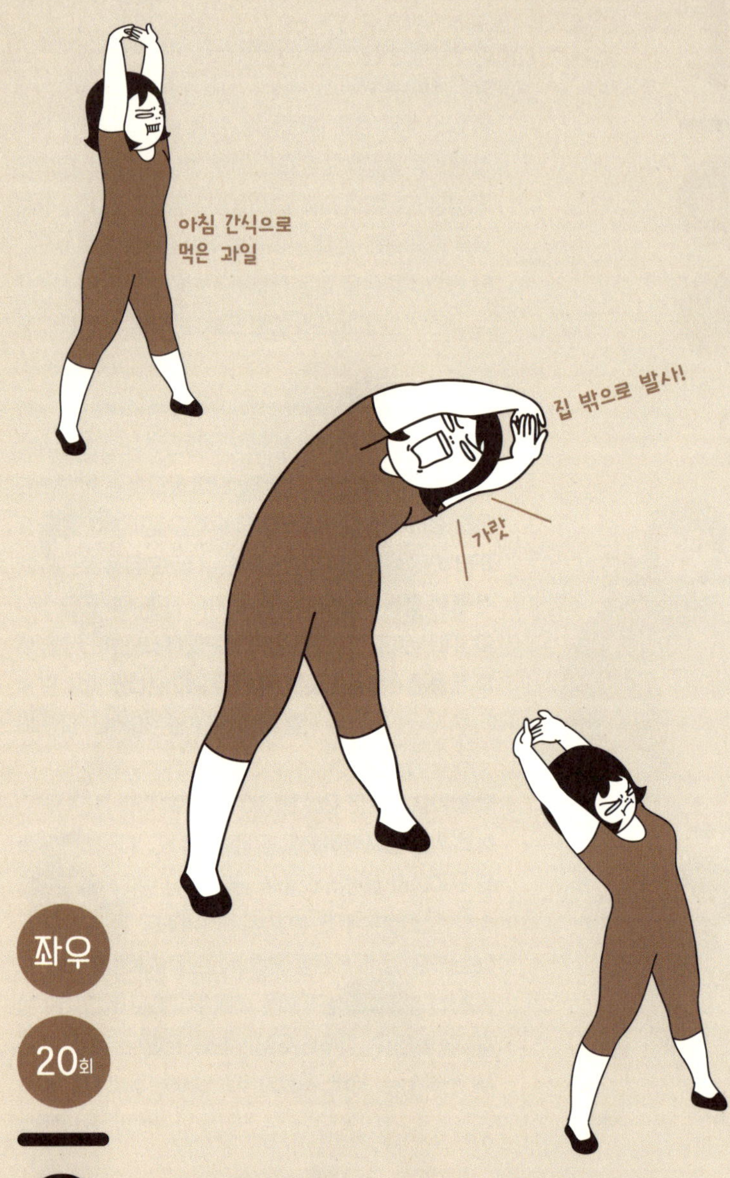

좌우

20회

2

01 _ 다리를 어깨너비보다 넓게 벌리고 서서 두 팔을 하늘 높이 뻗는다.
02 _ 상체를 왼쪽으로 크게 기울여 2~3초간 유지 후 처음 자세로 돌아와
　　　반대쪽으로도 실시한다.

3

01 _ 다리를 어깨너비로 벌리고 바르게 선다.
02 _ 상체를 뒤로 기울이면서 왼쪽 다리를 살짝 든다.
03 _ 왼쪽 손끝이 왼쪽 다리의 발끝에 닿도록 상체를 숙인다.
04 _ 10회 반복 후 반대쪽으로도 실시한다.

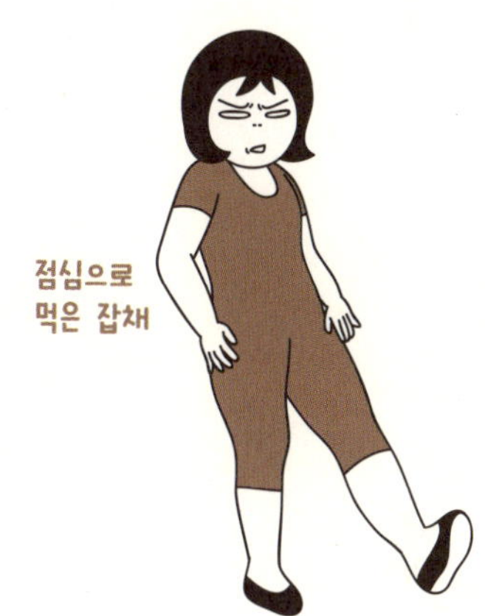

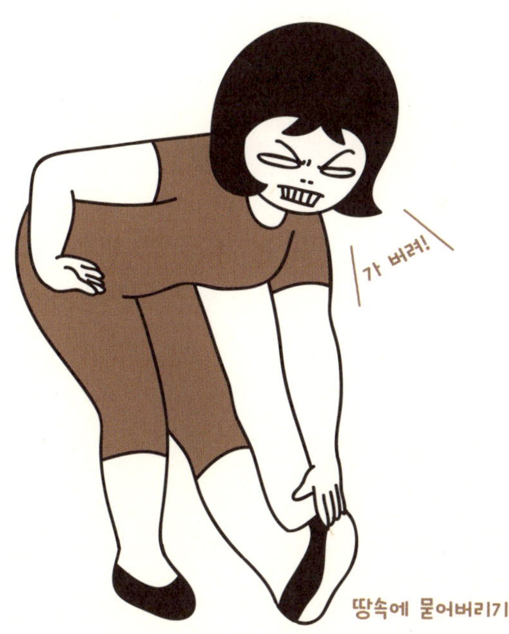

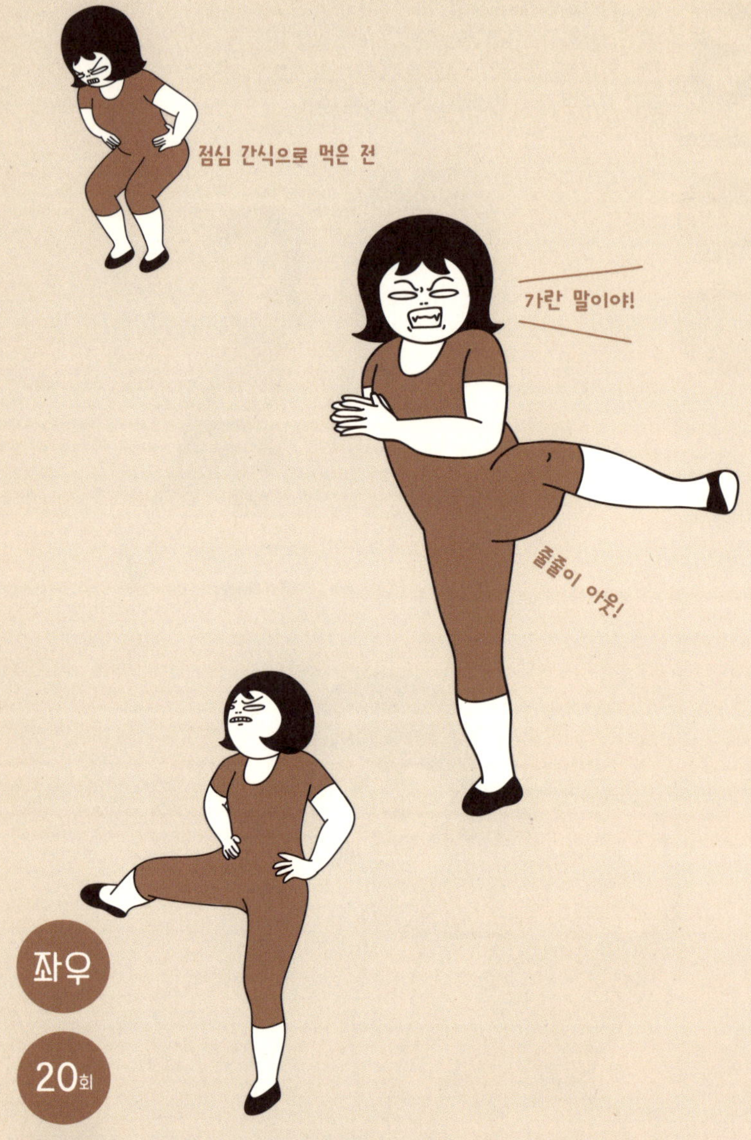

좌우

20회

4

01 _ 다리를 어깨너비로 벌리고 서서 무릎을 구부려 살짝 앉는다.
이때 무릎이 발끝을 넘지 않도록 주의한다.
02 _ 앉은 상태에서 일어서면서 왼쪽 다리를 바깥쪽으로 크게 찬다.
03 _ 처음 자세로 돌아와 오른쪽 다리도 실시한다.

5

01 _ 다리를 어깨너비보다 넓게 벌리고 서서 두 팔을 하늘 높이 뻗는다.

02 _ 두 팔을 내리면서 왼쪽 다리의 무릎을 구부려 가슴까지 들어 올린다.

03 _ 10회 실시 후 오른쪽 다리도 실시한다.

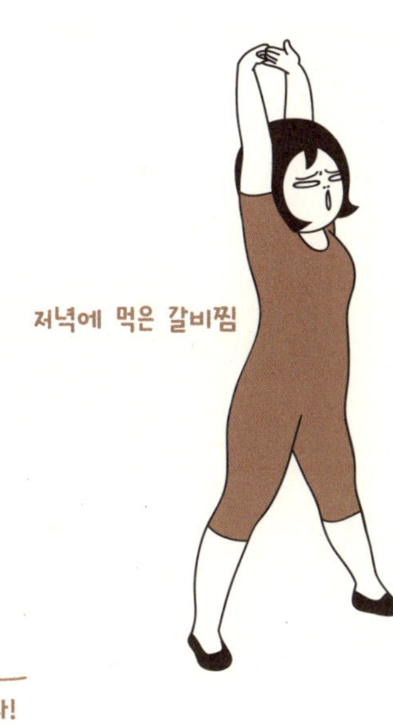

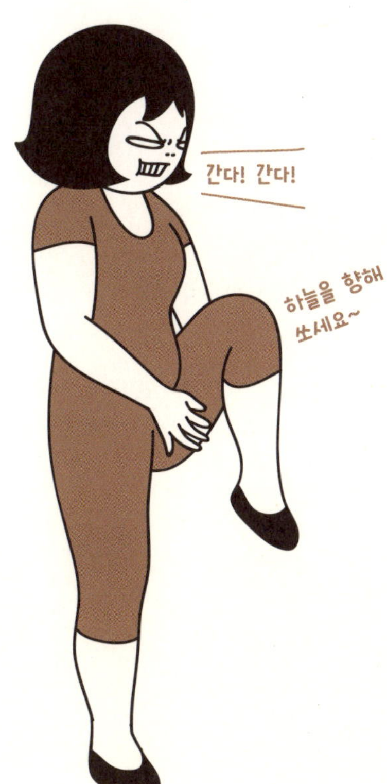

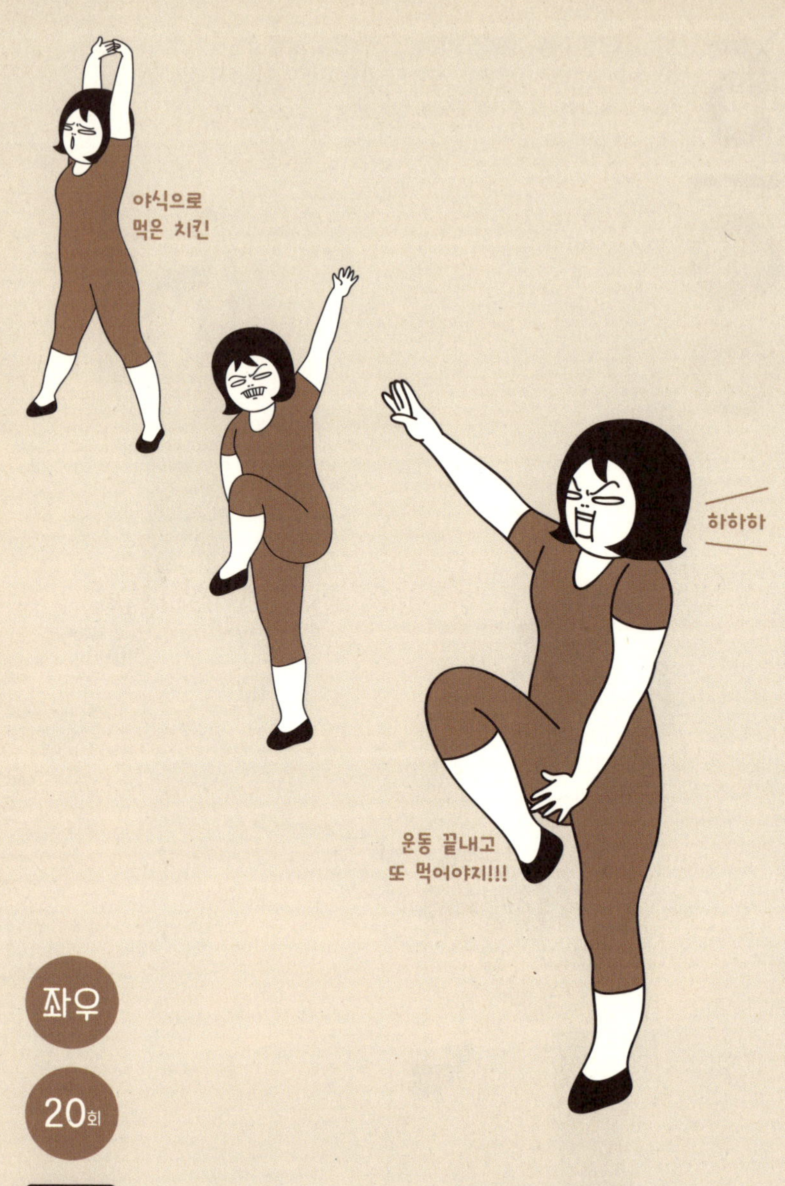

좌우

20회

6

01 _ 다리를 어깨너비보다 넓게 벌리고 서서 두 팔을 하늘 높이 뻗는다.
02 _ 왼쪽 다리의 무릎을 구부려 들어 올리면서 무릎의 방향을 왼쪽으로 틀어 준다.
　　이때 오른손이 왼쪽 발바닥에 닿도록 한다.
03 _ 처음 자세로 돌아와 오른쪽 다리도 실시한다.

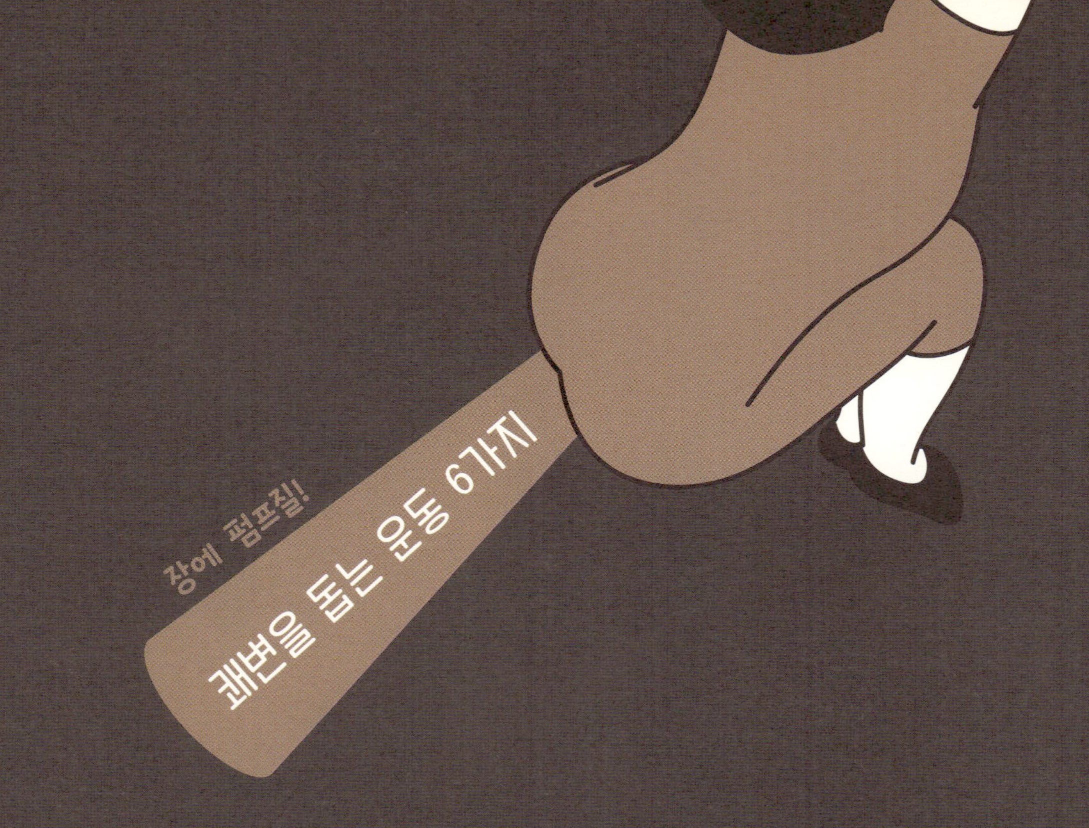
장에 펌프질!
쾌변을 돕는 운동 6가지

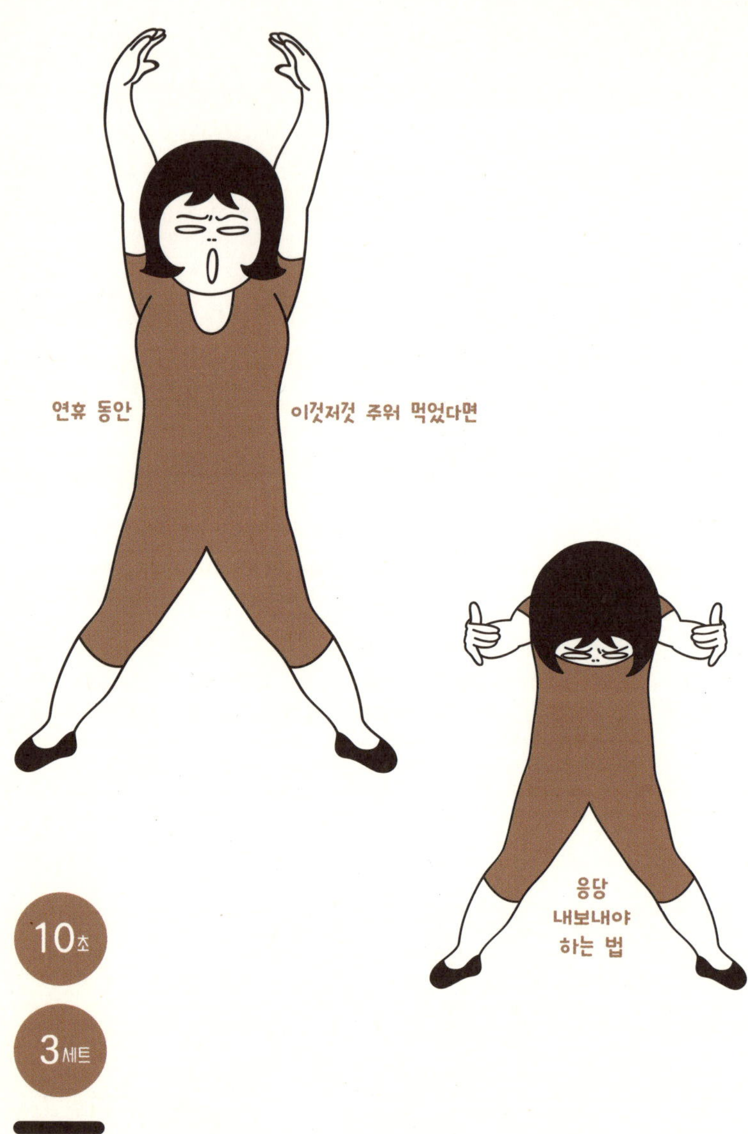

1

01 _ 다리를 어깨너비보다 넓게 벌리고 서서 두 팔을 하늘 높이 들어 올린다.

02 _ 배에 힘을 주고 뒤로 당기면서 상체를 앞으로 숙인다.

03 _ 이 상태를 10초간 유지한다.

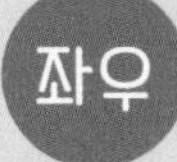
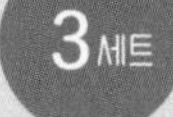

01 _ 무릎을 바닥에 대고 허벅지 위에 배를 대고 엎드린다.
02 _ 두 팔을 최대한 뻗은 후 왼쪽 팔을 오른쪽 팔 아래 둔다.
03 _ 상체를 오른쪽으로 틀어 올리면서 오른쪽 다리를 바깥쪽으로 뻗는다.
04 _ 이 상태로 10초간 유지 후 반대쪽으로도 실시한다.

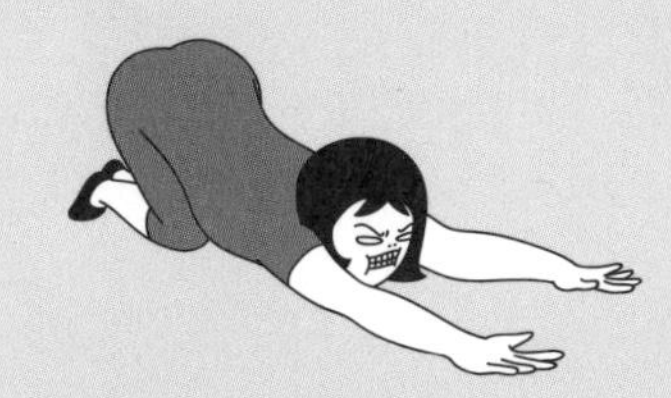

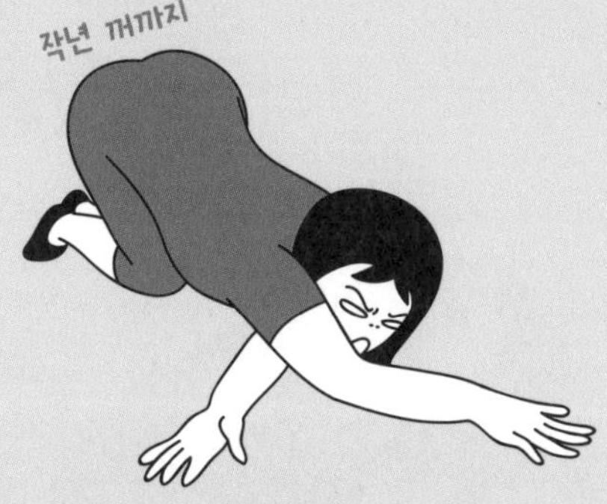

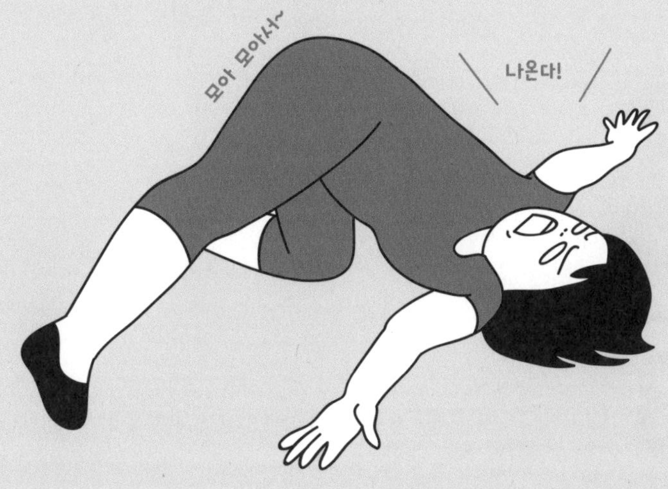

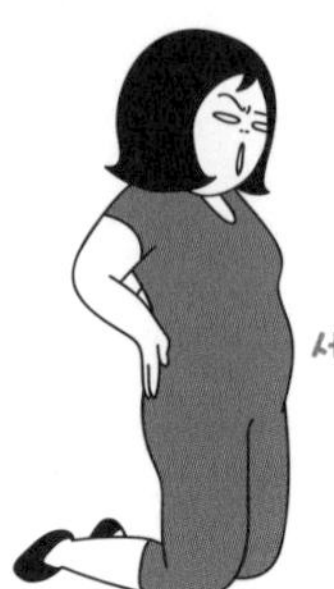

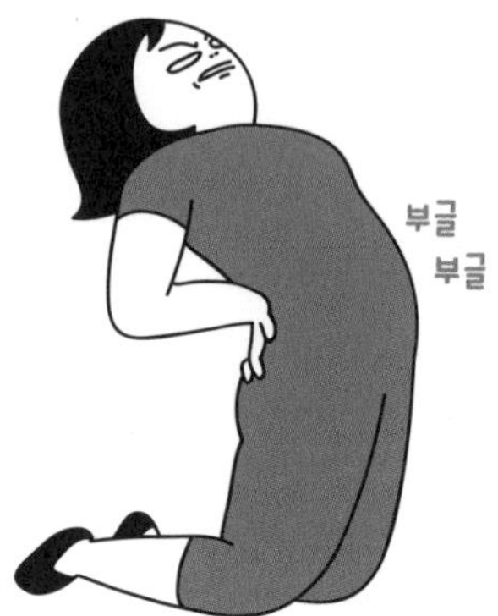

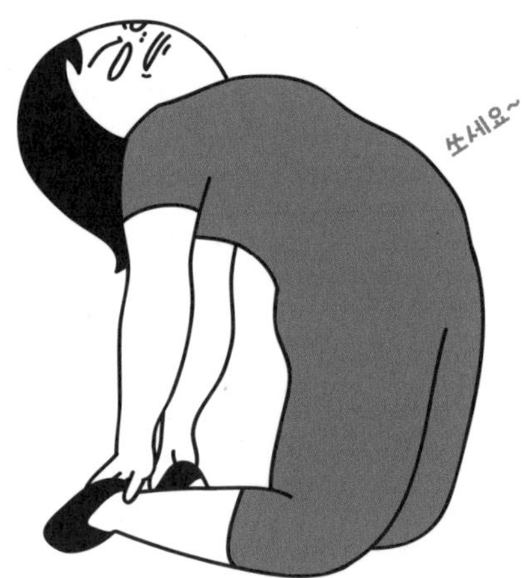

10초

3세트

3

01 _ 무릎을 바닥에 대고 앉아서 허벅지와 종아리가 직각이 되도록 상체를 세운다.
02 _ 두 팔로 허리를 받치고 상체를 뒤로 최대한 젖힌 후 두 팔을 내려 발목을 잡는다.
03 _ 이 상태를 10초간 유지한다.

01 _ 다리를 앞으로 쭉 뻗고 허리를 세워 앉는다.
02 _ 두 팔을 하늘 위로 높이 들었다가 상체를 앞으로 숙이면서 두 팔을 가슴 앞으로 쭉 뻗는다.
03 _ 다리에 닿을 정도로 상체를 깊이 숙이고 두 손으로 발끝을 잡는다.
04 _ 이 상태를 10초간 유지한다.

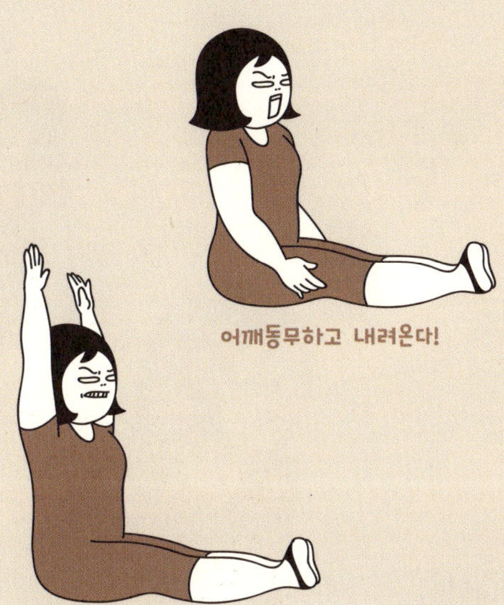

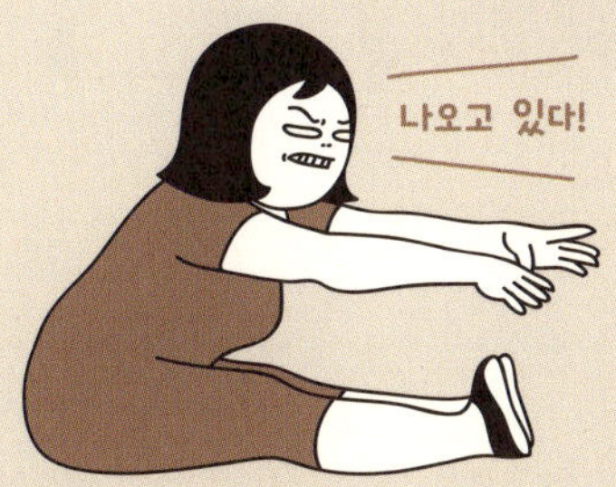

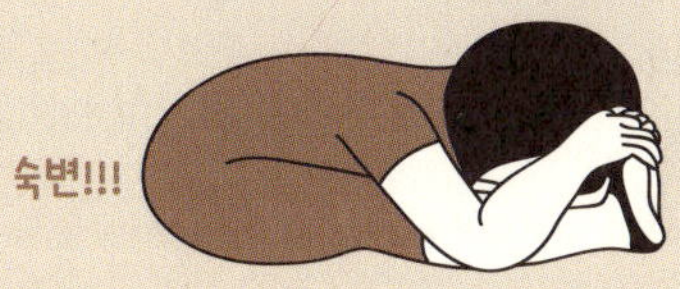

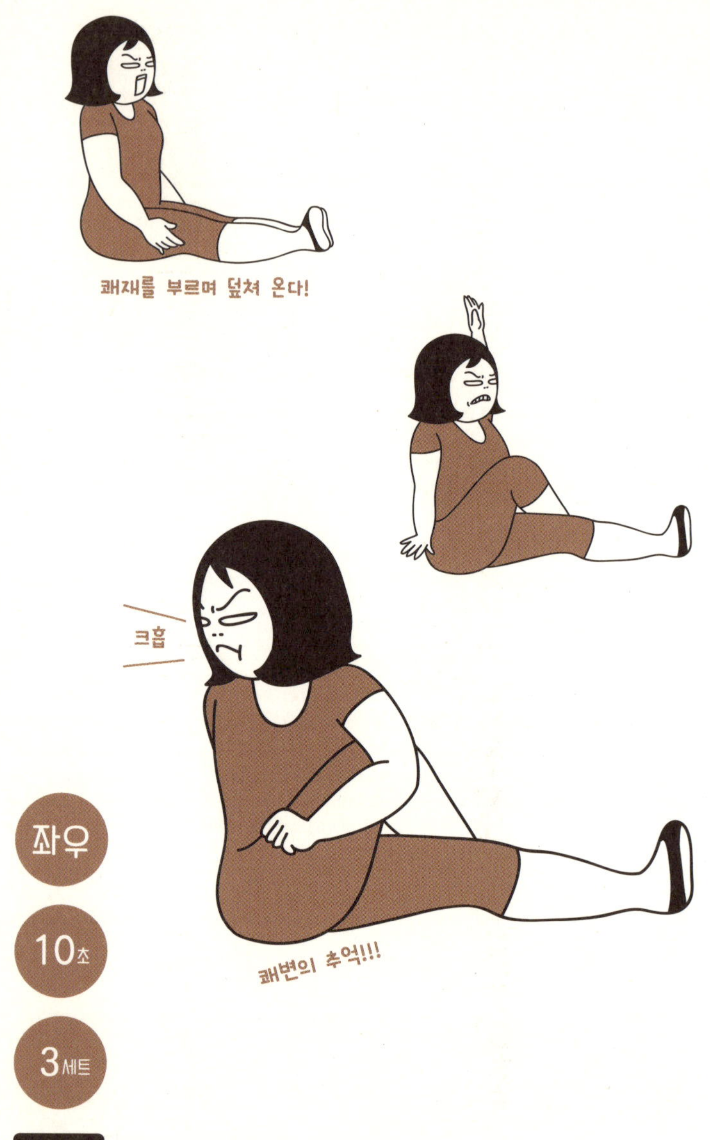

5

01 _ 다리를 앞으로 쭉 뻗고 허리를 세워 앉는다.

02 _ 오른쪽 다리를 왼쪽 다리 너머 바닥에 댄다. 상체를 오른쪽으로 비틀어 왼손으로
오른쪽 다리의 무릎을 가슴 쪽으로 지그시 눌러 준다.

03 _ 이 상태를 10초간 유지한 후 반대쪽도 실시한다.

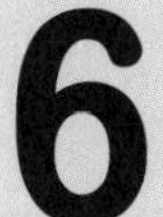

6

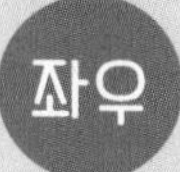

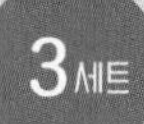

01 _ 바르게 누운 자세에서 오른쪽 다리를 하늘 높이 들어 올린다.

02 _ 오른쪽 다리의 무릎을 구부려 허벅지를 가슴에 붙이고 두 팔로 무릎을 지그시 누른다.

03 _ 이 상태를 10초간 유지한 뒤 반대쪽 다리도 실시한다.

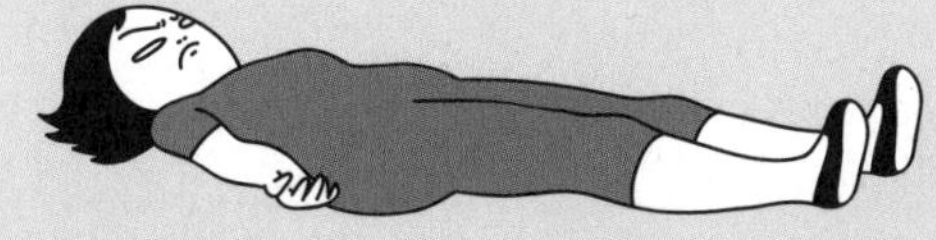

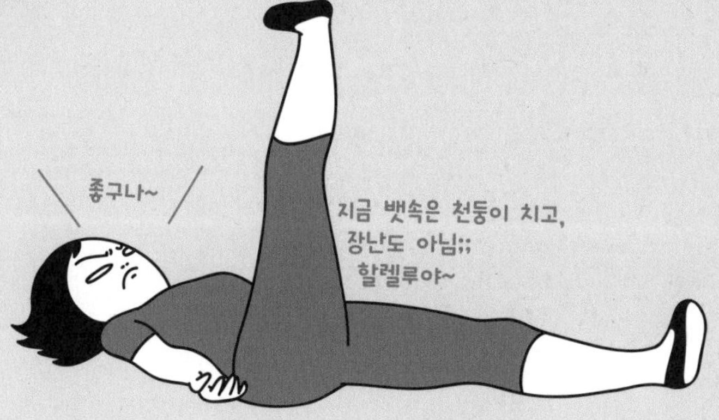

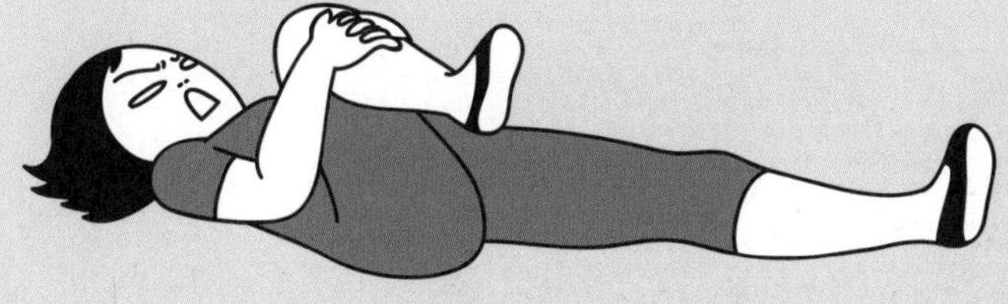

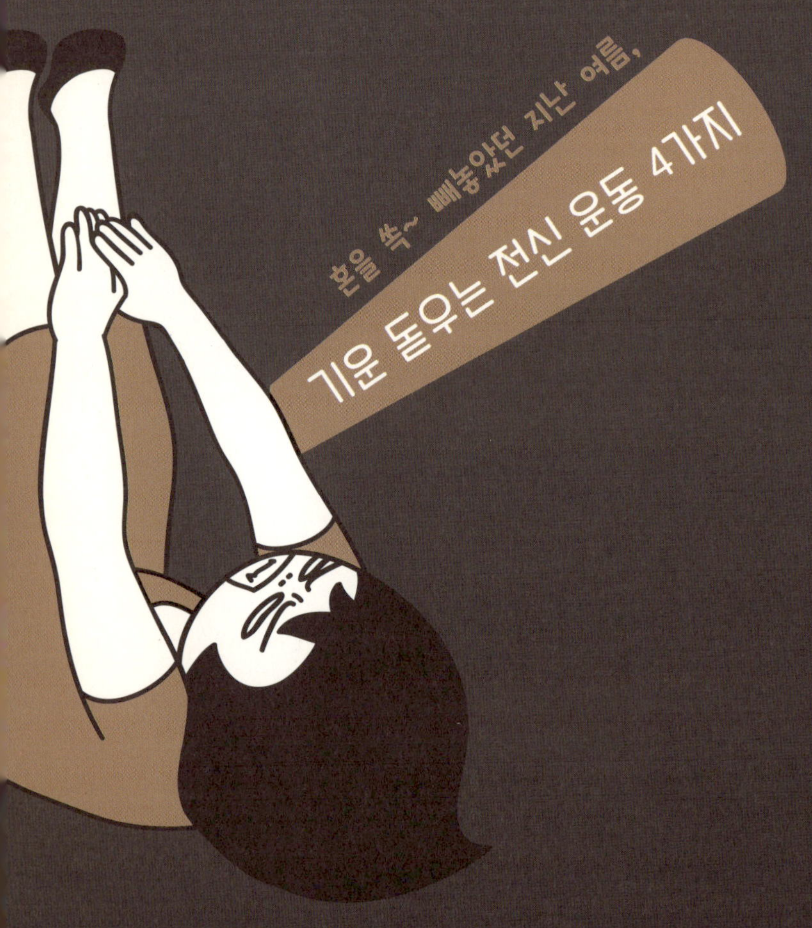

혼을 쏙~ 빼놓았던 지난 여름,
기운 돋우는 전신 운동 4가지

1

좌우

15회

2세트

01 _ 다리를 어깨너비로 벌리고 바르게 선다.

02 _ 달리기하듯 왼쪽 다리의 무릎을 직각으로 세우고 오른팔은 위로,
왼팔은 아래로 위치시킨다.

03 _ 왼쪽 다리를 한 발짝 크게 내디딘 후 왼손이 왼쪽 다리의 발끝에 닿도록
상체를 기울인다.

04 _ 처음 자세로 돌아와 반대쪽으로도 실시한다.

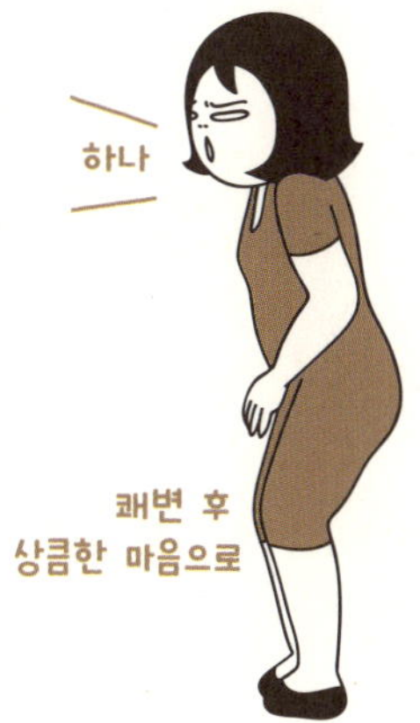

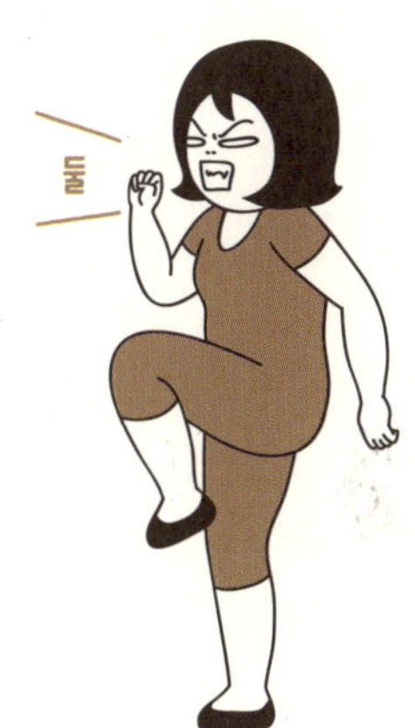

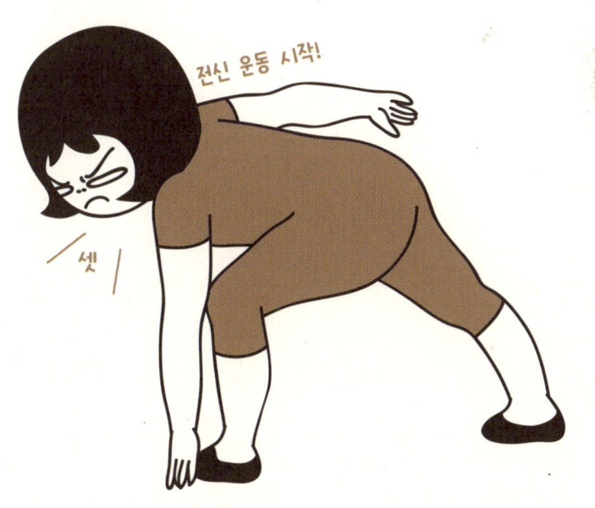

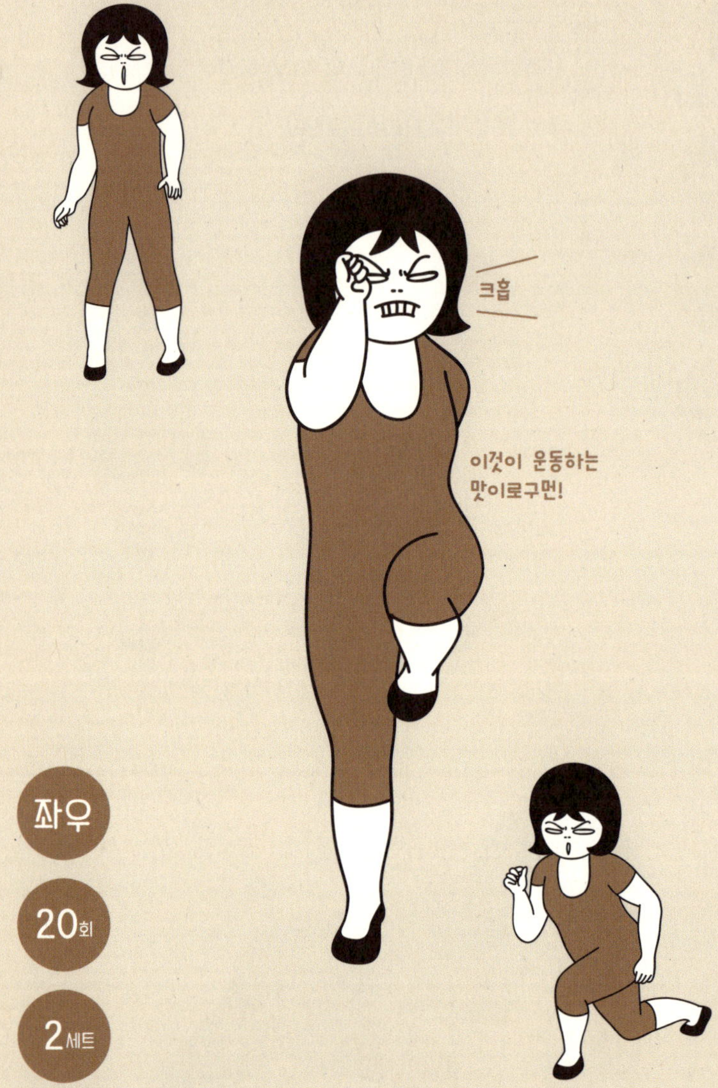

2

01 _ 다리를 어깨너비로 벌리고 바르게 선다.

02 _ 왼쪽 다리의 무릎을 직각으로 세워 들어 올리고 오른팔은 위,
왼팔은 아래쪽으로 위치시킨다.

03 _ 엉덩이를 내려 앉아 주면서 왼쪽 다리를 한 발짝 크게 내디딘다.

04 _ 처음 자세로 돌아와 반대쪽으로도 실시한다.

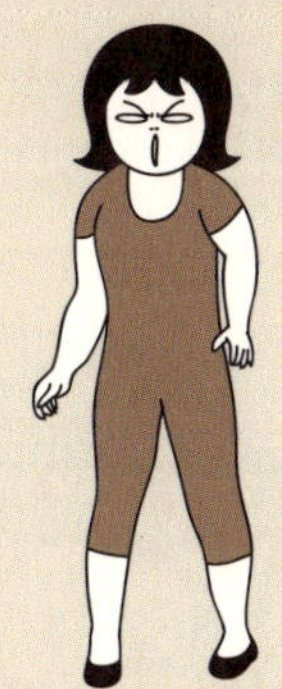

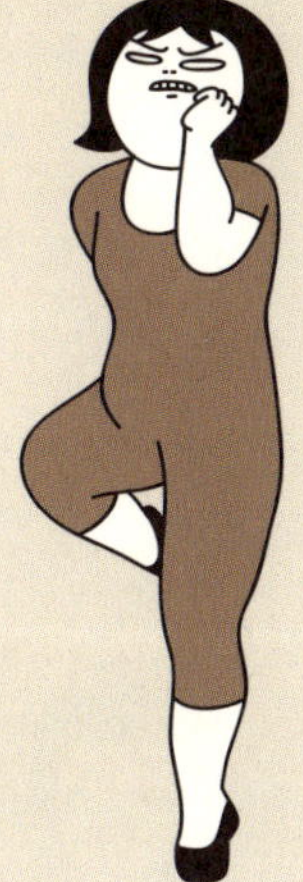

제가 방금
뭐라고 했습니까?

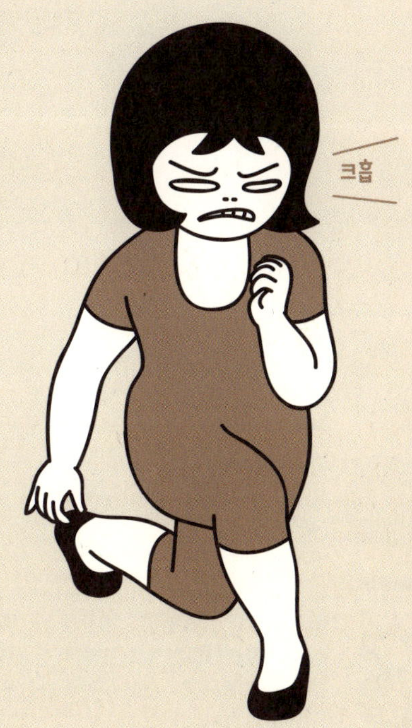

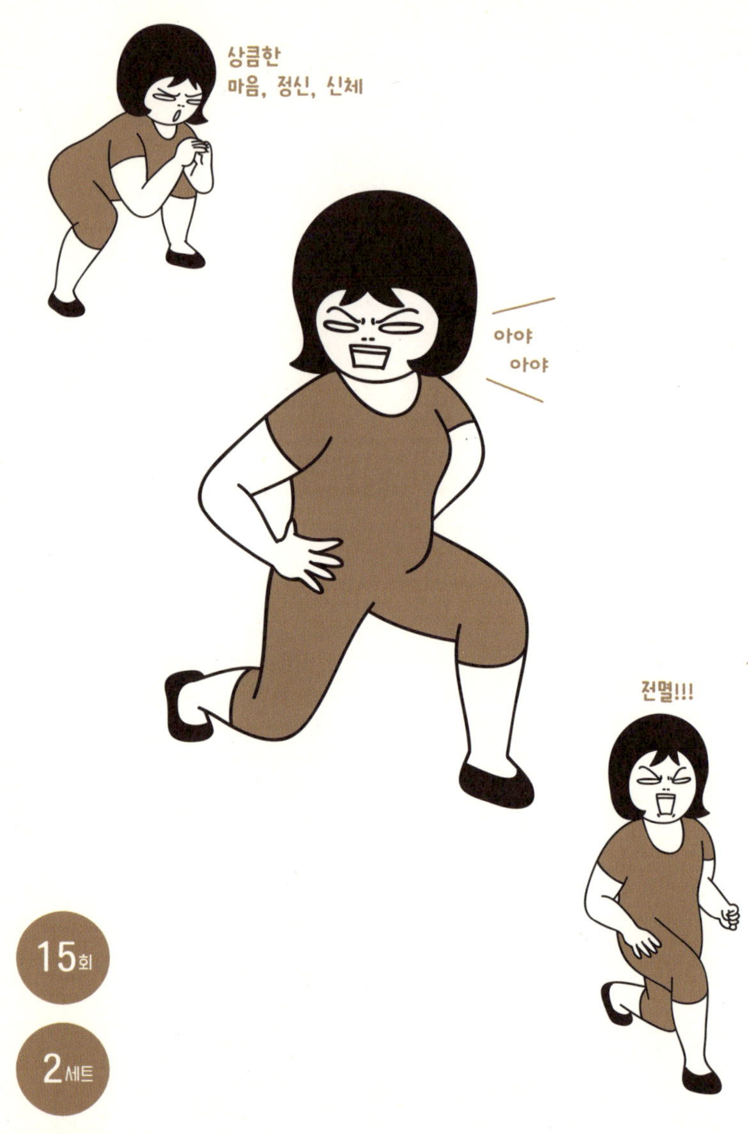

15회

2세트

3

01 _ 다리를 크게 벌리고 바르게 서서 무릎이 직각이 되도록 엉덩이를 내린다.

02 _ 왼쪽 다리를 한 발짝 크게 앞으로 내밀고 오른쪽 다리는 바닥과 수평을 이루도록 내린다.

03 _ 처음 자세로 돌아와 오른쪽 다리를 한 발짝 크게 앞으로 내디디고
       왼쪽 다리는 바닥과 수평을 이루도록 내린다.

4

01 _ 바닥에 등을 대고 바르게 눕는다.
02 _ 다리를 붙인 상태로 들어 올리고 두 팔은 가슴 앞으로 쭉 뻗는다.
03 _ 왼쪽 다리부터 바닥으로 내렸다 올린 후 오른쪽 다리도 내렸다가 올린다.
04 _ 두 손끝이 발끝에 닿도록 최대한 상체를 들어 올린다.

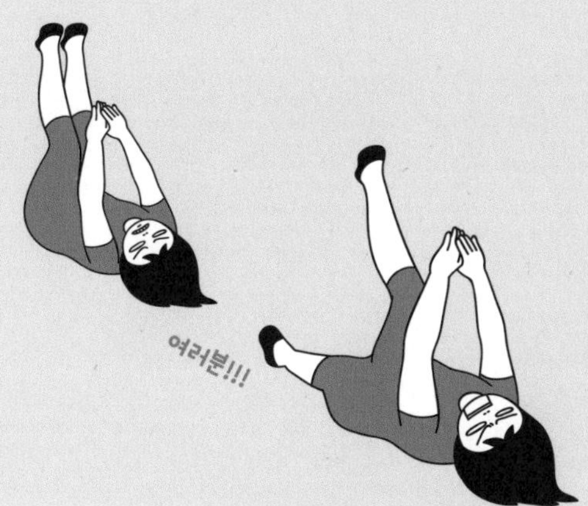

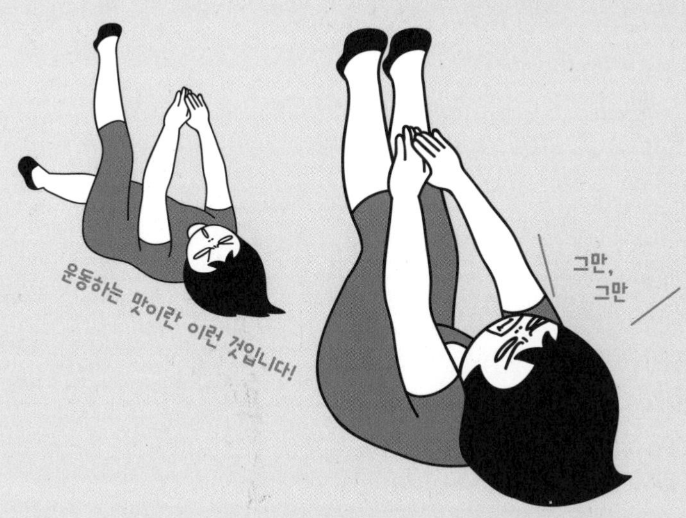

10月

또 한 번의 극적 위기 상황,
추석을 이기는 다이어트

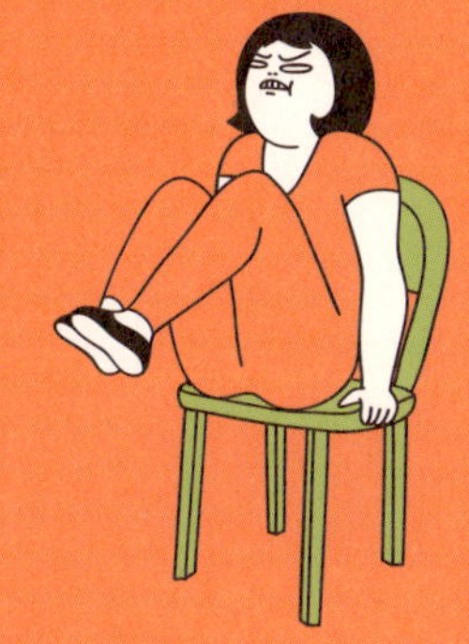

용자의 10월 일기

설 연휴 동안 식욕을 누르지 못해 다이어트에 실패했던 나. 추석에는 머릿속에 떠오르는 음식에 대한 상상을 철저히 차단하기로 했다. 전을 부치면서 '이것은 전이 아니라 지점토다', 잡채를 볶는 오마니를 지나치면서 '저것은 잡채가 아니라 팬티 고무줄이다', 송편을 먹고 있는 친척들을 보면서 '저것은 떡이 아니라 짱돌이다', 윤기 흐르는 갈비찜을 보면서 '저것은 고기가 아니라 가죽 지갑이다'라고 상상하기로 했다. 음식 대하는 자세가 이 정도면 거의 천재급 아닐까.

이미지 트레이닝으로 음식을 대하는 자세에 확고한 거리를 두었으나 가장 큰 복병은 친척들이다. 밥만 조금씩 먹는 나에게 고모는 "고소한 기름과 신선한 호박이 절묘한 조화를 이루는 이 호박전 좀 먹어 보렴". 큰아버지는 "반주는 우리의 어깨를 토닥여 주는 진정한 위로야. 어서 한잔해". 이모는 "10가지 소스에 하룻동안 푹 재워둔 갈비찜은 꼭 먹어야 해"라고 한 마디씩 한다. 친척들의 맛 표현이 거의 미식가 수준이다.

어쩔 수 없이 갈비찜을 입 안에 넣는 순간 '그래! 이게 무슨 가죽 지갑이야! 이건 이모 말대로 풍미 터지는 갈비찜이라고!' 하는 탄식과 함께 결국 혓바닥의 미각은 살아나고 갈비찜과 전을 곁들여 반주에 열을 올리고 만다.

갈비찜을 볼이 터질 정도로 입에 문 채 웃고 있는 나의 귓가에 삼촌의 가시 돋친 한마디가 흘러 지나간다. "내 저럴 줄 알았어"

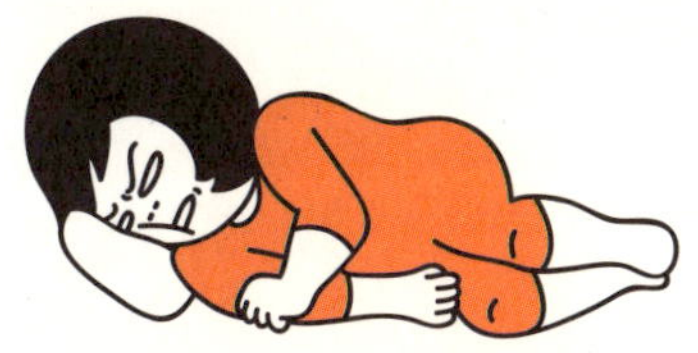
9월에 너무 많이 먹었어.

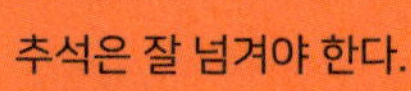
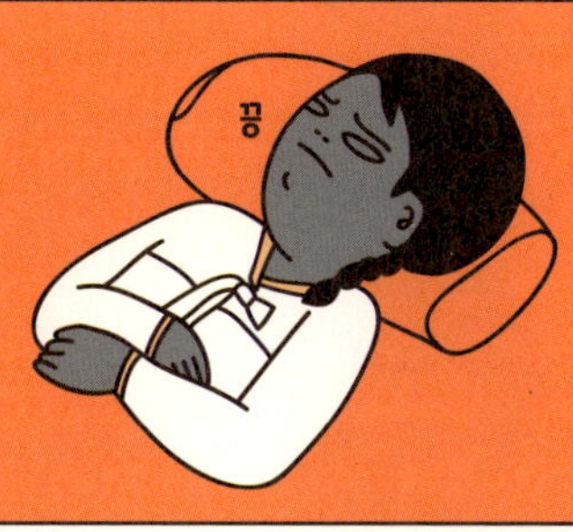
추석은 잘 넘겨야 한다.
끙

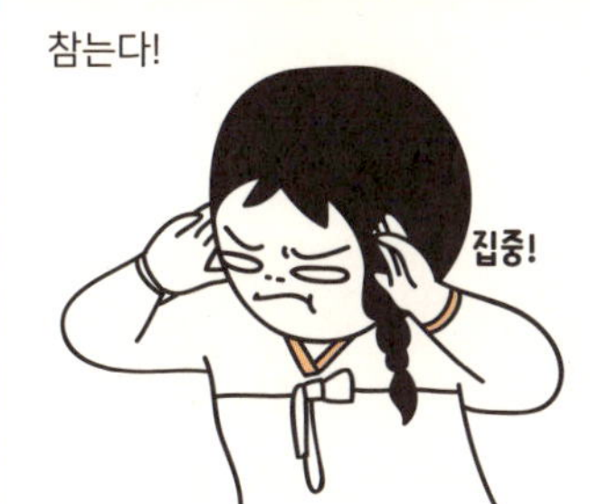
참는다!
집중!

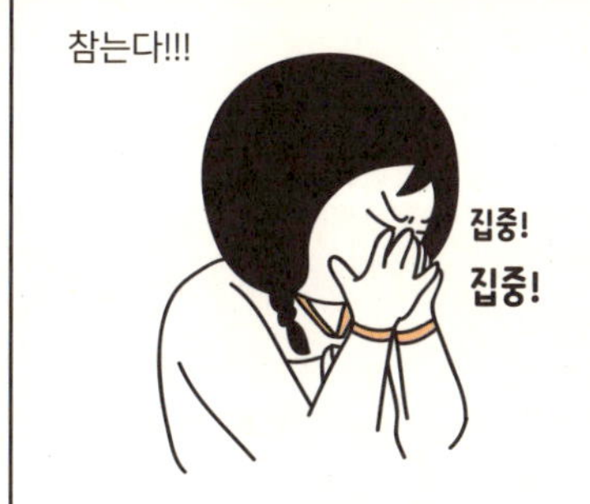
참는다!!!
집중!
집중!

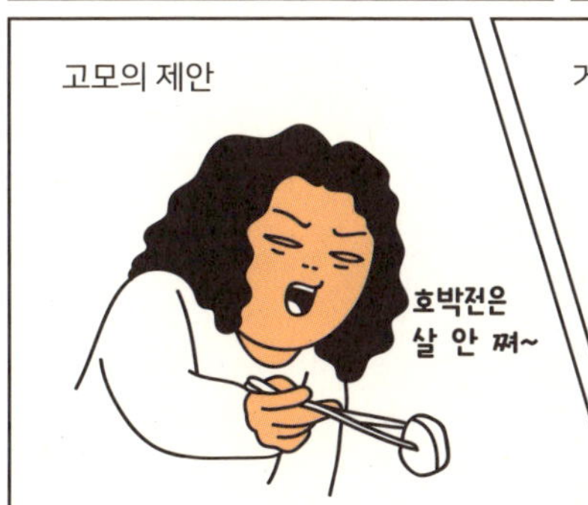
고모의 제안
호박전은
살 안 쪄~

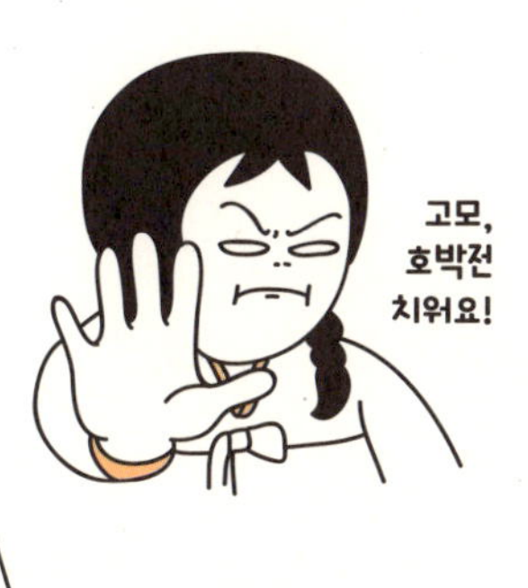
거절!
고모,
호박전
치워요!

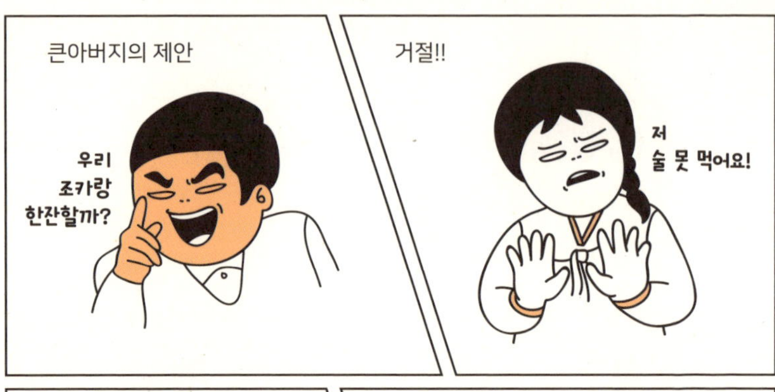
큰아버지의 제안
우리 조카랑 한잔할까?
거절!!
저 술 못 먹어요!

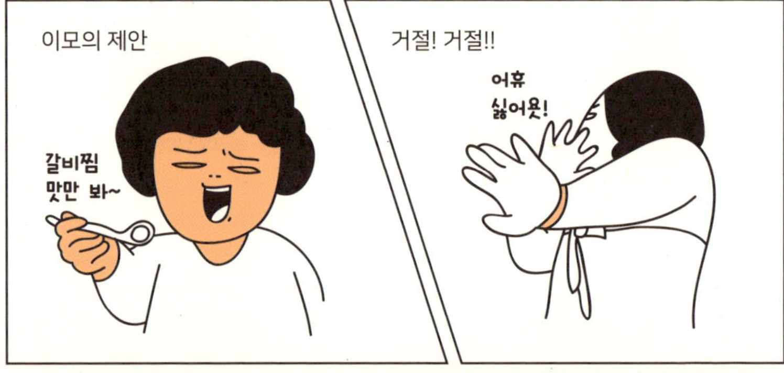
이모의 제안
갈비찜 맛만 봐~
거절! 거절!!
어휴 싫어욧!

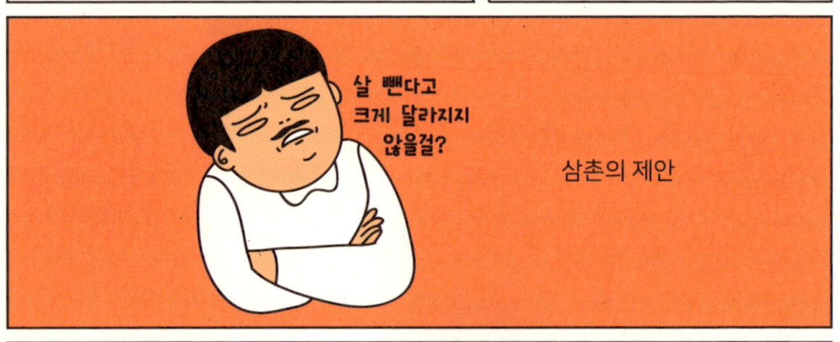
살 뺀다고 크게 달라지지 않을걸?
삼촌의 제안

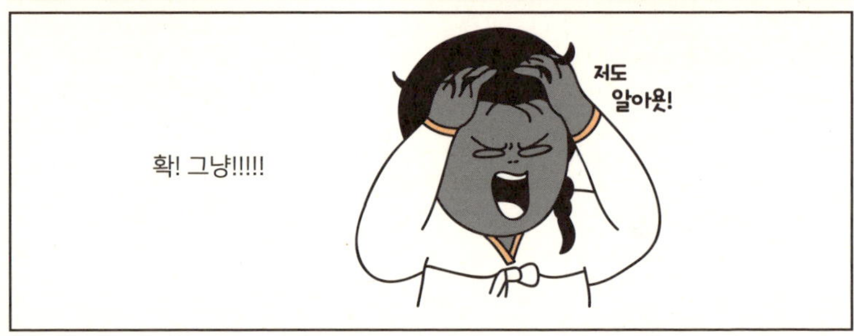
저도 알아욧!
확! 그냥!!!!!

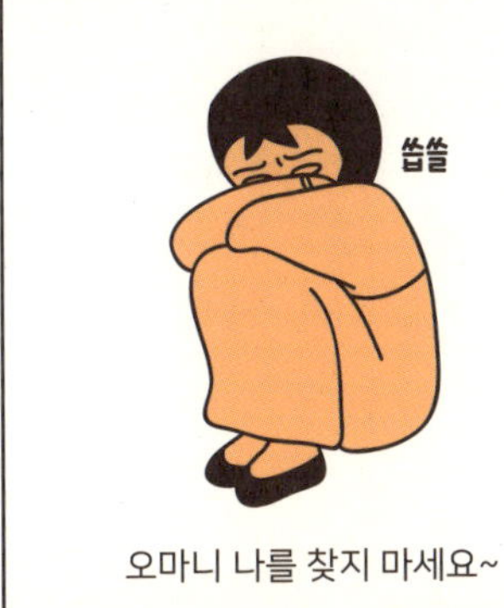

쏠쏠
오마니 나를 찾지 마세요~

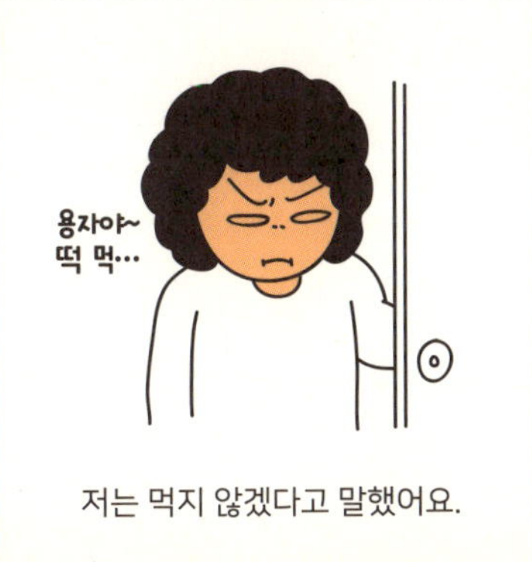

용자야~
떡 먹...
저는 먹지 않겠다고 말했어요.

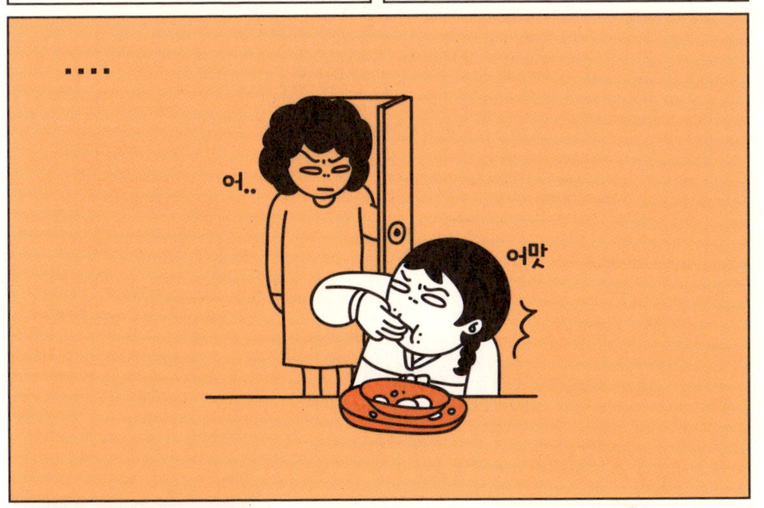

....
어..
어맛

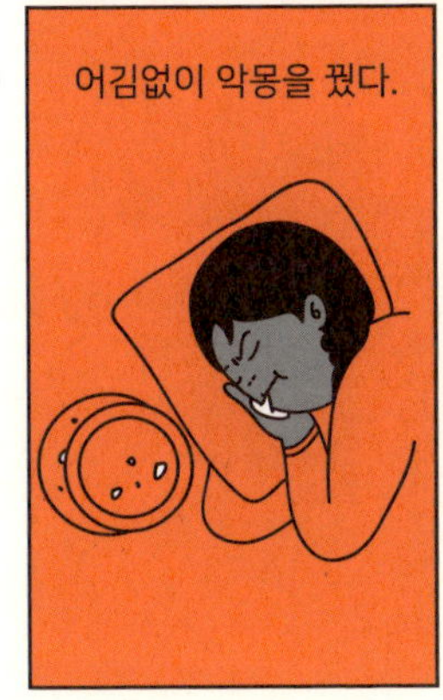

어김없이 악몽을 꿨다.

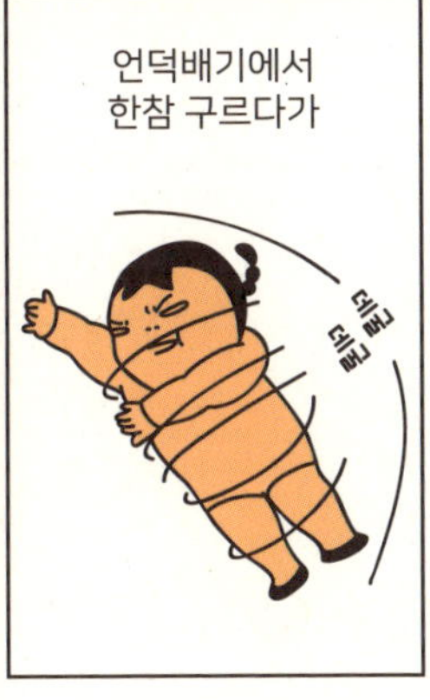

언덕배기에서
한참 구르다가
데굴
데굴

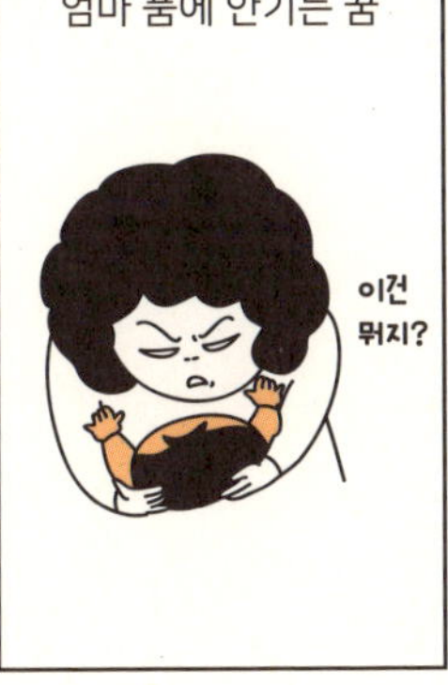

엄마 품에 안기는 꿈
이건
뭐지?

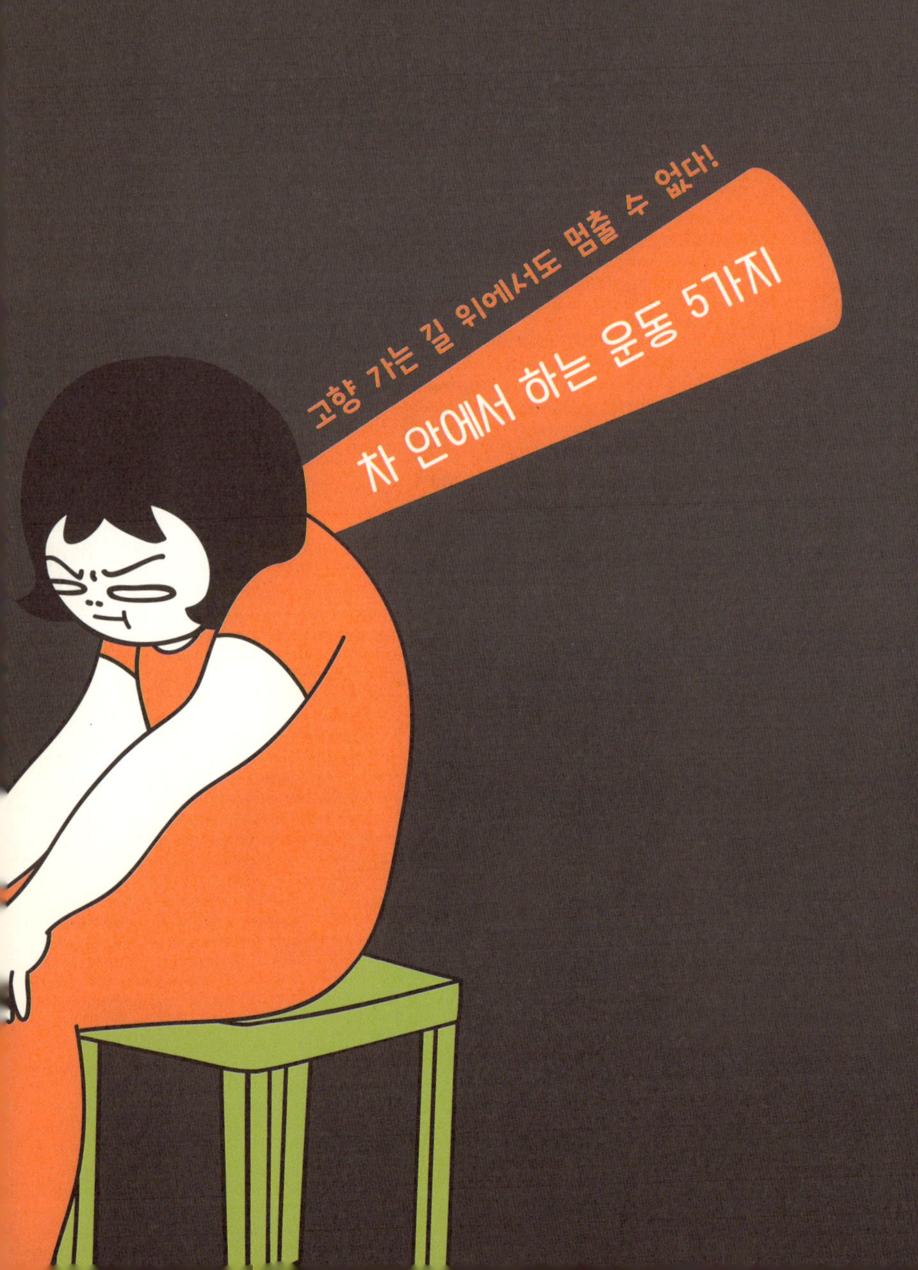
고향 가는 길 위에서도 멈출 수 없다!
차 안에서 하는 운동 5가지

1

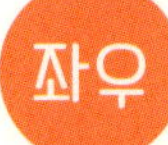

01 _ 허리를 세우고 앉아 두 팔로 핸들을 잡고 앞으로 쭉 뻗는다.
02 _ 좌우 옆구리에 긴장을 느끼며 상체를 왼쪽으로 최대한 기울인다.
03 _ 30초간 유지 후 반대쪽도 실시한다.

좌우

30초

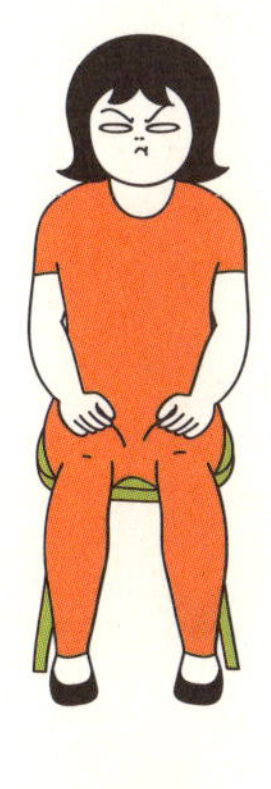

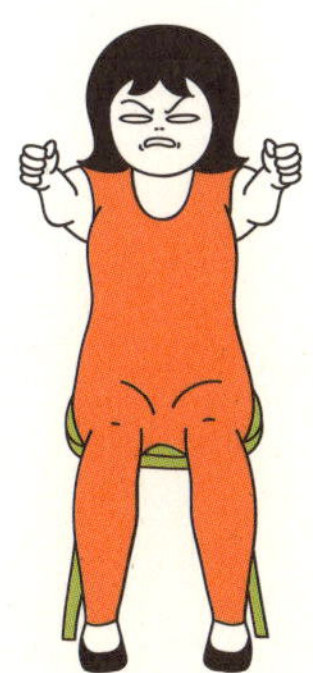

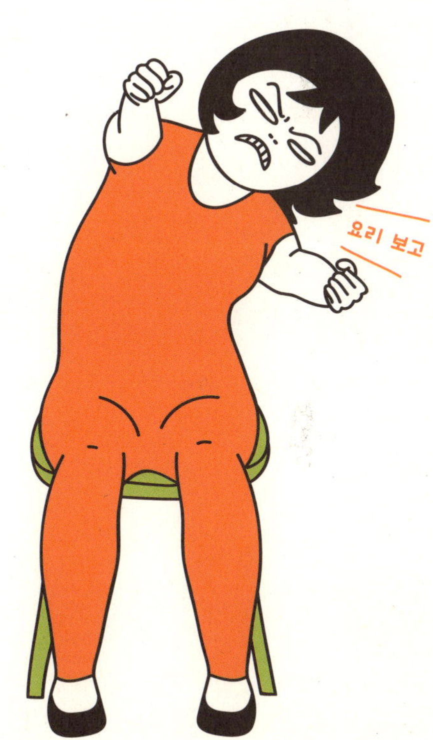

고향 가는 길인가?
휴게소 들러 배 채우러 가는 길인가?

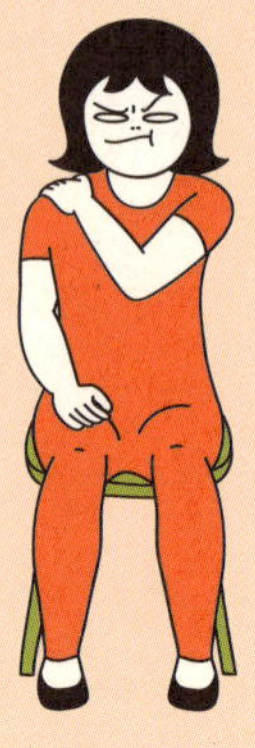

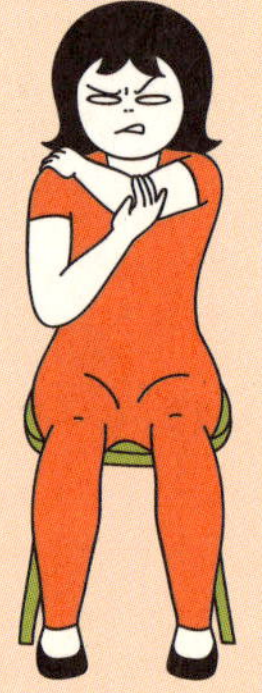

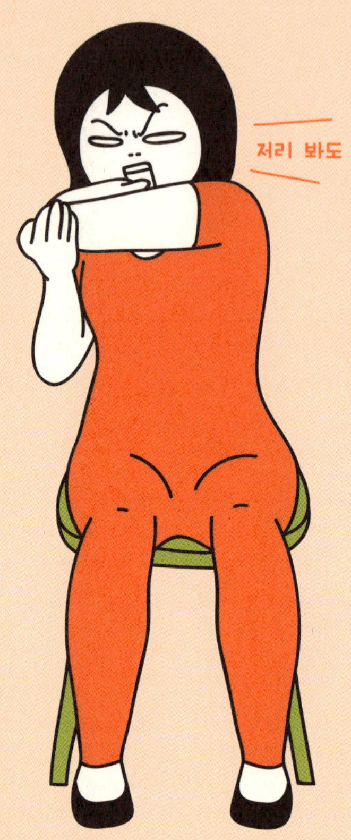

아무리 먹어도 배고픈 고향 가는 길

좌우

30초

2

01 _ 허리를 세우고 앉아 왼쪽 팔을 들어 오른쪽 어깨 위에 둔다.
02 _ 오른쪽 팔로 왼쪽 팔꿈치를 잡고 턱 주변까지 들어 올린다.
03 _ 오른손으로 왼쪽 팔의 팔꿈치를 오른쪽으로 힘껏 밀어 준다.
04 _ 30초간 유지 후 반대쪽도 실시한다.

3

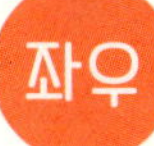

01 _ 오른쪽 손으로 머리를 잡고 최대한 오른쪽으로 내려 스트레칭을 한다.
02 _ 30초간 유지 후 반대쪽도 실시한다.

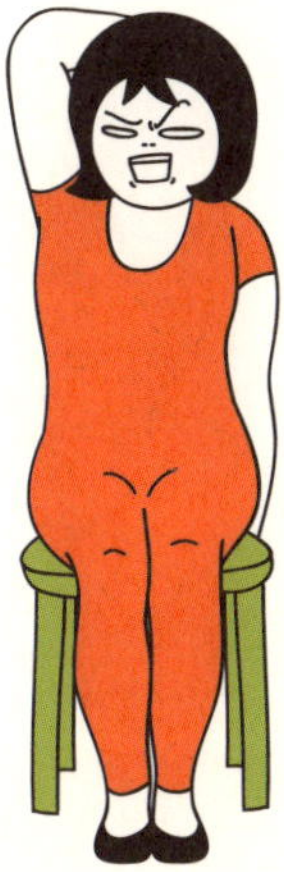

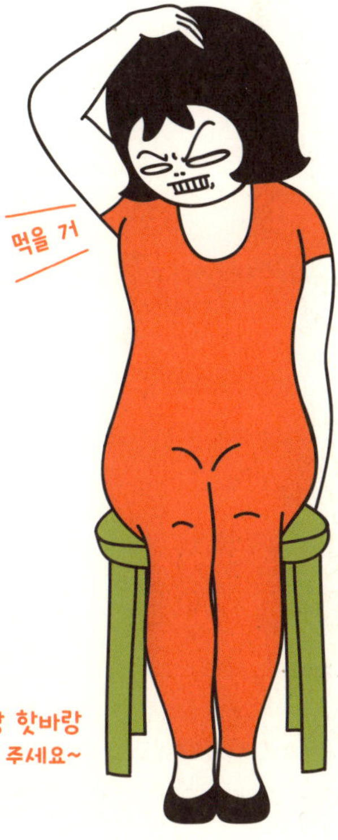

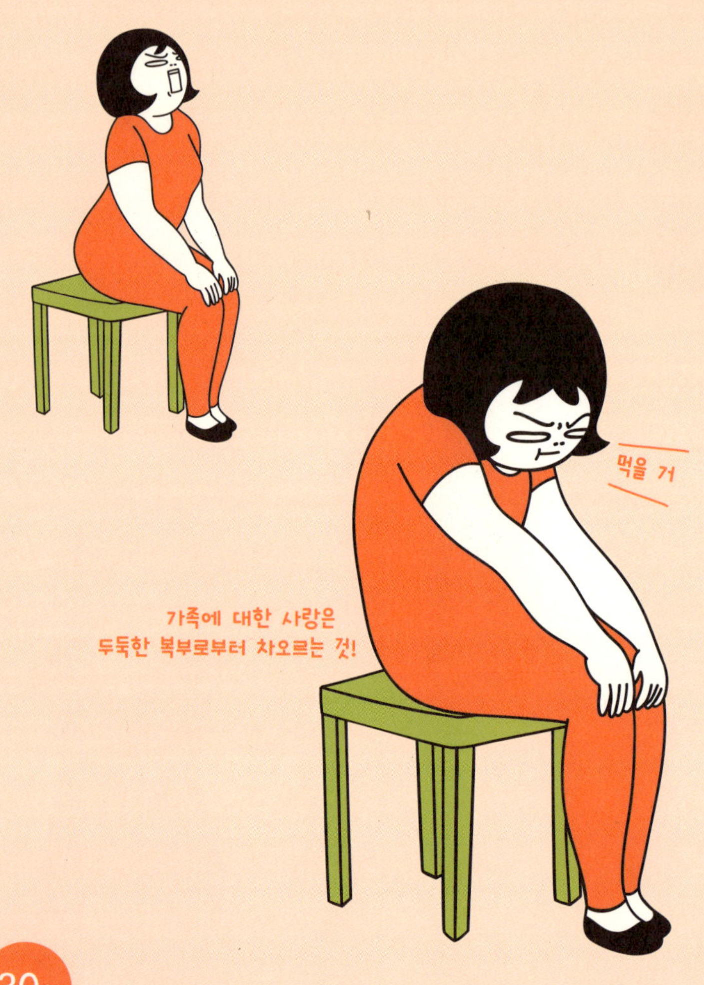

4

01 _ 두 팔을 무릎 위에 두고 허리를 쭉 편 뒤 가슴을 앞으로 최대한 내민다.
02 _ 30초간 유지 후 허리를 뒤로 당겨 복부에 힘을 준 상태로 고개를 내리고
30초간 유지한다.

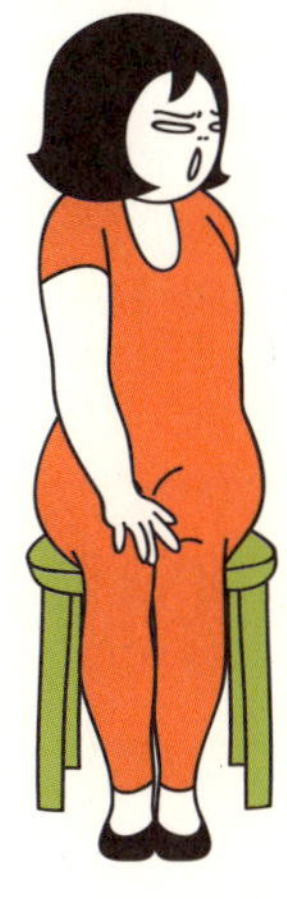

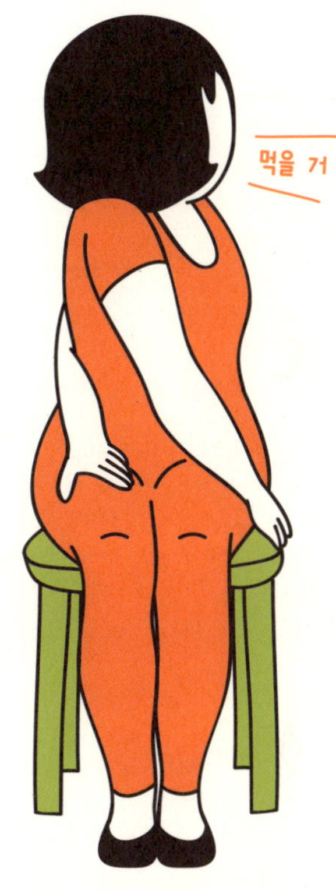

5

01 _ 오른쪽 손은 오른쪽 무릎 위에 두고 왼손은 엉덩이 뒤쪽에 둔다.

02 _ 상체를 최대한 왼쪽으로 비틀어 오른쪽 손은 왼쪽 허벅지 옆에, 왼손은 오른쪽 허벅지 위에 둔다.

03 _ 30초간 유지 후 반대쪽도 실시한다.

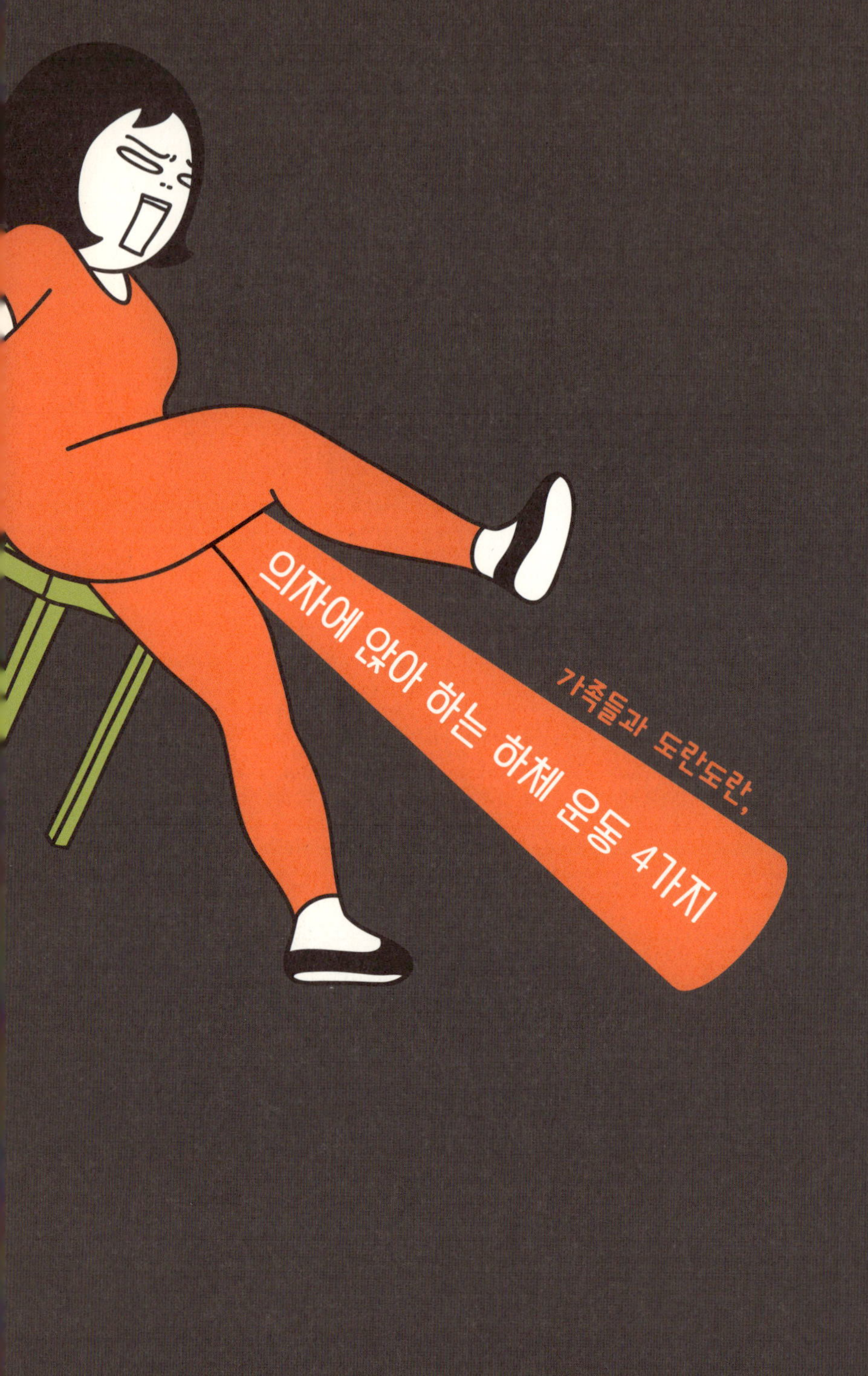
가족들과 도란도란,
의자에 앉아 하는 하체 운동 4가지

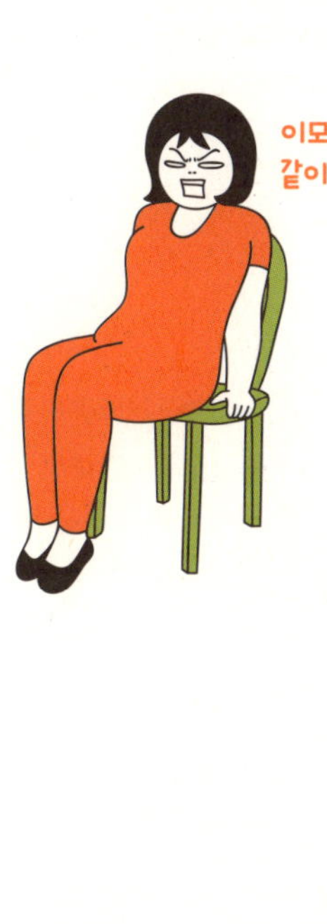

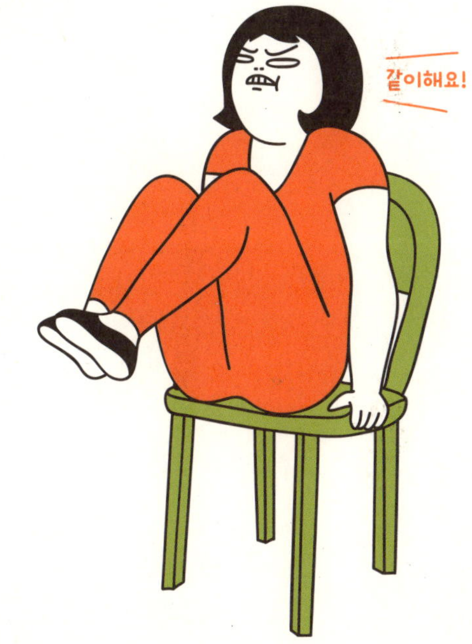

20회

2세트

1

01 _ 두 손을 엉덩이 뒤쪽에 두고 의자의 3/2 지점에 앉는다.
02 _ 발끝을 붙인 상태로 무릎을 세워 최대한 가슴 쪽으로 당겼다가 내린다.

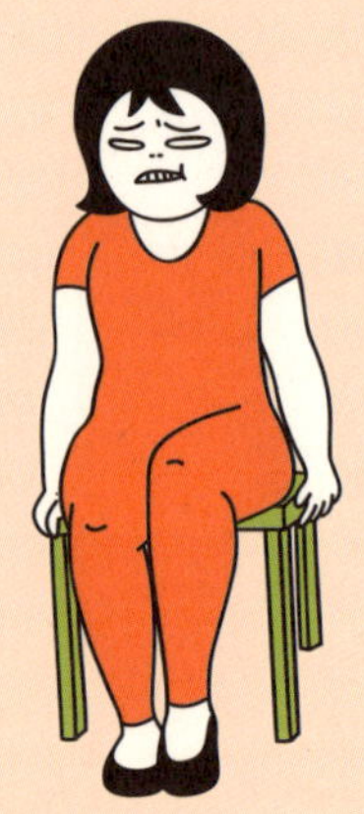

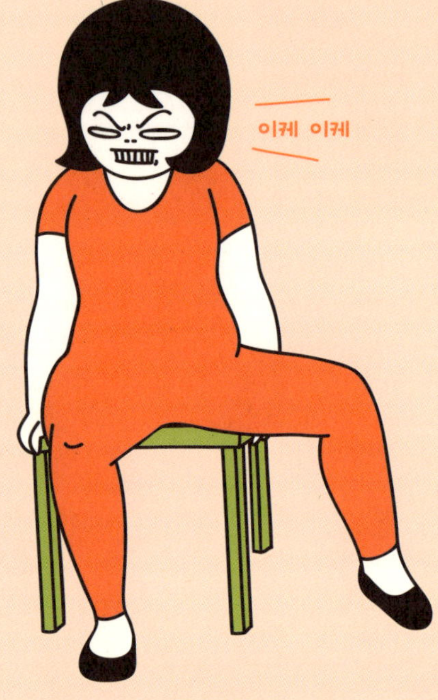

좌우

20회

2세트

2

01 _ 두 손을 엉덩이 뒤쪽에 두고 의자의 3/2 지점에 앉는다.

02 _ 왼쪽 다리를 들어 허벅지가 바닥과 수평이 되도록 왼쪽으로 최대한 비틀었다가 다시 앞으로 당기기를 반복한다.

03 _ 발끝이 바닥에 닿지 않도록 유지하며 20회 반복한 후 반대쪽도 실시한다.

3

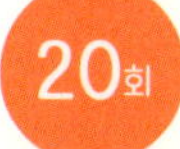

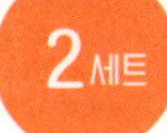

01 _ 두 손을 엉덩이 뒤쪽에 두고 의자의 3/2 지점에 앉는다.
02 _ 복부에 힘을 주고 상체를 뒤로 살짝 기울인다.
03 _ 발끝을 붙이고 두 다리를 살짝 들어 올린다.
04 _ 왼쪽 다리부터 최대한 들어 올렸다가 내린 후 오른쪽 다리도 실시한다.

좌우

20회

2세트

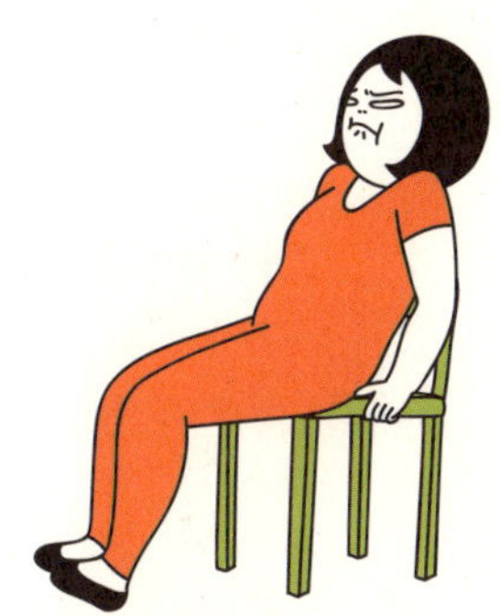

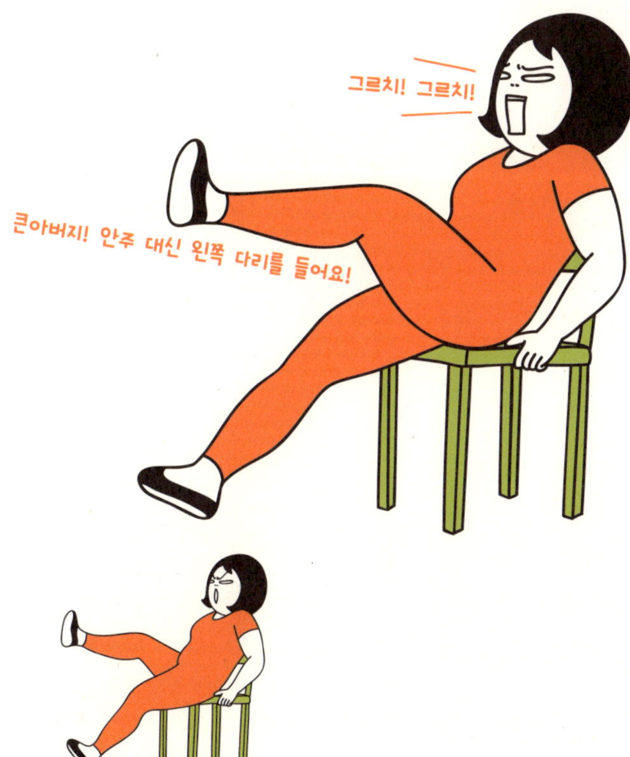

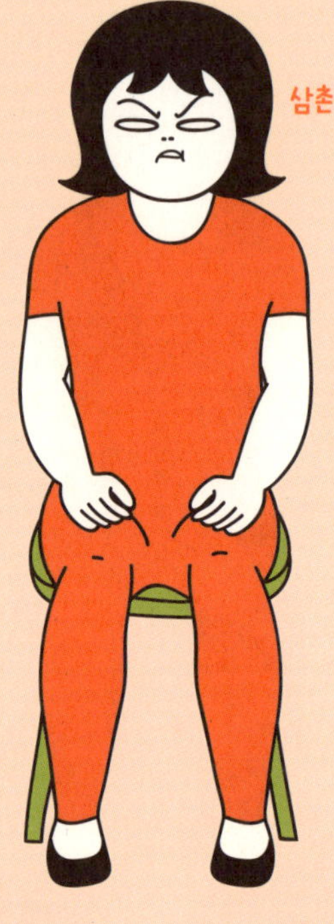

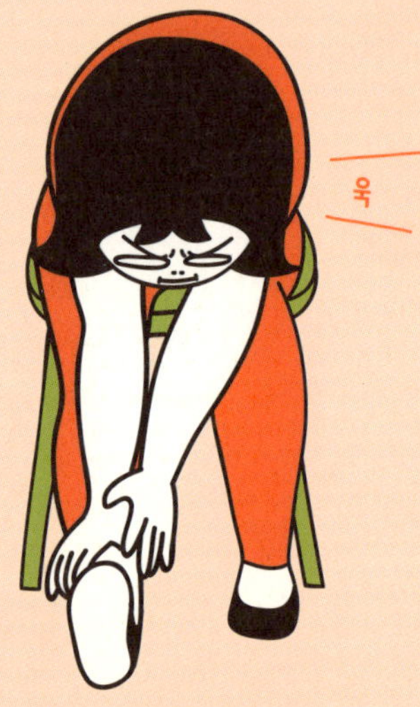

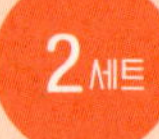

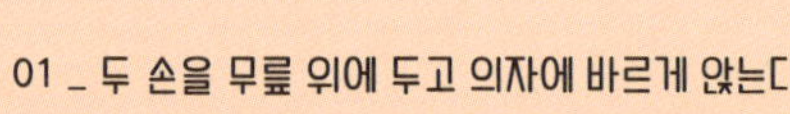

4

01 _ 두 손을 무릎 위에 두고 의자에 바르게 앉는다.

02 _ 오른쪽 다리를 한 발짝 앞으로 내밀고 발끝이 하늘을 향하도록 세운다.

03 _ 상체를 앞으로 기울여 두 손으로 오른쪽 다리의 발끝을 잡고 10초간 유지한다.

04 _ 20회 실시 후 반대쪽도 실시한다.

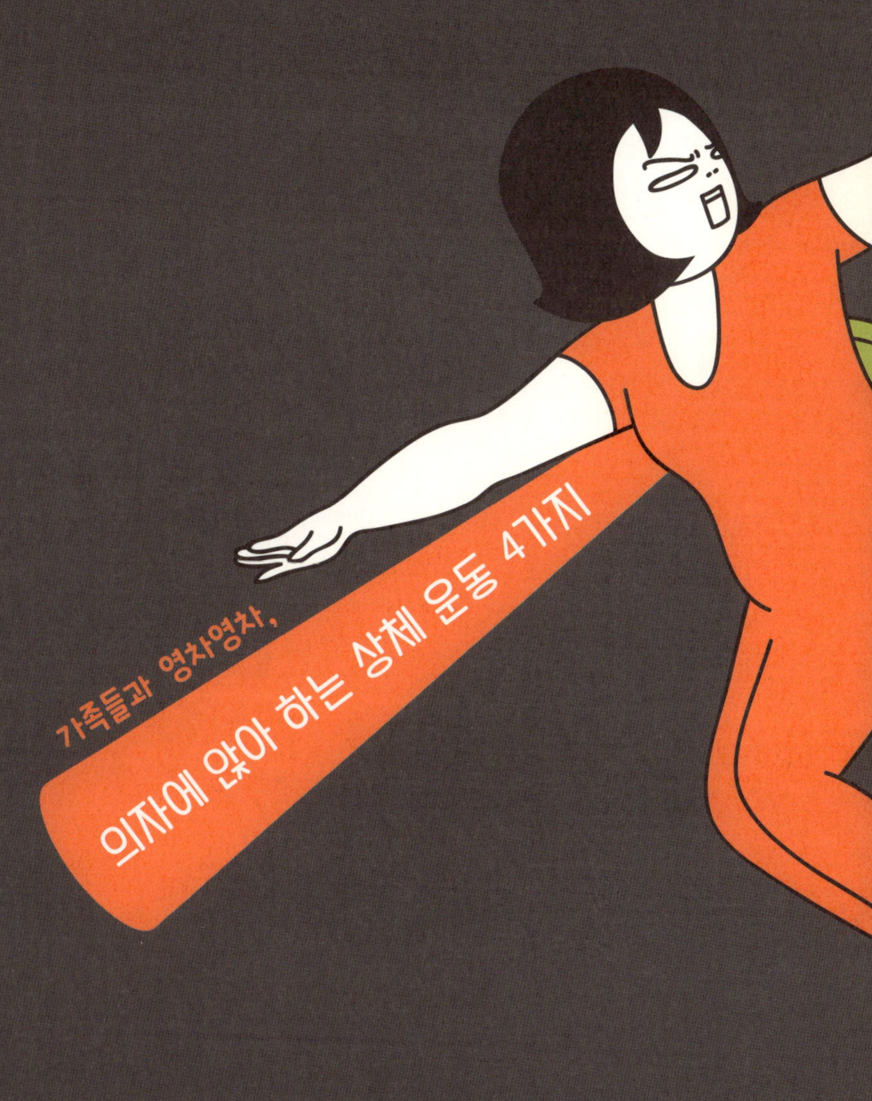

가족들과 영차영차,
의자에 앉아 하는 상체 운동 4가지

1

20회

2세트

01 _ 두 손을 엉덩이 뒤쪽에 두고 의자의 3/2 지점에 앉는다.
02 _ 상체를 앞으로 내밀고 두 팔을 머리 위로 최대한 들어 올린다.
03 _ 두 팔을 무릎 앞으로 내렸다가 엉덩이 뒤로 이동 후 두 팔이 바닥과 수평이 되도록
두 팔을 몸통 뒤로 최대한 들어 올린다.

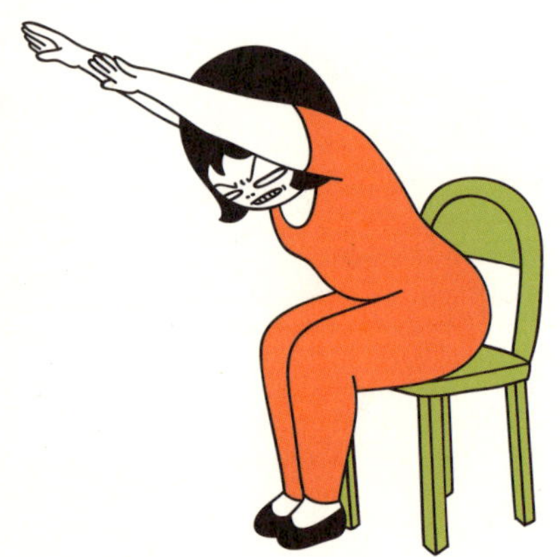

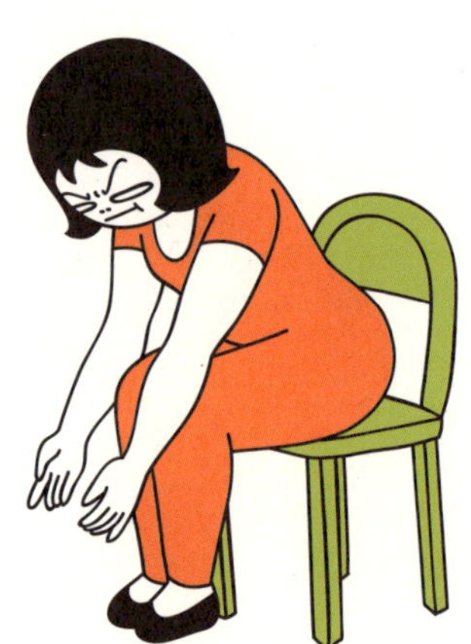

이모! 남은 한해도

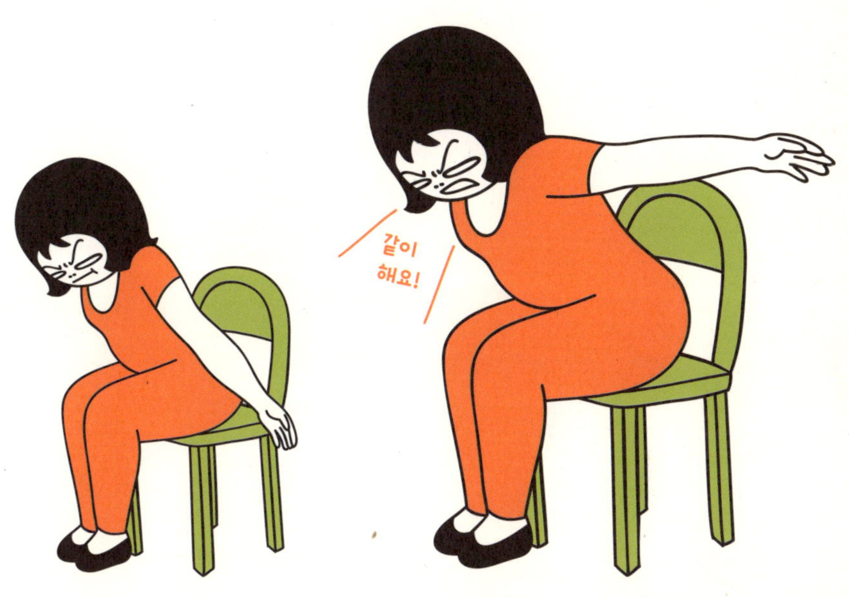

꾸준한 운동으로 건강하게 삽시다!

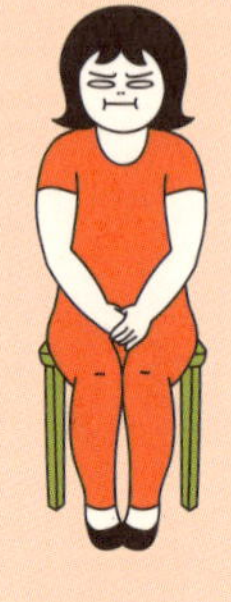

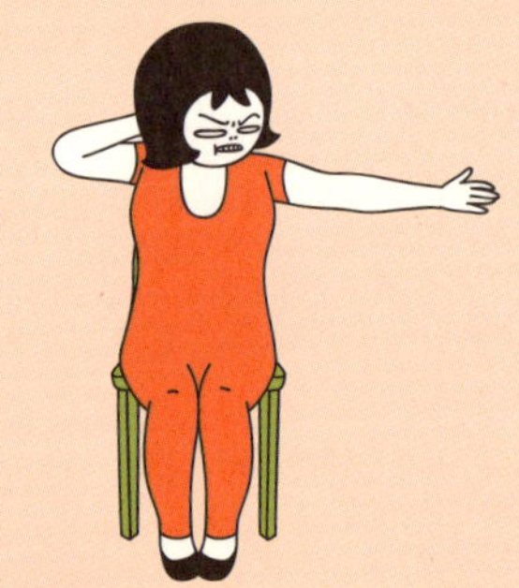

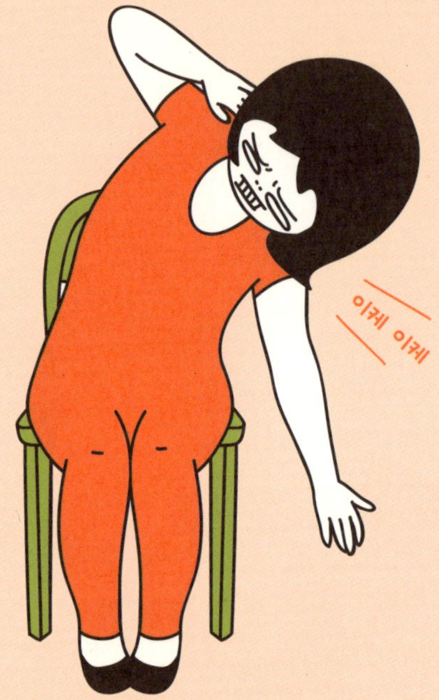

고모! 이 운동은 고모의
자랑스러운 아들도
좋아할 거예요!

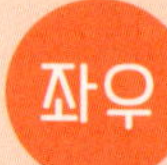
좌우

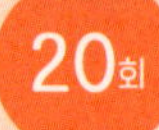
20회

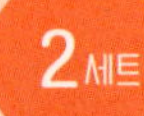
2세트

2

01 _ 두 손을 무릎 위에 두고 의자의 3/2 지점에 앉는다.
02 _ 오른쪽 팔을 들어 머리 뒤쪽을 잡는다.
03 _ 왼쪽 팔은 바닥과 수평이 되도록 옆으로 쭉 편다.
04 _ 상체를 왼쪽으로 최대한 기울여 10초간 유지한다.
05 _ 처음 자세로 돌아와 반대쪽도 실시한다.

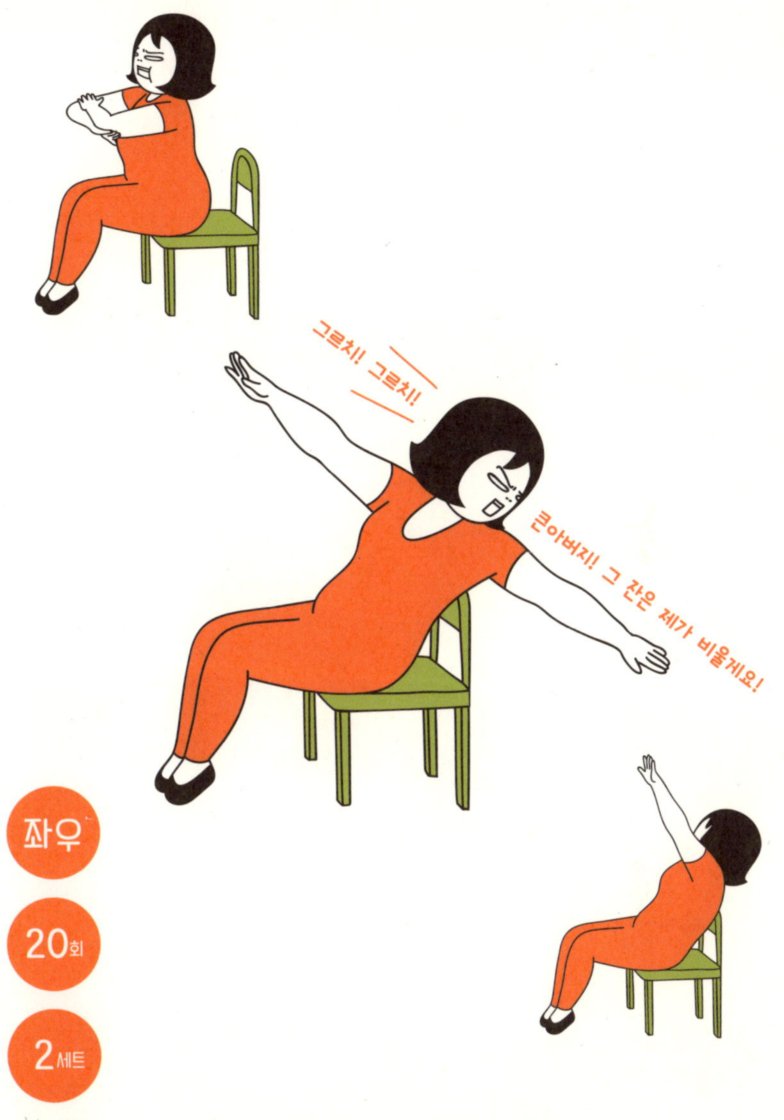

좌우

20회

2세트

3

01 _ 의자의 3/2 지점에 앉아서 발끝은 붙이고 발뒤꿈치는 살짝 든다.

02 _ 양팔을 겹쳐 가슴 앞에 두고 허리를 반듯하게 세운다.

03 _ 상체를 뒤로 기울이면서 몸통을 왼쪽으로 비튼다.
　　　이때 양팔을 벌려 왼쪽 팔은 아래로 내리고 오른쪽 팔을 위로 올린다.

04 _ 상체를 돌려 정면으로 돌아와 다시 양팔을 겹친 후 같은 방식으로 반대쪽도 실시한다.

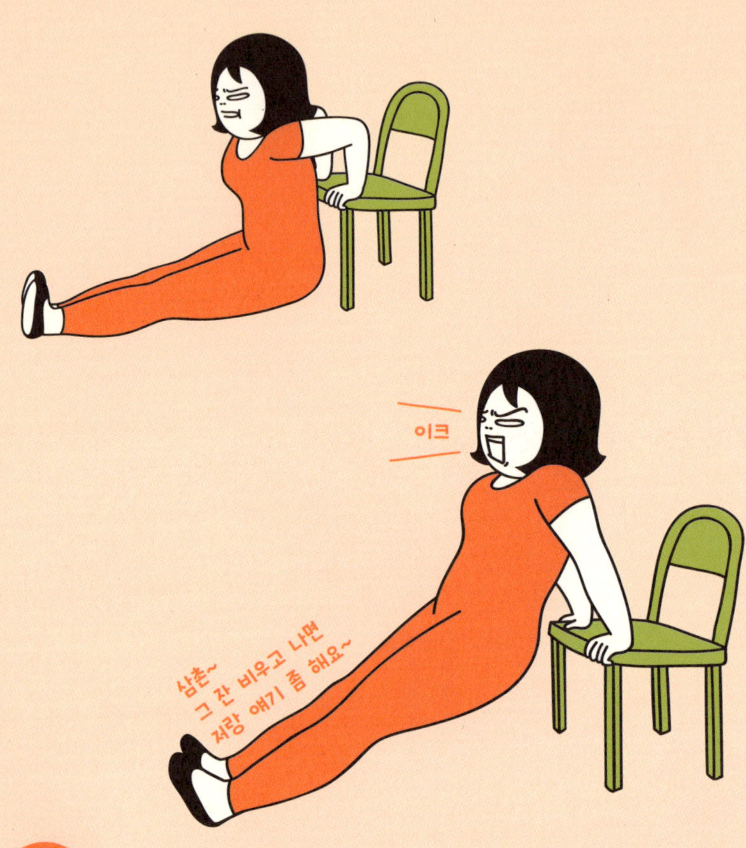

20회

2세트

4

01 _ 발끝을 붙이고 무릎을 편 채로 의자 앞에 앉는다.
02 _ 두 손을 몸통 뒤로 들어 올려 의자 끝을 잡는다.
03 _ 배에 힘을 주고 두 팔을 쭉 펴서 상체를 들어 올렸다가 내린다.

가족들이 떠난 빈 자리!
의자를 이용한 운동 4가지

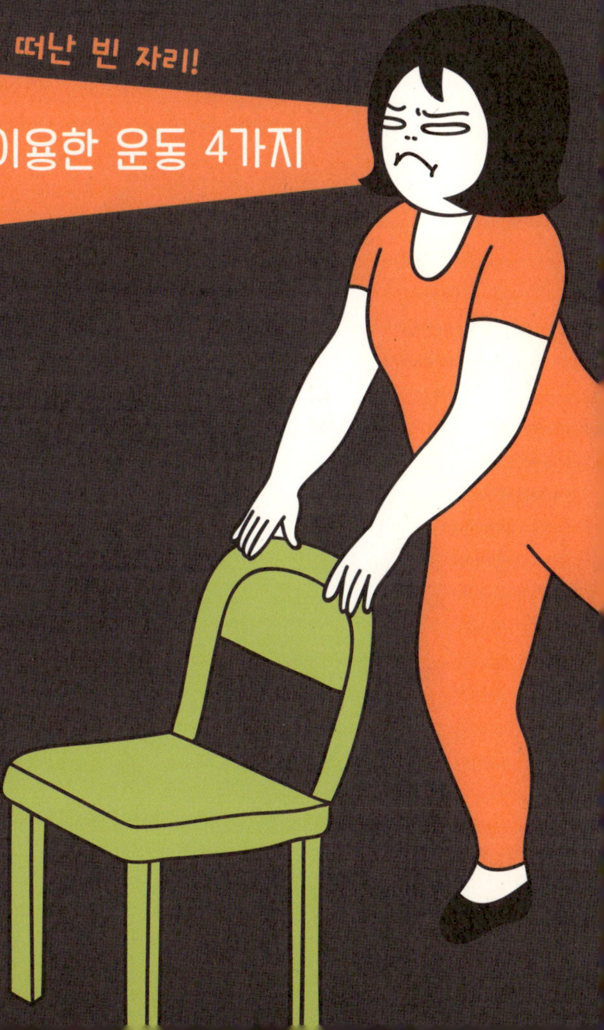

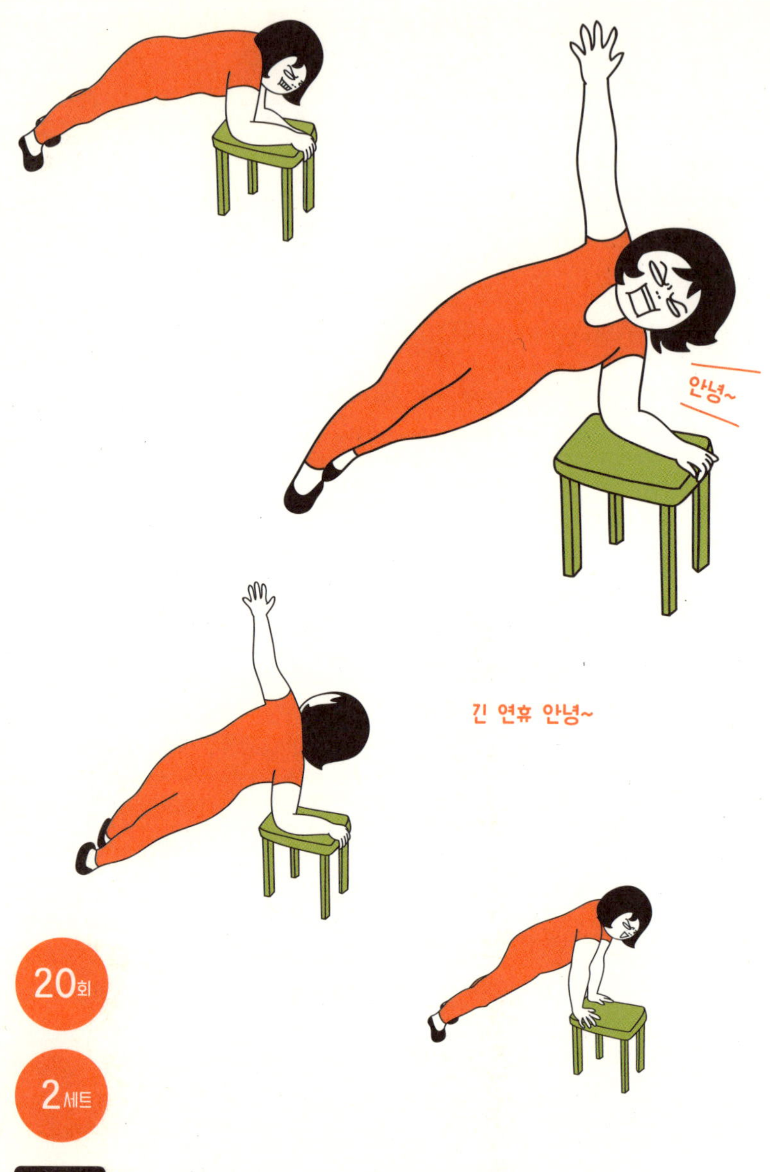

20회

2세트

1

01 _ 두 팔로 의자를 붙잡고 몸이 일직선이 되도록 엎드린다.

02 _ 상체를 오른쪽으로 비틀어 오른쪽 팔을 최대한 하늘을 향해 들어 올린다.

03 _ 처음 자세로 돌아와 왼쪽으로 비틀어 왼쪽 팔을 최대한 들어 올린다.

04 _ 처음 자세로 돌아와 두 팔을 쭉 펴서 몸이 일직선이 되도록 유지한다.

2

01 _ 의자 뒤에 서서 왼손으로 의자를 잡고 오른손은 하늘 위로 최대한 들어 올린다.

02 _ 오른쪽 다리를 들어 올려 허벅지가 바닥과 수평을 이루도록 당긴다.

03 _ 이때 오른쪽 팔의 팔꿈치가 허벅지에 닿도록 한다.

04 _ 20회 실시 후 반대쪽도 실시한다.

좌우

20회

2세트

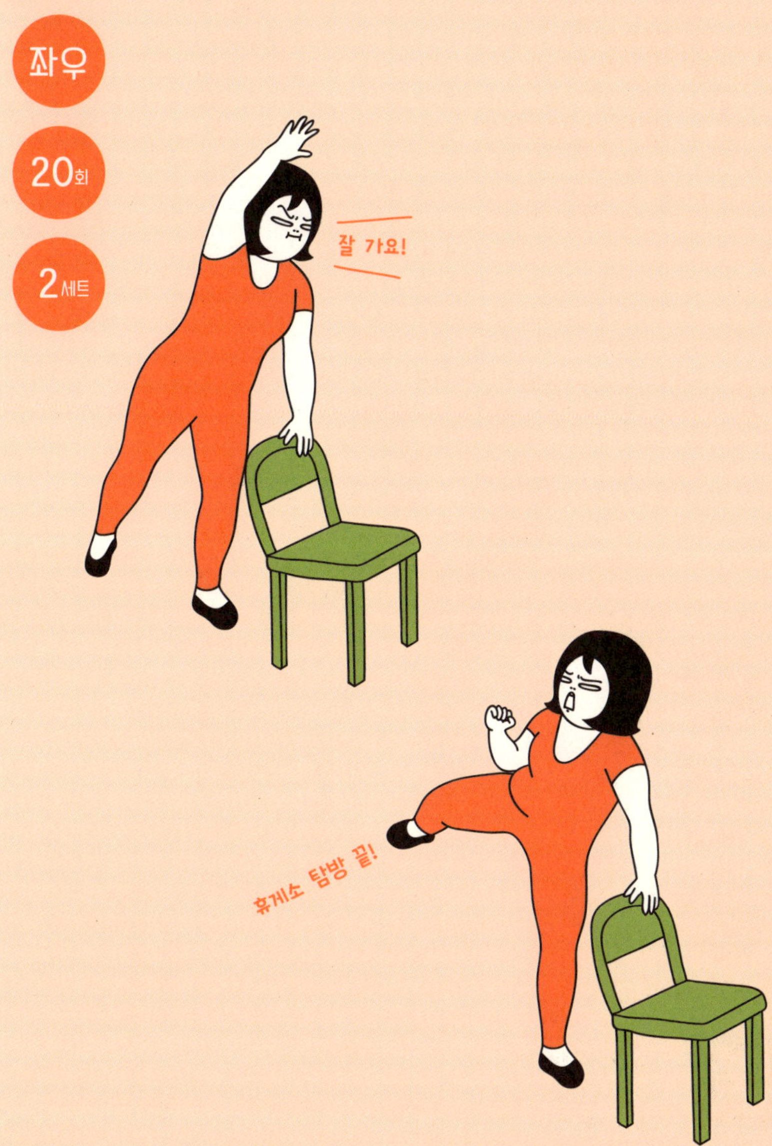

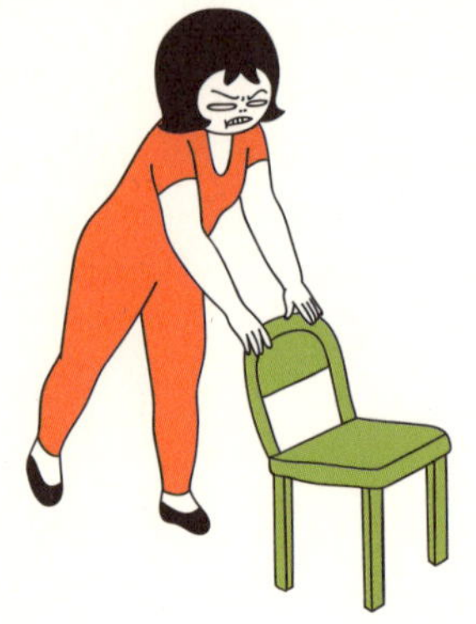

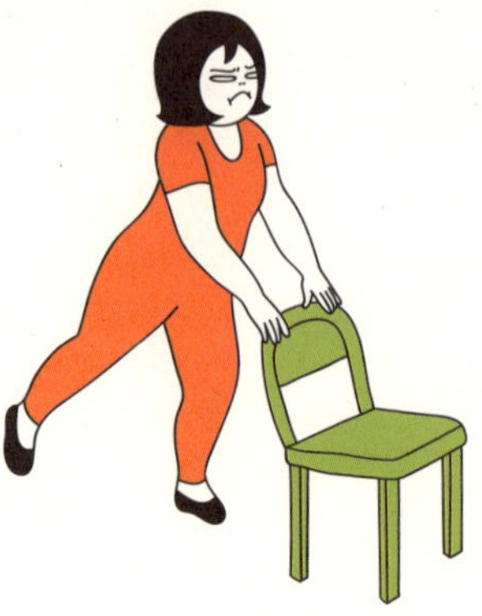

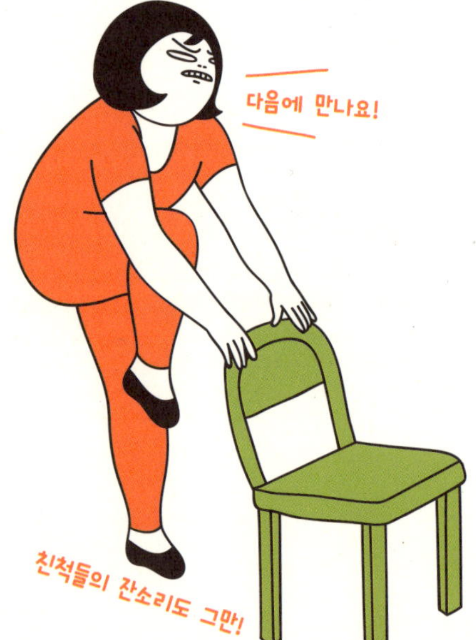

3

01 _ 의자 뒤에 서서 두 손으로 의자를 잡는다.
02 _ 오른쪽 다리를 들어 올린 후 가슴 앞으로 당긴다.
03 _ 20회 실시 후 반대쪽도 실시한다.

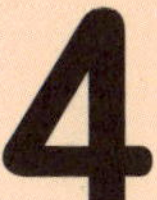

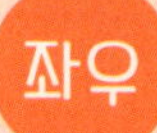

4

01 _ 양팔로 머리를 감싸고 옆구리가 바닥에 닿도록 왼쪽으로 눕는다.
02 _ 오른쪽 다리를 들어 올려 의자 끝에 걸친다.
03 _ 왼쪽 다리를 최대한 들어 올렸다가 내리기를 20회 반복한 후 반대쪽도 실시한다.

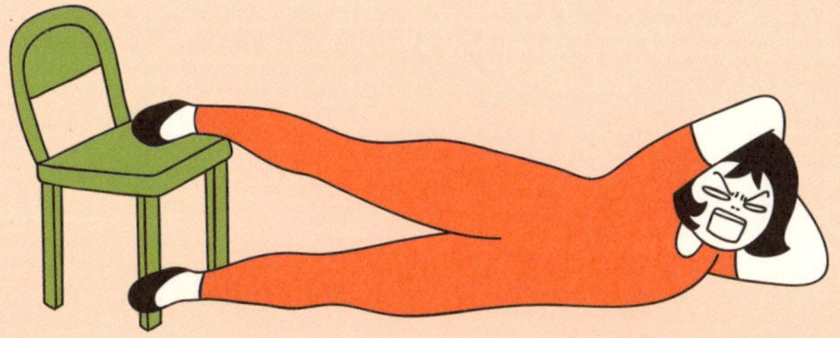

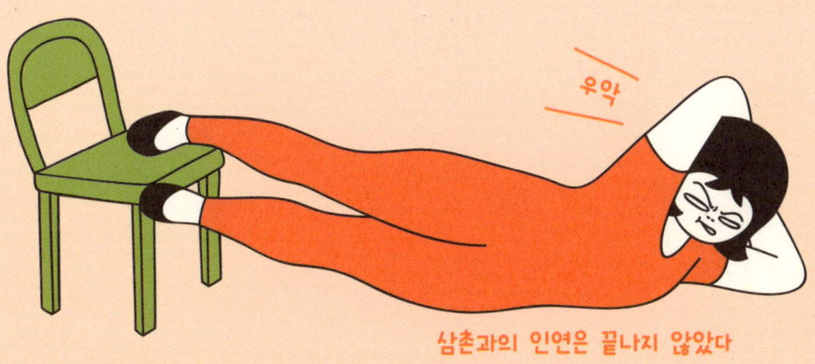

삼촌과의 인연은 끝나지 않았다

11月

한 해가 저물어 갈 때쯤
쌓아 뒀던 묵은 독소 뽑아내기

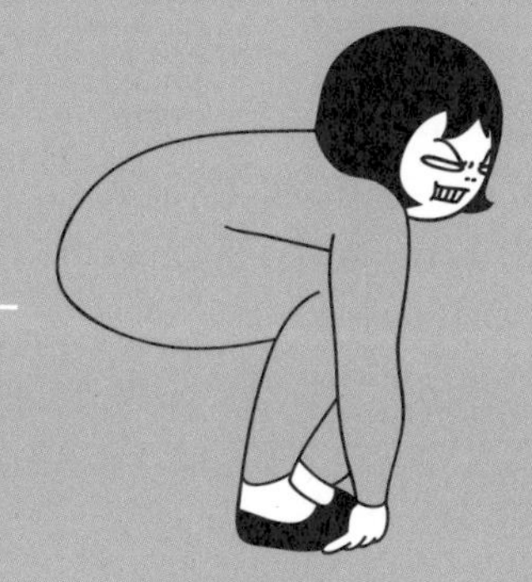

용자의 11월 일기

11월이 되면 1년을 헛되이 보낸 건 아닌가 하는 상념에 빠진다. 영어 공부에 매진한다던 친구 A는 여전히 A, B, C에 머물러 있고, 유럽 여행을 계획했던 친구 B는 제주도로 비행기를 돌린 후 한 달 넘도록 제주 감성에 젖어 지낸다. 친구 C는 틈틈이 나와 술잔을 기울이는 와중에도 공무원 시험에 사활을 걸었다. 그렇다면 나의 원대한 목표였던 다이어트는 얼마나 이뤄졌을까?

1월에는 동공이 열리고 닫힐 때까지 운동했다. 2월에는 설 음식을 삼키면서도 틈틈이 운동했고, 3월에는 운동으로 나름 옷맵시를 살렸다. 4월에는 요통을 완화하는 운동을 했고, 5월에는 잦은 모임에서 손쉽게 할 수 있는 동작으로 운동을 게을리 하지 않았다. 6월, 7월은 또 어떤가? 집 앞 하천 길을 뛰어다니며 급히 찐 살을 털어내려고 애썼다. 8월에는 패션의 완성, 자신감을 탑재했고 9월에는 적당히 먹고 운동했다. 10월의 황금연휴도 나름 무사히 넘겼다. 그런데 몸무게 변화가 그리 크지 않다는 것이 함정.

1kg이 빠지면 2kg은 빠졌으면 싶고, 5kg이 빠지면 10kg은 빠졌으면 싶다. 인간의 욕심은 끝이 없다고 했던가. 좀 더 살을 빼야 한다는 생각, 김 대리만큼 날씬해져야 한다는 생각으로 하천 주위라도 뛰려고 문을 여는 순간, 살을 에이는 듯한 추위가 느껴져 사시나무 떨듯 떨며 다시 집 안으로 들어온다.

"이불 밖은 위험하니까!"

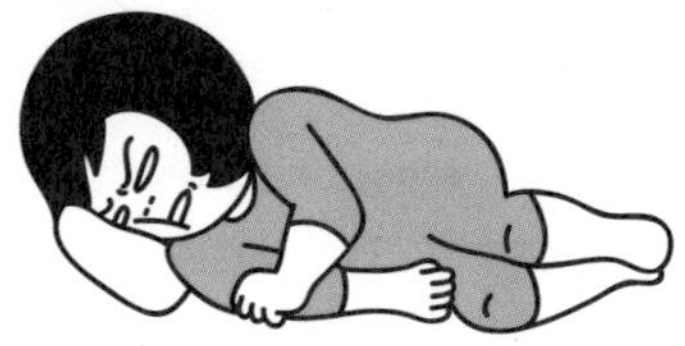

한 해가 저물어 간다.

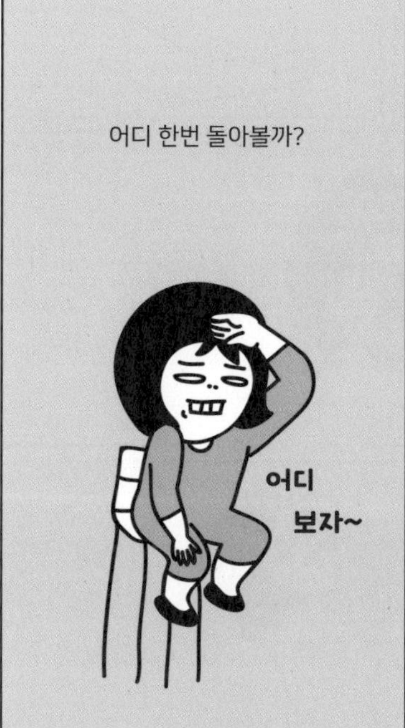

어디 한번 돌아볼까?
어디 보자~

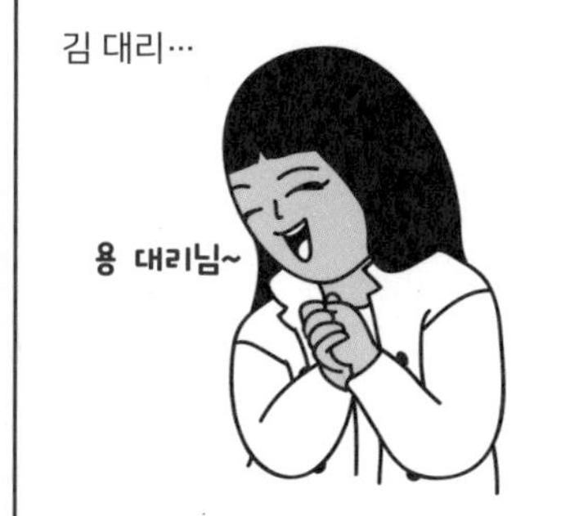

김 대리…
용 대리님~

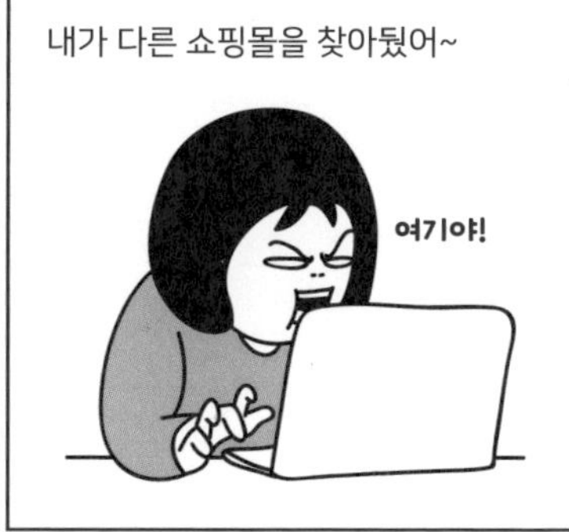

내가 다른 쇼핑몰을 찾아뒀어~
여기야!

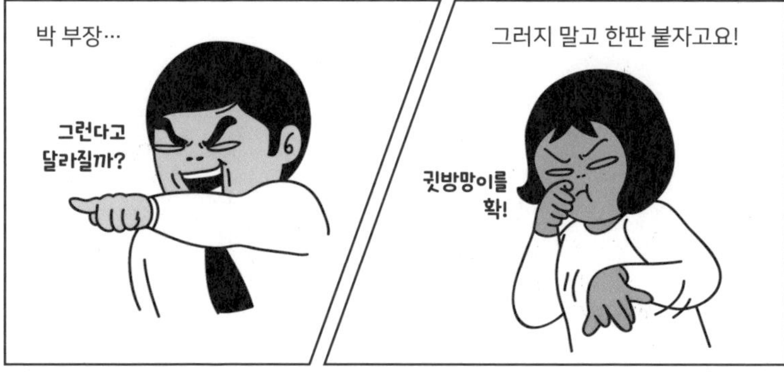

박 부장…
그런다고 달라질까?
그러지 말고 한판 붙자고요!
귓방망이를 확!

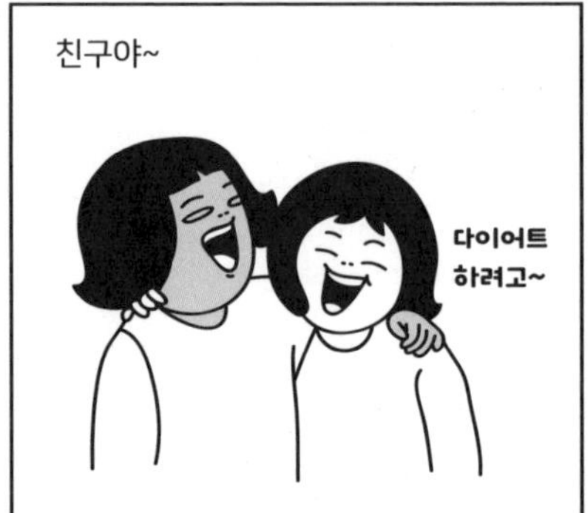

친구야~
다이어트 하려고~

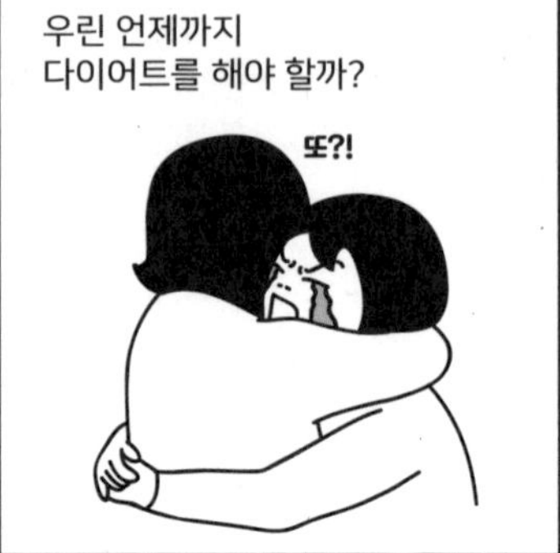

우린 언제까지 다이어트를 해야 할까?
또?!

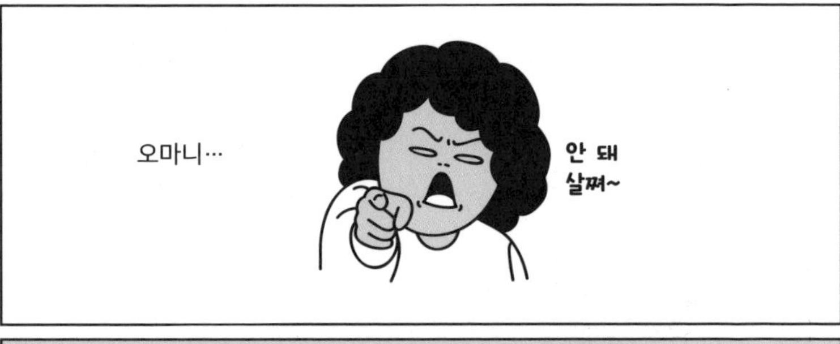

오마니…
안 돼 살쪄~

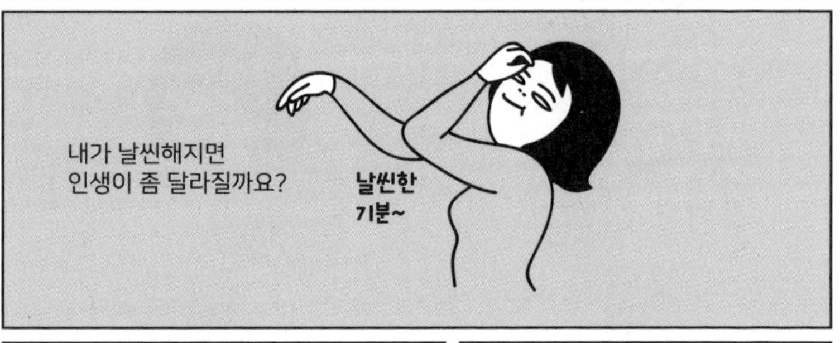

내가 날씬해지면 인생이 좀 달라질까요?
날씬한 기분~

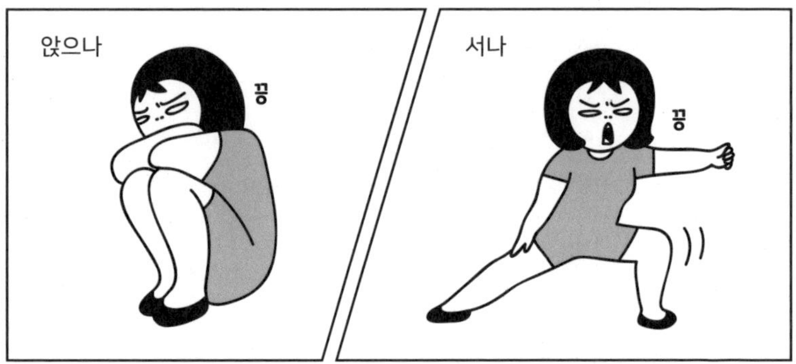

앉으나
끙
서나
끙

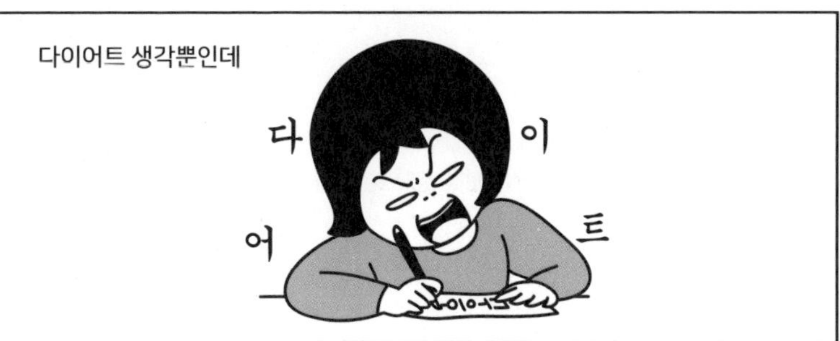

다이어트 생각뿐인데
다
이
어
트

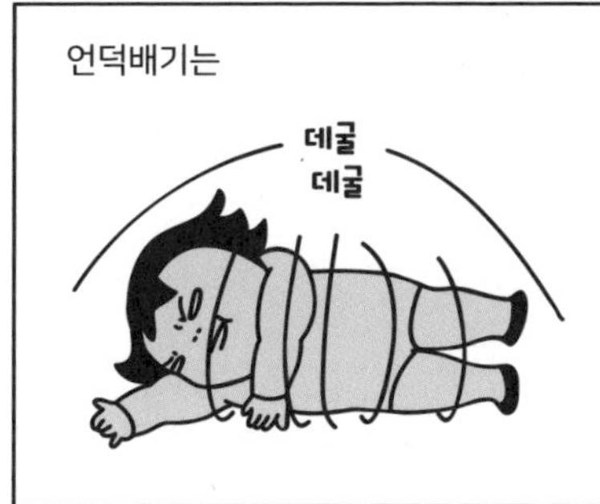

언덕배기는
데굴
데굴

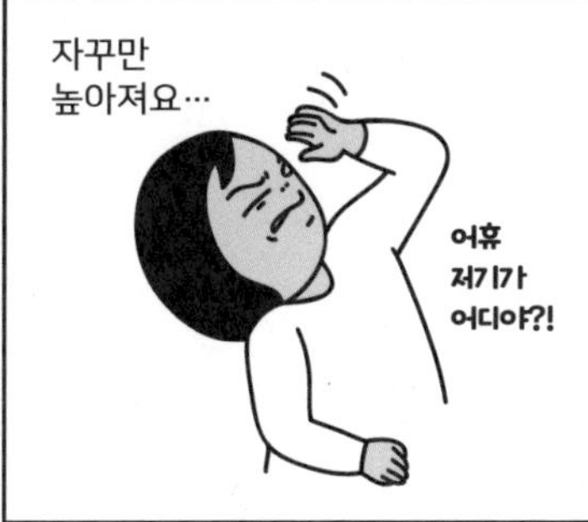

자꾸만
높아져요…
어휴
저기가
어디야?!

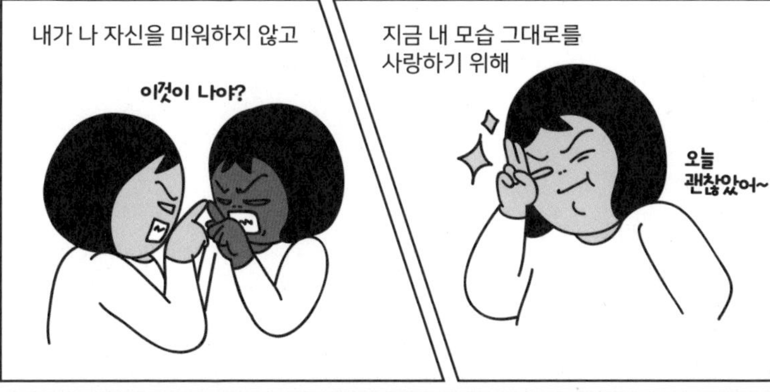

내가 나 자신을 미워하지 않고
이것이 나야?
지금 내 모습 그대로를
사랑하기 위해
오늘
괜찮았어~

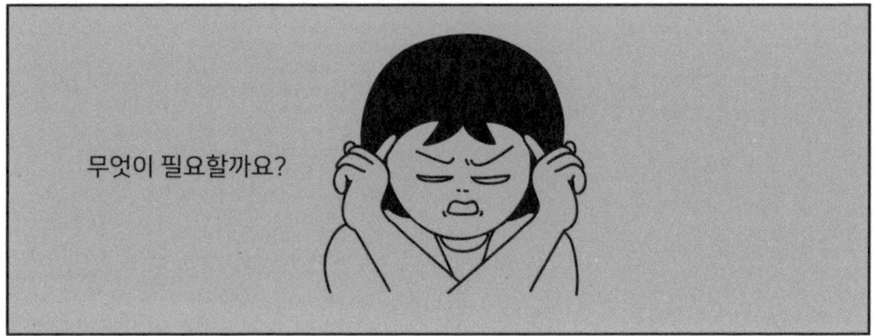

무엇이 필요할까요?

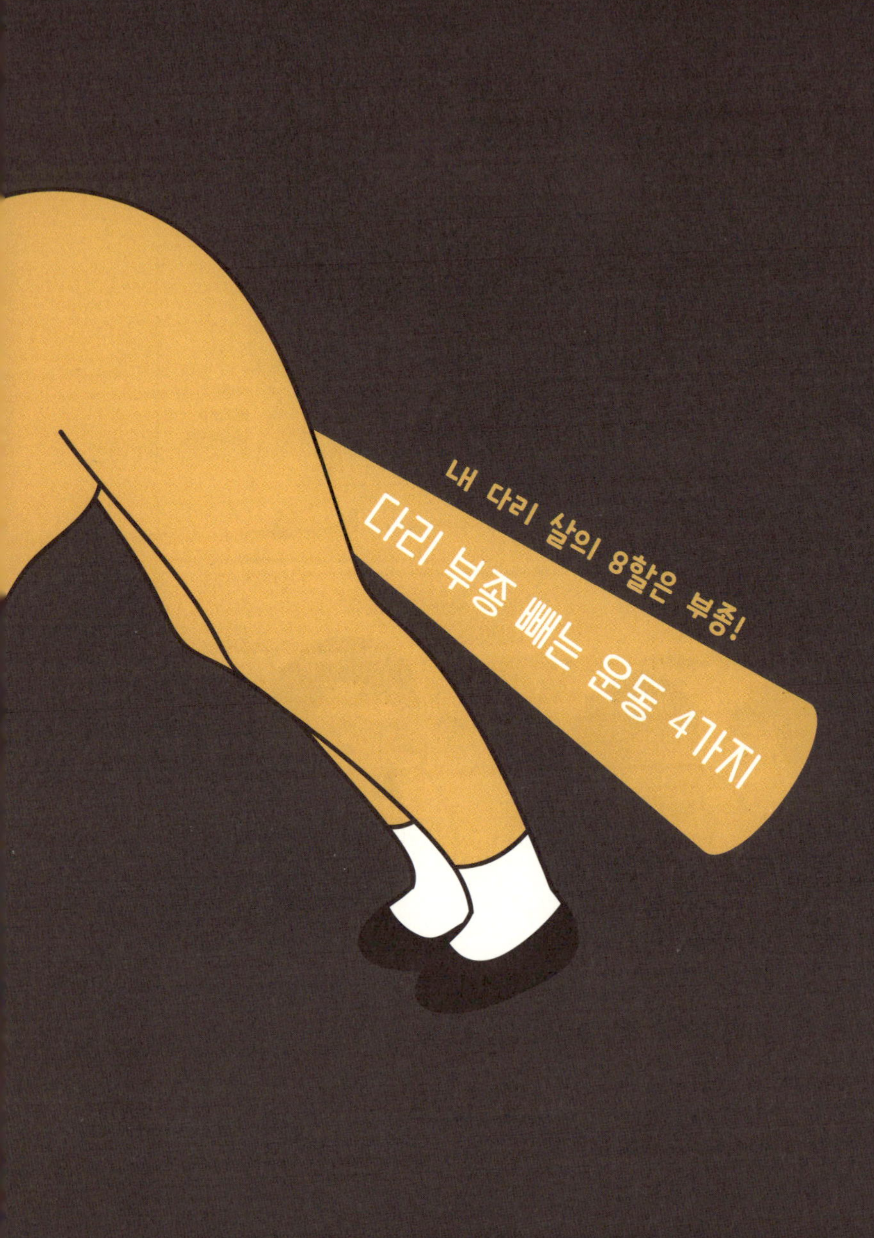

내 다리 살의 8할은 부종!
다리 부종 빼는 운동 4가지

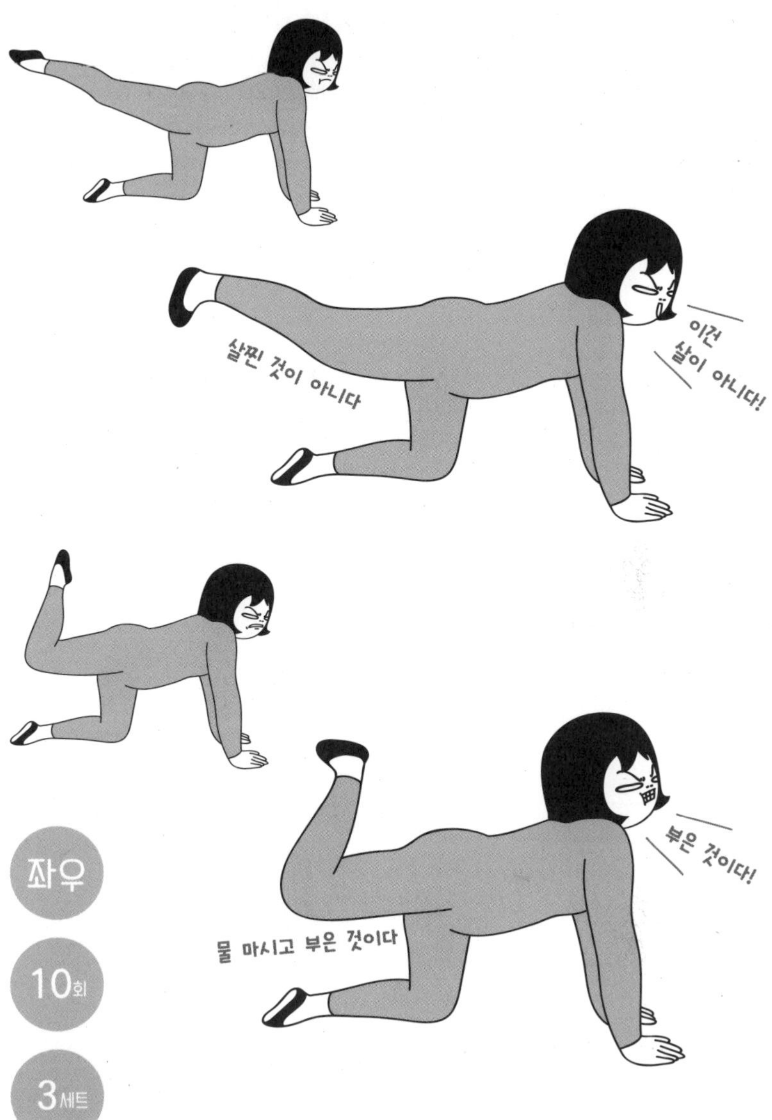

01 _ 무릎을 바닥에 대고 바닥과 직각이 되도록 구부린 후 두 팔로 바닥을 짚고 엎드린다.
02 _ 오른쪽 다리의 허벅지에서 발끝까지 바닥과 수평이 되도록 들어 올린다.
03 _ 발목을 내려 바닥과 수직이 되도록 한다.
04 _ 오른쪽 다리의 종아리에서 발끝까지 바닥과 수직이 되도록 무릎을 구부린다.
05 _ 발목을 내려 바닥과 수평이 되도록 한다.
06 _ 10회 반복한 후 반대쪽으로도 실시한다.

2

01 _ 두 팔을 베개나 책 등의 지지대 위에 두고 엎드린다.
02 _ 오른쪽 다리를 최대한 뒤로 쭉 펴고 왼쪽 다리는 지지대 옆에 둔다.
03 _ 왼쪽 다리의 뒤쪽이 스트레칭 되도록 최대한 엉덩이를 뒤로 당긴다.
04 _ 10초간 유지 후 반대쪽도 실시한다.

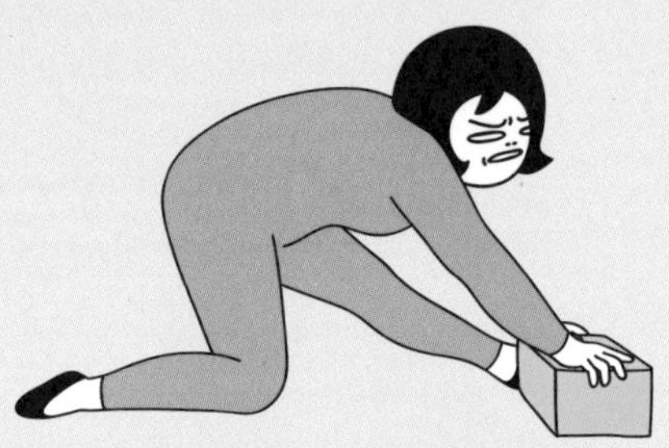

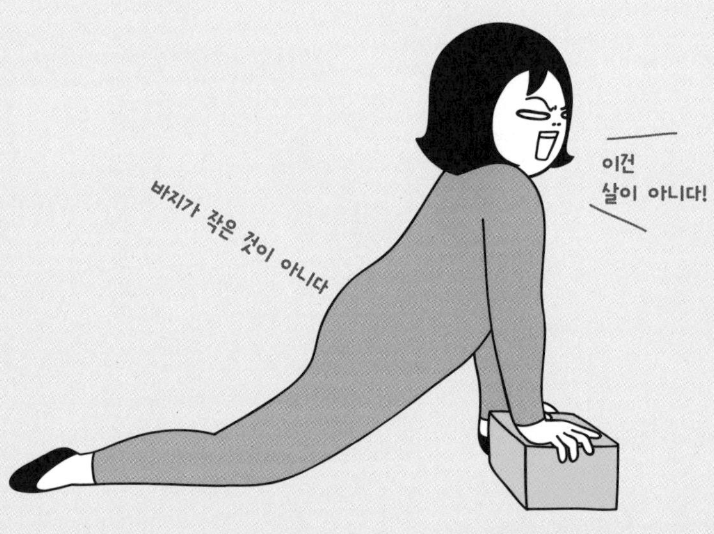

3
___

01 _ 무릎을 바닥에 대고 바닥과 직각이 되도록 구부린 후 두 팔로 바닥을 짚고 엎드린다.
02 _ 두 다리의 뒤쪽이 스트레칭 되도록 엉덩이를 최대한 하늘 위로 들어 올려
　　　10초간 유지한다.

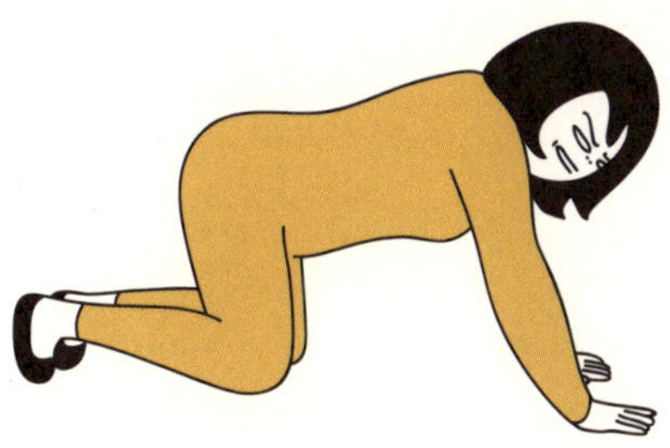

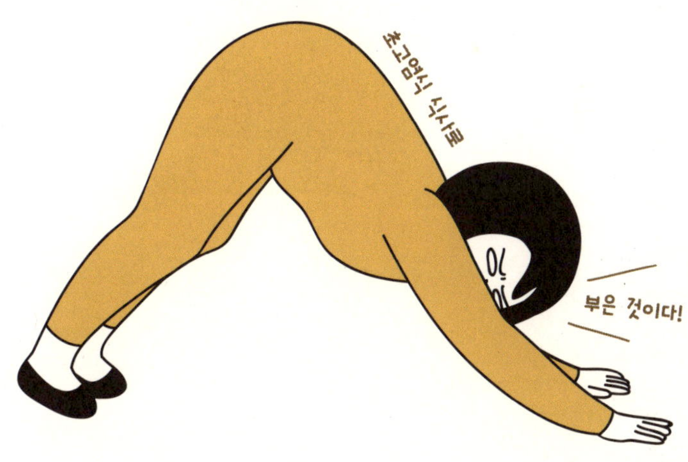

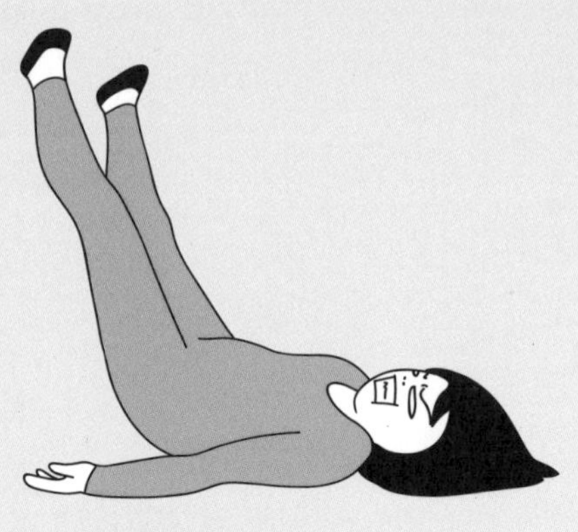

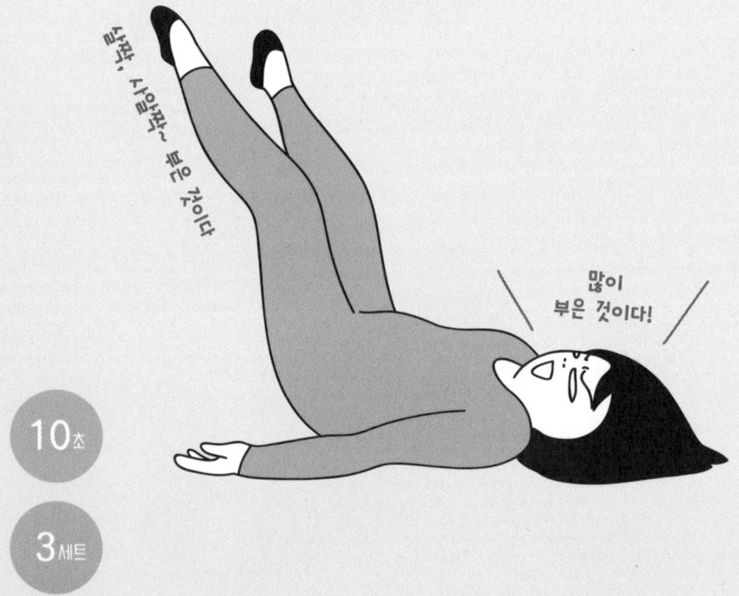

4

01 _ 벽에 두 다리를 붙이고 눕는다.
02 _ 발끝이 바닥과 수평이 되도록 최대한 가슴 쪽으로 당겨 10초간 유지한다.
03 _ 발바닥이 벽에 닿도록 발목을 최대한 밀고 10초간 유지한다.

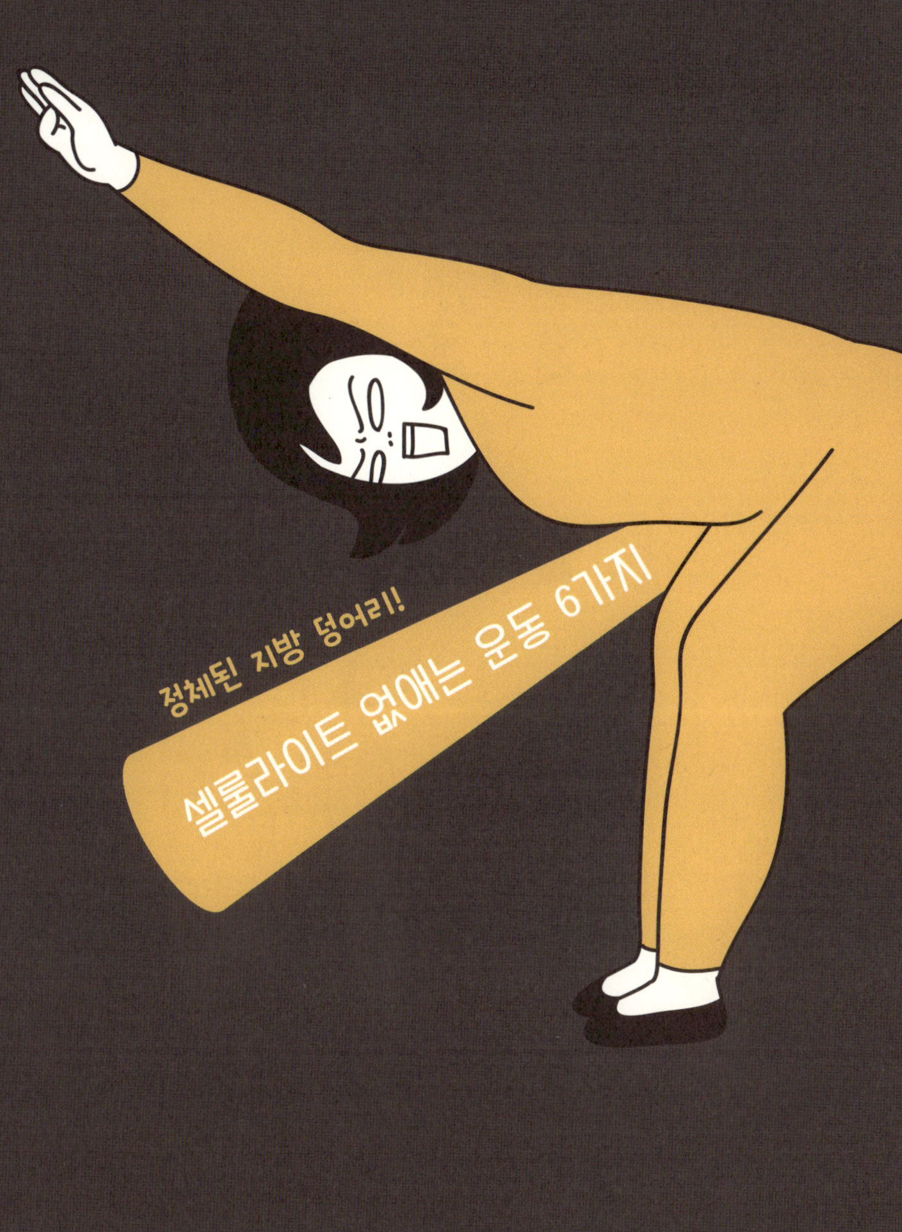
정체된 지방 덩어리!
셀룰라이트 없애는 운동 6가지

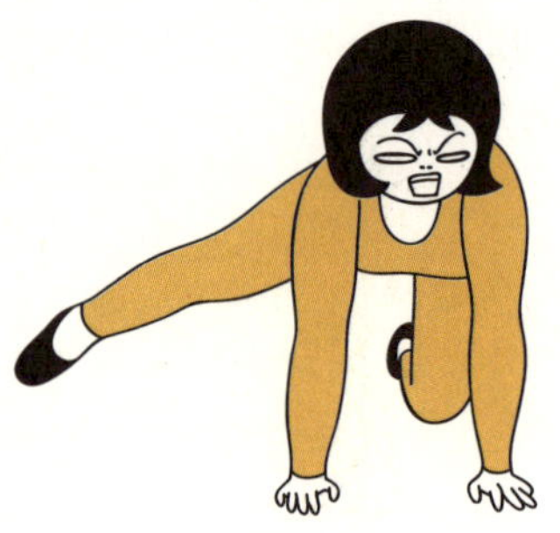

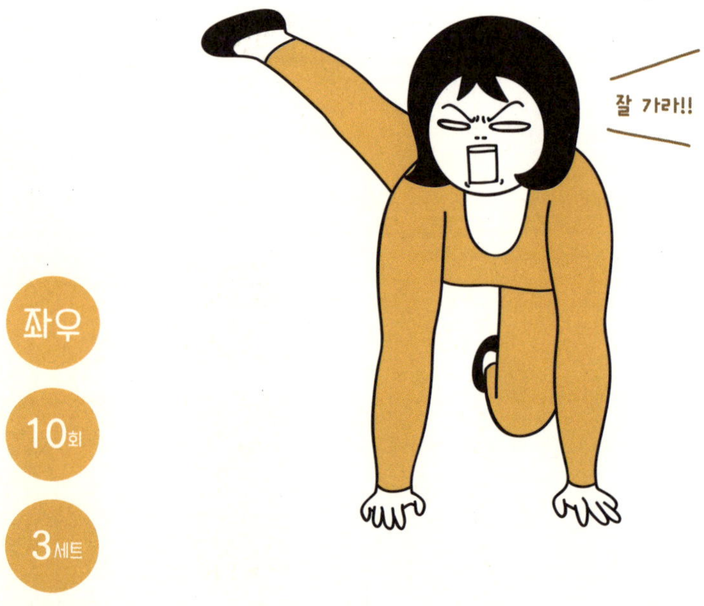

좌우

10회

3세트

1

01 _ 무릎을 바닥에 대고 바닥과 직각이 되도록 구부린 후 두 팔로 바닥을 짚고 엎드린다.
02 _ 오른쪽 다리를 쭉 펴서 옆으로 들어 올리고 크게 원을 그리면서 돌린다.
03 _ 10회 실시 후 반대쪽도 실시한다.

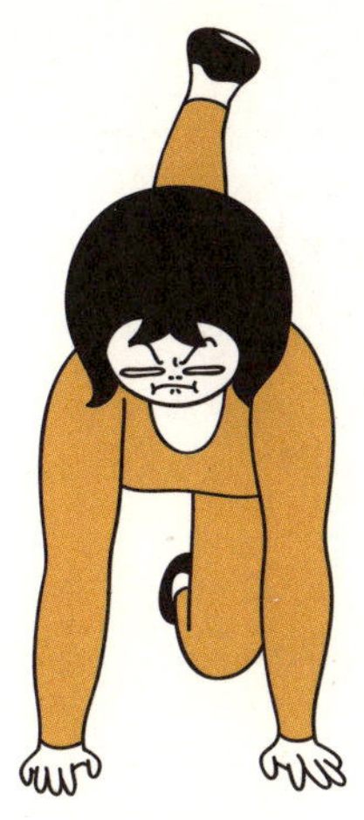

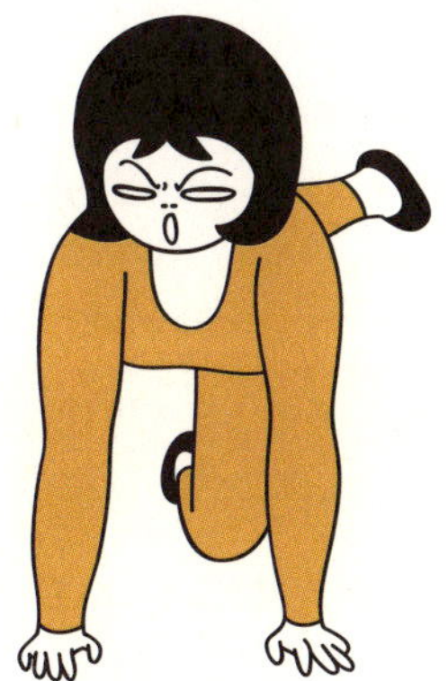

요리조리 돌리는 것만으로

비명횡사하는 셀룰라이트

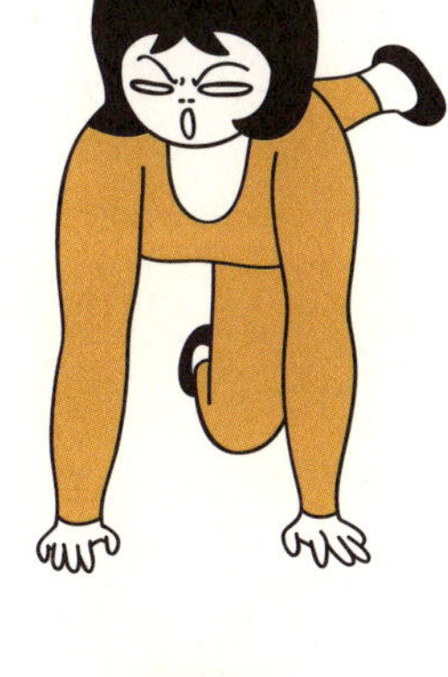

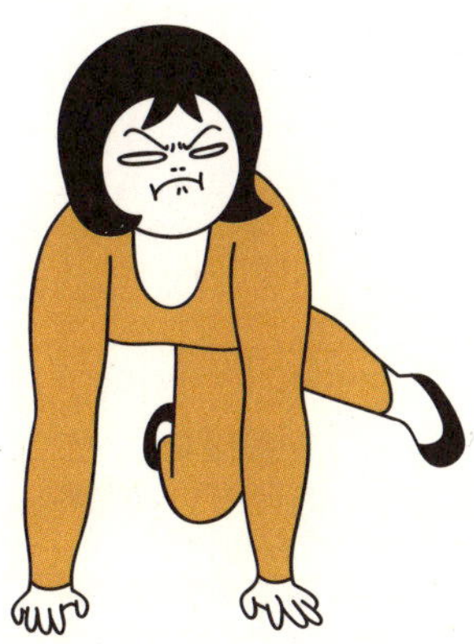

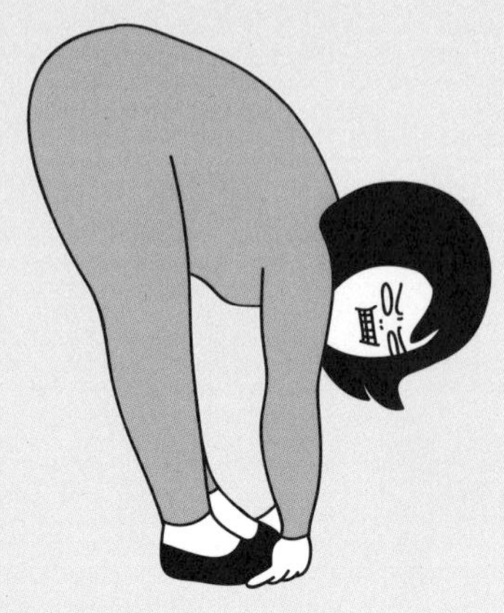

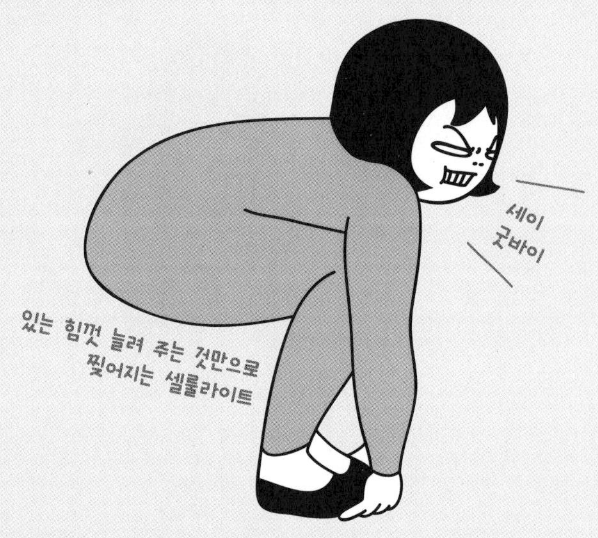

10회

3세트

2

01 _ 다리를 어깨너비로 벌리고 바르게 선다.

02 _ 다리를 쭉 편 상태로 상체가 허벅지에 닿도록 최대한 앞으로 구부려
두 손으로 발끝을 잡는다.

03 _ 두 손으로 발끝을 잡고 엉덩이를 내렸다가 올리기를 반복한다.

3

01 _ 무릎을 세우고 등을 바닥에 대고 눕는다.
02 _ 엉덩이를 살짝 들어 올린 채 무릎을 양옆으로 최대한 벌렸다가 붙이기를 반복한다.

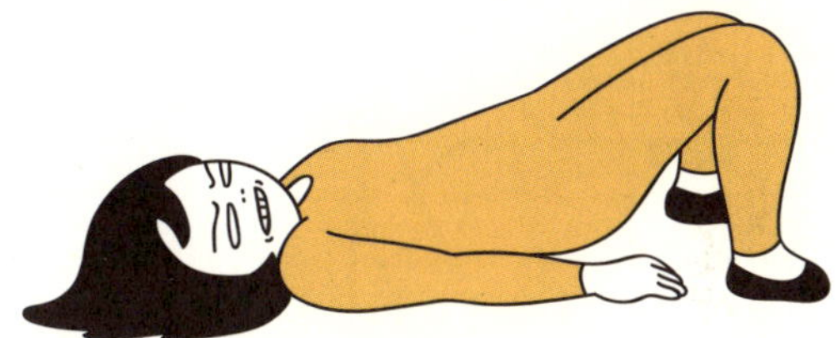

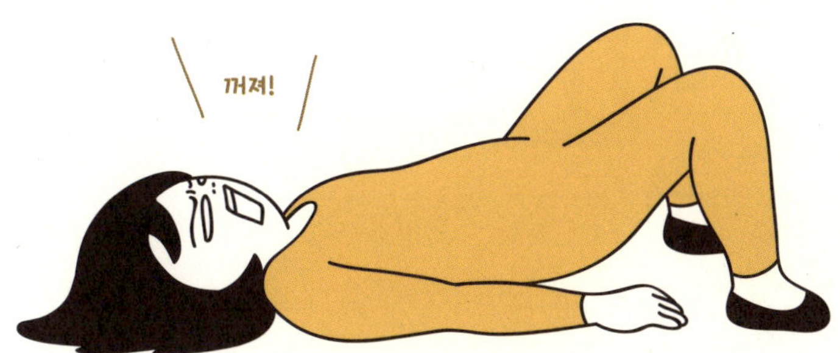

무릎 사이를 살짝쿵 벌리기만 해도 파괴되는 셀룰라이트

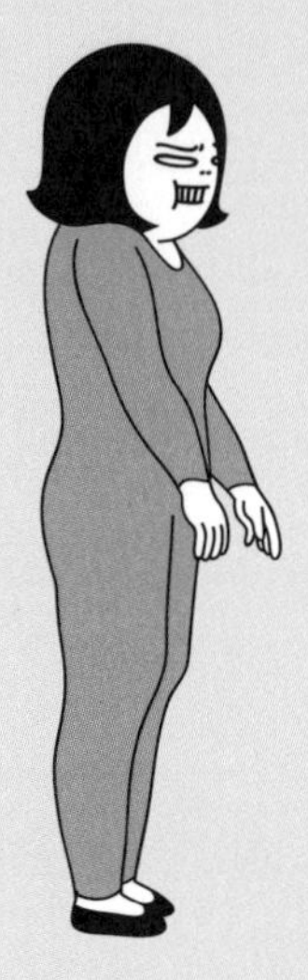

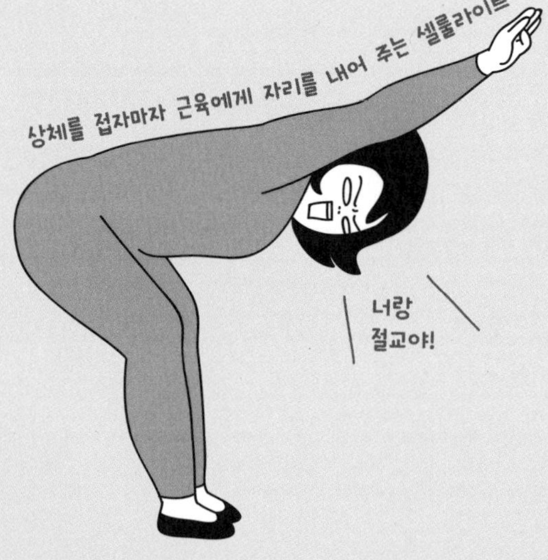

10회

3세트

4

01 _ 다리를 어깨너비로 벌리고 바르게 선다.

02 _ 두 팔을 하늘 높이 들어 올리고 상체가 바닥과 수평이 되도록 앞으로 기울인다.

03 _ 5초간 유지 후 처음 자세로 돌아온다.

5

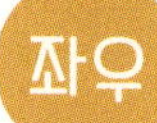

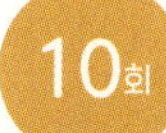

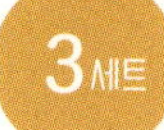

01 _ 무릎을 세우고 등을 바닥에 대고 눕는다.

02 _ 엉덩이를 살짝 들어 올리고 왼쪽 다리를 쭉 펴고 10초간 유지한다.

03 _ 처음 자세로 돌아와 반대쪽도 실시한다.

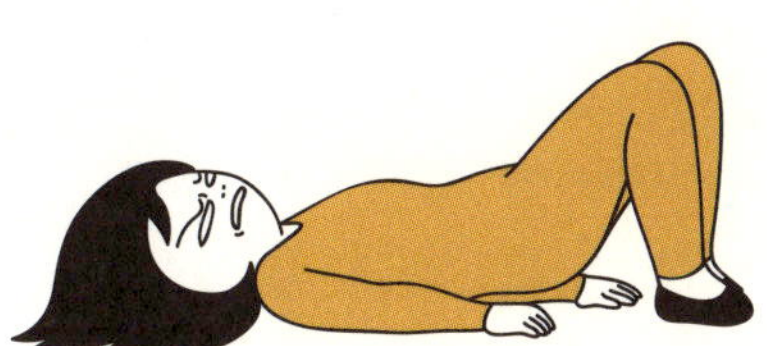

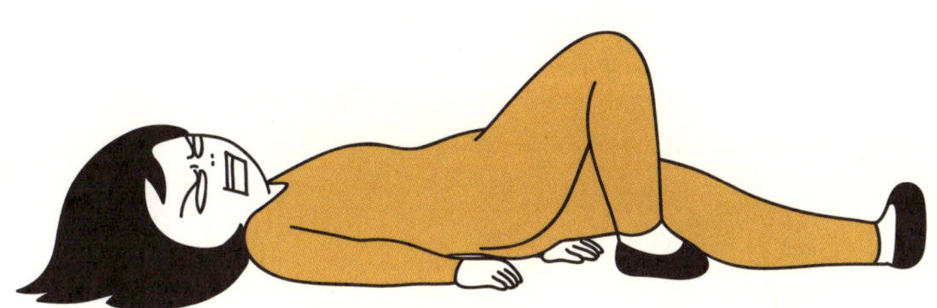

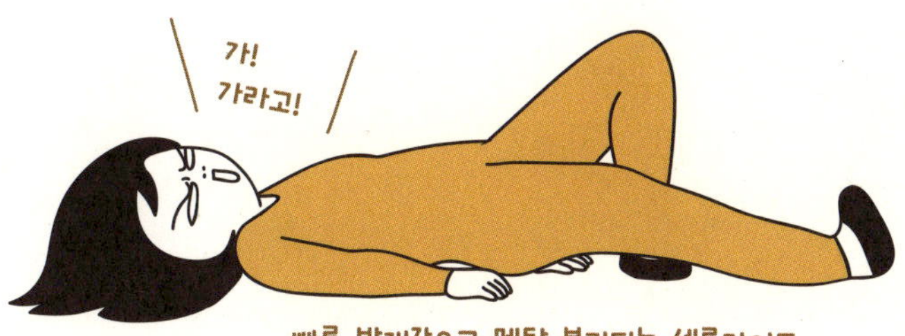

빠른 발재간으로 멘탈 붕괴되는 셀룰라이트

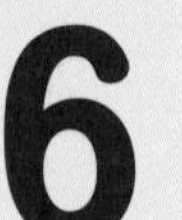

01 _ 다리를 어깨너비로 벌리고 두 손을 허리에 둔다.
02 _ 왼쪽 다리를 오른쪽으로 한 발짝 이동 후 엉덩이를 내려 앉는다.
03 _ 처음 자세로 돌아와 반대쪽도 실시한다.

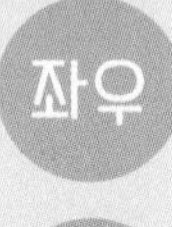

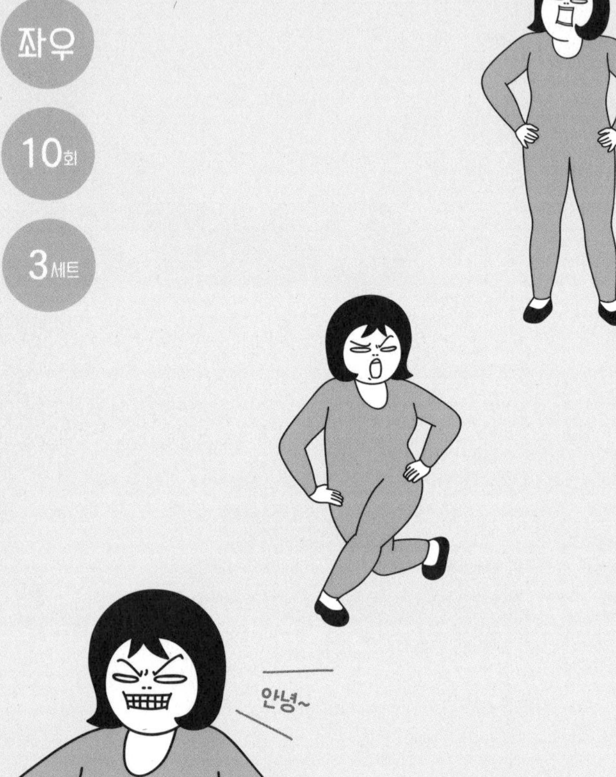

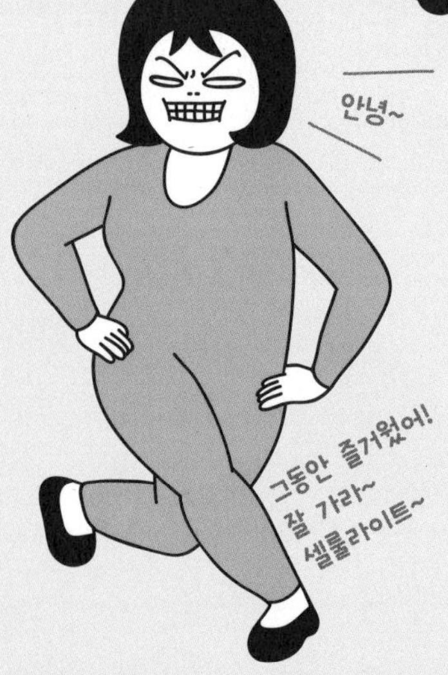

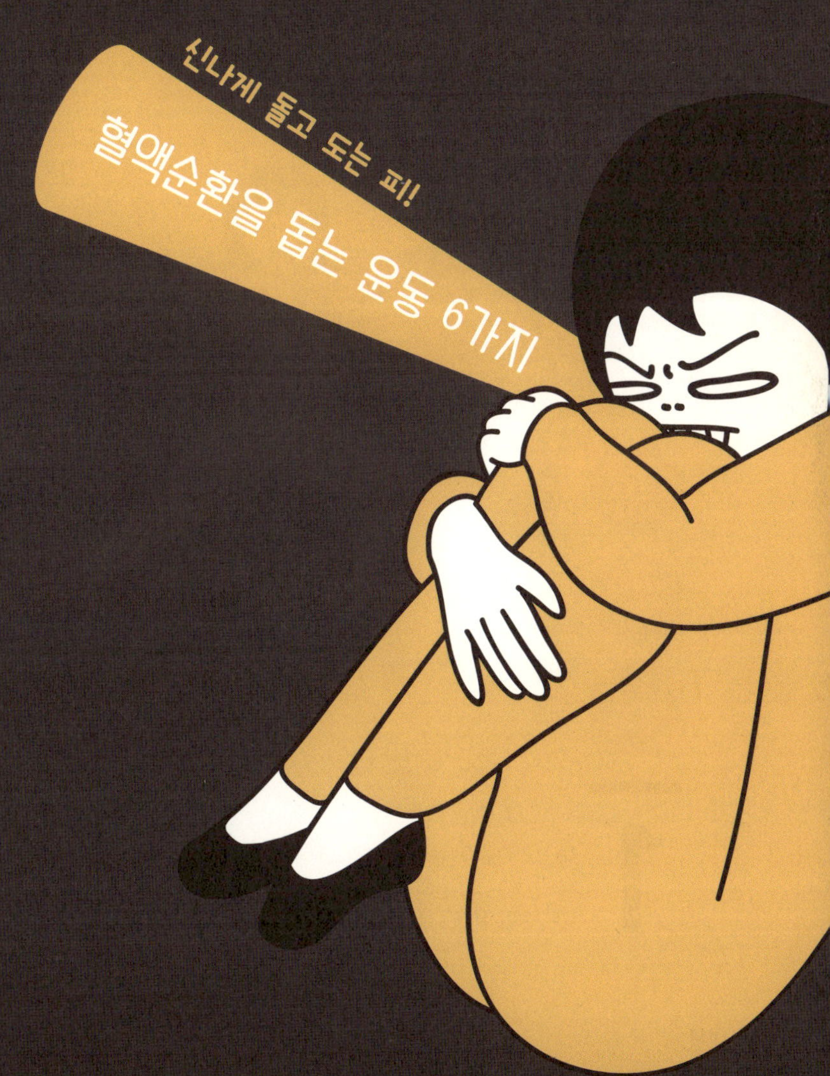
신나게 돌고 도는 피!
혈액순환을 돕는 운동 6가지

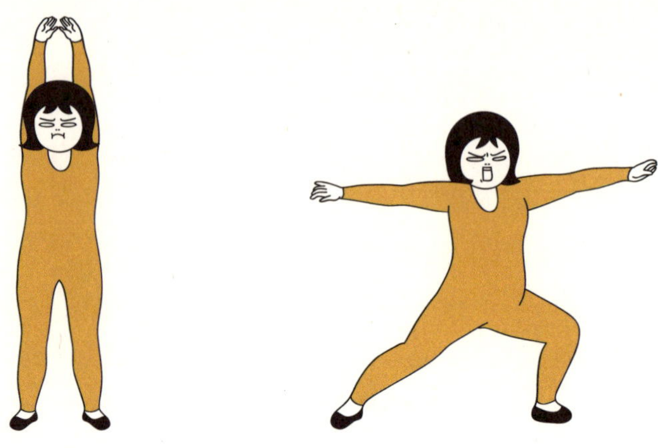

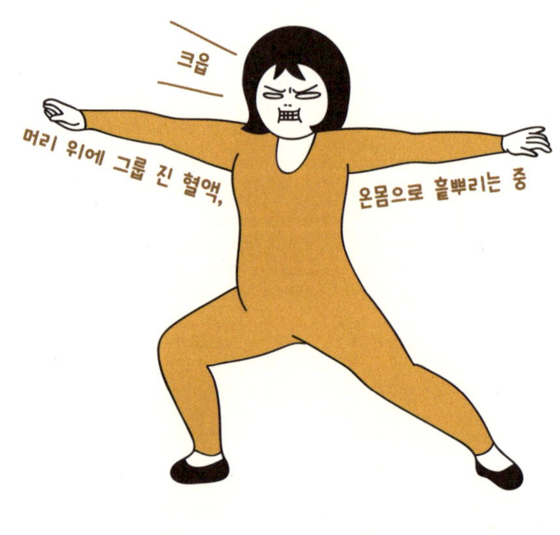

좌우

20회

3세트

1

01 _ 다리를 어깨너비로 벌리고 두 팔을 하늘 높이 들어 올린다.
02 _ 왼쪽 다리를 들어 한 발짝 옆으로 이동 후 왼쪽 다리의 무릎이 직각이 되도록 구부린다.
03 _ 처음 자세로 돌아와 반대쪽도 실시한다.

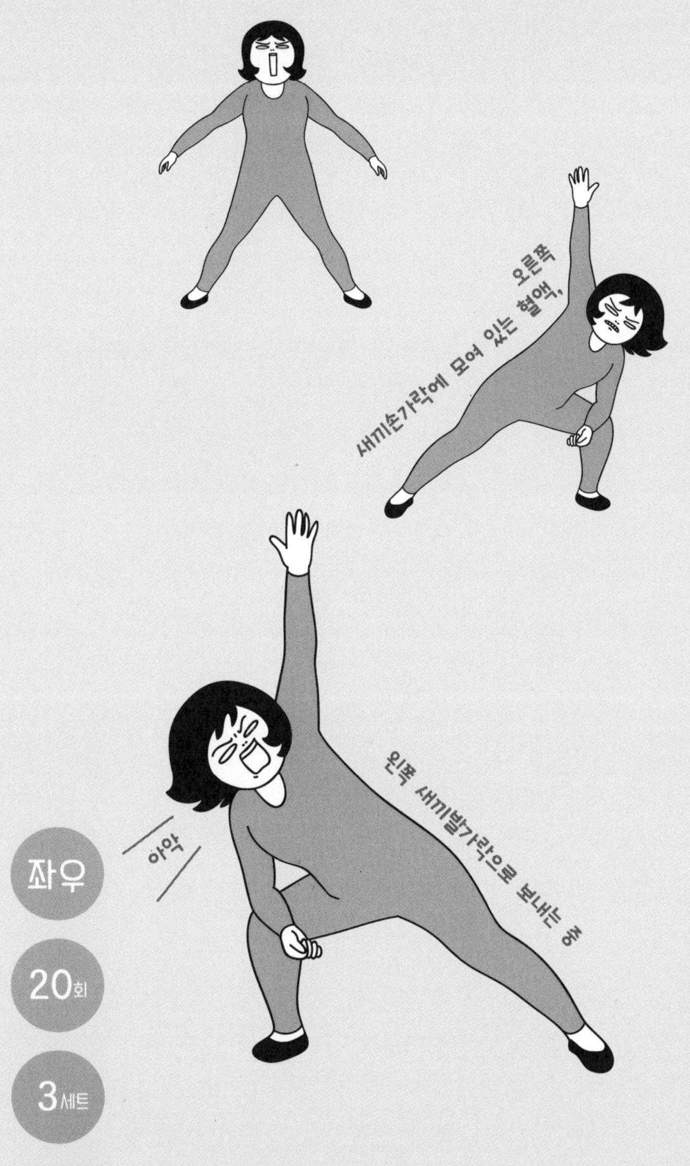

좌우

20회

3세트

2

01 _ 다리를 크게 벌리고 바르게 선다.

02 _ 왼쪽 다리의 무릎이 직각이 되도록 구부리면서 상체를 왼쪽으로 기울인다.

03 _ 이때 오른손은 하늘 높이 들어 올린다.

04 _ 처음 자세로 돌아와 반대쪽도 실시한다.

3

01 _ 등을 바닥에 대고 바르게 눕는다.
02 _ 무릎을 붙이고 다리를 가슴까지 들어 올리고 두 팔로 무릎을 감싸 안는다.
03 _ 왼쪽 다리를 쭉 펴고 5초간 유지 후 반대쪽도 실시한다.

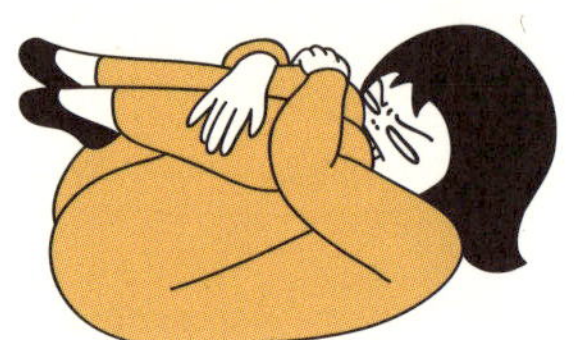

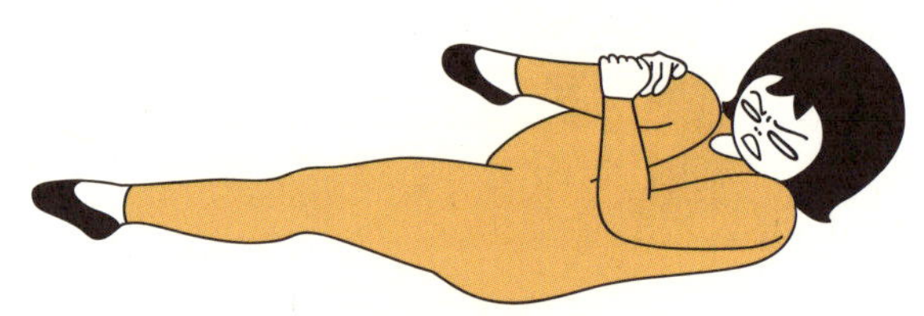

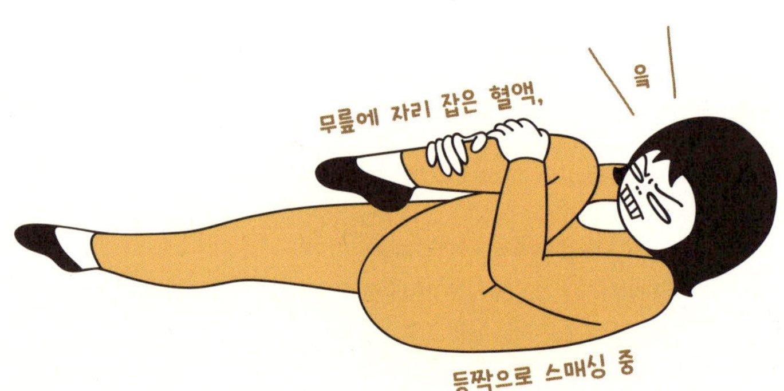

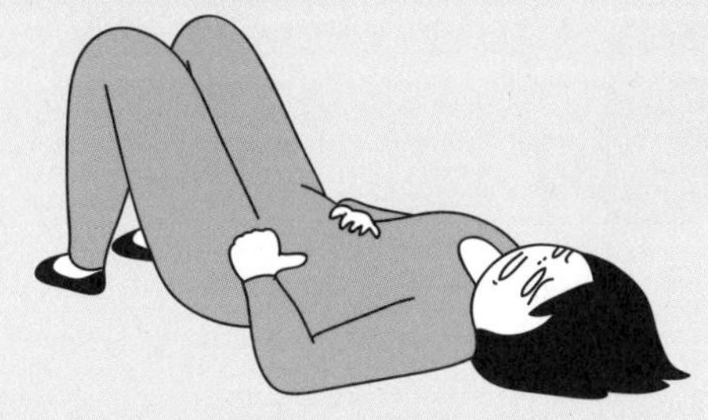

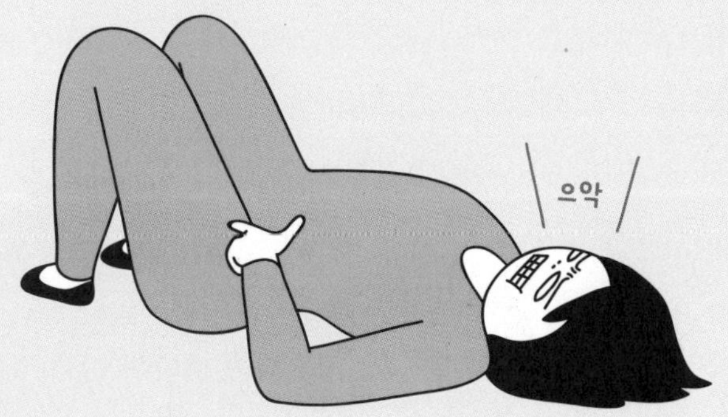

궁둥이에 집합한 혈액, 복부로 펌프질

10회

3세트

4

01 _ 무릎을 세우고 등을 바닥에 대고 눕는다.
02 _ 허리와 가슴을 들어 올려 10초간 유지한다.

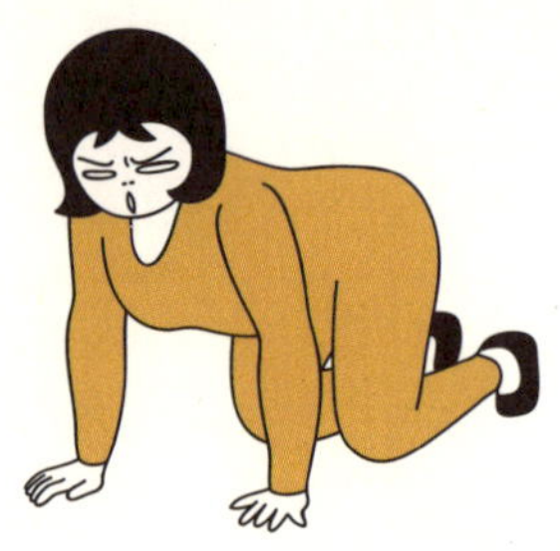

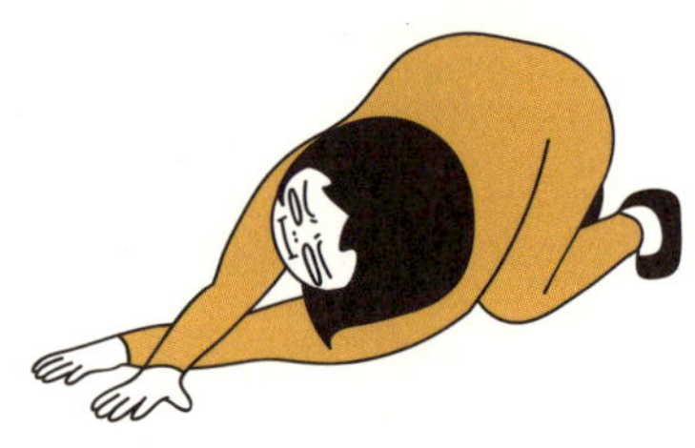

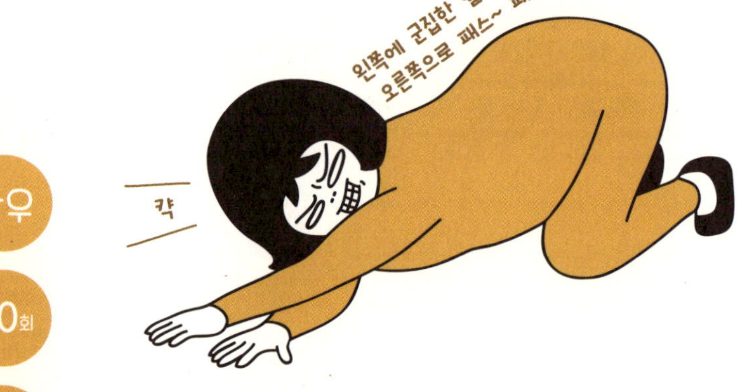

5

01 _ 무릎을 바닥에 대고 바닥과 직각이 되도록 구부린 후 두 팔로 바닥을 짚고 엎드린다.
02 _ 두 팔을 앞으로 쭉 뻗어 가슴이 바닥에 닿도록 상체를 내린다.
03 _ 오른쪽 팔을 왼쪽 팔 위에 올리고 왼쪽으로 상체를 비튼다.
04 _ 10초간 유지 후 반대쪽도 실시한다.

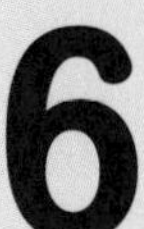

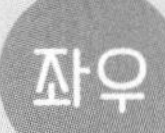

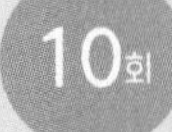

01 _ 오른쪽 다리의 무릎을 구부려 몸통 앞에 두고 왼쪽 다리는 뒤로 쭉 뻗는다.

02 _ 가슴이 오른쪽 다리의 허벅지에 닿도록 상체를 앞으로 숙이고 10초간 유지한다.

03 _ 처음 자세로 돌아와 반대쪽도 실시한다.

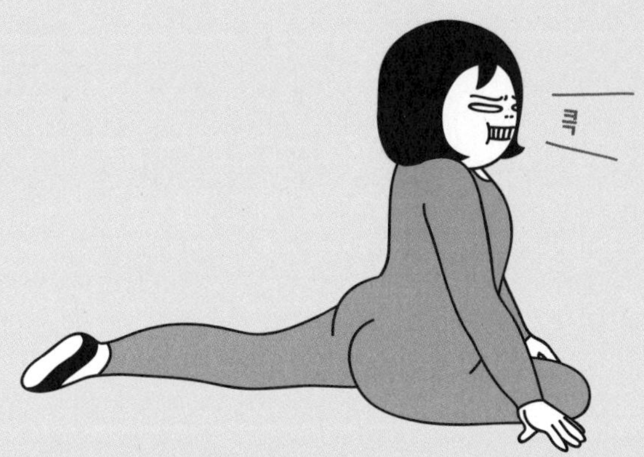

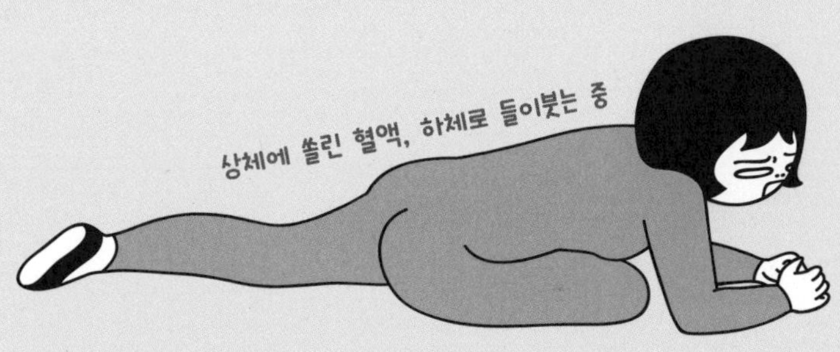

12月

나가기 귀찮다면
집에서 운동을

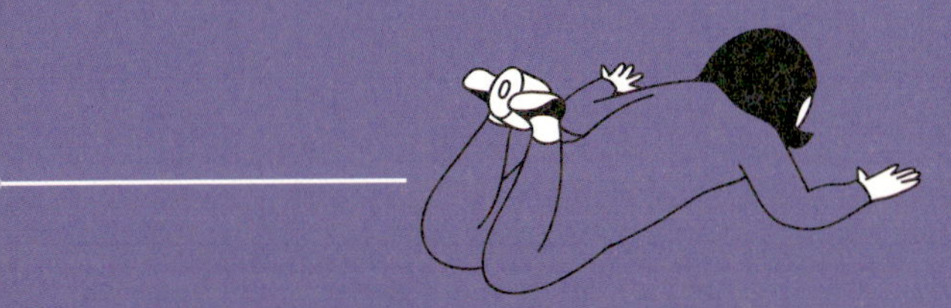

용자의 12월 일기

잦은 술자리로 10kg 이상 살이 쪘던 3년 전, 주말이 되면 외출도 하지 않고 방 안에 가만히 누워만 있었다. 편의점에 가려고 밖으로 나오면 주위 사람이 내 팔뚝을, 종아리를, 뱃살을 손가락질하는 것만 같았다. 나 자신을 불특정 다수의 사람에게 내보이기가 두려웠다.

그로부터 1년 뒤 주위 사람에게 "1년 전 살이 너무 많이 쪄서 어디 나가기도 싫고 우울증에 걸릴 뻔했어"라고 말했을 때 듣고 있던 친구나 가족 중 그 누구도 그때의 나를 기억하지 못했다. 내가 그만큼 살이 쪘다는 사실도 몰랐지만, 살이 점점 빠진 것도 알아채지 못했다. "어머, 정말? 나한테 말하지 그랬어!"라고 하며 깜짝 놀라던 친구들. 내가 그들이 한 해 동안 살이 찌거나 말거나 신경 쓰지 않는 것처럼 그들도 마찬가지인 것을….

나 혼자만 느끼거나 갇혀 있는 다이어트 지옥 속 날씬한 나는 자신만을 지독하게 괴롭힌다. 생각 없이 아무 말이나 툭툭 내뱉는 박 부장의 말이, 김 대리의 의상 취향이, 중학교 시절의 친구 용미가 나를 괴롭힌 것이 아니다. 나 자신이 나를 괴롭혔다. 너는 아직 멀었다고.

이불 안에 누워 남들의 시선에 맞춘 나를 위해서가 아니라 지금 이대로의 나 자신을 위해 다이어트를 하자고 다짐한다. 지금 말고 내년부터 꼭!

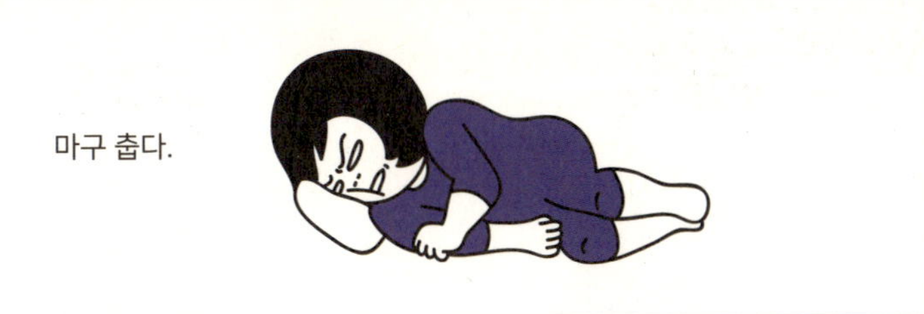

마구 춥다.

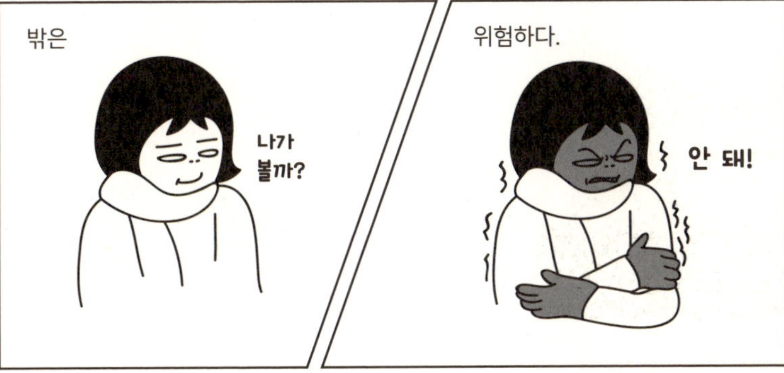

밖은
나가 볼까?
위험하다.
안 돼!

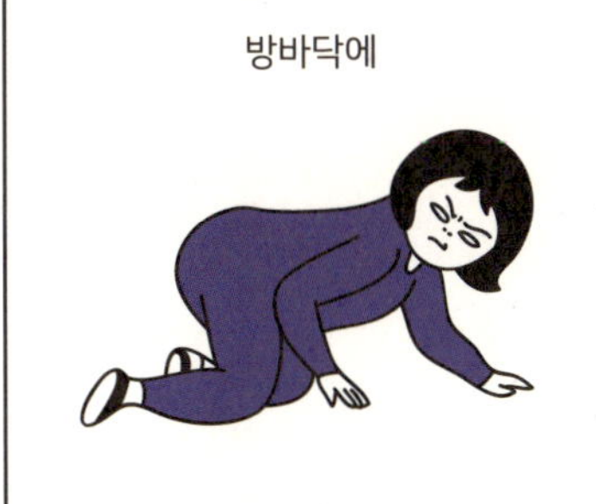

방바닥에

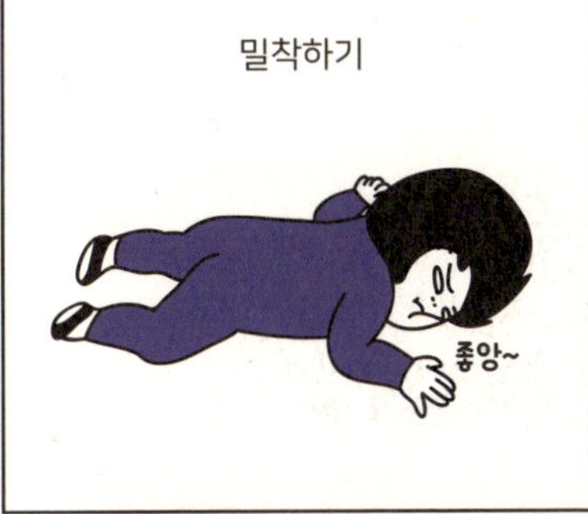

밀착하기
좋앙~

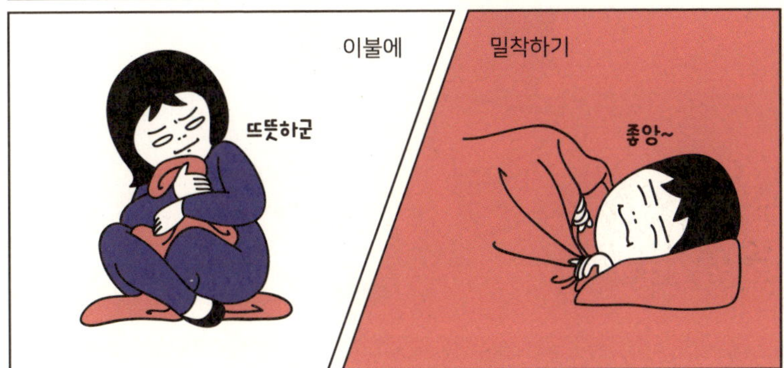

이불에
밀착하기
뜨뜻하군
좋앙~

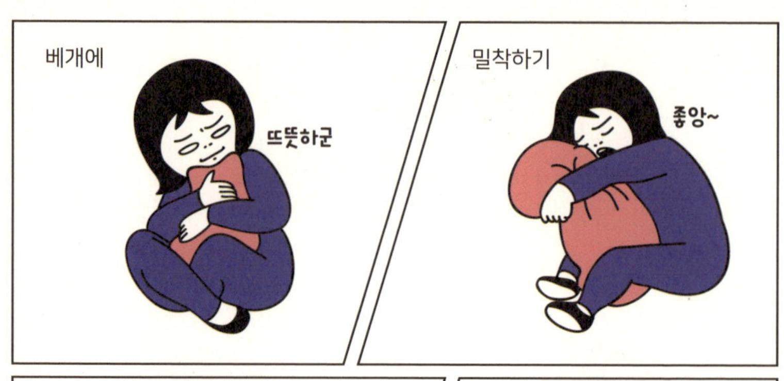
베개에
뜨뜻하군
밀착하기
좋앙~

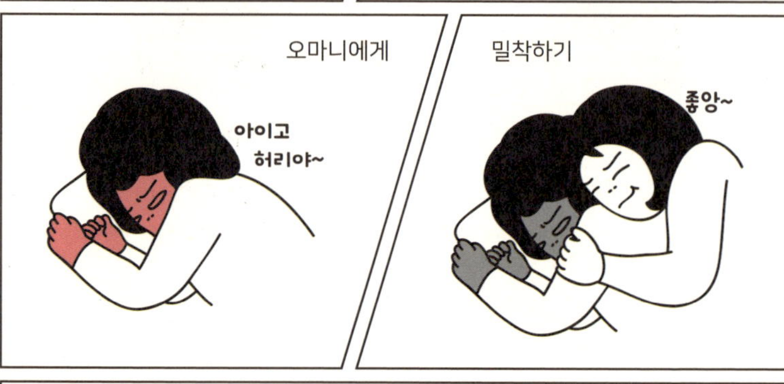
오마니에게
아이고
허리야~
밀착하기
좋앙~

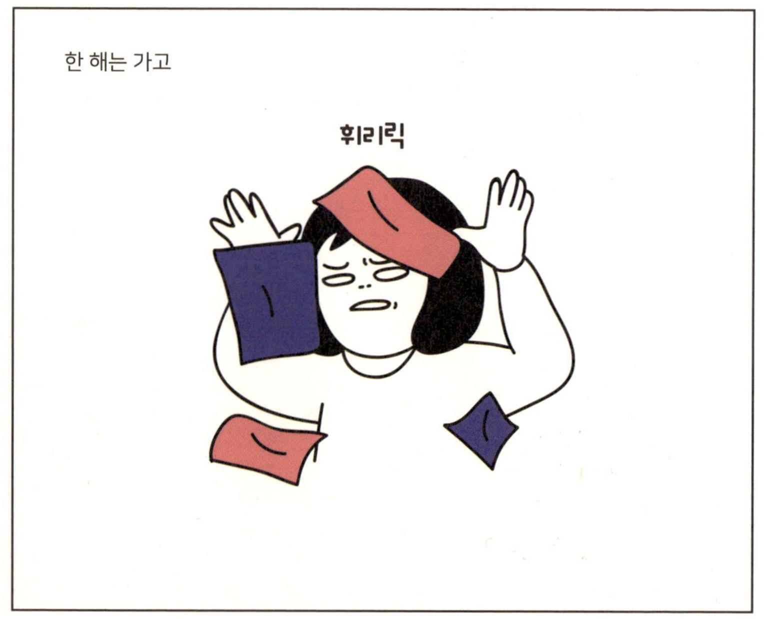
한 해는 가고
휘리릭

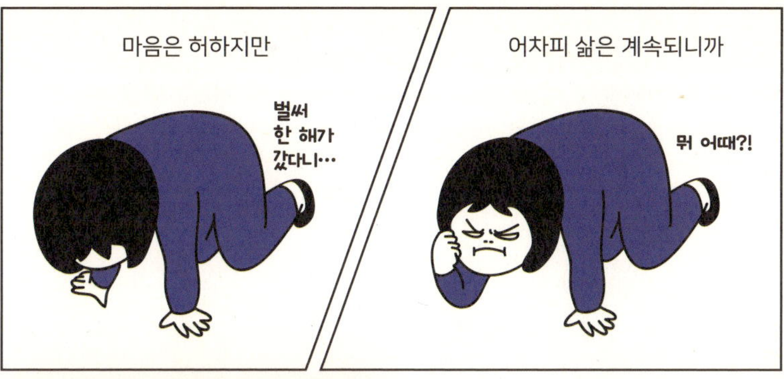

마음은 허하지만
벌써 한 해가 갔다니…
어차피 삶은 계속되니까
뭐 어때?!

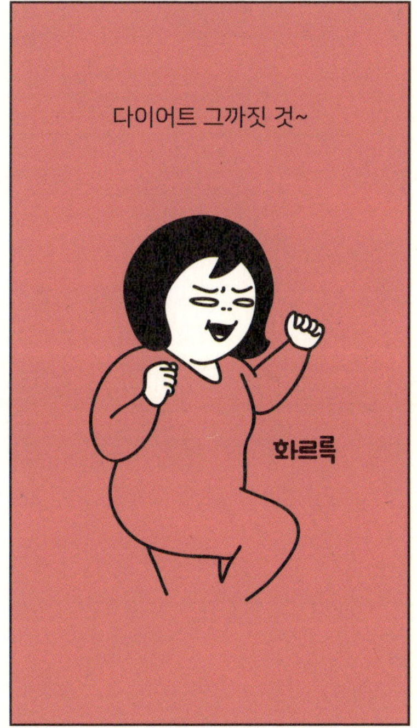

다이어트 그까짓 것~
화르륵

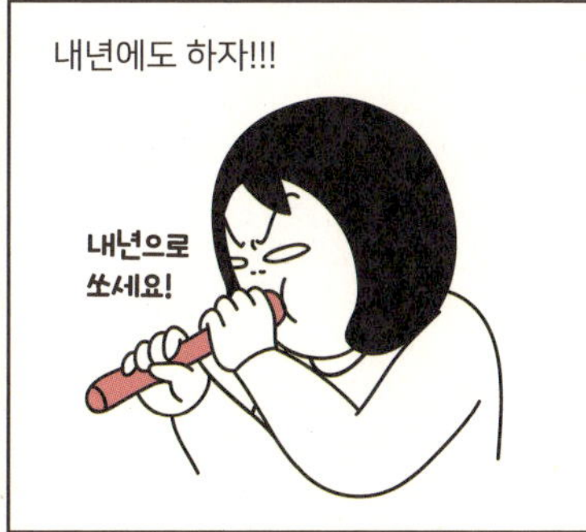

내년에도 하자!!!
내년으로 쏘세요!

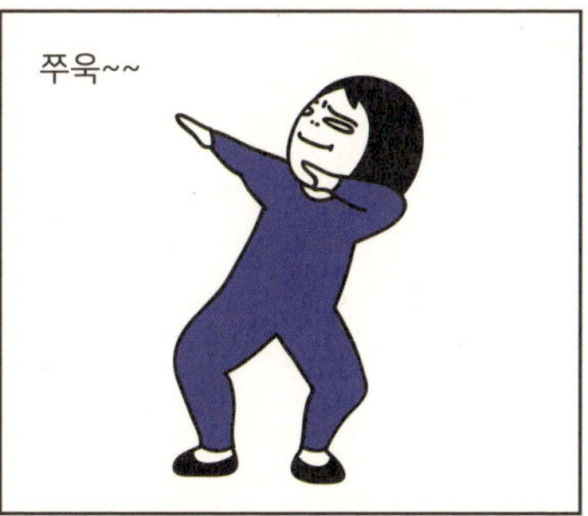

쭈욱~~

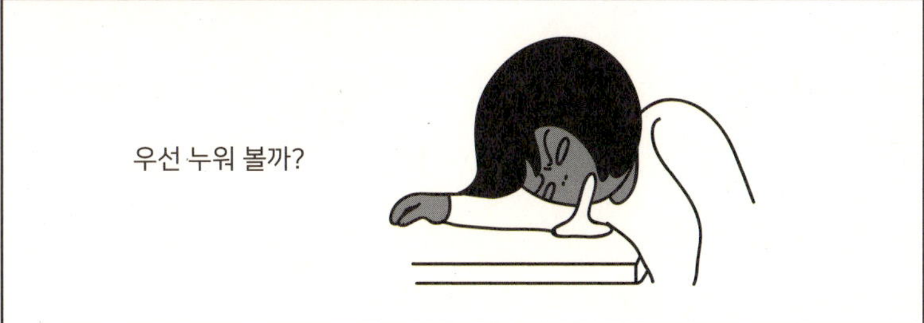

우선 누워 볼까?

베개를 이용한 운동 4가지

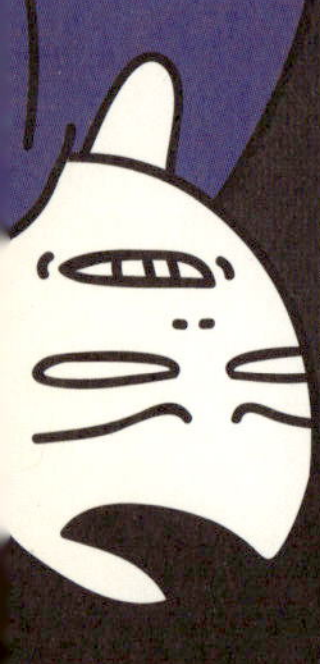

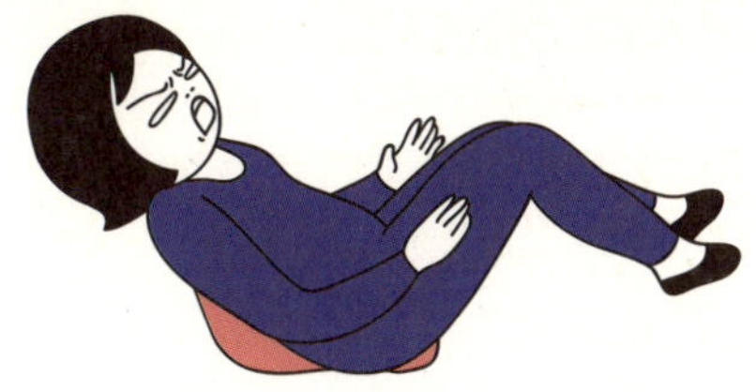

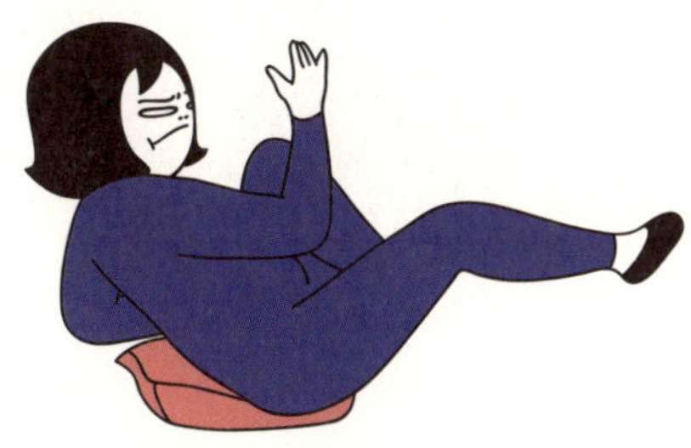

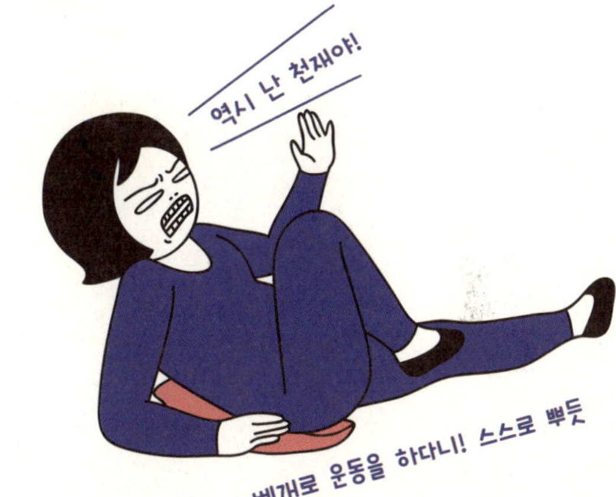

1

01 _ 베개를 등 뒤에 대고 무릎을 세운 채 상체를 뒤로 기울여 앉는다.
02 _ 상체를 왼쪽으로 비틀면서 왼쪽 다리를 가슴 쪽으로 당긴다.
03 _ 이때 오른쪽 다리는 앞으로 쭉 편다.
04 _ 처음 자세로 돌아와 반대쪽도 실시한다.

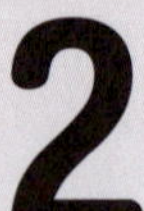

2
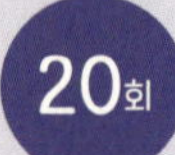

20회

3세트

01 _ 베개를 등 뒤에 대고 무릎을 세운 채 앉는다.
02 _ 두 손으로 무릎을 잡고 상체를 뒤로 기울인다.
03 _ 등이 베개에 닿을 때쯤 양팔은 옆으로 벌리고 두 다리는 붙인 채 앞으로 쭉 편다.

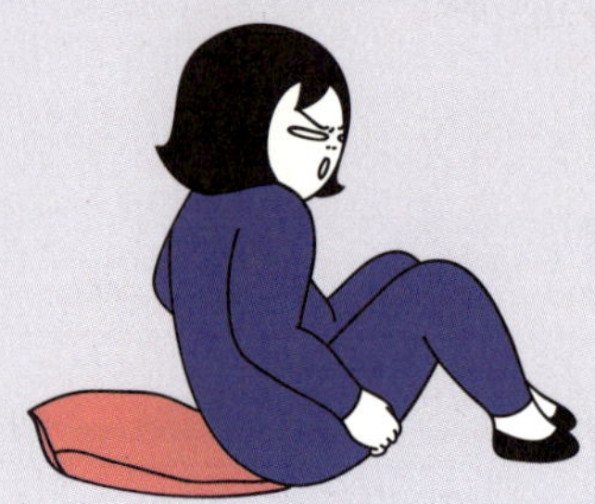

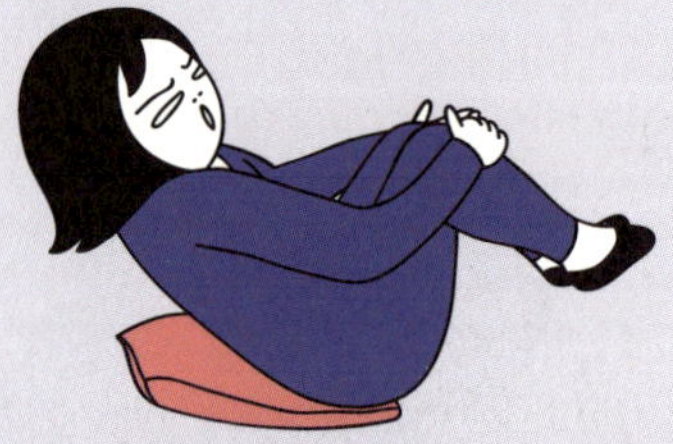

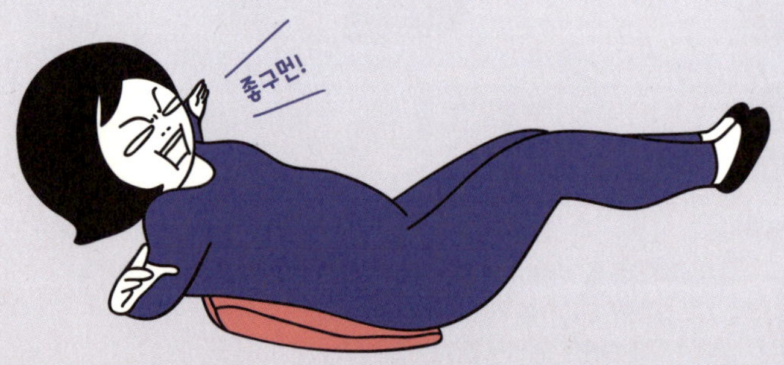

등 뒤로 안정감을 느끼며 가열차게 운동! 스스로 만족

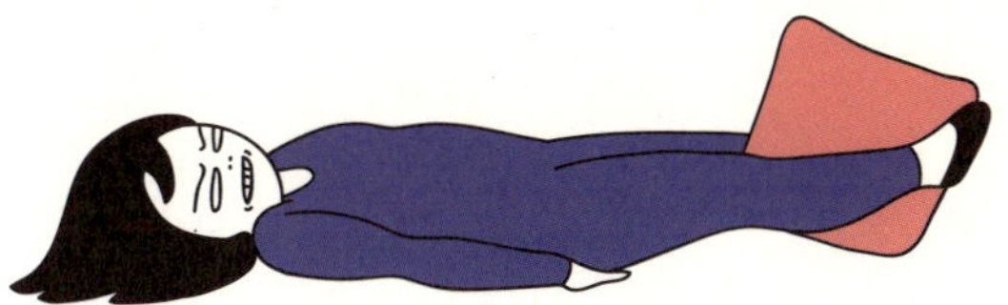

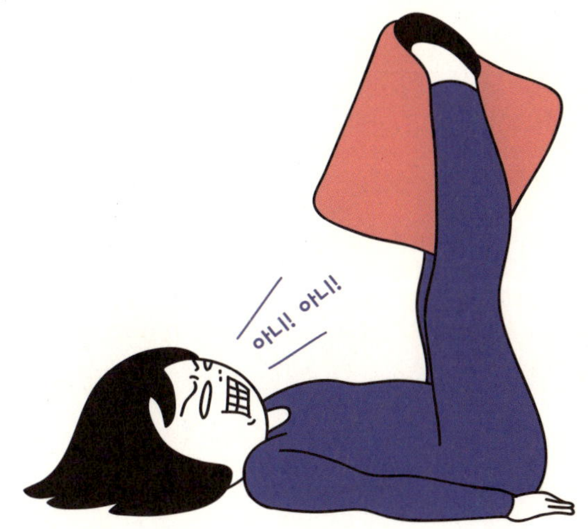

두 다리 사이에서 걸리적거리는 베개! 이걸 콱!

3

01 _ 베개를 다리 사이에 끼운 채 바르게 눕는다.
02 _ 배에 힘을 주고 두 다리를 최대한 하늘 높이 들어 올린다.

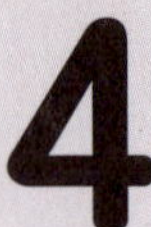

01 _ 베개를 다리 사이에 끼운 채 바르게 눕는다.
02 _ 배에 힘을 주고 다리와 팔을 하늘을 향해 들어 올린다.
03 _ 두 손이 베개 끝에 닿도록 상체를 최대한 들어 올린다.

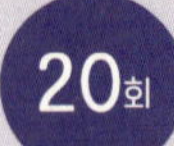

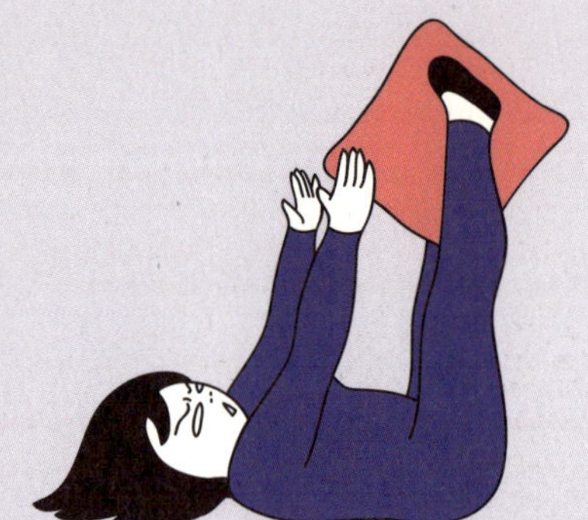

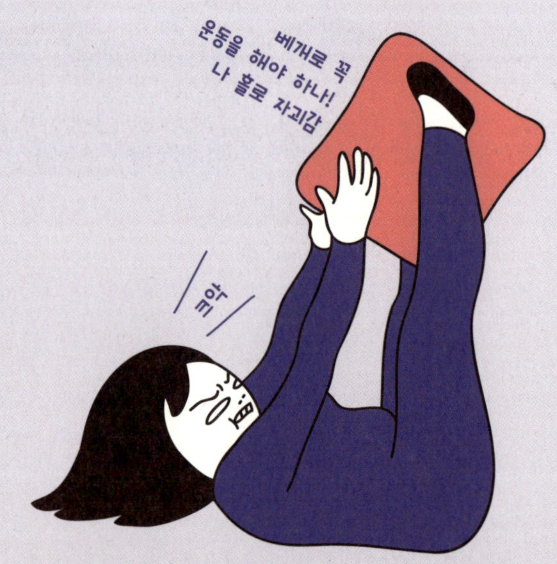

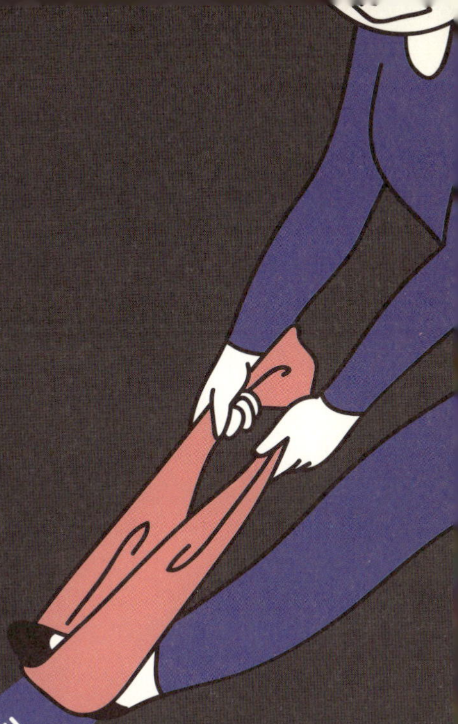

샤워 후에나 쓰는 물건이 아니다!
수건을 이용한 운동 4가지

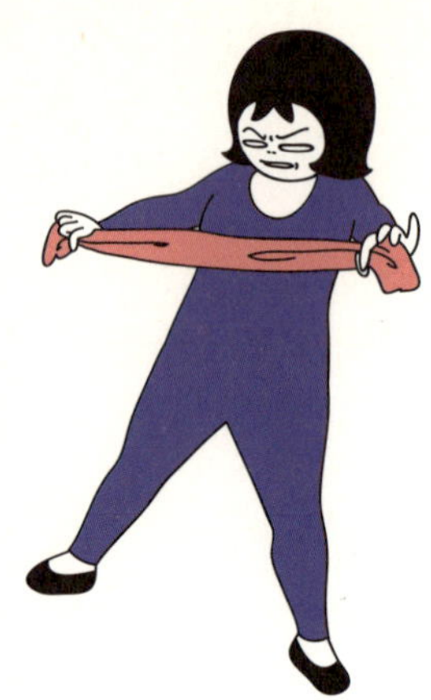

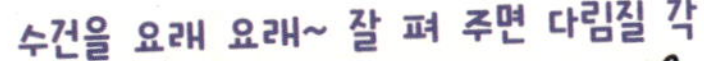

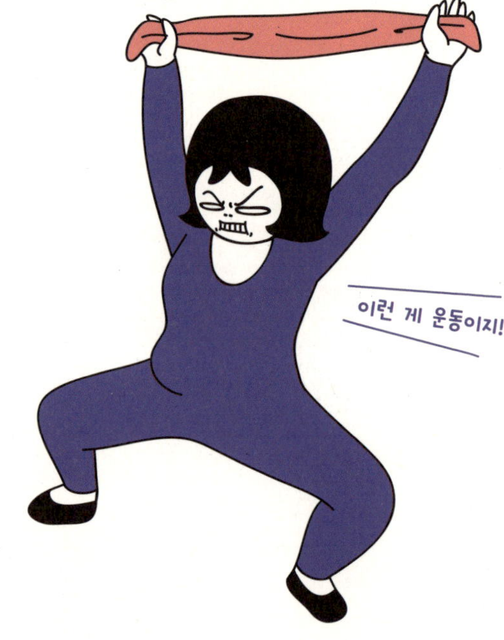

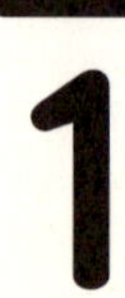

1

01 _ 다리를 넓게 벌리고 바르게 선다.
02 _ 양손으로 수건 끝을 잡고 팔을 앞으로 쭉 뻗는다.
03 _ 무릎이 직각이 되도록 엉덩이를 내려 앉으면서 두 팔을 하늘 높이 들어 올린다.

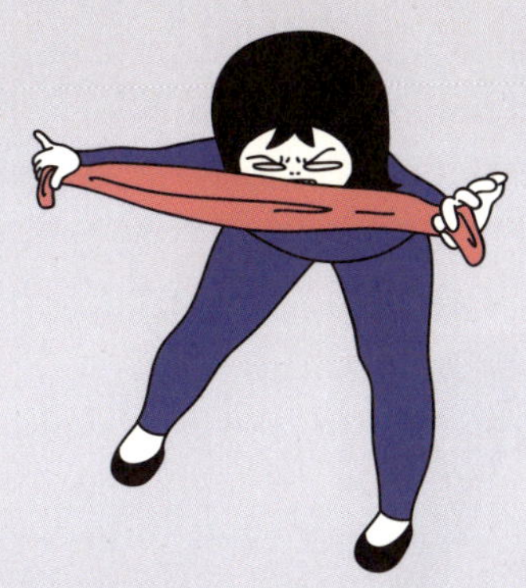

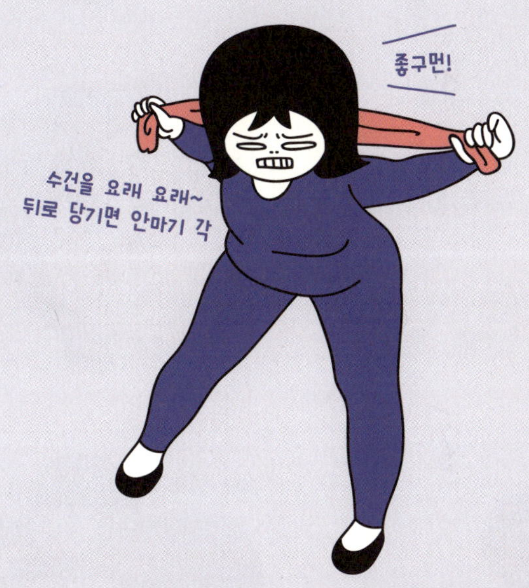

20회

3세트

2

01 _ 다리를 넓게 벌리고 양손으로 수건 끝을 잡고 바르게 선다.
02 _ 상체를 앞으로 숙이면서 양팔을 바닥과 수평이 되도록 앞으로 쭉 뻗은 후
어깨 뒤로 이동한다.

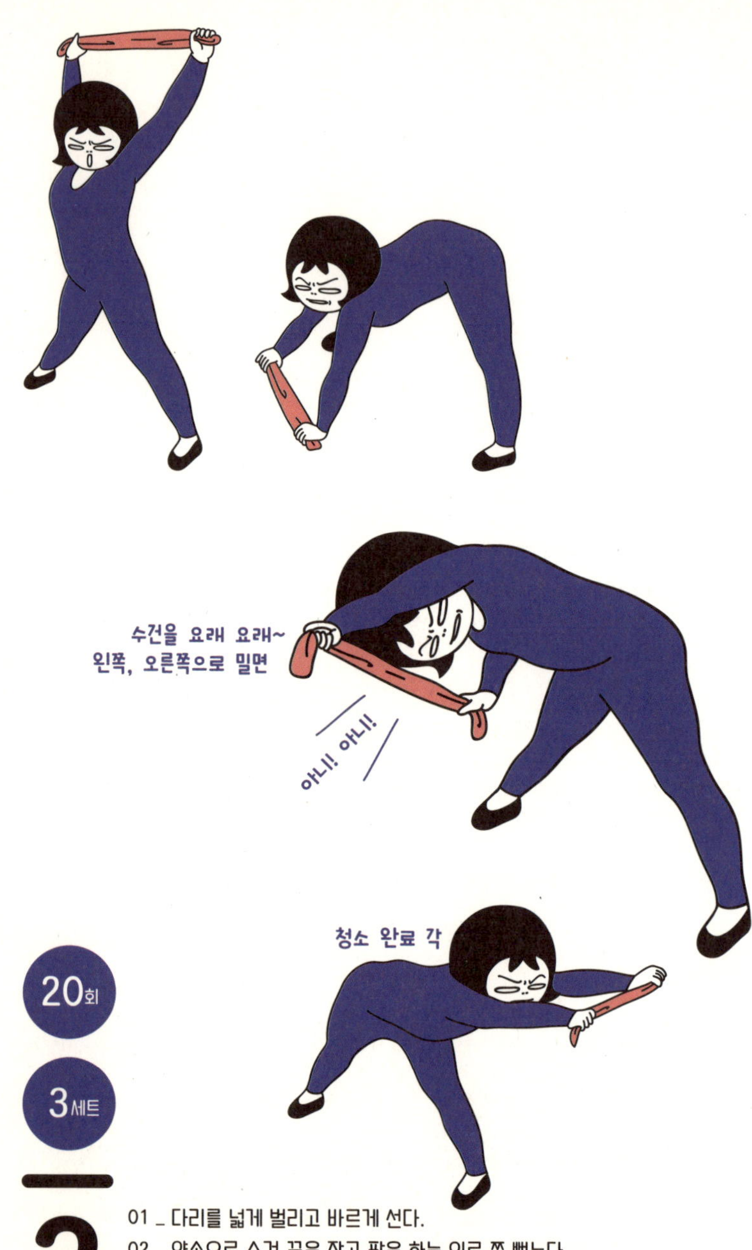

3

01 _ 다리를 넓게 벌리고 바르게 선다.
02 _ 양손으로 수건 끝을 잡고 팔을 하늘 위로 쭉 뻗는다.
03 _ 상체를 앞으로 숙인 후 오른쪽에서 왼쪽으로 이동한다.
04 _ 상체를 다시 앞으로 이동 후 들어 올려 양 팔을 하늘 위로 쭉 뻗는다.

4

01 _ 바닥에 등을 대고 눕는다.

02 _ 양손으로 수건 끝을 잡고 왼쪽 다리에 수건을 끼워 하늘 높이 들어 올린다.

03 _ 왼쪽 다리를 수건으로 잡고 내리면서 왼쪽 옆으로 이동한다.

04 _ 처음 자세로 돌아와 20회 실시 후 반대쪽도 실시한다.

좌우

20회

3세트

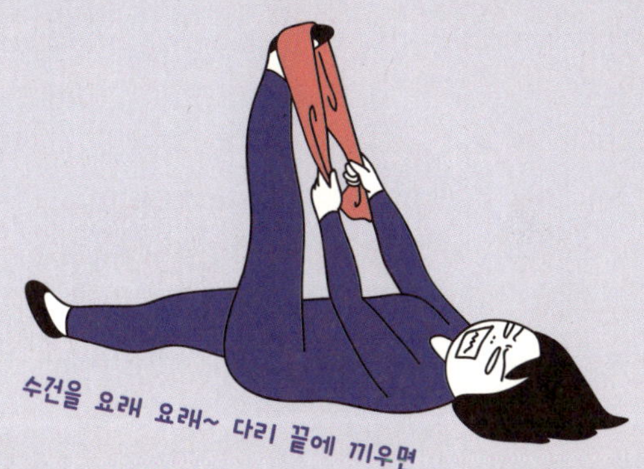

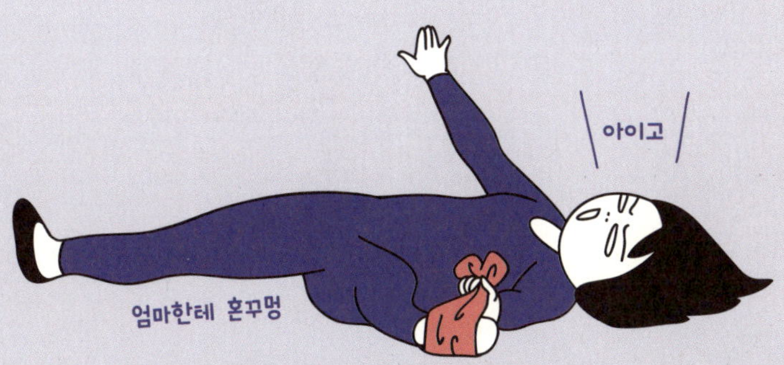

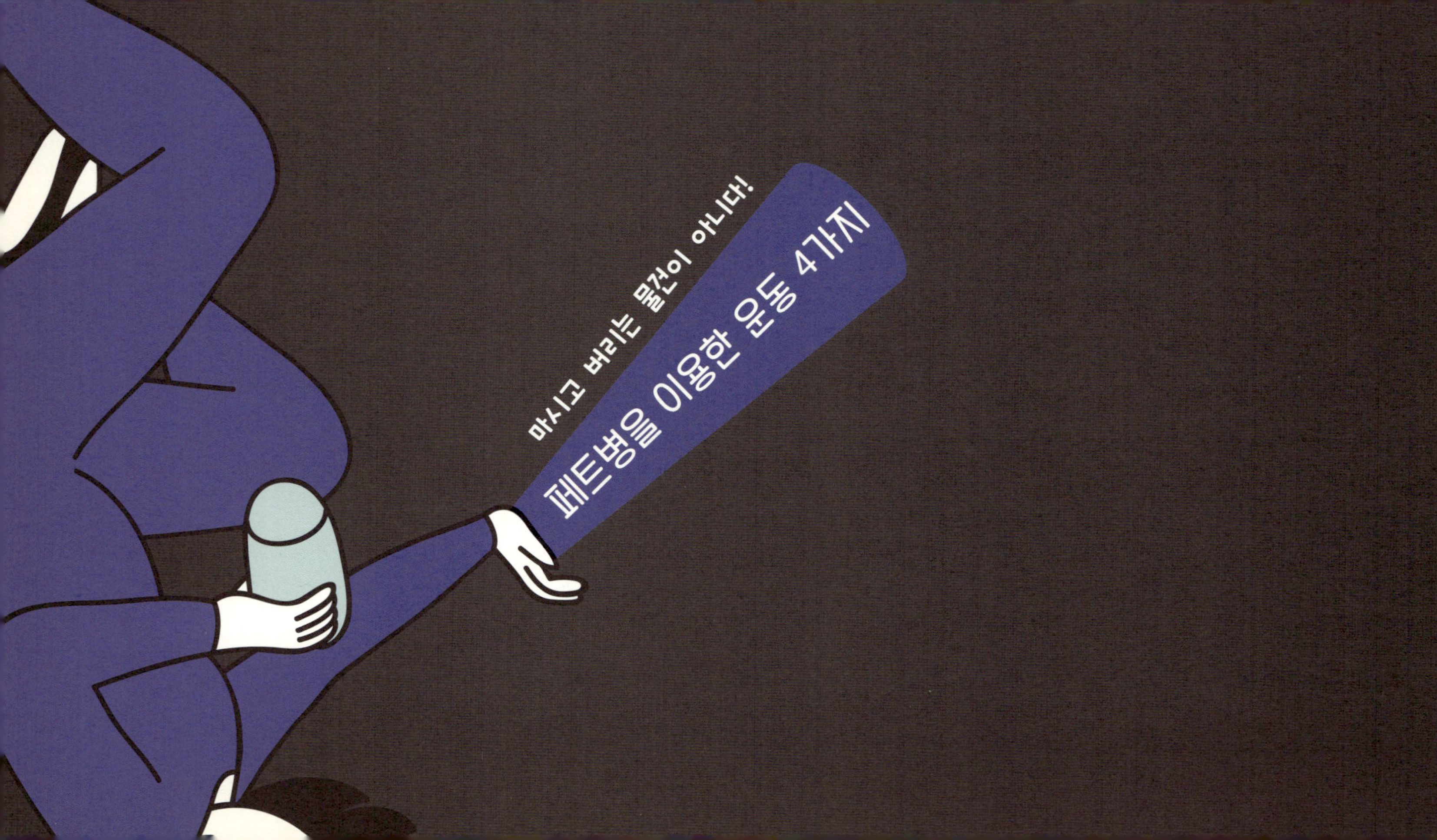

마시고 버리는 물건이 아니다!
페트병을 이용한 운동 4가지

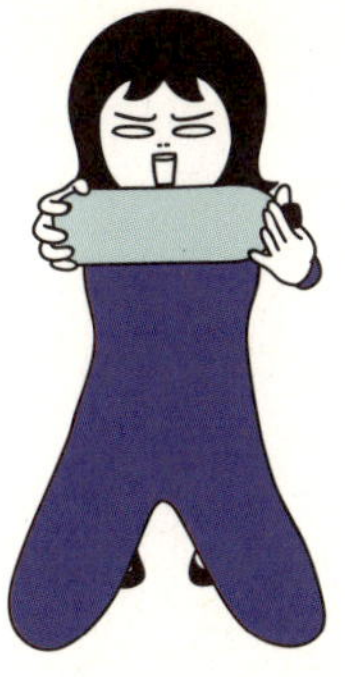
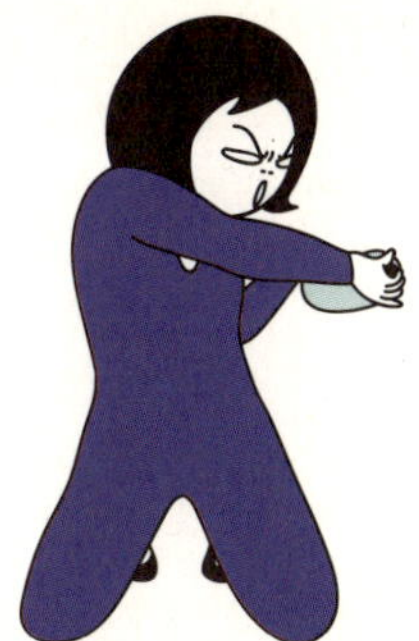

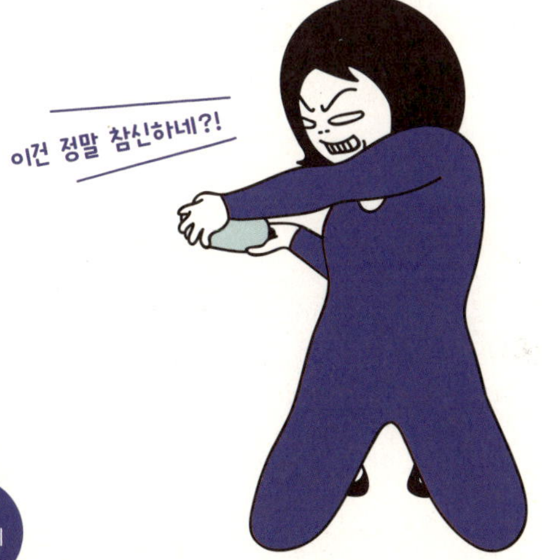

20회

2세트

1

01 _ 무릎을 구부려 바닥에 대고 엉덩이를 세운 채 앉는다.
02 _ 두 손으로 페트병 양쪽 끝을 잡고 가슴 앞으로 쭉 뻗는다.
03 _ 상체를 왼쪽으로 비튼 후 처음 자세로 돌아와 반대쪽으로 비튼다.

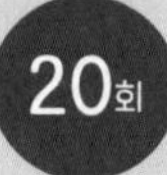

2

20회

2세트

01 _ 발끝에 페트병을 두고 바르게 눕는다.
02 _ 다리를 붙여 들어 올린 후 페트병의 좌, 우로 번갈아 뻗은 후 무릎을 구부려
    가슴까지 당긴다.

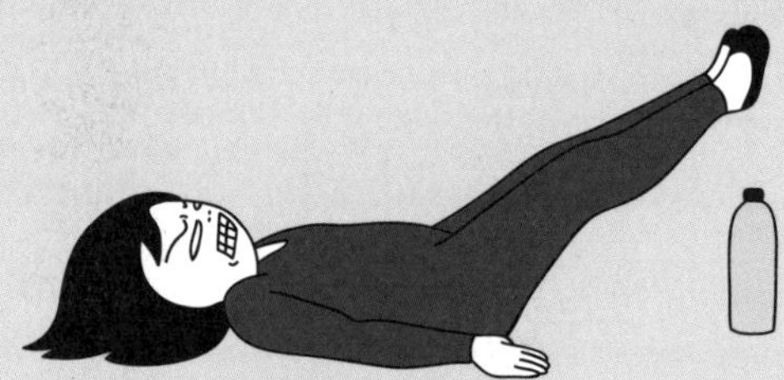

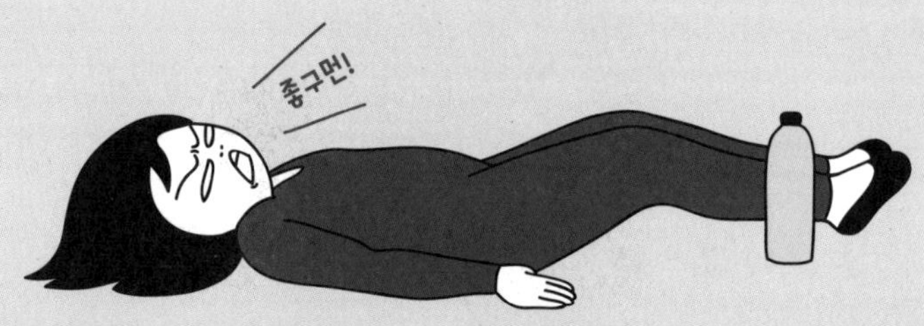

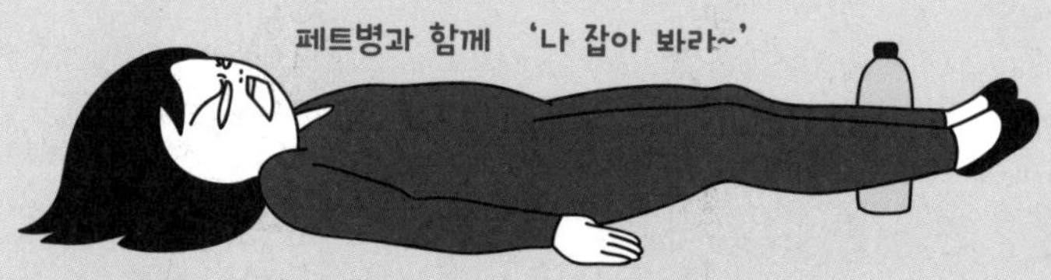

3

20회

2세트

01 _ 손으로 페트병을 잡고 두 팔을 바닥과 수평이 되도록 위로 뻗은 채 바르게 눕는다.

02 _ 두 팔과 다리가 바닥과 수직이 되도록 들어 올려 두 손으로 잡고 있던 페트병을 다리 사이에 끼운다.

03 _ 그 상태로 두 팔과 다리를 다시 뻗었다가 들어 올려 손으로 페트병을 잡고 처음 자세로 돌아온다.

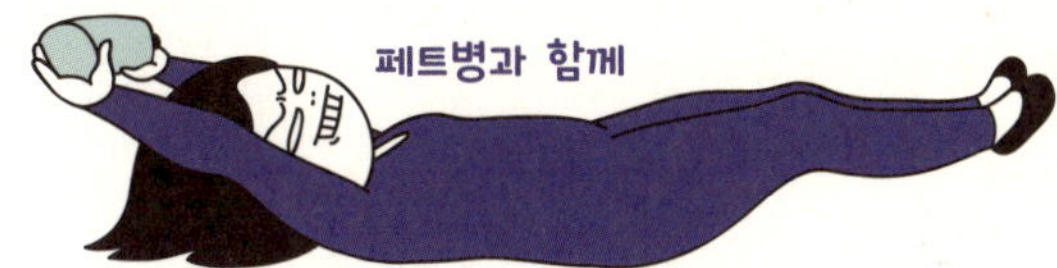

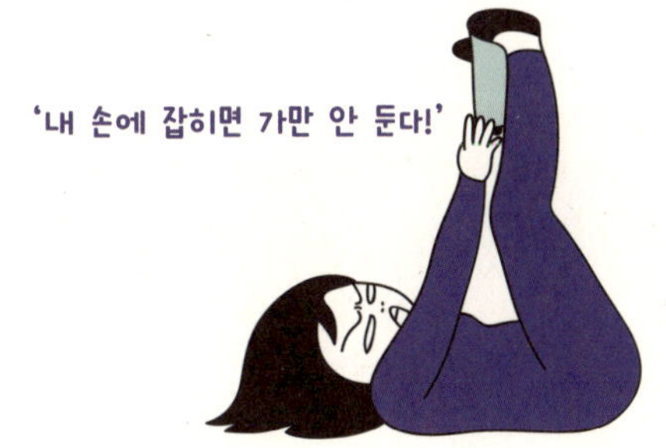

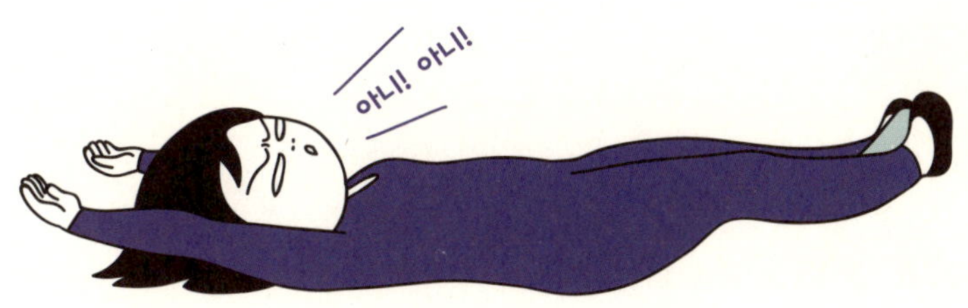

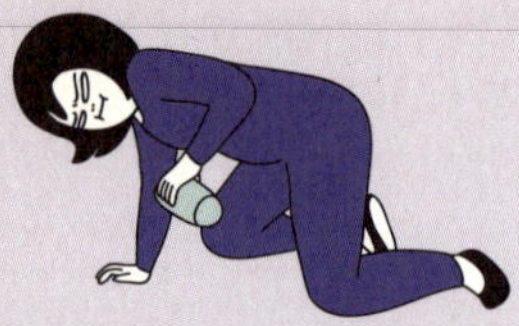

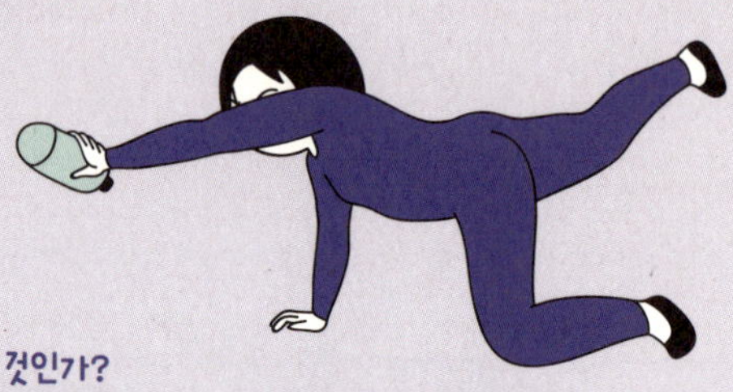

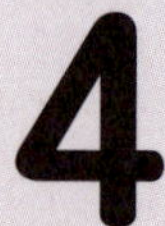

4

01 _ 무릎을 구부려 바닥에 대고 두 팔로 바닥을 지지한 채 엎드린다.
02 _ 왼쪽 손에 페트병을 잡고 왼쪽 팔이 바닥과 수평이 되도록 편다.
03 _ 이때 오른쪽 다리도 바닥과 수평이 되도록 뻗는다.
04 _ 처음 자세로 돌아와 반대쪽도 실시한다.

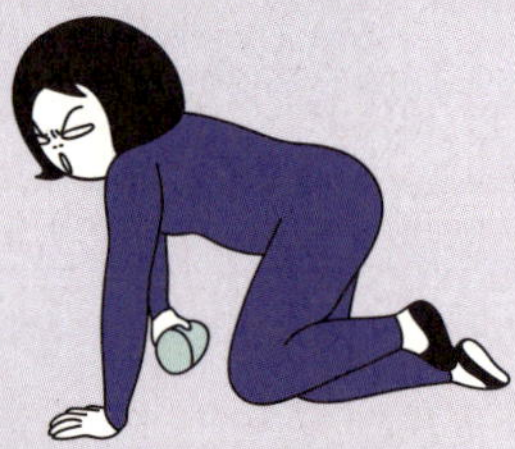

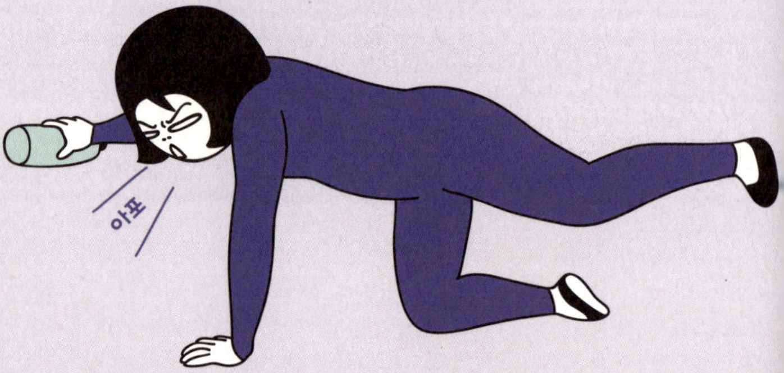

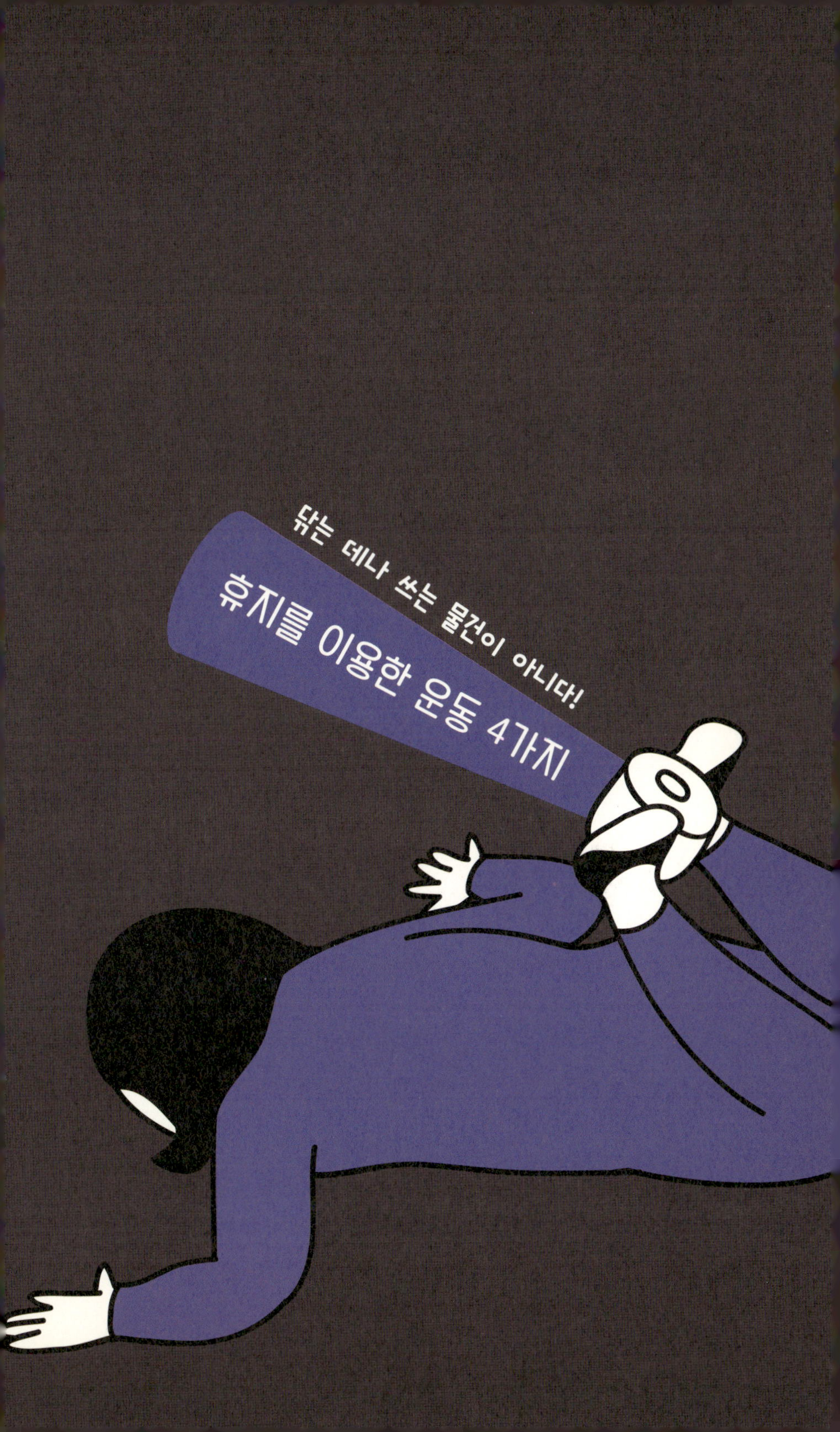

닦는 데나 쓰는 물건이 아니다!
휴지를 이용한 운동 4가지

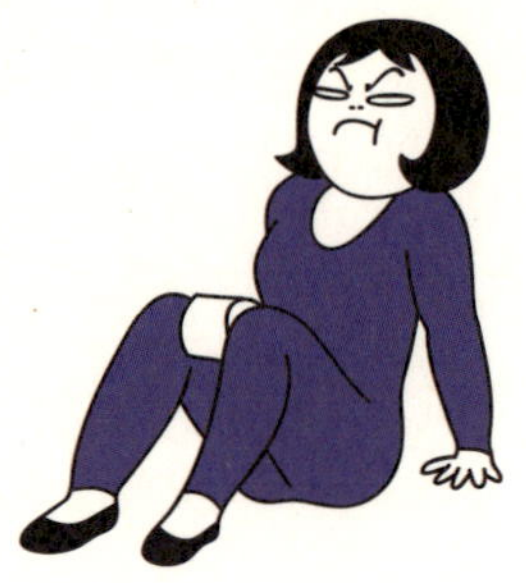

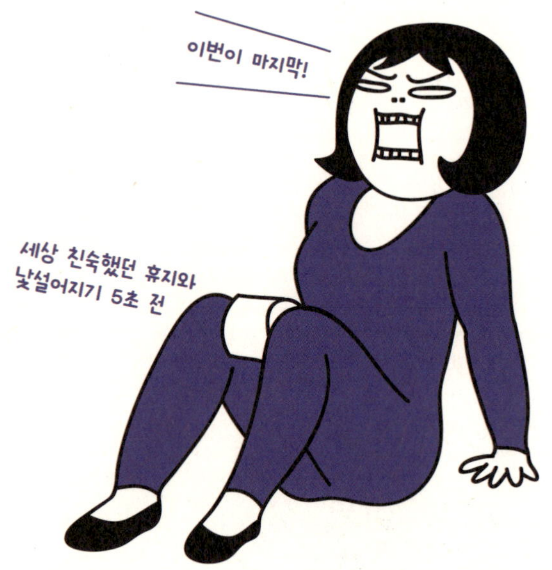

20회

2세트

1

01 _ 무릎 사이에 휴지를 끼우고 두 팔은 엉덩이 뒤쪽 바닥을 짚는다.
02 _ 허벅지를 안쪽으로 20회 죄었다 푼다.

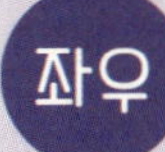

2

01 _ 휴지 두 개를 겹쳐서 세우고 한 발짝 앞에 둔다.
02 _ 왼쪽 손에 휴지가 닿도록 상체를 앞으로 기울인다.
03 _ 이때 왼쪽 다리는 바닥과 수평이 되도록 최대한 들어 올린다.
04 _ 20회 실시 후 반대쪽도 실시한다.

좌우

20회

2세트

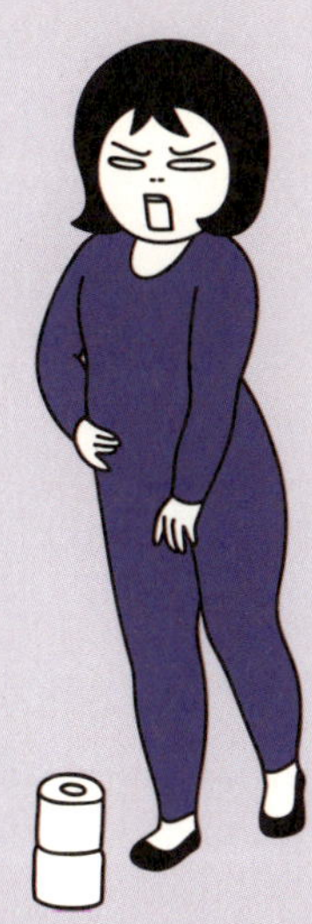

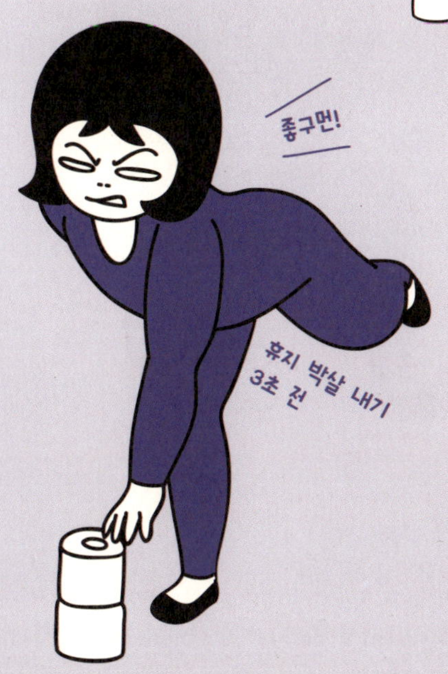

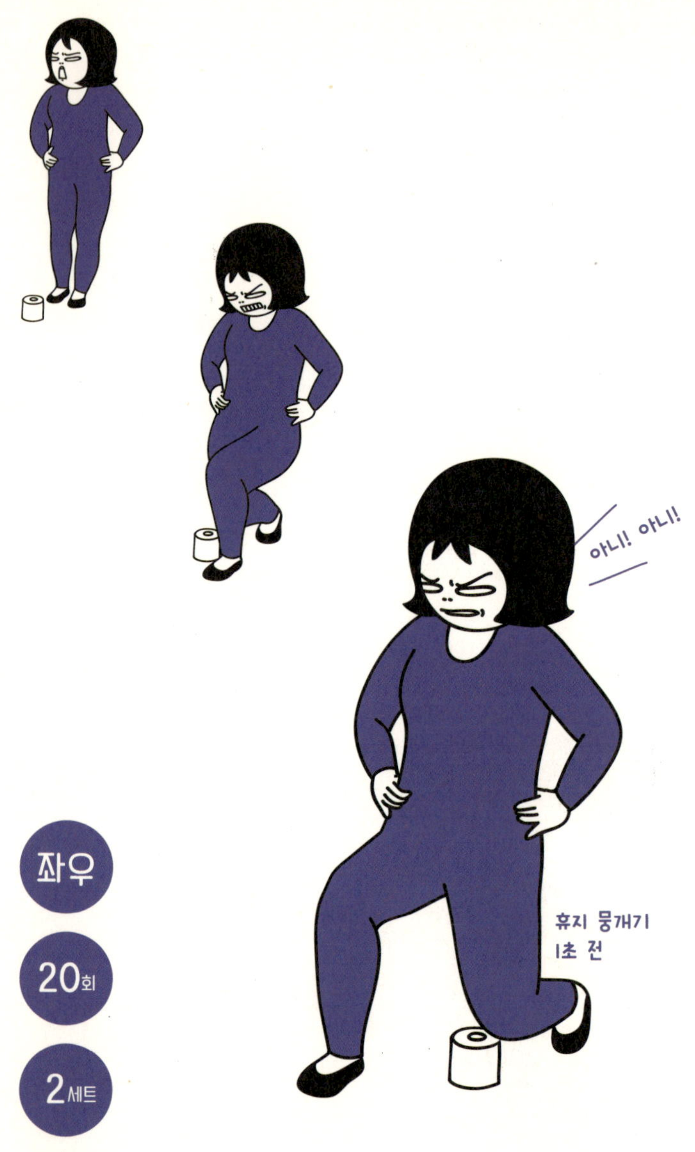

좌우

20회

2세트

3

01 _ 한 발짝 앞에 휴지 하나를 둔다.
02 _ 오른쪽 무릎에 휴지가 닿도록 왼쪽 다리를 크게 한 발짝 내디딘 후 무릎을 구부려
　　 직각이 되도록 엉덩이를 내린다.
03 _ 처음 자세로 돌아와 반대쪽도 실시한다.

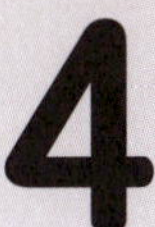

4

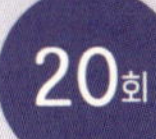

20회

2세트

01 _ 발 사이에 휴지를 끼우고 엎드린다.
02 _ 배와 허벅지에 긴장을 느끼며 발을 올렸다가 최대한 천천히 내린다.

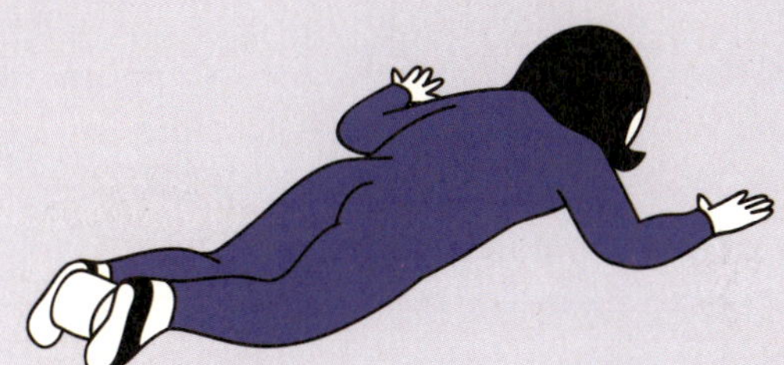

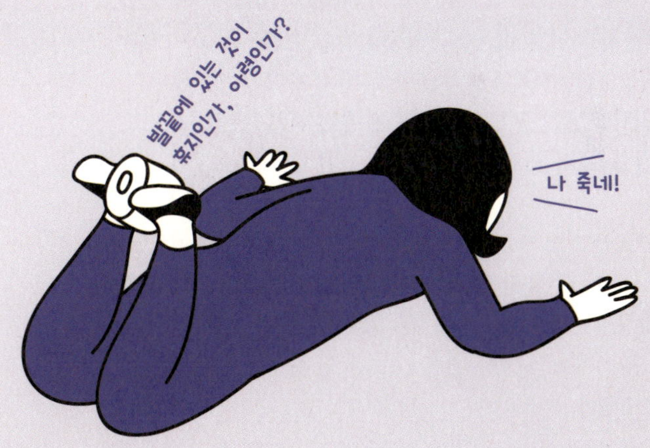

가슴 뛰는 이벤트로 꽉 찬 1년 스케줄이 있다고 상상해 보자! 경치가 아름다운 곳으로의 여행, 사랑하는 사람과 보내는 일주일, 원하던 꿈을 이루는 순간들이 매일매일 이어지는 365일. 상상만으로도 너무 행복하다.

그래서 다이어트를 매달 내 손에 쥐어진 가슴 뛰는 이벤트라 상상하기로 했다. 1월 설레는 다이어트 다짐으로 시작해 12월 추위로부터 안전하게 보호 받으며 집에서 할 수 있는 간단한 운동까지. 한 달의 이벤트가 끝나면 다음 달 새로운 이벤트가 기다리고 있다. 매달 새로운 사람을 만나는 마음으로 어떤 다이어트를 할지 기다리는 것이다.

그러다가 다이어트에 실패해 속상한 마음이 밀려올 때면 친구 C를 만나 위로 받으면 된다. 살이 쩌서 자신감이 떨어질 때면 친구 B를 만나 뻔뻔함을 수혈 받으면 된다. 자포자기하는 마음이 들 때면 오마니에게 손목 잡혀가며 급한 다이어트를 수행하면 된다. 그들 덕에 나는 다이어트를 포기하지 않고 방실방실 미소 띨 수 있다.

우리 인생에서 다이어트를 이루기 어려운 일이라기보다 무료한 일상을 살아내는 즐거운 이벤트라고 생각해 보자. 매달 특별한 이벤트를 기다리듯, 다이어트를 기다렸다 즐겁게 수행한다면 어느 순간 다이어트는 삶의 이벤트가 될 것이다.

이 땅의 수백만 피트니스쿠스들이여! 이제 매달 다이어트라는 새로운 이벤트를 방실방실 미소 띤 채 즐겨 봅시다.

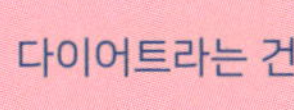
다이어트라는 건

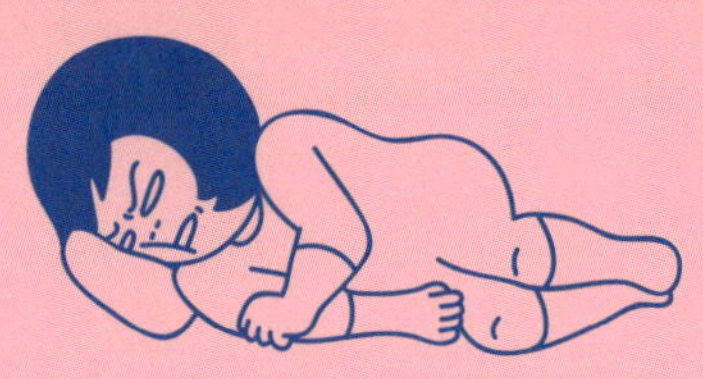

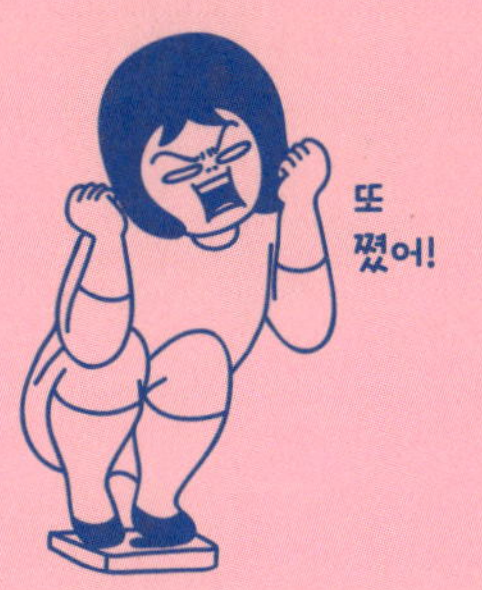
단기간에 끝나지 않는 것

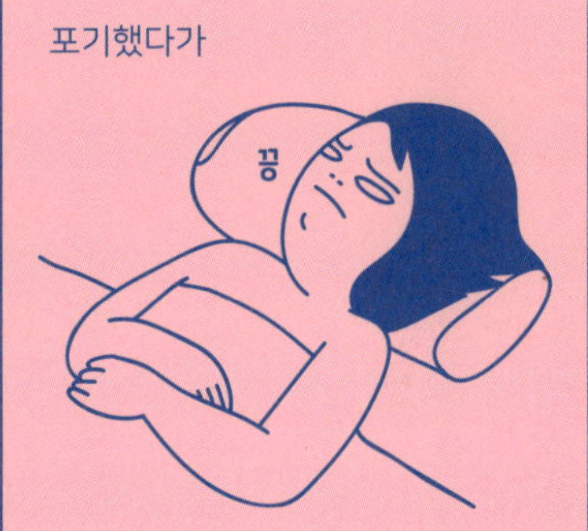
포기했다가

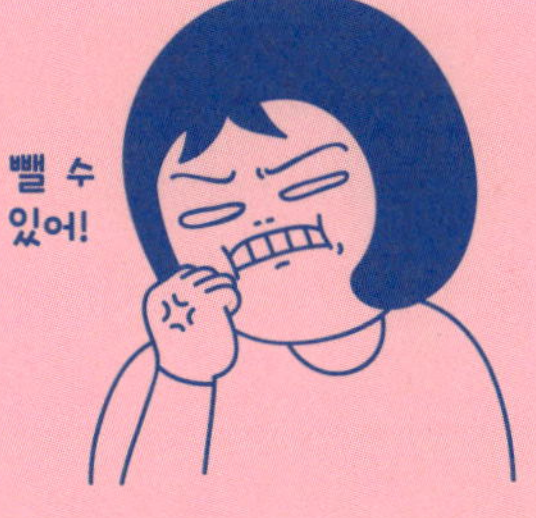
다시 다짐하고

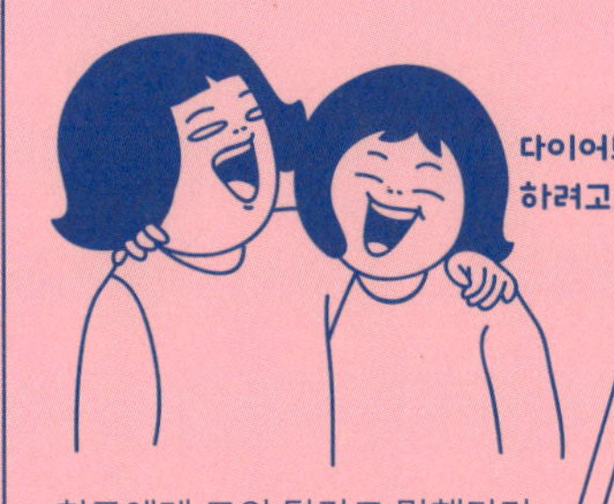
친구에게 도와 달라고 말했다가

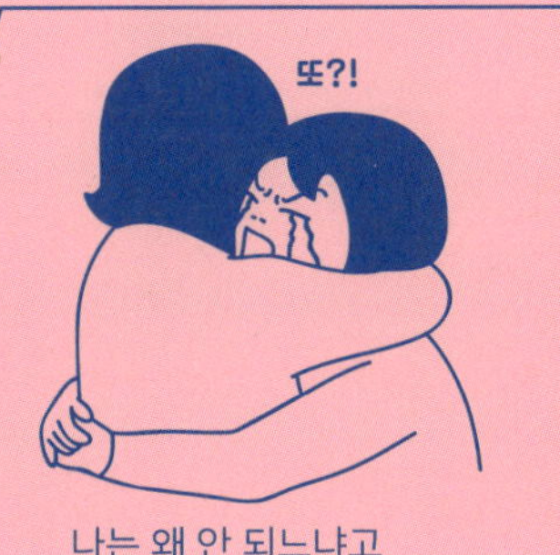
나는 왜 안 되느냐고

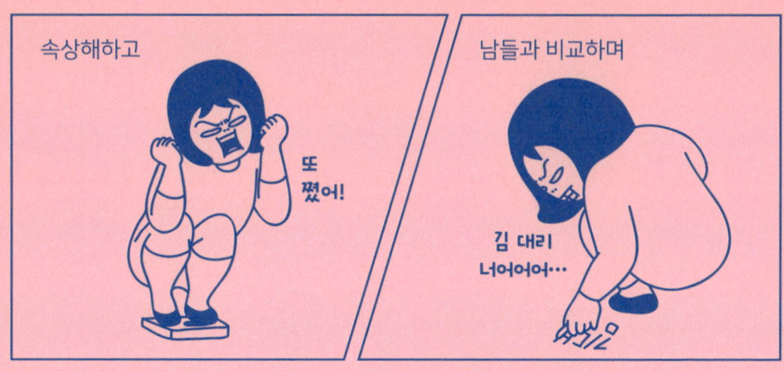

속상해하고
또 쪘어!
남들과 비교하며
김 대리
너어어어…

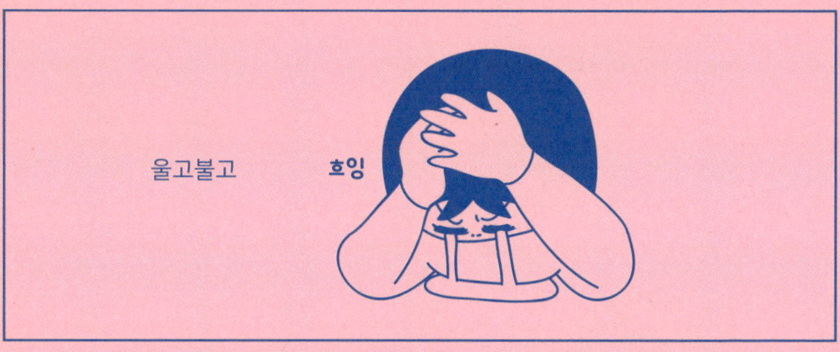

울고불고
흐잉

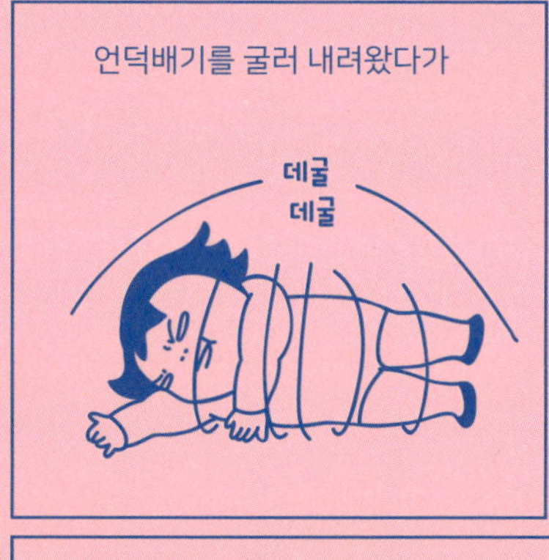

언덕배기를 굴러 내려왔다가
데굴
데굴

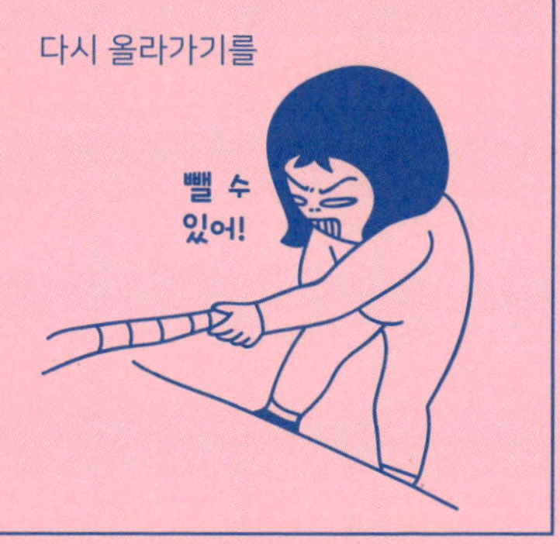

다시 올라가기를
뺄 수
있어!

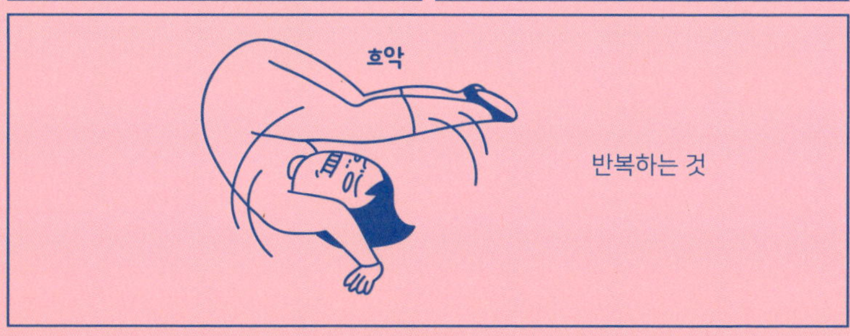

흐악
반복하는 것

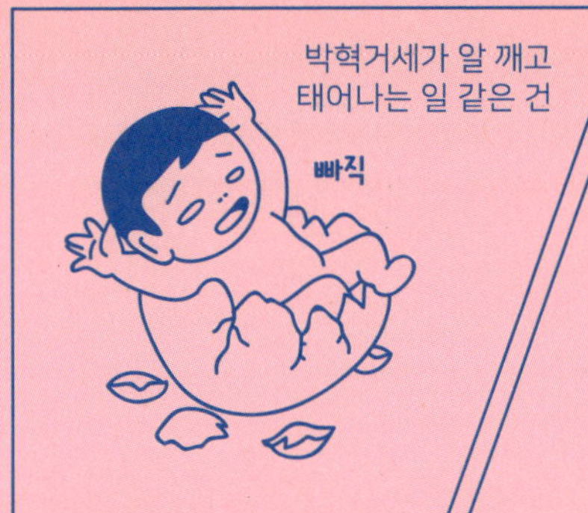

박혁거세가 알 깨고
태어나는 일 같은 건
빠직

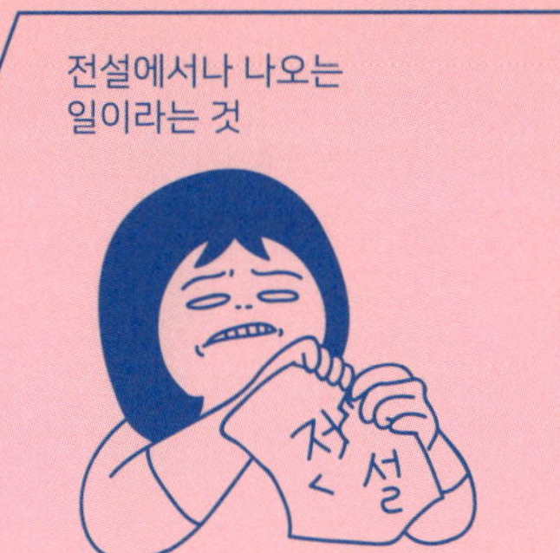

전설에서나 나오는
일이라는 것
전설

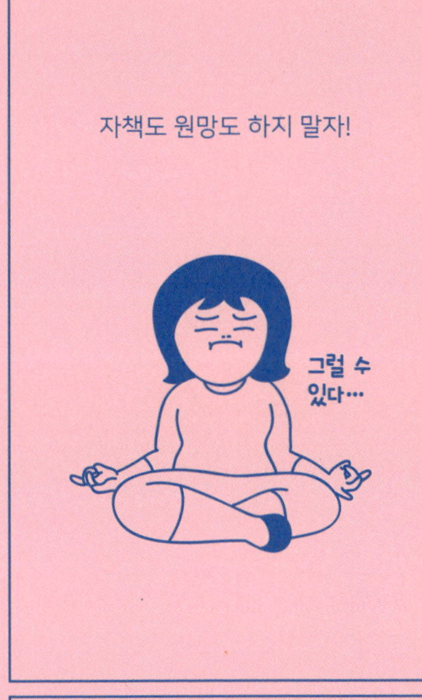

자책도 원망도 하지 말자!
그럴 수
있다…

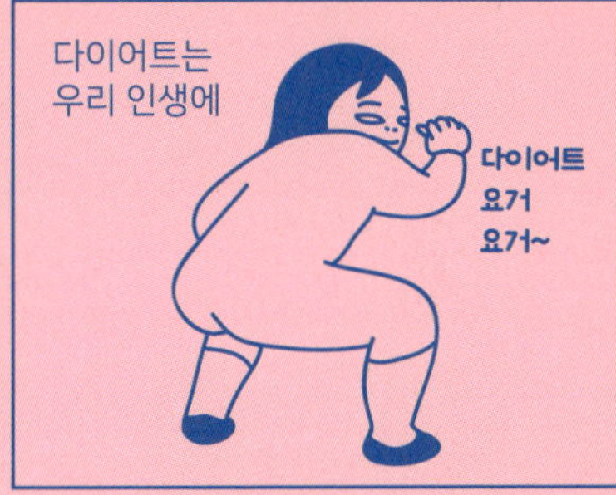

다이어트는
우리 인생에
다이어트
요거
요거~

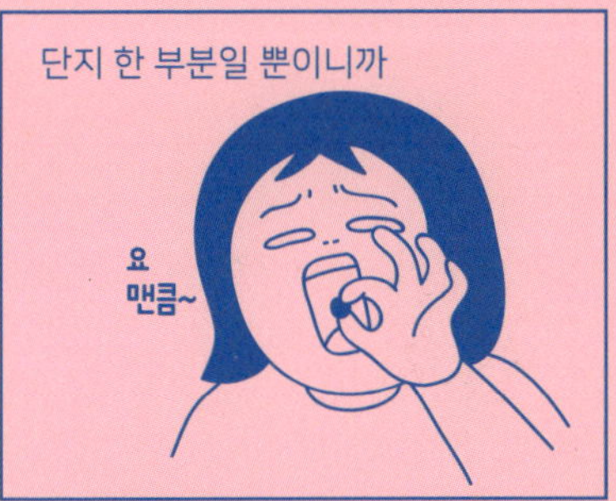

단지 한 부분일 뿐이니까
요
만큼~

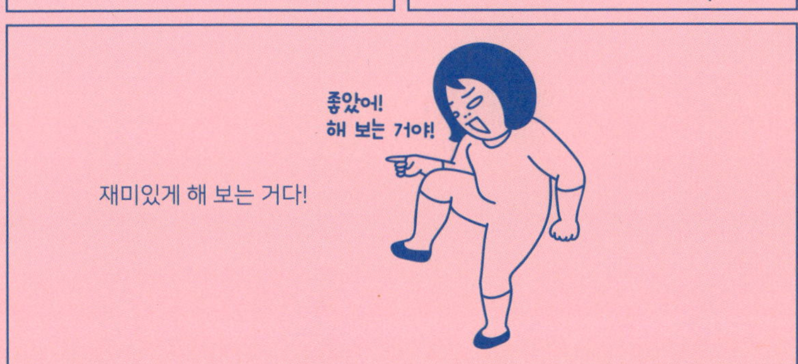

좋았어!
해 보는 거야!
재미있게 해 보는 거다!

나를 가꾸는 습관,
TLX PASS

피트니스쿠스들이여! 운동하기 좋은 세상이 드디어 왔습니다.
그런데 용자도 이용한다는 TLX PASS의 정체가 뭘까요?
헬스, 요가, 필라테스 등 30가지 운동을 매일 바꿔 이용할 수 있는 신개념 멤버십 서비스예요!
이것만 되는 줄 알았죠? 마사지, 스파, 네일아트, 미스터힐링 등 '뷰티와 힐링'까지 한번에
책임진답니다~!

"자! 이제 나를 가꿔 볼까?"
어렵게 결심하고 방문하면 장기 결제를 유도해 부담스러웠던 경험, 다들 겪어 봤을 거예요.
TLX PASS는 센터 상세 정보와 시설 사진을 미리 확인하는 것부터 멤버십 가입, 결제까지
모바일 어플 하나로 가능해 그 어떤 부담도 없습니다. 물론 이용할 만큼만 결제하므로, 이용을
적게 하는 피트니스쿠스들도 지갑이 텅 빌 일이 없답니다. 별표 백 개!!!

전국 3,500여 개의 피트니스, 뷰티, 힐링 센터에서 '종목, 횟수, 요금'을 내 마음대로 정해
재미지게 가꿔 보세요~!

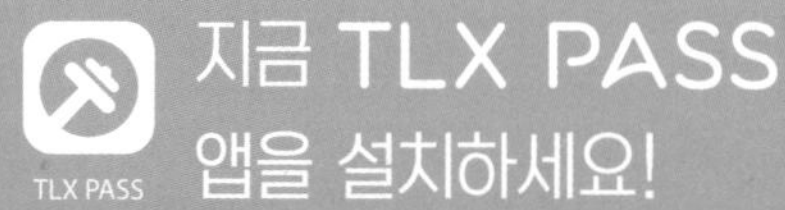

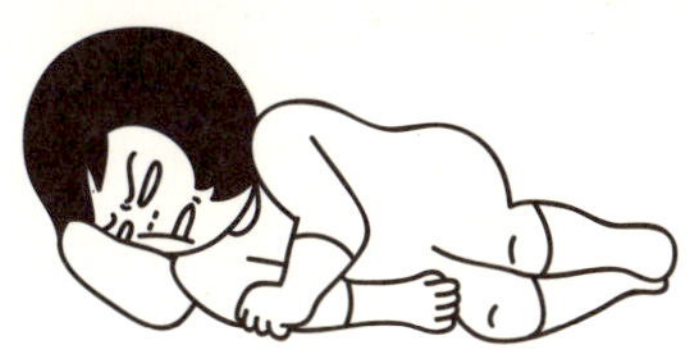

다이어트 결심 전문가 또 살찌다…

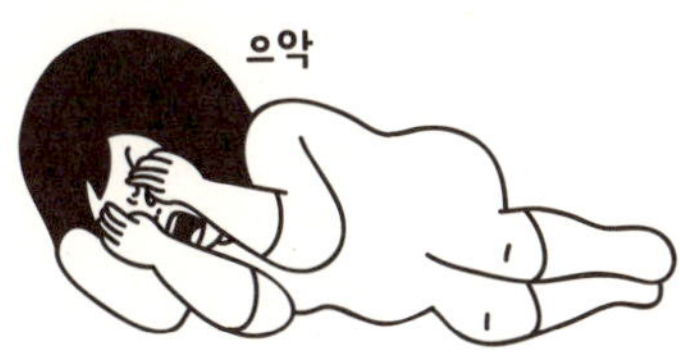

으악
이대로 둘 것인가?

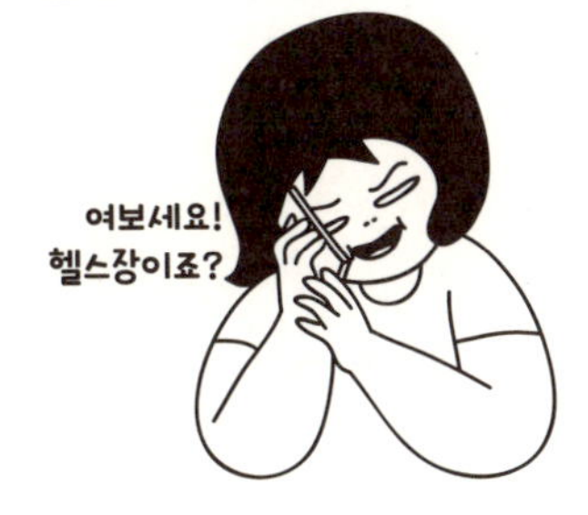

헬스 전문가에게
나를 맡겨 보기로 한다.
여보세요!
헬스장이죠?

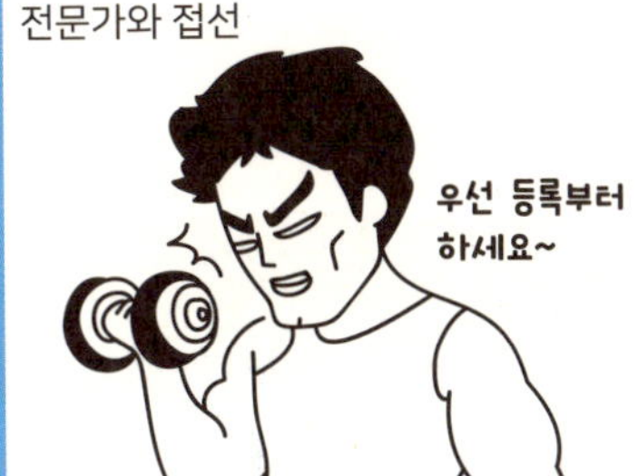

전문가와 접선
우선 등록부터
하세요~

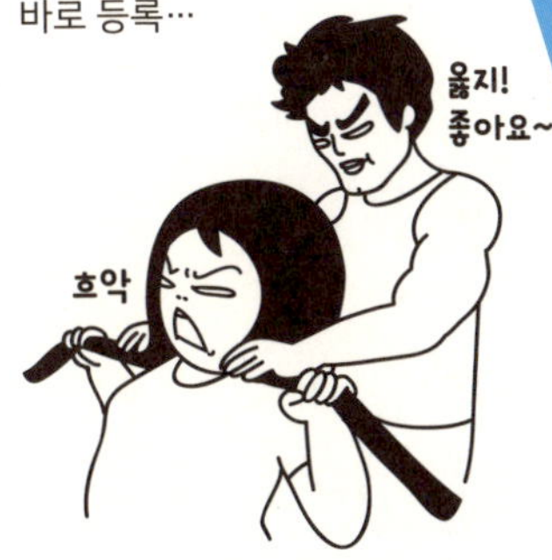

바로 등록…
옳지!
좋아요~
흐악

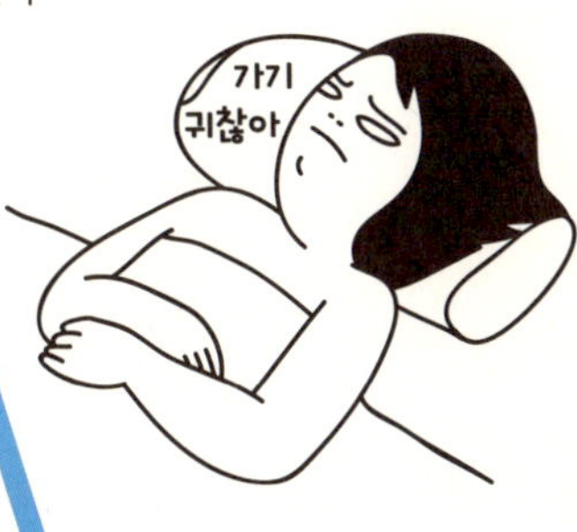

14일 후
가기
귀찮아

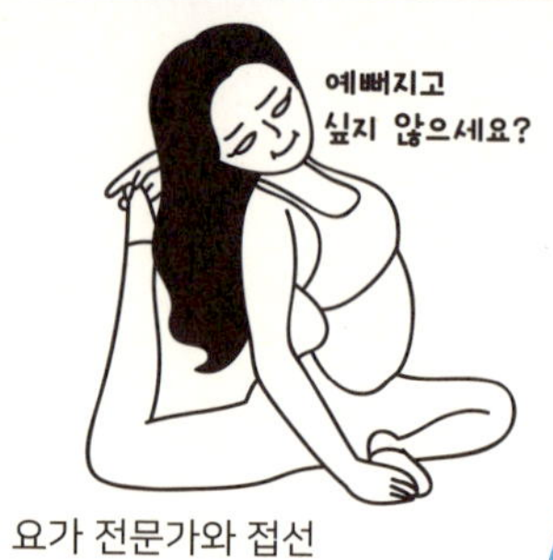

예뻐지고 싶지 않으세요?
요가 전문가와 접선

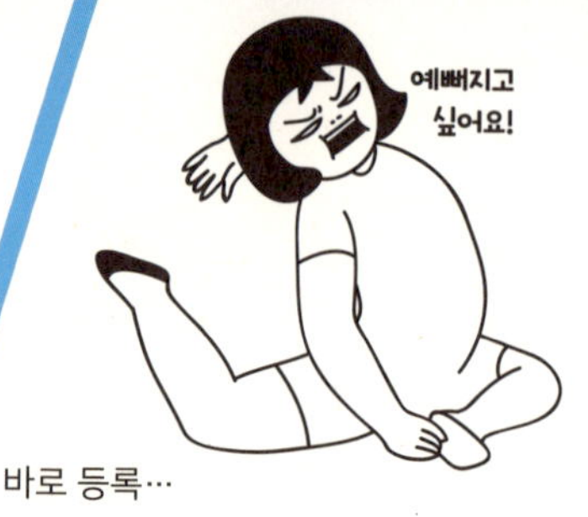

예뻐지고 싶어요!
바로 등록…

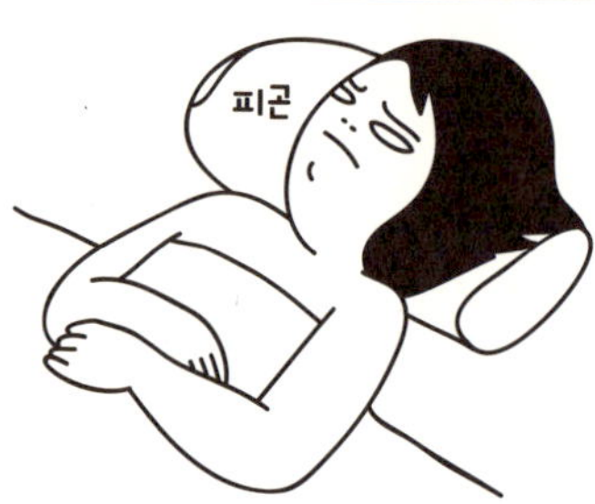

7일 후
피곤

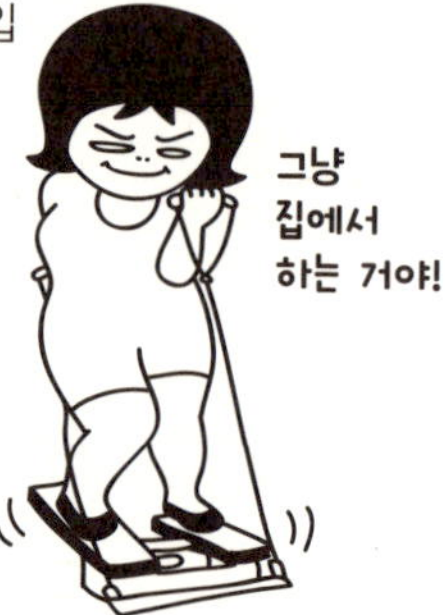

스태퍼 구입
그냥 집에서 하는 거야!

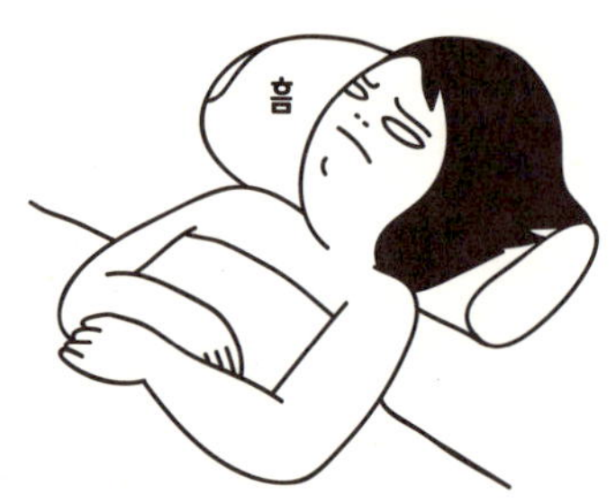

다음 날
흠

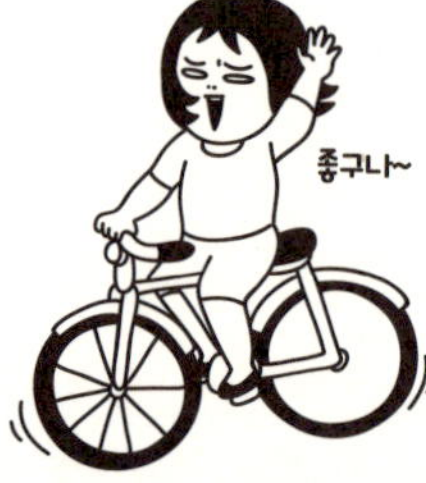

자전거로 출근
좋구나~

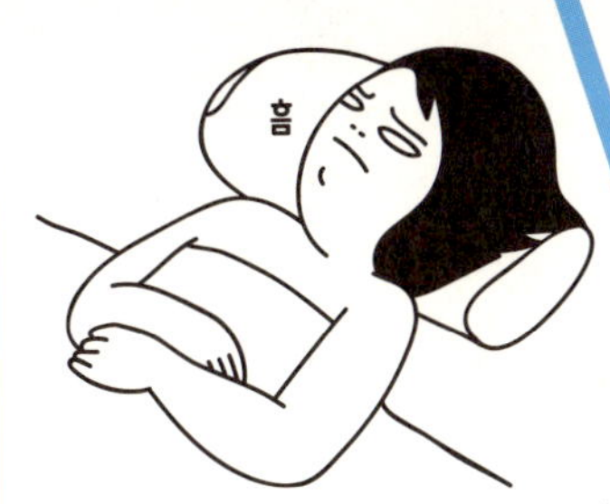

그날 밤

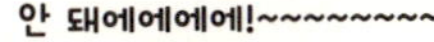
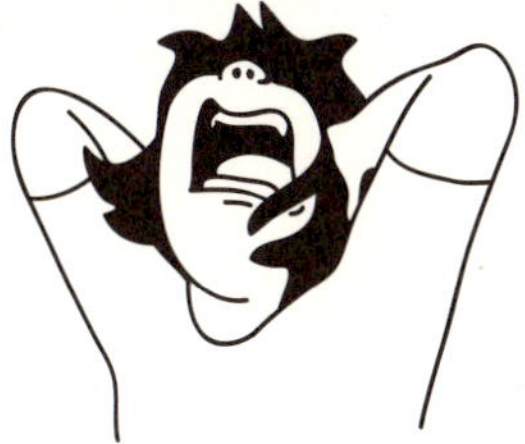

문제의 카드값에 대폭발!!!!

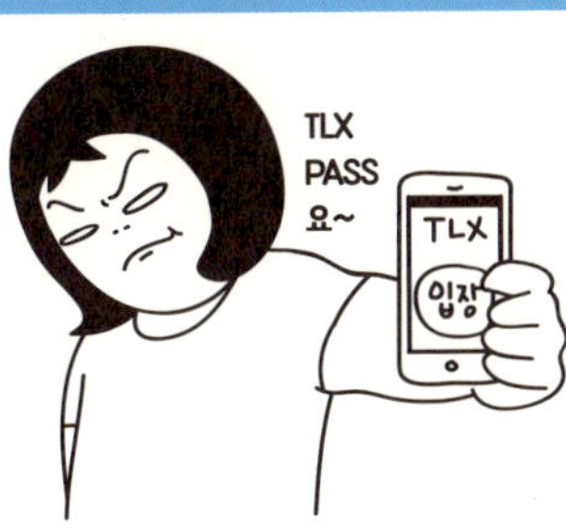

부담스러운 상담 없이 운동하고

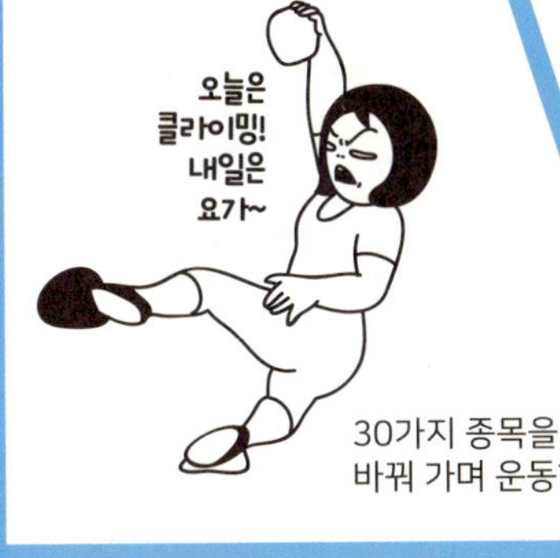

30가지 종목을
바꿔 가며 운동하고

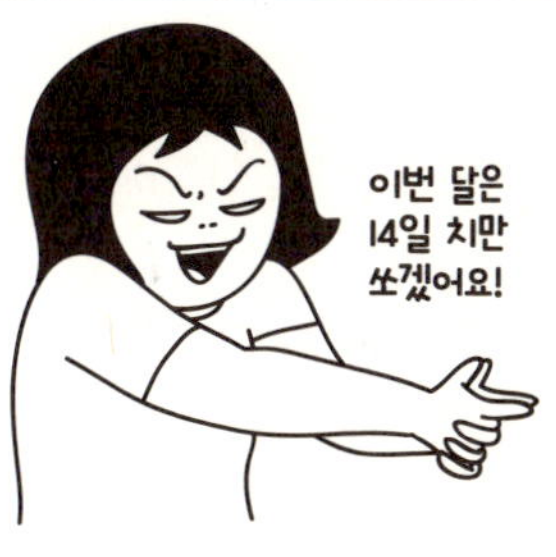

운동할 만큼만 결제 가능한

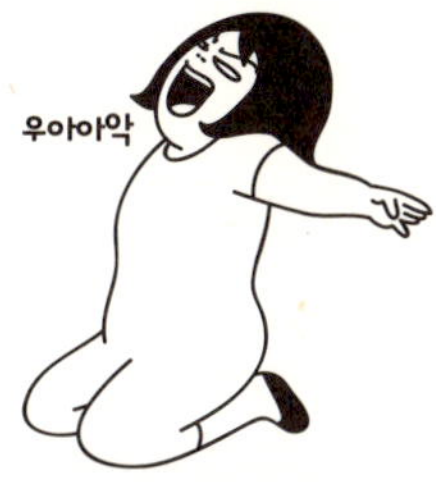

운동하기 좋은 세상, 벌써 와버렸다!

KI신서 7053

용자의 365 다이어트

운동이라는 것을 한번 해보자!

1판 1쇄 인쇄 2017년 6월 14일
1판 1쇄 발행 2017년 6월 26일

지은이 이승희, TLX
펴낸이 김영곤
펴낸곳 (주)북이십일 21세기북스

실용출판팀장 김수연 책임편집 이보람
디자인 장지나 elephantswimming
일러스트 이승희
출판사업본부장 신승철 영업본부장 신우섭
출판영업팀 이경희 이은혜 권오권 홍태형
출판마케팅팀 김홍선 배상현 신혜진 박수미
프로모션팀 김한성 심재진 최성환 김주희 김선영 정지은
홍보팀 이혜연 최수아 박혜림 문소라 전효은 백세희 김솔이
제휴마케팅팀장 류승은
제작팀장 이영민

출판등록 2000년 5월 6일 제406-2003-061호
주소 (10881) 경기도 파주시 회동길 201 (문발동)
대표전화 031-955-2100 팩스 031-955-2151 이메일 book21@book21.co.kr

(주)북이십일 경계를 허무는 콘텐츠 리더

21세기북스 채널에서 도서 정보와 다양한 영상자료, 이벤트를 만나세요!
가수 요조, 김관 기자가 진행하는 팟캐스트 '[북팟21] 이게 뭐라고'
페이스북 facebook.com/21cbooks   블로그 b.book21.com
인스타그램 instagram.com/21cbooks   홈페이지 www.book21.com

ISBN 978-89-509-7098-7 13690

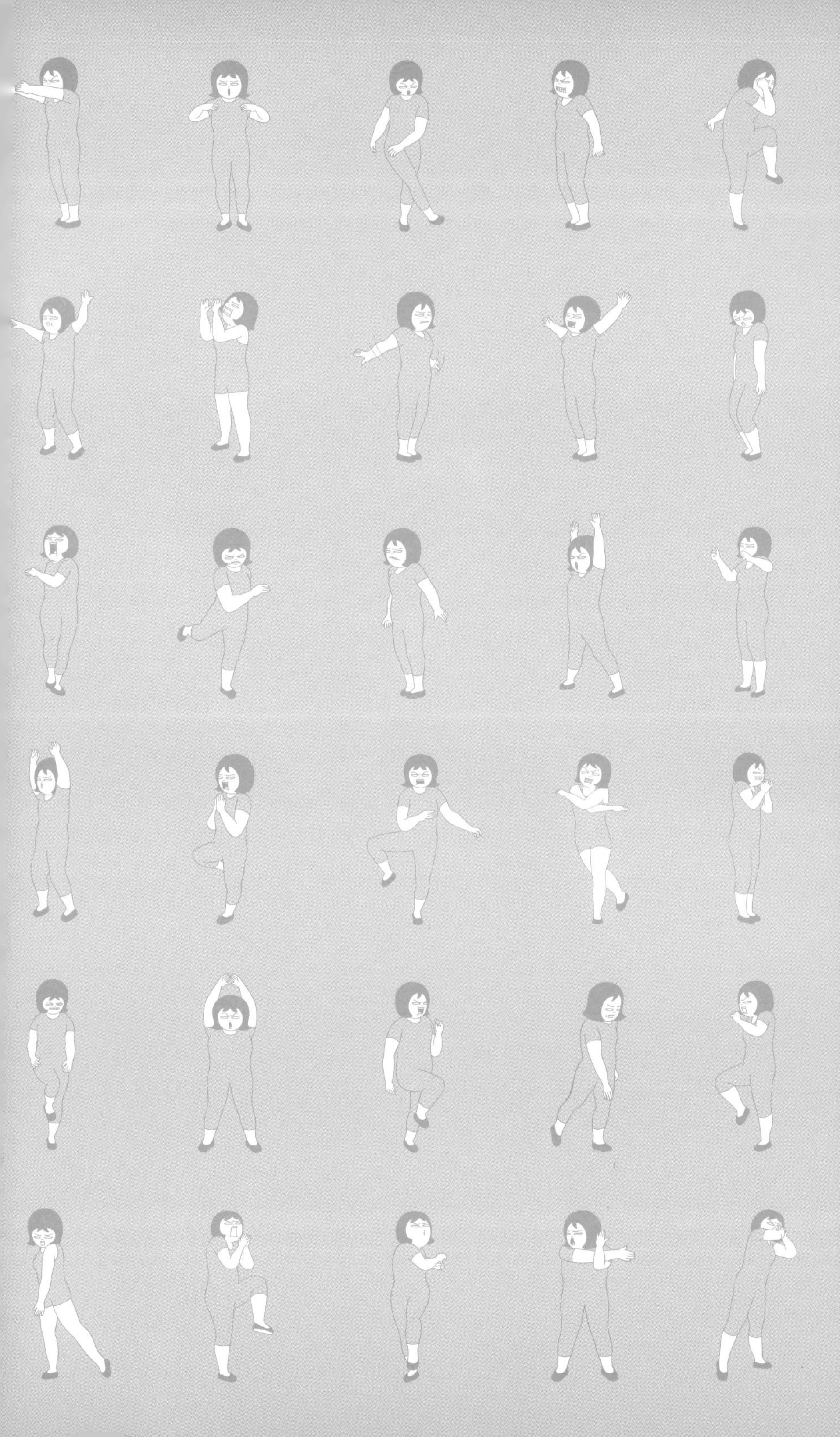

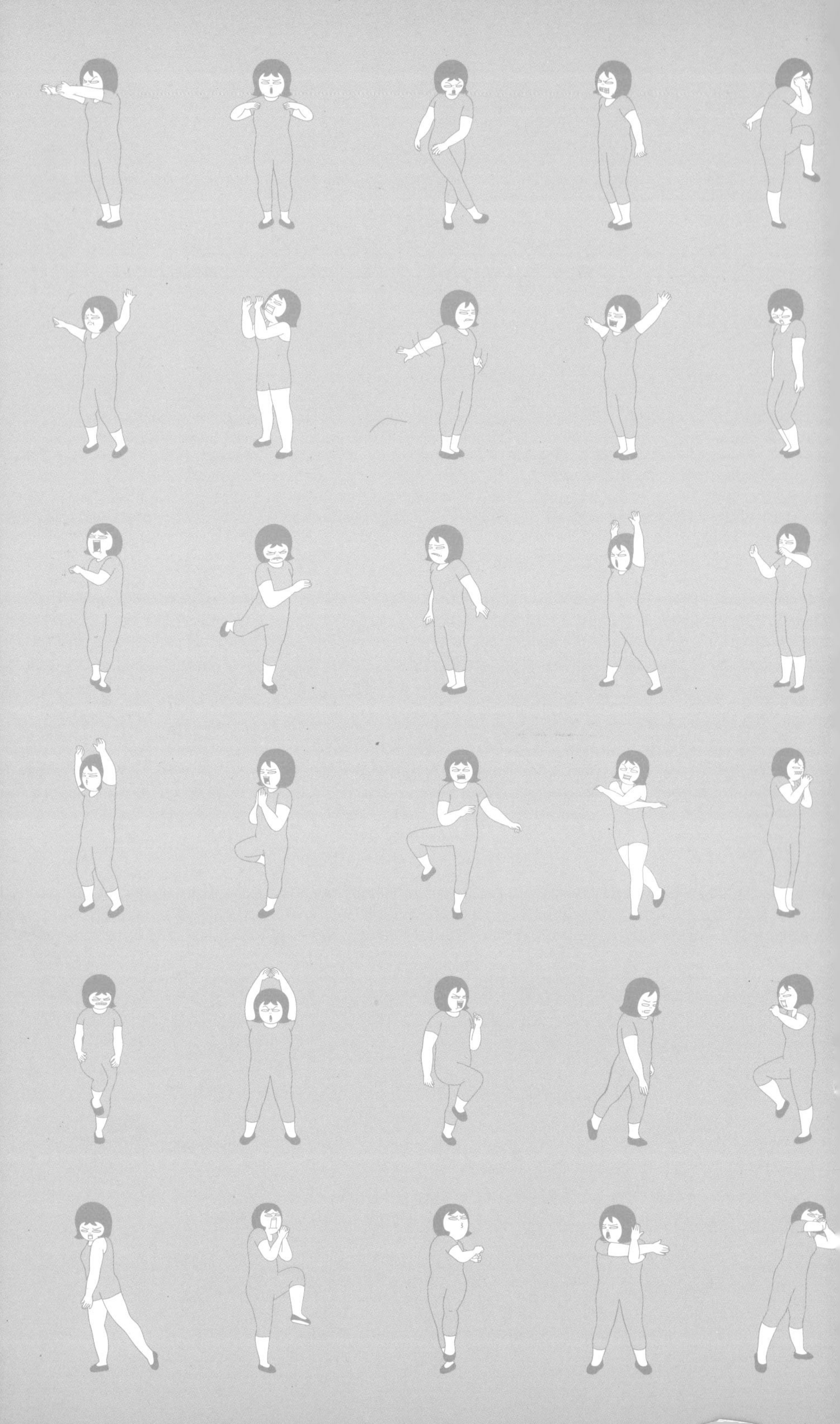